Thieme

Strukturen und Funktionen begreifen

Funktionelle Anatomie – Therapierelevante Details

2

LWS
Becken und Hüftgelenk
Untere Extremität

Jutta Hochschild

754 Abbildungen

Georg Thieme Verlag
Stuttgart · New York

Jutta Hochschild
Physiotherapeutin,
Leiterin der Schule für Physiotherapie
an der Orthopädischen Universitätsklinik
Marienburgstr. 2
60528 Frankfurt, M.

Die Deutsche Bibliothek – CIP-Einheitsaufnahme

Hochschild, Jutta:
Strukturen und Funktionen begreifen: funktionelle Anatomie – therapierelevante Details / Jutta Hochschild. [Zeichn.: Malgorzata und Pjotr Gusta]. – Stuttgart; New York: Thieme

Bd. 2. LWS, Becken und Hüftgelenk, untere Extremität. – 2002

Rüdigerstraße 14
D-70469 Stuttgart

Printed in Germany

Unsere Homepage: http://www.thieme.de

Umschlaggrafik und Zeichnungen:
Malgorzata & Piotr Gusta, Champigny sur Marne/Frankreich

Umschlaggestaltung: Thieme Marketing

Satz und Druck: Gulde-Druck GmbH, Tübingen, gesetzt auf CCS Textline (Hercules Pro)

ISBN 3-13-112371-0 3 4 5 6

Vorwort

Auch den 2. Band möchte ich den Schülerinnen und Schülern der Physiotherapie widmen. Durch sie erhalte ich immer wieder wichtige Impulse, da sie vieles in Frage stellen, sodass ich gezwungen werde, alles ganz genau zu be- und überdenken.

Wiederum setze ich die Grundkenntnisse über Knochen und Muskeln voraus und versuche, die funktionellen Sichtweisen hervorzuheben. Dabei bildet die Anatomie in vivo einen Schwerpunkt.

Mein herzlicher Dank gilt den Grafikern Malgorzata und Piotr Gusta, die sich wirklich gut in diese fremde Materie eingearbeitet haben. Das Ergebnis sehen Sie selbst.

Frau Gehrig, die Band 2 lektoriert hat, danke ich für bessere Formulierungen, wodurch das Ganze mehr Schliff bekam. Durch Frau Haarer-Becker, Projektleiterin Physiotherapie, und Herrn Zepf, Abteilungsleiter Grafik, fühlte ich mich sehr gut betreut.

Zum Schluss sage ich auch dem Lehrerteam der Schule für Physiotherapie Friedrichsheim Dank. Sie gaben mir manche fachlichen Hinweise.

Bad Homburg,
September 2001

Jutta Hochschild

Inhaltsverzeichnis

1 Lendenwirbelsäule

1.1 Palpation im Bereich der Lendenwirbelsäule und des Bauchraums

Knochenpunkte

Proc. spinosus

Mit dem Zeige- oder Mittelfinger wird der Proc. spinosus im Bereich der Spitze, seinen kranialen, kaudalen und seitlichen Anteilen palpiert. Eine Stufenbildung spricht für eine Instabilität, da sich ein Segment gegenüber dem nächsten nach dorsal oder ventral verschieben kann.
Von der Dornfortsatzspitze ausgehend in Richtung Wirbelbogen sind folgende Insertionen palpierbar (Abb. 1.**1**):
1 = M. latissimus dorsi
2+6 = M. longissimus thoracis
3 = M. rotator longus
4 = M. multifidus
5 = M. interspinalis lumborum

Um die Dornfortsätze exakt bestimmen zu können, kann die Crista iliaca als Orientierungshilfe genutzt werden:
- Die Zeigefingerkante wird auf die Crista iliaca gelegt und der Daumen in gleicher Höhe in Richtung Wirbelsäule abgespreizt. Hier befindet sich die untere Kante des Dornfortsatzes L4 (Abb. 1.**2**).
- In Höhe der Spina iliaca posterior superior findet sich die vorspringende Crista sacralis mediana von S2 (Abb. 1.**3**).

Pathologie Die häufigste Lokalisation für eine Stufenbildung befindet sich in Höhe von L4/5, da im Segment L5 durch die Spaltbildung zwischen den beiden Gelenkfortsätzen (Spondylolisthesis) ein Abrutschen des Wirbelkörpers von L5 mit der darüber liegenden Wirbelsäule erfolgt, während der Dornfortsatz L5 und das Sakrum stehen bleiben. ■

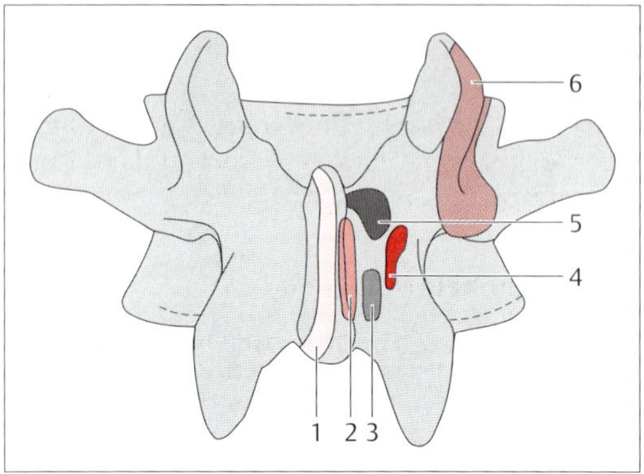

Abb. 1.**1** Palpationspunkte am Processus spinosus.

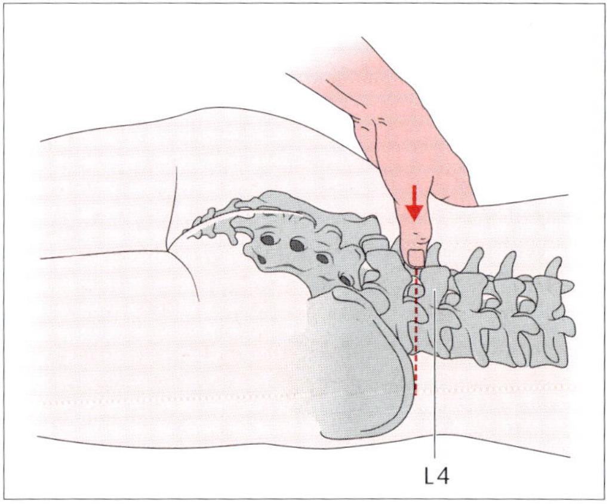

Abb. 1.**2** Palpation: Höhenbestimmung von L4.

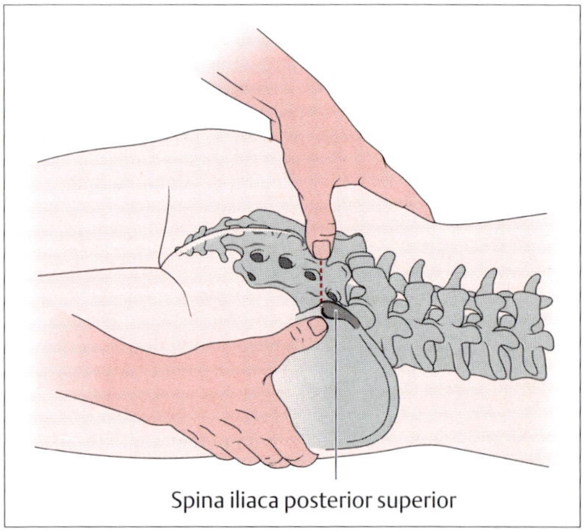

Abb. 1.**3** Palpation: Höhenbestimmung von S2.

Bänder

Lig. supraspinale (Abb. 1.**4**)

Es verläuft zwischen den Procc. spinosi und ist oberflächlich am Unter- und Oberrand der Dornfortsatzspitzen zu finden.

Lig. iliolumbale (Abb. 1.**5**)

Die Palpation ist nur am Rand der Crista iliaca in der Tiefe möglich. Diese macht hier einen Bogen nach kaudal und läuft dann in die Spina iliaca posterior superior aus.
Es ist ein Band, das häufig strapaziert wird, da jede Stellungsänderung des Beckens Einfluss auf den Spannungszustand hat.

Muskulatur

M. erector spinae (Abb. 1.**6**)

Direkt neben den Dornfortsätzen verläuft der mediale Rand des M. erector spinae, der laterale Rand etwa drei bis vier Querfinger weiter lateral. Am weitesten medial – und nur in der BWS und oberen LWS – befindet sich der *M. spinalis*. Ganz außen liegt der *M. iliocostalis lumborum* und zwischen beiden der *M. longissimus thoracis*.
Tiefer gelegene Muskelschichten sind vom Verlauf her zu ahnen, aber nicht genau identifizierbar.

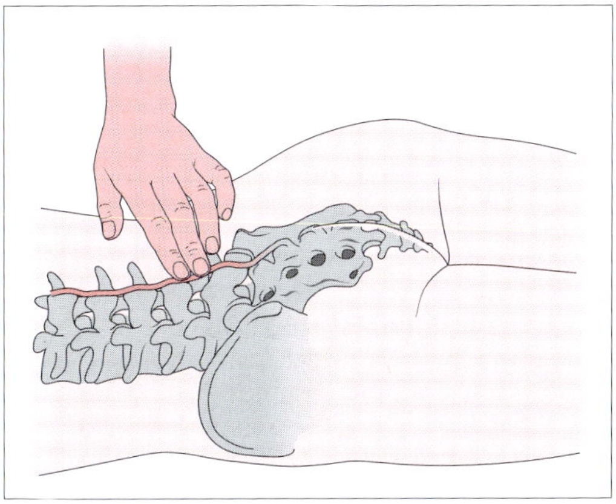

Abb. 1.**4** Palpation: Lig. supraspinale.

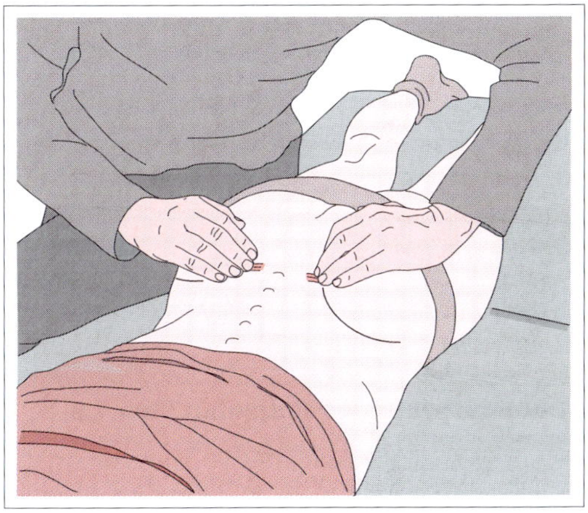

Abb. 1.**5** Palpation: Lig. iliolumbale.

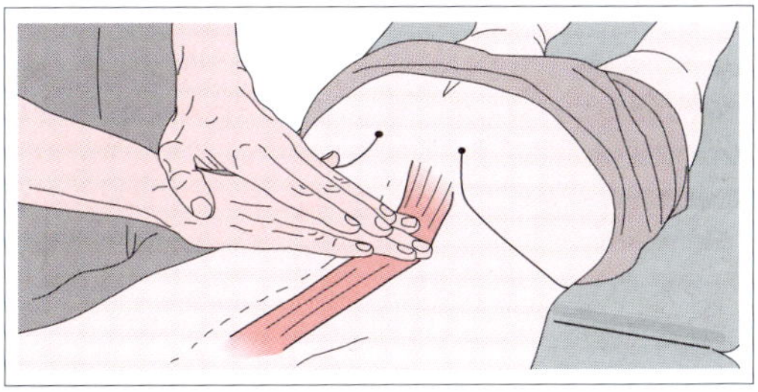

Abb. 1.**6** Palpation: M. erector spinae.

M. quadratus lumborum (Abb. 1.7)

Sein lateraler Rand ist zwischen der unteren Rippe und der Crista iliaca direkt neben dem äußeren Rand des M. erector spinae in der Tiefe zu palpieren. Dies ist im Ursprungs- und Ansatzbereich (12. Rippe/Crista iliaca) dagegen kaum möglich.

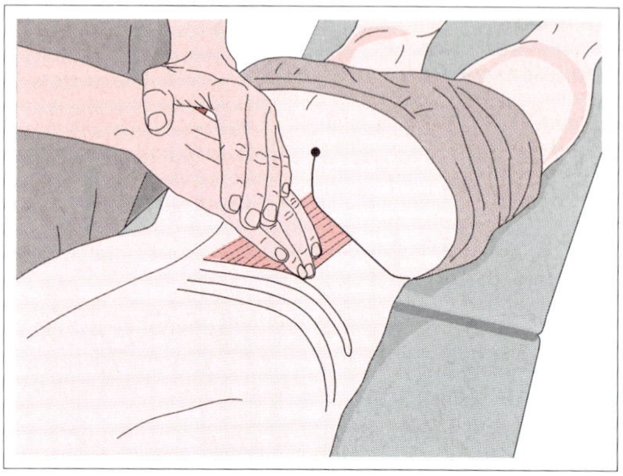

Abb. 1.7 Palpation: M. quadratus lumborum.

M. rectus abdominis (Abb. 1.8)

Der M. rectus abdominis wird sowohl am Proc. xiphoideus und den 5.–7. Rippenknorpeln als auch im epigastrischen Winkel und an der Symphyse palpiert.
Die Zwischensehnen, die Intersectiones tendineae, sind unter Umständen als quere Furchen zu erkennen.

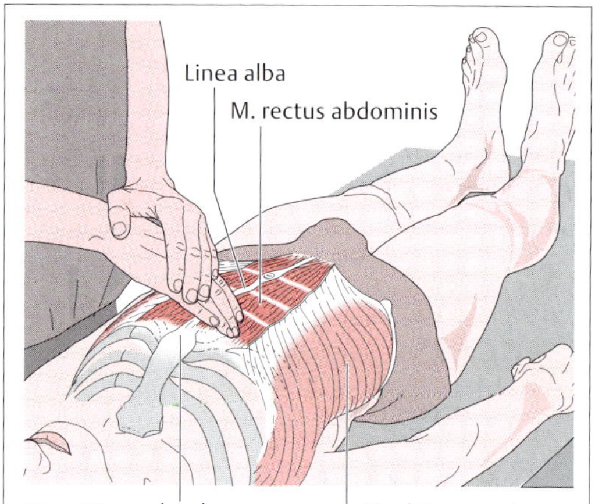

Abb. 1.8 Palpation: M. rectus abdominis.

M. obliquus externus abdominis

Der äußere schräge Bauchmuskel ist seitlich am Thorax an den unteren acht Rippen quer zum Faserverlauf, d.h. schräg von kranial-lateral nach kaudal-medial zu palpieren. Da er am Labium externum der Crista iliaca fleischig ansetzt, lässt er sich hier gut finden. Mit breiter Sehne zieht er in das Lig. inguinale und ist oberhalb des Bandes fühlbar.

M. obliquus internus abdominis (Abb. 1.9)

Der innere schräge Bauchmuskel muss mit mehr Druck palpiert werden, da er unter dem M. obliquus externus liegt. Sein Ursprungsbereich befindet sich am lateralen Lig. inguinale und in der Tiefe an der Crista iliaca. Sein Faserverlauf geht von kaudal-lateral nach kranial-medial und endet fleischig an den unteren drei Rippen.

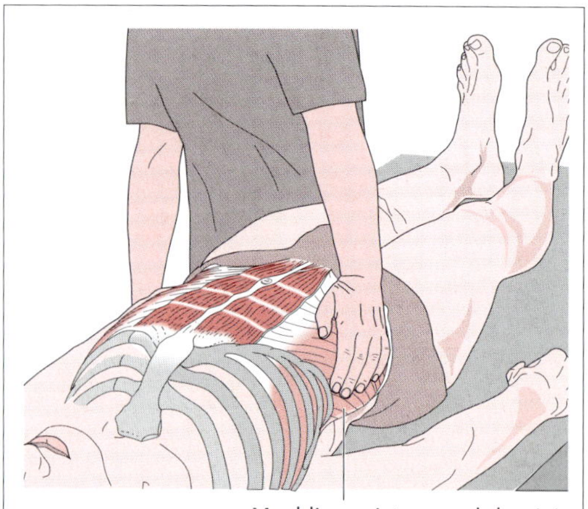

Abb. 1.9 Palpation: M. obliquus internus abdominis.

M. iliopsoas (Abb. 1.**10a** u. **b**)

ASTE: Rückenlage mit angestellten Beinen, um die Bauchdecke zu entspannen.
Der Bauchnabel liegt in der Regel in Höhe des Bandscheibenraumes von L3/4. Unter- und oberhalb davon kann der *M. psoas major* z.T. vor und neben den Lendenwirbelkörpern palpiert werden, indem vorsichtig zwei bis vier Fingerspitzen erst flächig, dann spitzer mit zunehmendem Druck zwischen den Bauchorganen in die Tiefe gehen. Der Muskel ist deutlich als runder Strang zu fühlen.
Der *M. iliacus* ist nicht in seinem gesamten Verlauf in der Fossa iliaca palpierbar. Von der Crista iliaca aus wird vorsichtig durch die Bauchmuskeln der innere, obere Rand des Iliums abpalpiert, was am besten ventral geschieht.
Weitere Palpationen, die bei Problemen in der LWS wichtig sind, siehe im Kapitel *Beckengürtel.*

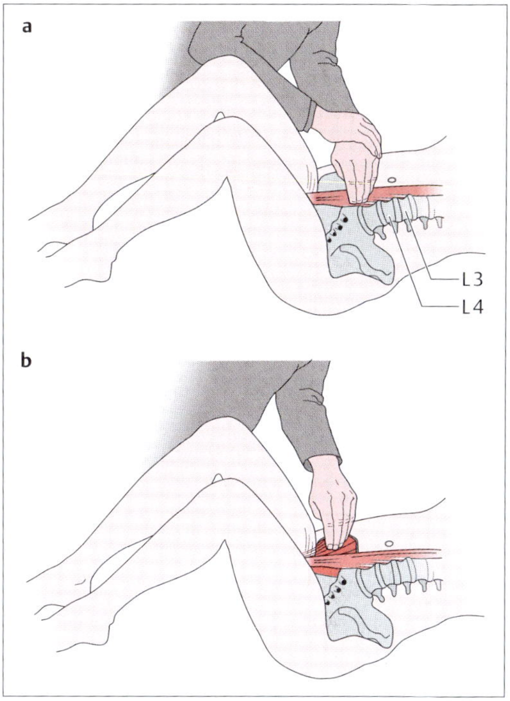

Abb. 1.**10** Palpation: M. iliopsoas.
a M. psoas major.
b M. iliacus.

Projektion innerer Organe

Hepar (Abb. 1.**11**)

Die Leber liegt unter der rechten Diaphragmakuppel und zieht über die Regio epigastrica nach links.
Obere Grenze: ca. 1 cm unterhalb der rechten und 2 cm unterhalb der linken Brustwarze.
Untere Grenze: 9.–10. Rippenknorpel rechts, 7.–8. Rippenknorpel links.

Lien (Abb. 1.**11**)

Die Milz liegt dorsal im linken Thoraxbereich. Sie ist etwa 11 cm lang, 7 cm breit und 4 cm dick.
Kraniale Begrenzung: 9. Rippe,
Kaudale Begrenzung: 11. Rippe.

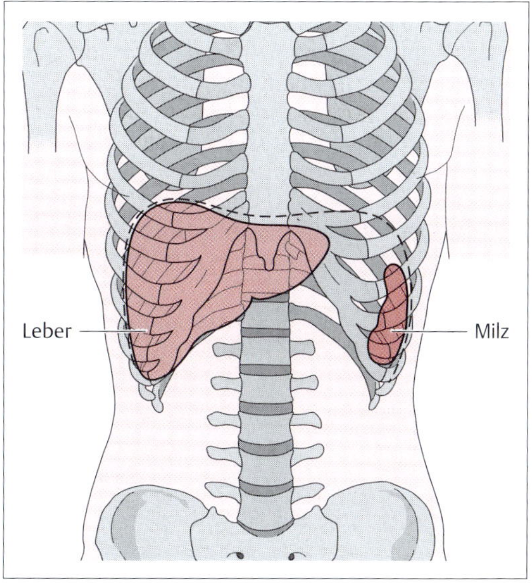

Abb. 1.**11** Projektion innerer Organe: Leber und Milz.

Ventriculus (Abb. 1.**12**)

Der Magen liegt zum größten Teil im linken Oberbauch. Die verschiedenen Teile des Magens sind folgendermaßen zu finden:
- die Einmündung des Ösophagus ungefähr in Höhe des linken 7. Rippenknorpels;
- der Fundus unter der linken Diaphragmakuppel;
- der Pylorus im Liegen in Höhe des 1. Lendenwirbels, im Stand senkt er sich bis zum 4. Lendenwirbel.

Duodenum (Abb. 1.**12**)

Der Zwölffingerdarm ist ca. 25–30 cm lang und liegt in Form einer großen, c-förmigen Schlinge in Höhe von L1-L3, d.h. oberhalb des Bauchnabels.

Jejunum und Ileum

Der Übergang des Duodenums in den Leerdarm befindet sich in Höhe von L2 und geht bald in den Krummdarm über. Beide Teile liegen mit vielen Schlingen frei beweglich in der Bauchhöhle.

Pankreas (Abb. 1.**12**)

Die Bauchspeicheldrüse liegt retroperitoneal folgendermaßen im Oberbauchbereich:
- Das Caput pancreatis liegt in der c-förmigen Kurvatur des Duodenums, also zwischen dem 1. und 3. Lendenwirbel.
- Der Corpus pancreatis liegt quer im linken Oberbauch.
- Die Cauda pancreatis liegt über der linken Niere und endet lateral in Höhe der 9.– 10. Rippe.

Der Dickdarm mit den Abschnitten Zäkum (Blinddarm), Kolon (Grimmdarm) und Rektum (Mastdarm) hat insgesamt eine Länge zwischen 1,20 m und 1,40 m.

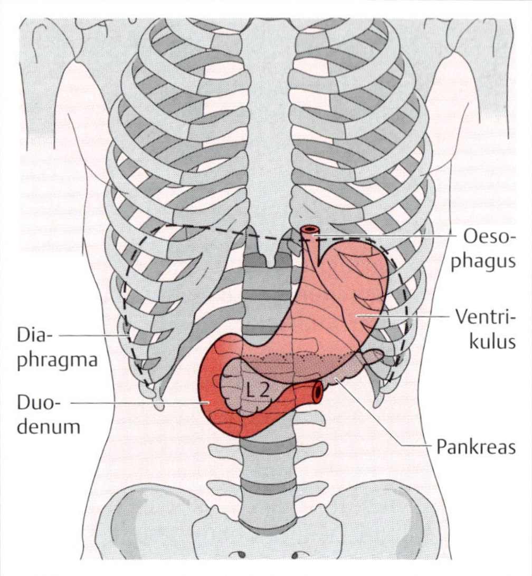

Abb. 1.**12** Projektion innerer Organe: Magen, Pankreas und Duodenum.

Zäkum (Abb. 1.**13**)

Zur Bestimmung einer Blinddarmreizung kann der McBurney-Punkt aufgesucht werden, der in der Mitte einer Verbindungslinie zwischen Bauchnabel und Spina iliaca anterior superior liegt. Es gibt allerdings zahlreiche Lagevariationen.

Kolon (Abb. 1.**13**)

Der Grimmdarm umgibt die Dünndarmschlingen wie ein Rahmen. Seine verschiedenen Teile lassen sich folgendermaßen finden:

- Das Colon ascendens befindet sich rechts im lateralen Bauch bis zu den Rippen.
- Die Flexura coli dextra liegt in Höhe des 12. Brust- bis 3. Lendenwirbels.
- Das Colon transversum verläuft dorsal in Höhe der unteren Rippen.
- Die Flexura coli sinistra liegt in Höhe des 11. Brust- bis 2. Lendenwirbels.
- Das Colon descendens verläuft links lateral im Bauchraum.

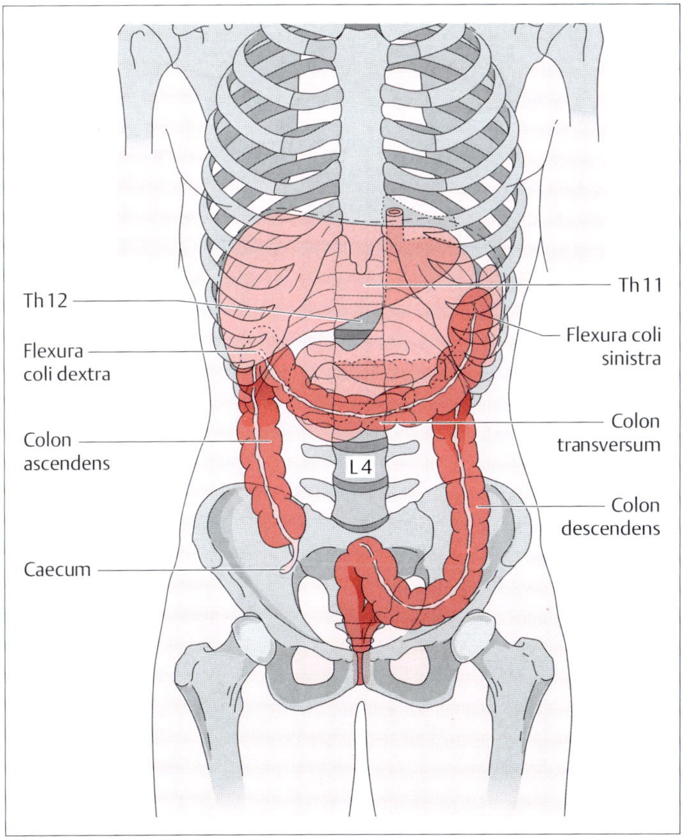

Abb. 1.**13** Projektion innerer Organe: Kolon.

Ren (Abb. 1.**14**)

Die Nieren sind etwa 11–12 cm lang, 5–6 cm breit und 3–4 cm dick, wobei die linke Niere minimal größer als die rechte ist. Sie liegen teilweise auf dem M. psoas major und dem M. quadratus lumborum.
Der obere Nierenpol befindet sich in Höhe des 11. Brustwirbels und wird von der Pleura und dem Diaphragma überlagert. Die untere Begrenzung befindet sich in Höhe des 3. Lendenwirbels.

Ureter (Abb. 1.**14**)

Der Harnleiter ist etwa 25–30 cm lang. Er liegt auf dem M. psoas major und verläuft dann durch den Retroperitonealraum nach distal in die Harnblase. Die folgenden Orientierungspunkte stellen den ungefähren Verlauf dar:

- Höhe des Querfortsatzes L3,
- Mitte des Iliosakralgelenks,
- Höhe des Tuberculum pubicum.

Pathologie Nierensteine können sich an den verschiedenen Engen des Ureters festsetzen, z.B. am Abgang aus dem Nierenbecken oder in der Einmündung zur Harnblase, und rufen große Schmerzen im segmentalen Ausbreitungsbereich hervor, z.B. paravertebral der LWS mit Ausstrahlungen bis zur Leiste.

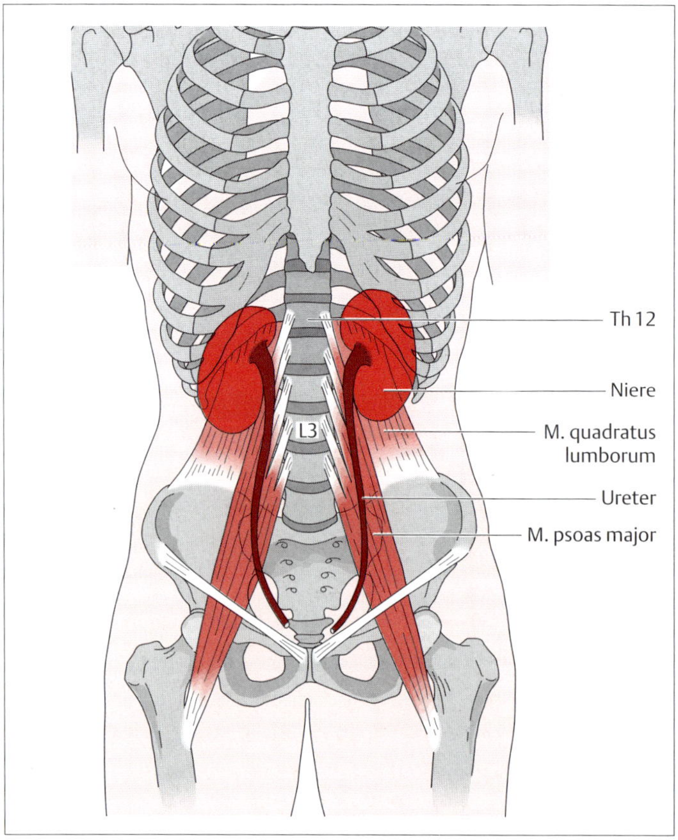

Abb. 1.**14** Projektion innerer Organe: Niere und Ureter.

1.2 Röntgenbild der Lenden-Becken-Hüfte-(LBH)-Region

Anterior-posteriore Sicht im Stand (Abb. 1.**15**)

Lotrechter Aufbau der Wirbelkörperreihe

- Pediculi arci: oval, paarig, symmetrisch übereinander;
- Dornfortsätze: in der Mittellinie, kein Kontakt untereinander;
- Grund- und Deckplatten: parallel;
- Bandscheibenraum: Höhe nach kaudal zunehmend größer: L1 < L2 < L3 < L4 > L5.

Weite des Spinalkanals (gemessen an der Interpedikulardistanz)
Im Raum zwischen den Pediculi passen zwei Pediculi nebeneinander.

Basislot

Sein Verlauf: Symphyse → Crista sacralis mediana → Dornfortsatzreihe → Wirbelkörpermitte.

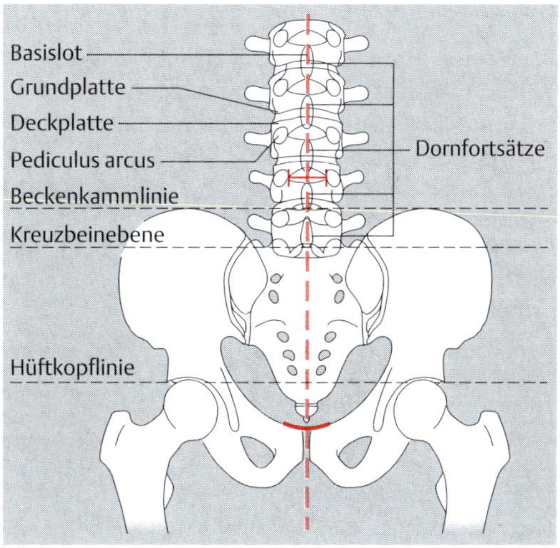

Abb. 1.**15** Röntgenbild: LBH-Region in a.–p. Sicht.

Pathologie Im Röntgenbild können folgende Veränderungen zu sehen sein (Abb. 1.**16**):

- Die Pediculi arci sind nach rechts/links verschoben. Ist beispielsweise ein Pediculus halb zu sehen und der andere zur Mittellinie verschoben, zeigt dies eine Rotationsfehlstellung an, z.B. bei Skoliose.
- Eine von den Wirbelkörpern ausgehende Randzackenbildung *(Spondylosis deformans)* durch Bandscheibendegeneration im Randleistenbereich, meist in Verbindung mit einer Verschmälerung des Bandscheibenraums und *Spondylophyten* der Wirbelbogengelenke.
- Eine lumbosakrale Assimilationsstörung, z.B. *Sakralisation,* bei der der Querfortsatz von L5 mit der Sakrumbasis verschmilzt. Bei der *Lumbalisation* hat S1 die Form eines Lendenwirbels. ■

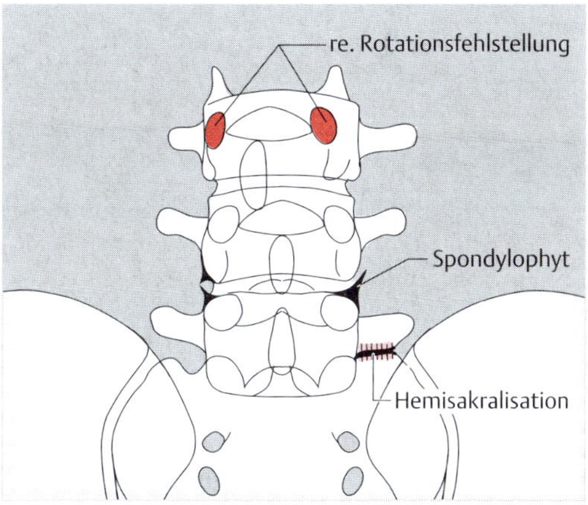

Abb. 1.**16** Röntgenbild: Pathologische Veränderungen in a.–p. Sicht.

Laterale Sicht (Abb. 1.**17**)

- ventrale und dorsale *Wirbelkörperkonturen* bilden einen harmonischen Bogen;
- *Bandscheibenräume* sind zunehmend keilförmig, besonders L5/S1;
- taillierte Kastenform der *Wirbelkörper* mit gleichmäßigen Konturen und ohne Zackenbildung;
- Dornfortsätze: kleiner Abstand zwischen den Dornfortsatzspitzen;
- normal ausgebildete *Lordose:* Lordosewinkel im Liegen 50°, im Stand 70°; eine Linie wird auf die Deckplatte L1 projiziert, eine andere liegt auf der Basis ossis sacri; der bei der Verbindung beider Linien entstehende Winkel ist der Lordosewinkel;
- Bestimmung der *statischen Achse:* von der Mitte des Wirbelkörpers L3 das Lot nach kaudal fällen, sodass es im Bereich der vorderen Kante der Sakrumdeckplatte ankommt;
- *Lumbosakralwinkel:* gebildet von den Längsachsen des 5. Lendenwirbels und des Sakrums = 130° bis 150°.

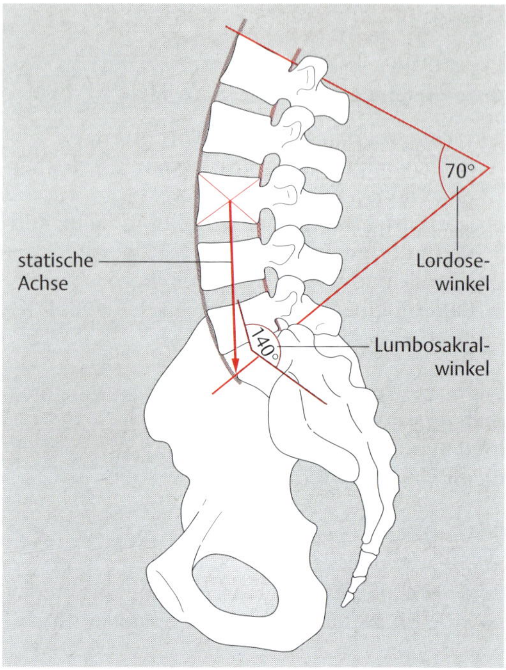

Abb. 1.**17** Röntgenbild: LBH-Region in lateraler Sicht.

Pathologie

- *Spondylolisthesis:* Deutliche Stufenbildung zwischen L5 und S1, da L5 nach ventral-kaudal verschoben ist (Abb. 1.**18**).
- *Retrolisthesis:* Aufgrund der Instabilität eines Bewegungssegments ist ein Wirbel gegen den nächsten nach dorsal verschoben und als Stufenbildung erkennbar.
- *Morbus Baastrup:* Als Folge einer sehr ausgeprägten Lordose haben die Dornfortsatzspitzen Kontakt *(kissing spine).*
- *Osteoporose:* Es treten Veränderungen der Wirbelkörper zu Keil- oder Schmetterlingswirbeln auf.

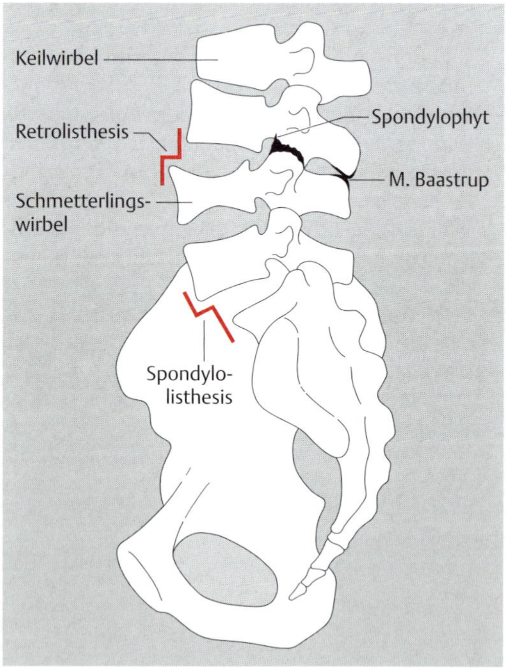

Abb. 1.**18** Röntgenbild: Pathologische Veränderungen in lateraler Sicht.

Schräge (45°) Ansicht (Abb. 1.**19**)

Die Ausbildung der Interartikularportionen wird beurteilt. Die Konturen sind in der Form eines Hundes erkennbar:

- Schnauze ≥ Querfortsatz,
- Ohr ≥ oberer Gelenkfortsatz,
- Vorderpfote ≥ unterer Gelenkfortsatz,
- Hals ≥ Interartikularportion,
- Körper ≥ Wirbelbogen,
- hintere Partie ≥ Wirbelbogen mit den Gelenkfortsätzen der gegenüberliegenden Seite.

Wirbelbogengelenke

- Gelenkspaltbreite: 1,5–2 mm,
- artikulierende Gelenkflächen: glatt und scharf begrenzt.

Pathologie *Spondylolyse* (Abb. 1.**19**): Bei einer Spaltbildung zwischen dem oberen und unteren Gelenkfortsatz eines Wirbels trägt der Hund ein Halsband.

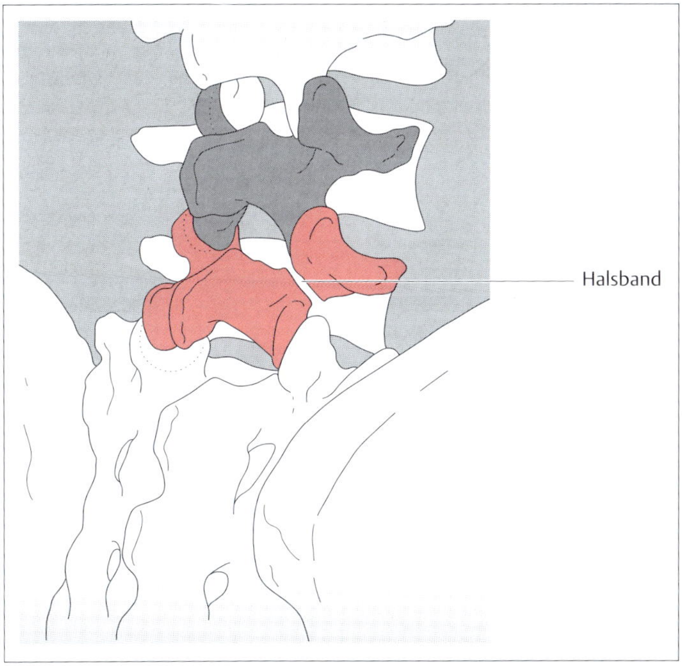

Abb. 1.**19** Röntgenbild: Lendenwirbelsäule in schräger (45°) Sicht.
grau: normaler Wirbel
rot: Spondylolyse

1.3 Lendenwirbel

Corpus vertebrae (Abb. 1.**20a** u. **b**)

- quere Achse länger als die a.–p.–Achse, weshalb eine leicht ovale Form auftritt;
- nach kaudal hin zunehmend keilförmiger, sodass der 5. Lendenwirbelkörper ventral 3–5 mm höher ist als dorsal.

Proc. transversus (Abb. 1.**20a** u. **b**)

- durch die Verschmelzung eines großen Rippenrudiments *(Proc. costalis)* mit der Anlage eines kleinen Querfortsatzes *(Proc. accessorius)* entstanden;
- Proc. costalis ist sehr lang und steht in der Frontalebene; außer L5: mehr nach ventral ausgerichtet;
- Proc. accessorius entspringt an der Basis des Proc. costalis;

Proc. spinosus (Abb. 1.**20a** u. **b**)

Dornfortsätze verlaufen horizontal und sind sehr kräftig.

Procc. articulares (Abb. 1.**20 a** u. **b**)

Sie sind sehr kräftig ausgebildet.

- der *Proc. articularis superior* besitzt einen kleinen Höcker = *Proc. mamillaris*. Die Gelenkfläche zeigt nach medial-dorsal;
- der *Proc. articularis inferior* liegt weiter medial, die Gelenkfläche zeigt nach lateral-ventral.

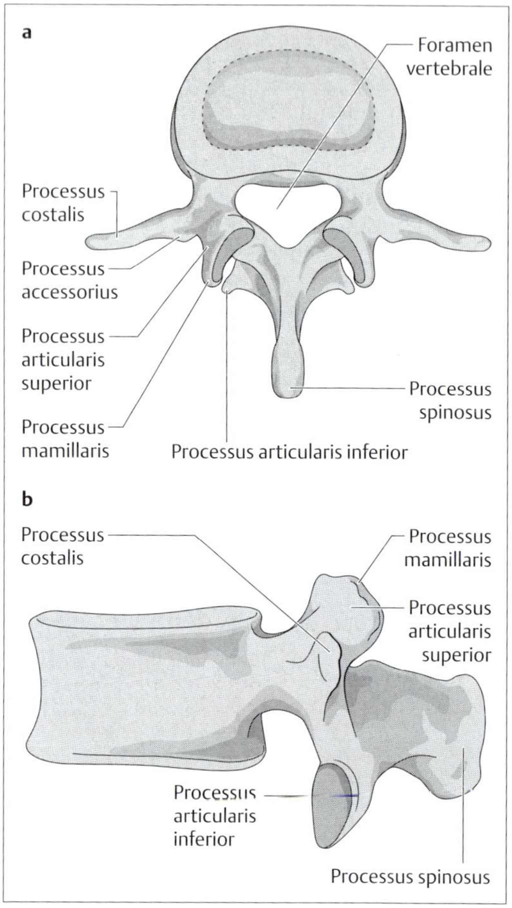

Abb. 1.**20** Lendenwirbel.
a Ansicht von kranial.
b Ansicht von lateral.

Ausrichtung der Wirbelbogengelenke

Die Facetten zeigen gegenüber der *Horizontalebene* einen Winkel von 90°. Das bedeutet, dass aufgrund dieses Winkels nur sehr wenig Rotation möglich ist.
Bis 45° wäre eine gute Rotationsfähigkeit zu erwarten. Je weiter sich der Winkel in Richtung 90° bewegt, desto geringer wird die Rotationsfähigkeit (Abb. 1.**21**).

In Höhe von L1 bilden die Facetten mit der *Sagittalen* einen Winkel von 45° (Abb. 1.**22a**).
Nach kaudal hin orientieren sie sich zunehmend in Richtung Frontalebene und stehen außerdem sehr weit auseinander.
Für die Lateralflexion ist die Ausrichtung der Gelenkflächen in der Frontalebene die günstigste Voraussetzung (Abb. 1.**22b**).

Die Gelenkfacetten sind etwas bogenförmig angeordnet, sodass der ventrale Teil annähernd in der Frontalebene, der dorsale Facettenteil in der Sagittalebene liegt.
Die Facette des Proc. articularis inferior ist konvex, die des Proc. articularis superior konkav.

Kraftaufnahme

Die geschätzte Kraftaufnahme der Gelenkfacetten liegt bei ca. 18–20% der Gesamtbelastung eines Bewegungssegments, der Rest wirkt auf die Bandscheibe ein. Die Größe der Kraftaufnahme nimmt zu, wenn die Bandscheibe degeneriert ist; dabei kann es bis zur Verdoppelung der normalen Größe kommen.

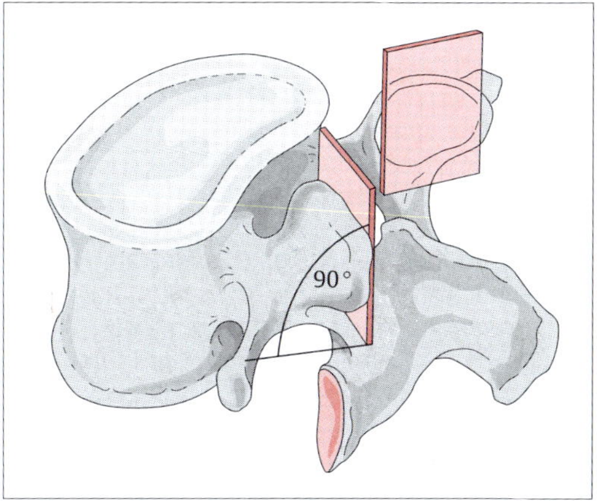

Abb. 1.**21** Stellung der Gelenkfacetten gegenüber der Horizontalen.

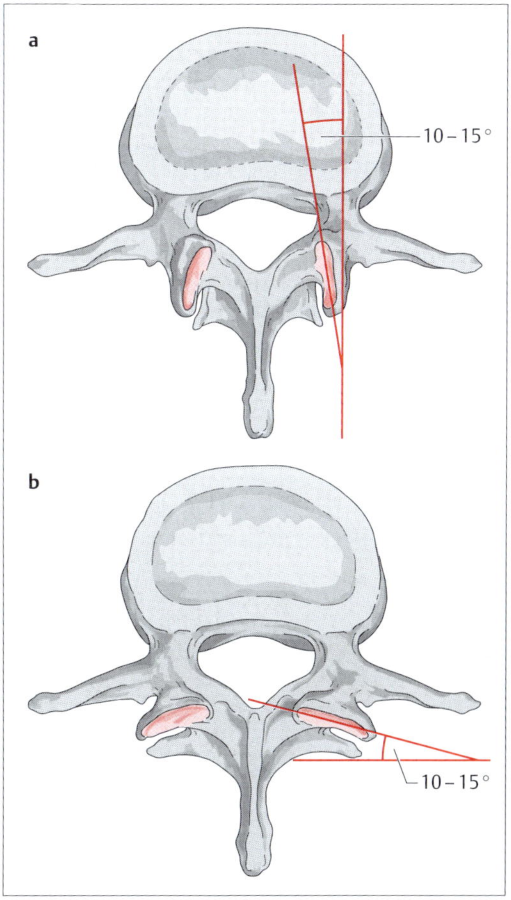

Abb. 1.**22** Stellung der Gelenkfacetten.
a obere LWS mit sagittaler Ausrichtung.
b untere LWS mit frontaler Ausrichtung.

Gelenkkapsel (Abb. 1.**23**)

Die *Membrana synovialis* besitzt meniskusartige Ausstülpungen, die bis zu 0,5 cm in das Gelenk hineinragen können. Diese Ausstülpungen werden bei den Divergenzbewegungen (Auseinandergehen der Gelenkflächen) ausgestrichen und gespannt. Bei Konvergenzbewegungen (Ineinanderschieben der Gelenkflächen) können sie im Gelenkspalt eingeklemmt werden, sodass eine Bewegungshemmung auftreten kann.
Die Fasern der *Membrana fibrosa* verlaufen teilweise schräg von kranial-medial nach kaudallateral, teilweise horizontal.

Pathologie Die erhöhte Druckbeanspruchung der Wirbelbogengelenke und die dadurch bedingte Spannungsverminderung der ligamentären und Kapselstrukturen können dazu führen, dass sich Kapselanteile in das Gelenk verlagern und Bewegungen blockieren.

Praxistipp Verlieren die Gelenkfacetten den optimalen Kontakt, können durch eine intensive Traktion das Gelenk entlastet und eingeklemmte Kapselrecessi befreit werden.
Es kann auch effektiv sein, wenn die blockierte Facette – wie bei einer klemmenden Tür – erst in die Richtung mobilisiert wird, in der sie eingeklemmt ist, ehe dies in die eingeschränkte Richtung geschieht.

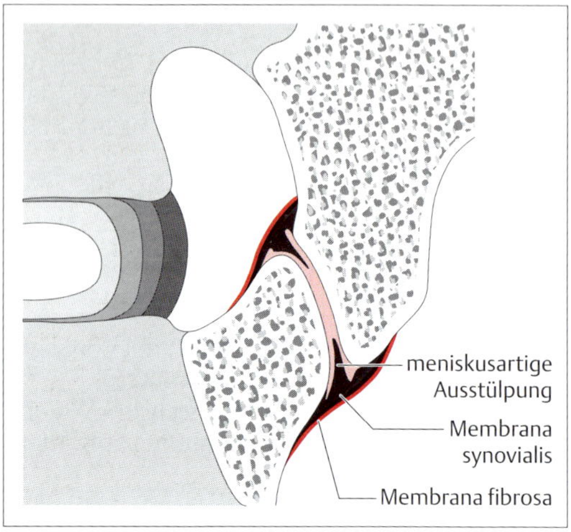

Abb. 1.**23** Gelenkkapsel.

Foramen vertebrale (Abb. 1.**24**)

Es zeigt im Transversalschnitt eine dreieckige, fast kleeblattartige Form. Der lateral-ventrale Anteil des Dreiecks wird als *Recessus lateralis* bezeichnet.
Das Foramen wird ventral durch den dorsalen Wirbelkörperbereich mit Diskus, lateral-ventral von der Bogenwurzel, lateral vom Wirbelbogen und den Wirbelbogengelenken und dorsal vom Lig. flavum begrenzt.

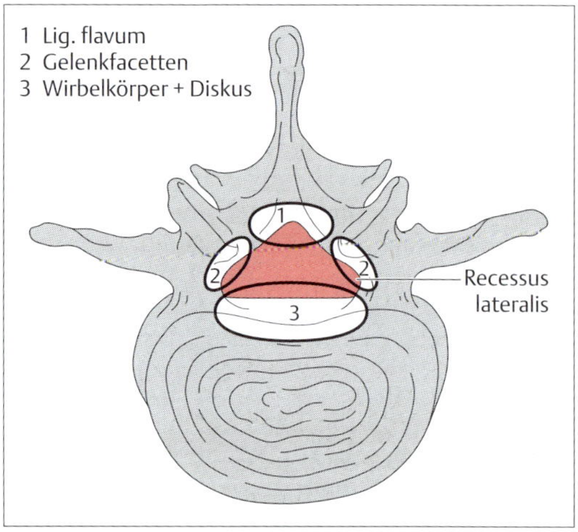

Abb. 1.**24** Begrenzungen des Foramen vertebrale.

Canalis vertebrae (Abb. 1.**25**)

Übereinander angeordnet bilden die Foramen vertebrale den Spinalkanal. Das Rückenmark bzw. die Cauda equina liegen zentral. Die seitlich gelegenen Recessi bilden eine Rinne, durch die die von der Dura mater spinalis umgebenen Nervenwurzeln verlaufen, nachdem sie vom Duralsack abzweigen und bevor sie das Foramen intervertebrale erreichen.
Außer den Nervenwurzeln findet sich in dieser Rinne epidurales Fettgewebe, das die Wurzeltaschen vor den knöchernen Wänden schützt. Im Fettgewebe befindet sich ein Gefäßplexus und Äste des N. sinuvertebralis.

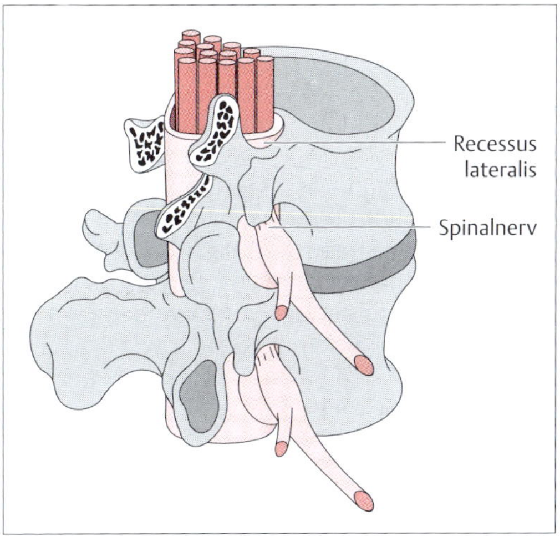

Abb. 1.**25** Canalis vertebrae.

Längenveränderungen

Der Spinalkanal ist starken Längenveränderungen ausgesetzt:
- Bei Flexion verlängert sich der dorsale Bereich des Spinalkanals um 30%, der ventrale wird nur 13% länger. Bei Extension wird der ventrale Teil etwas länger als der dorsale.
- Bei Lateralflexion liegt die Längenveränderung auf der kontralateralen Seite bei ca. 15%.

Pathologie *Spinalstenose:* Bei der lumbalen Spinalstenose handelt es sich um eine ossär bedingte Enge des Spinalkanals, die zu einer Wurzel- oder Caudakompression führen kann. Sie kann durch Bandscheibendegeneration mit anschließender Überlastung der Wirbelbogengelenke entstehen, da sich Osteophyten bilden, die den Recessus lateralis einengen. Auch eine Retrolisthese, die aufgrund einer Instabilität entsteht, kann den Spinalkanal und das Foramen intervertebrale einengen. Die Symptome treten in der Regel einseitig und monoradikulär als Claudicatio intermittens auf.
Der angeboren enge Spinalkanal stellt eine ungünstige anatomische Variante dar, an die sich die Strukturen anpassen können. Erst wenn beispielsweise eine segmentale Instabilität hinzukommt, werden Beschwerden ausgelöst.
Therapie: Operative Dekompression durch Verdünnen des inneren Bogenrandes und Abtragen der Osteophyten, bei Instabilität zusätzliche Spondylodese des Segments.

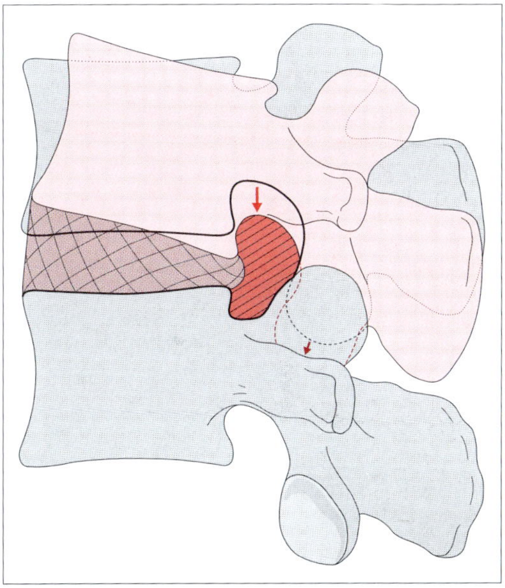

Abb. 1.**26** Lumenveränderung des Foramen intervertebrale bei Extension = schraffierter Bereich.

Foramen intervertebrale (Abb. 1.**26**)

Die Foramen befinden sich in Höhe der Bandscheibenräume und haben von lateral betrachtet die Form von Ohrmuscheln. Die Nervenwurzel zieht durch den oberen Teil des Foramens und nimmt etwa ein Viertel des Raumes ein.
Bei Lateralflexion werden die Foramen auf der konkaven Seite schmal, auf der konvexen weit. Die Flexion erweitert das Foramen um ca. 30%, die Extension verengt es bis zu 20%. Die Rotationsbewegungen haben nur minimale Veränderungen zur Folge.

Lumbosakraler Übergang (Abb. 1.**27**)

Dieser Übergang ist eine wichtige Schaltstelle, da hier Kräfte von der Wirbelsäule auf die unteren Extremitäten und umgekehrt übertragen werden.
Durch die Neigung der Sakrumbasis hat der 5. Lendenwirbel die Tendenz, nach ventral-kaudal abzurutschen. Das Ausmaß der ventralen Schubkomponente hängt von der Neigungshöhe der Sakrumbasis ab. Der Rutschtendenz wirken die Bänder und Rückenmuskeln sowie der Facettenschluss mit den Procc. articulares superiores des 1. Sakrumwirbels entgegen.

Pathologie Die *Instabilität* im lumbosakralen Übergang ist mit 56% die häufigste im LWS-Bereich (L4/5: 44%, L3/4: nur 2%). Sie kann unter Umständen 20 Jahre und länger kompensiert werden. Erst wenn ein weiterer Faktor hinzukommt, treten die Beschwerden auf.

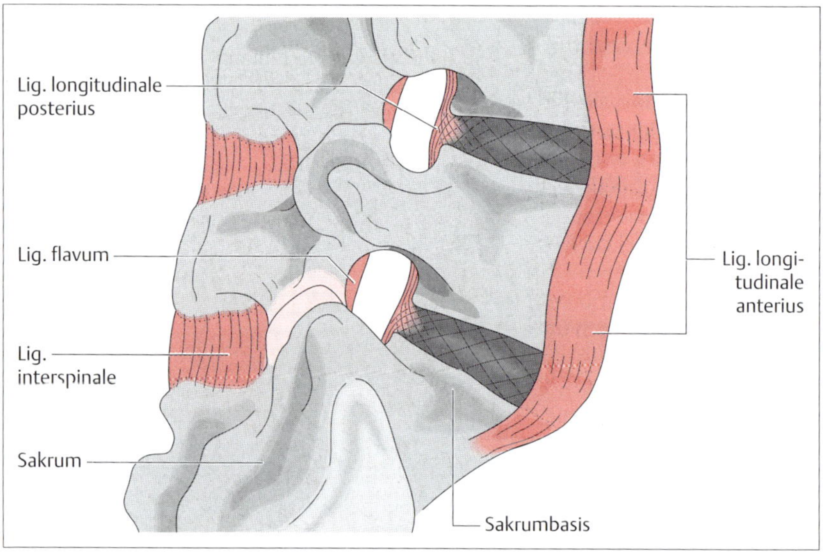

Abb. 1.**27** Lumbosakraler Übergang.

Die *Spondylolyse* ist eine Spaltbildung im Wirbelbogenbereich zwischen dem oberen und unteren Gelenkfortsatz, meist von L5. Sie kann als Wachstumsstörung auftreten oder aufgrund einer länger bestehenden Hyperlordose entstehen. Ist diese Spaltbildung beidseitig, kann es aufgrund der schrägen Stellung des 5. Lendenwirbels zur Sakrumbasis zum Abrutschen nach ventral-kaudal kommen = *Spondylolisthesis* (Abb. 1.**28**).

Überlastung der Interartikularportion (Abb. 1.**29**) Bei ausgeprägter Extension üben die kaudalen Ränder der unteren Facette, z.B. von L4, eine Kompression auf die Lamina von L5 aus. Der Drehpunkt für die weitere Extension verschiebt sich vom dorsalen Bandscheibenraum in die Pars interarticularis. Das bedeutet, dass die ventralen Bandscheibenanteile überdehnt werden, und die axiale Druckübertragung über den Diskus nicht mehr möglich ist. Die gesamte Übertragung der Axialkräfte findet zwischen der Facette des Proc. articularis inferior von L4 und der Pars interarticularis von L5 statt. Häufiges Einnehmen der Extensionsstellung kann schon bei geringen Belastungen zu einer Ermüdungsfraktur der Interartikularportion führen.

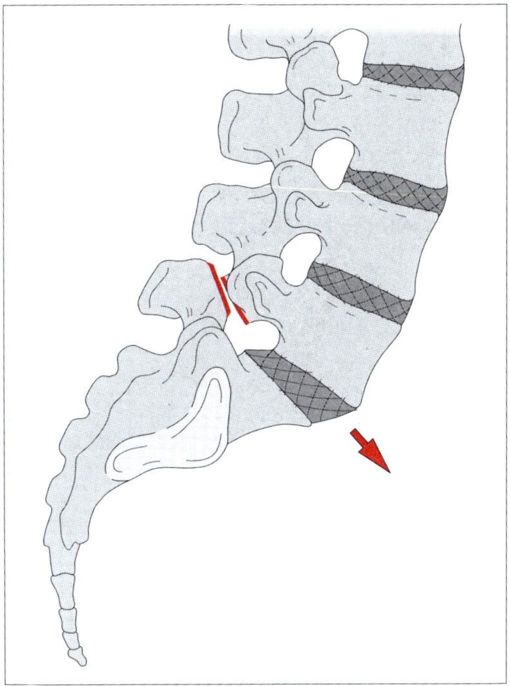

Abb. 1.**28** Ventralverschiebung des 5. Lendenwirbelkörpers bei Spondylolisthesis.

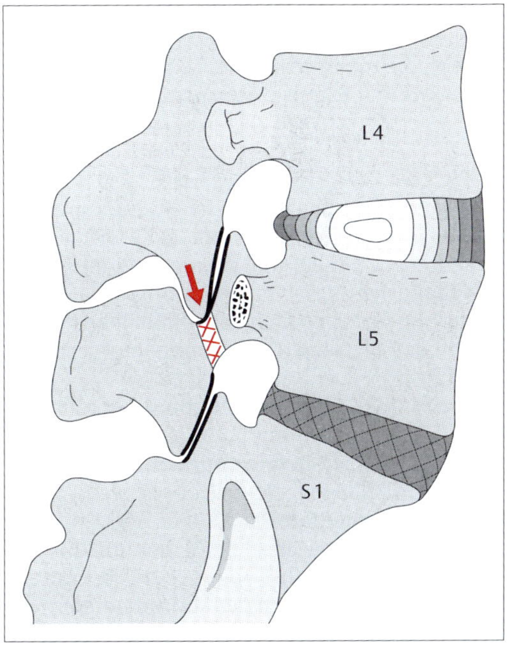

Abb. 1.**29** Überlastung der Pars interarticularis bei Hyperextension.

1.4 Bänder der Lendenwirbelsäule

Der lumbale Bereich ist von einem Komplex an Bandstrukturen umgeben, der unterschiedliche Zugrichtungen aufweist. Dadurch wird die LWS in alle Richtungen stabilisiert.

Lig. longitudinale posterius (Abb. 1.**30**)

- enthält viele elastische Anteile;
- tiefe Schicht mit kurzen Fasern zieht von Segment zu Segment, ist im Wirbelkörperbereich ca. 1 cm breit und wird zu den Bandscheiben hin divergent;
- dickere, oberflächliche Schicht mit langen Fasern endet in Höhe des Bewegungssegments L3/4, Fortsetzung mit sehr dünnem Faserbündel bis zum Sakrum;
- dorsal-lateraler Bereich der Bandscheibe ist von diesem Band nicht überdeckt;
- stabilisiert den dorsalen Bandscheibenraum, vor allem bei der Flexionsbewegung.

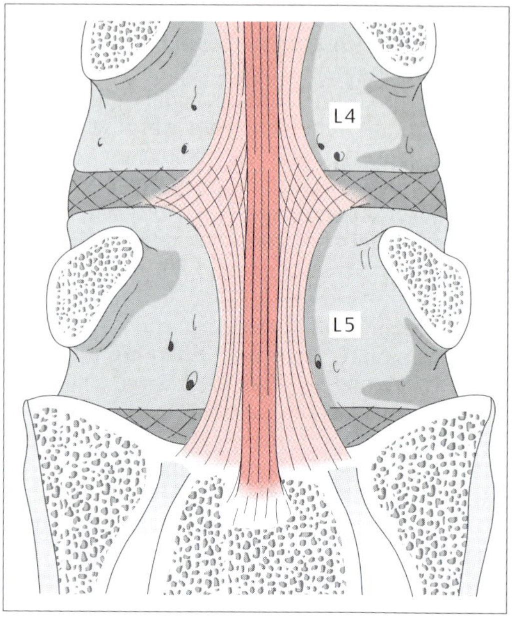

Abb. 1.**30** Lig. longitudinale posterius.

Lig. longitudinale anterius (Abb. 1.**31**)

- zieht mit einer tiefen Schicht von Wirbelkörper zu Wirbelkörper und ist durch einige dünne Fasern mit der Bandscheibe verbunden;
- oberflächliche Schicht besteht aus langen Fasern, die mehrere Segmente überspringen;
- wird durch Extension gespannt.

Lig. flavum (Abb. 1.**31**)

- besitzt sehr viele elastische Faseranteile;
- ist 3–10 mm dick, zwischen L5/S1 wird es wesentlich schmaler und dünner;
- spannt sich zwischen den Lamina aus und bildet die dorsale Wand des Spinalkanals und den dorsalen Teil des Foramen intervertebrale;
- geht in der Mitte eine Verbindung mit dem Lig. interspinale ein;
- ist im lateralen Bereich mit der Gelenkkapsel des Wirbelbogengelenks verwachsen;
- hat eine Schutzfunktion, da es den Spinalkanal nach dorsal abschließt, hemmt die Flexionsbewegung und seine seitlichen Anteile die Lateralflexion auf der kontralateralen Seite.

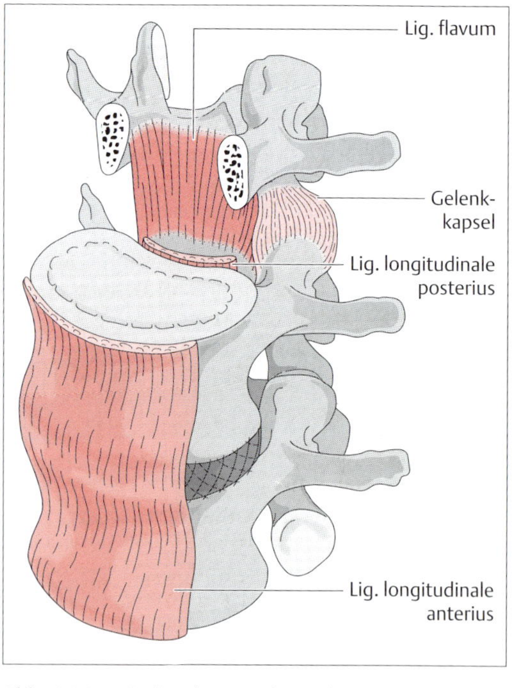

Abb. 1.**31** Bänder der LWS (Ansicht von ventral-lateral).

Lig. supraspinale (Abb. 1.**32**)

- ist oberflächlich zwischen den Dornfortsatzspitzen ausgespannt und endet bei L5;
- findet seine Fortsetzung in der Fascia thoracolumbalis;
- hemmt die Flexion und Rotation.

Lig. interspinale (Abb. 1.**32**)

- verläuft zwischen den Dornfortsätzen in der Tiefe;
- der tiefste Anteil zieht in das Lig. flavum, der oberflächliche verflechtet sich mit dem Lig. supraspinale;
- hemmt die Flexion.

Lig. intertransversarium (Abb. 1.**32**)

- verbindet die Querfortsätze untereinander;
- ist relativ dünn und breit;
- zieht mit einigen Fasern in die laterale Gelenkkapsel und wird lumbosakral durch das Lig. iliolumbale ersetzt;
- hemmt die Rotationen und die Lateralflexion zur kontralateralen Seite.

Lig. iliolumbale (Abb. 1.**33**)

- *Lig. iliolumbale superius* verbindet die Crista iliaca mit dem Proc. costarius von L4 und dem ventral-lateralen Wirbelkörper;
- *Lig. iliolumbale inferius* (Lig. lumbosacrale) entspringt am Proc. costarius und am ventral-lateralen Wirbelkörper von L5, zieht v-förmig zur Crista iliaca und nach ventral-kaudal zur Basis ossis sacri, wo es in die Ligg. sacroiliaca ventralia einstrahlt;
- zwischen beiden Bandanteilen verläuft der N. obturatorius;
- es handelt sich um eine fibrotische Umwandlung des M. quadratus lumborum, der Fasern in das Band abgibt;
- ist bedeutungsvoll für die lumbosakrale Stabilität, da es ein Abrutschen von L5 nach ventral-kaudal verhindert, und hemmt vor allem die Lateralflexion und Rotation, während es die Flexion und Extension zulässt.

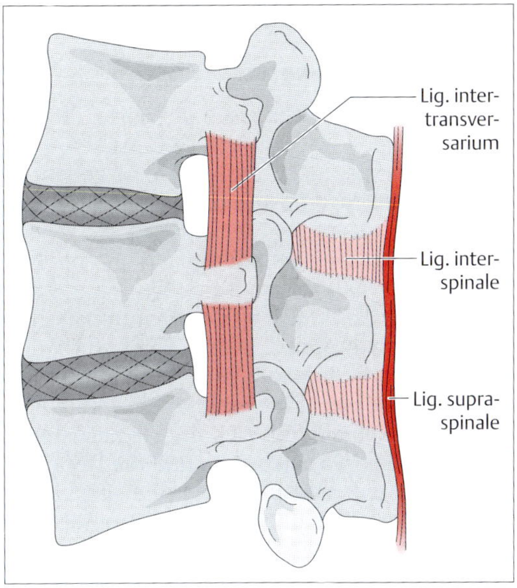

Abb. 1.**32** Bänder der LWS (Ansicht von lateral).

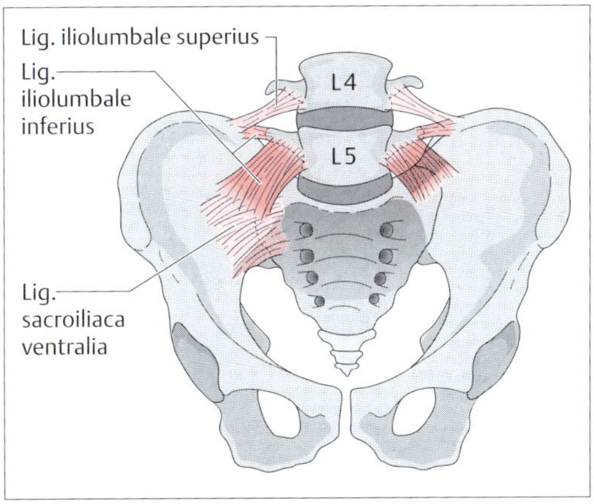

Abb. 1.**33** Bänder der LWS: Lig. iliolumbale.

1.5 Durchblutung und Innervation

Arterielle Versorgung (Abb. 1.**34**)

- die *Aa. lumbales* verlassen die Aorta auf Segmenthöhe;
- auf dem Weg nach dorsal-lateral geben sie Äste in den M. iliopsoas und zum Peritoneum ab;
- mit den Arterien der oberen und unteren Etage bilden sie Anastomosen;
- die letzte Aufzweigung der Aa. lumbales befindet sich in Höhe von L4;
  jede dritte A. lumbalis teilt sich in unmittelbarer Nähe des Foramen intervertebrale in:
  - den *R. spinalis*, der sich in Äste zur Versorgung des Wirbelkörpers und die Dura mater aufteilt und in die *Aa. radiculares*, die mit dem Spinalnerv in den Duralsack gelangen und diesen sowie die Cauda equina über die A. spinalis anterior und die Aa. spinalis dextra und sinistra versorgen; die Aa. radiculares anteriores et posteriores verzweigen sich in aufsteigende und absteigende Äste und verbinden sich so mit den Arterien des nächsten Segments, wodurch die Trunci arteriosi spinales entstehen;
  - den *R. dorsalis*, der die Haut, Muskulatur und andere Strukturen auf ihrem Weg nach dorsal versorgt;
- in Höhe von L4 teilt sich die Aorta in eine rechte und linke *A. iliaca communis*, die sich in Höhe von L5/S1 in die Aa. iliacae externa et interna aufteilt;
- die A. iliaca interna verzweigt sich in ventrale und dorsale Äste; die ventralen versorgen vor allem die umliegenden Organe, die dorsalen durch die A. iliolumbalis das Segment L5/S1;
- die A. iliaca externa geht in die A. femoralis über und zieht unter dem Lig. inguinale weiter nach distal.

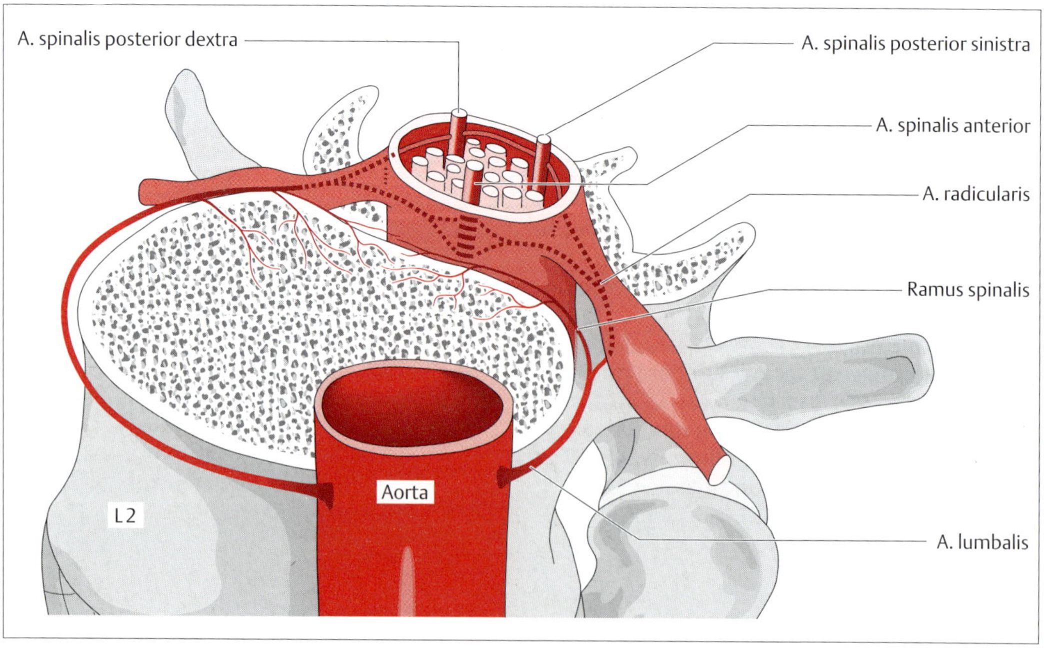

Abb. 1.**34** Arterielle Versorgung im LWS-Bereich.

Venöser Rückstrom (Abb. 1.**35**)

- Die Venen verlaufen parallel zu den Aa. lumbales.
- Das *intradurale Venensystem* drainiert das Blut über die Venae longitudinales aus dem Rückenmark und mündet in die Plexus venosi interni.
- Das *extradurale System* besteht aus den Plexus venosi vertebrales externi et interni.
  - Der *Plexus venosus vertebralis externus* wird von Venen gebildet, die zwischen den Procc. spinosi und Laminae bis zum Foramen intervertebrale verlaufen. Sie münden in die Venae cavae inferior et superior.
  - Der *Plexus venosus vertebralis internus anterior* besteht aus zwei großen Längsvenen, die unmittelbar lateral des Lig. longitudinale posterius verlaufen und mit vielen Queranastomosen verbunden sind. Sie geben die V. basivertebralis in den Wirbelkörper ab. Im Bereich des Foramen intervertebrale verbinden sie sich mit dem Plexus venosus vertebralis externus (Abb. 1.**35**).
  - Der *Plexus venosus vertebralis internus posterior* befindet sich mit vielen kleineren Gefäßen im dorsalen Anteil des Spinalkanals und verbindet sich über das Foramen intervertebrale ebenfalls mit dem Plexus venosus externus und mit den Segmentalvenen, die Äste der Vv. lumbales ascendentes et iliaca internae sind.

Die durch Bewegungen entstandene Verlängerung der Dura und des Rückenmarks hat Auswirkungen auf die Spannung des umgebenden Gewebes und damit auf die Durchblutung und Drainage. Die ungehinderte Durchblutung in und aus der lumbosakralen Region ist für die normale Funktion der Nervenwurzel unbedingt erforderlich.

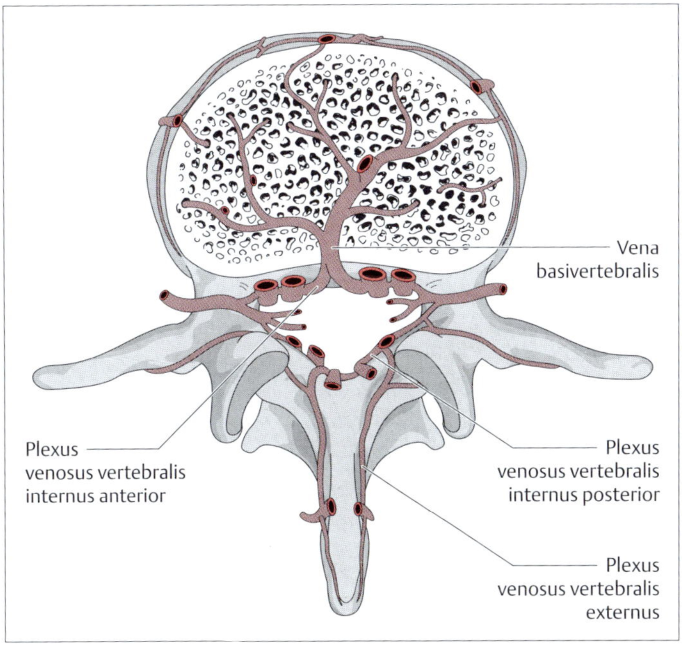

Abb. 1.**35** Venengeflechte im Bewegungssegment.

Innervation des Lumbalbereichs (Abb. 1.**36**)

Die Vorder- und die Hinterwurzel vereinigen sich zum Spinalnerven. Kurz nach dem Foramen intervertebrale geht der R. meningicus bzw. sinuvertebralis durch das Foramen zurück und versorgt alle Strukturen innerhalb des Spinalkanals.

Der R. dorsalis versorgt die dorsal liegenden Anteile des Bewegungssegments, die Muskulatur und die Haut, und der R. ventralis bildet die Plexus lumbalis et sacralis.

* siehe Band 1, Kapitel 1.

Praxistipp

1. Injektionen

Um den Circulus vitiosus Nervenirritation → Fehlhaltung → Muskelverspannung → Schmerz von der neuralen Seite her zu unterbrechen, kann an verschiedenen Stellen eine Mischung aus Antiphlogistika und Anästhetika mit dem Ziel injiziert werden, den Nerv und die Umgebung zu desensibilisieren und Ödeme abzubauen:

- Epidurale Injektion durch das interlaminäre Fenster in den Epiduralraum.
- Facetteninfiltration, indem Rezeptoren in der Gelenkkapsel ausgeschaltet werden.
- Intrathekale Injektion direkt in den Subarachnoidalraum.
- Wurzelblockade, wobei der Spinalnerv direkt nach Austritt aus dem Foramen intervertebrale desensibilisiert wird.
- Paravertebrale Injektion, z.B. Anspritzen der Myotendinosen oder ligamentären Insertionen.
- Hautquaddeln.

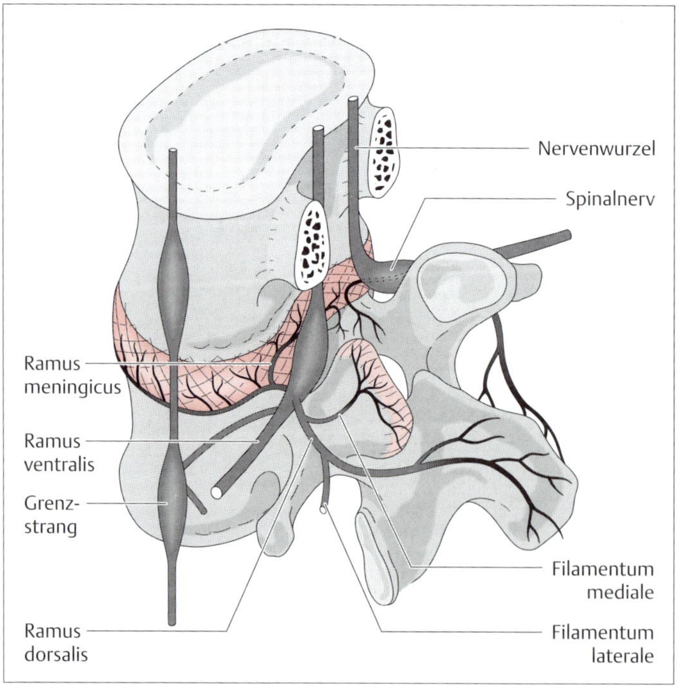

Abb. 1.**36** Innervation des Lumbalbereichs.

*2. Therapeutischer Ansatz (Abb. 1.**37**)*

Die folgenden Überlegungen über die Ursachen von Beschwerden im Lumbalbereich sind zu beachten:

- Sind eine Bandscheibendegeneration und ihre Folgen für die Beschwerden verantwortlich?
- Ist es ein Problem der haltungsbedingten Dysregulierung der Muskulatur und Bänder?
- Handelt es sich um eine zystische Hypertrophie des Lig. flavum bzw. eine Umwandlung des Bandes zu Fettgewebe und damit Irritation des Segments?
- Ist es eine Drainageproblematik, d.h. führen vielleicht Stauungen in den venösen Systemen zu Beschwerden?
- Liegt die Ursache im viszeralen Bereich? Beispielsweise stehen die Nieren funktionell sehr eng mit der LWS in Beziehung und sind bei älteren Menschen nicht mehr voll funktionsfähig.
- Handelt es sich um eine postpartale Lockerung des Bandapparates, die bei Frauen im Alter von 40–50 Jahren auftreten kann?

Die adäquate Therapie kann deshalb an vielen Stellen ansetzen. Sie sollte jedoch nicht nur darin bestehen, blockierte Segmente und die muskuläre Dysbalance zu beseitigen, sondern auch an anderen Strukturen angreifen. ■

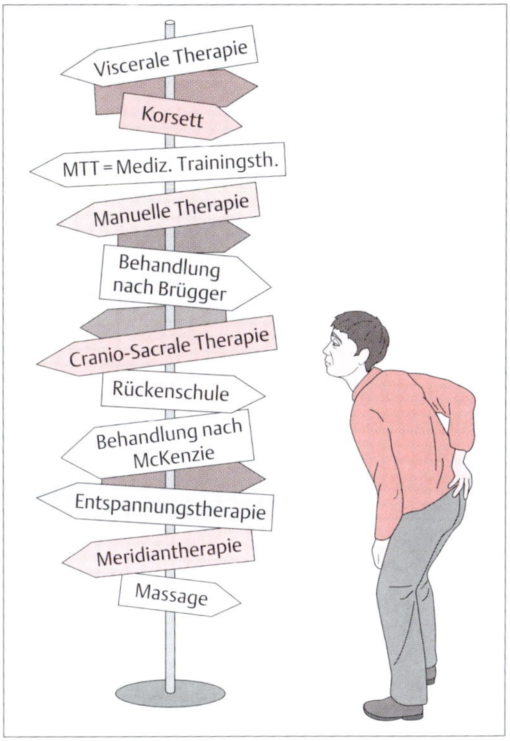

Abb. 1.**37** Behandlungsansätze.

1.6 Bewegungen in der Lendenwirbelsäule

Flexion (Abb. 1.**38**)

In der Anfangsphase der Flexion verliert der dorsal-kaudale Gelenkanteil den Kontakt, und es kommt zu einer Erhöhung der Druckbeanspruchung im ventralen, mehr frontal eingestellten Gelenkabschnitt. Diese Bewegung des Auseinandergehens wird als *Divergenzbewegung* bezeichnet.

a) Beweglichkeit

- Im thorakolumbalen Übergang bis L2 und im lumbosakralen Übergang: gute Beweglichkeit.
- Zwischen L2-L5: weniger gute Bewegung möglich.
- *Gesamtbeweglichkeit: ca. 40°–45°.* (siehe Abb. 1.40)

b) Begrenzung der Bewegung durch Spannungszunahme in den Bändern: Ligg. flava, interspinale, supraspinale et longitudinale posterius, außerdem in der Kapsel und deren Verstärkungszüge und dorsale Fasern des Anulus fibrosus. Das Endgefühl ist fest-elastisch.

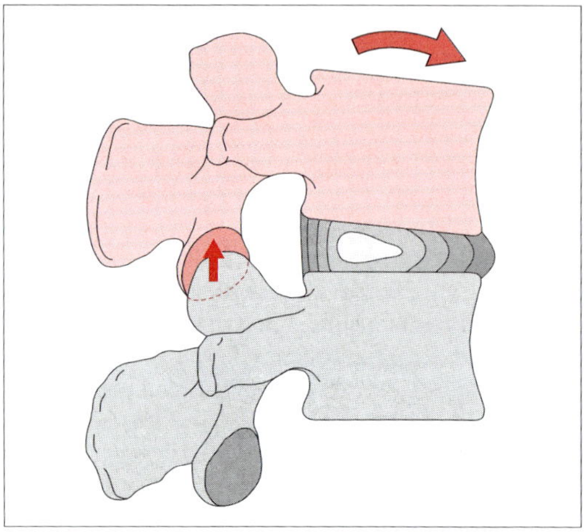

Abb. 1.**38** Flexion in der LWS.

Extension (Abb. 1.**39**)

Bei der maximalen Extension wird im kranialen Abschnitt der Gelenkflächenkontakt aufgehoben. Die Enden der Procc. articulares inferiores werden in die Recessi gepresst und schlagen an der Pars interarticularis an. Das Ineinanderschieben der Gelenkflächen (*Konvergenzbewegung)* kann unter Umständen hart sein, und wird als *Facettenschluss* bezeichnet.

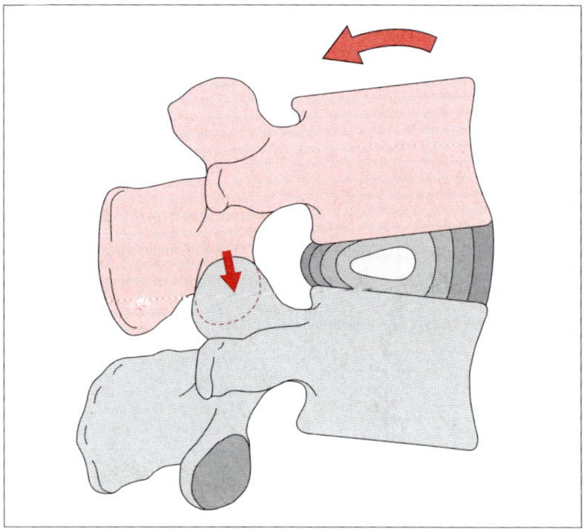

Abb. 1.**39** Extension in der LWS.

a) Beweglichkeit (Abb. 1.**40**)

- Die Beweglichkeit ist in allen Segmenten gut.
- Es besteht sehr gute Beweglichkeit im lumbosakralen Übergang. Dies macht fast die Hälfte der Gesamtextension aus.
- *Gesamtextension: ca. 40°.*

b) Begrenzung der Bewegung durch ventrale Anteile des Anulus fibrosus und des Lig. longitudinale anterius sowie knöcherne Hemmung bei endgradiger Bewegung durch den Kontakt der Facetten und der Dornfortsätze. Das Endgefühl ist durch den Facettenschluss hart-elastisch.

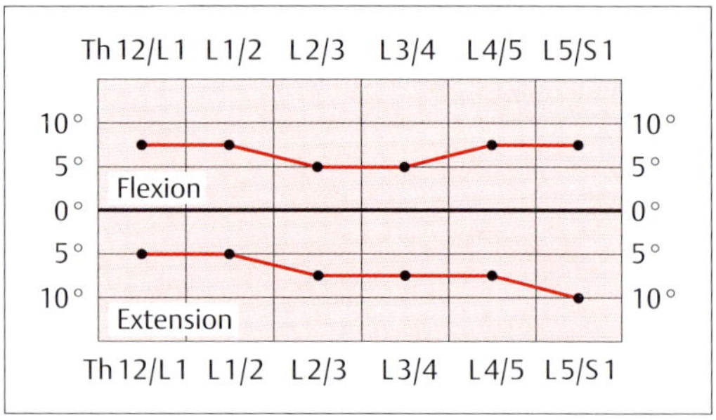

Abb. 1.**40** Bewegungsdiagramm: Flexion/Extension.

Lateralflexion (Abb. 1.**41**)

Auch bei der Lateralflexion kommt es zu einer keilförmigen Erweiterung des Gelenkspalts. Auf der kontralateralen Seite findet eine Divergenz-, auf der gleichen Seite eine Konvergenzbewegung statt. Zugleich tritt zwangsläufig eine kontralaterale Rotation ein.
Die Lateralflexion ist in der Flexionsstellung grundsätzlich besser möglich als in der Neutral-Null-Position.

a) Beweglichkeit (Abb. 1.**43**)

- Im thorakolumbalen Abschnitt ist die Beweglichkeit gut.
- Im mittleren Abschnitt ist sie weniger gut, nach kaudal hin wird sie besser.
- Im letzten Segment ist wenig Bewegung möglich, da sie vom Lig. iliolumbale gestoppt wird.
- *Gesamtbeweglichkeit zu jeder Seite: etwa 30°.*

b) Begrenzung der Bewegung durch die konvexseitigen Anteile des Anulus fibrosus, die Ligg. flava und Kapselanteile sowie durch die Ligg. intertransversarii. Außerdem besteht auf der konkaven Seite durch das Konvergenzgleiten eine Kompression der Gelenkflächen. Das Endgefühl ist fest-elastisch.

Rotation (Abb. 1.**42**)

Die Rotation ist nur in Kombination mit der Lateralflexion möglich. In der Extension können nur sehr geringe rotatorische Bewegungen ausgeführt werden. Dagegen kommt es in der Flexionsstellung zu einer geringen Verbreiterung des Gelenkspalts und dadurch auch zu einer besseren Rotationsfähigkeit.

Beweglichkeit (Abb. 1.**43**)
Bewegungsausmaß: 3°–4° Gesamtrotation pro Segment.

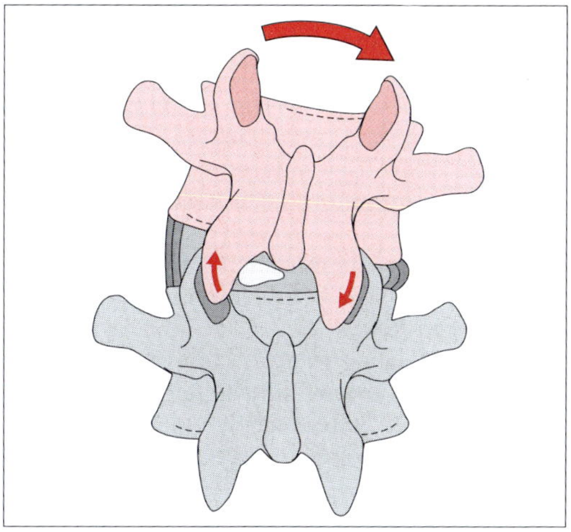

Abb. 1.**41** Lateralflexion nach rechts in der LWS.

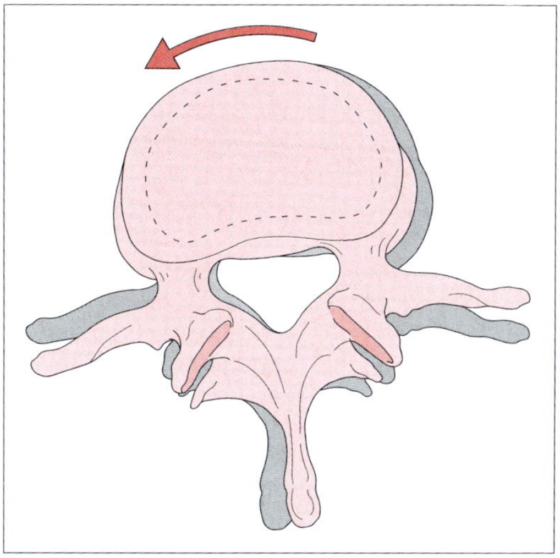

Abb. 1.**42** Rotation nach links in der LWS.

Praxistipp Nach der intensiven Belastung eines Segments kann es infolge der Verschmälerung des Bandscheibenraumes zum Abrutschen der Facetten in die Konvergenz kommen. Um die Gelenkflächen zu zentrieren, sollte die obere Gelenkfacette tangential nach kranial und die untere nach kaudal mobilisiert werden.
Das Lösen der Gelenkflächen durch Dorsalgleiten auf der konvexen Seite kann eine Druckentlastung bewirken.
Ein gegensätzlicher rotatorischer Impuls an den Dornfortsätzen zweier benachbarter Wirbel bewirkt auf einer Seite eine Gelenkkompression, auf der anderen Seite eine Traktion. ■

Kinematische Koppelung der Bewegungen
(Abb. 1.**44**)

Bei der Bewegungskoppelung spielen verschiedene Faktoren eine Rolle, u.a. die Stellung der Wirbelbogengelenke und der Faserverlauf der Kapsel-Band-Strukturen.
An Computermodellen wurde dabei die besondere Stellung der LWS-Gelenke dargestellt und ein laterales Drehmoment von 10 Nm auf den oberen Wirbel des Segments ausgeübt. Es entstand eine Koppelung von Lateralflexion mit axialer Rotation, wobei die Rotation sehr gering war.
Pandjabi (1990) untersuchte ebenfalls die Bewegungskoppelung und fand heraus, dass die Flexions-/Extensions-Null-Stellung – wie in Abbildung 1.45 dargestellt – zwischen L1-L4 die rechte Lateralflexion mit der linken Rotation und zwischen L4-S1 mit der rechten Rotation gekoppelt war. In Flexionsstellung besteht zusätzlich die Tendenz zur Extension, in Extension zur Flexion.

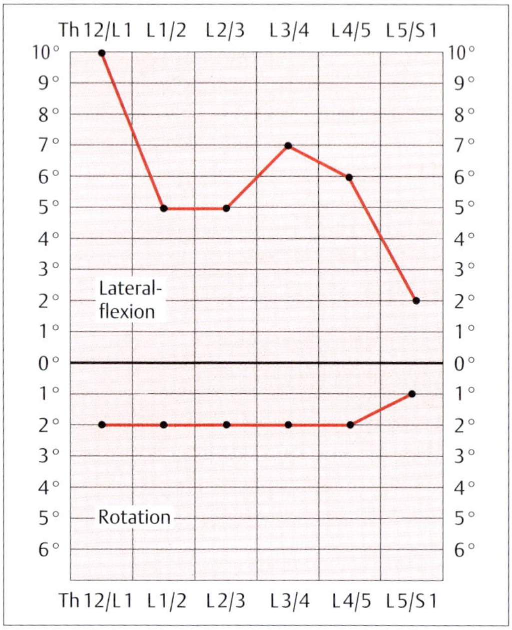

Abb. 1.**43** Bewegungsdiagramm: Lateralflexion/Rotation.

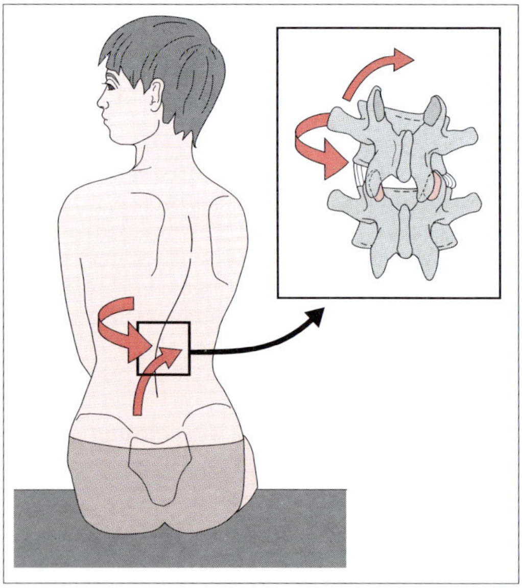

Abb. 1.**44** Bewegungskoppelungen: Lateralflexion rechts mit Rotation nach links.

Messung der Beweglichkeit (Abb. 1.**45**)

Die Messung der Beweglichkeit mit dem Winkelmesser ist nicht möglich. Die Untersuchung findet daher aufgrund von Schätzungen statt. So entsteht beispielsweise bei Flexion und Lateralflexion bei normaler Beweglichkeit ein harmonischer Bogen, eine Plateaubildung spricht für eine Hypomobilität, Abknickstellen für eine Hypermobilität. Bei der segmentalen Bewegungsprüfung muss die Therapeutin über die zu erwartende Bewegungsfähigkeit Bescheid wissen und das Ausmaß der Einschränkung einschätzen können.

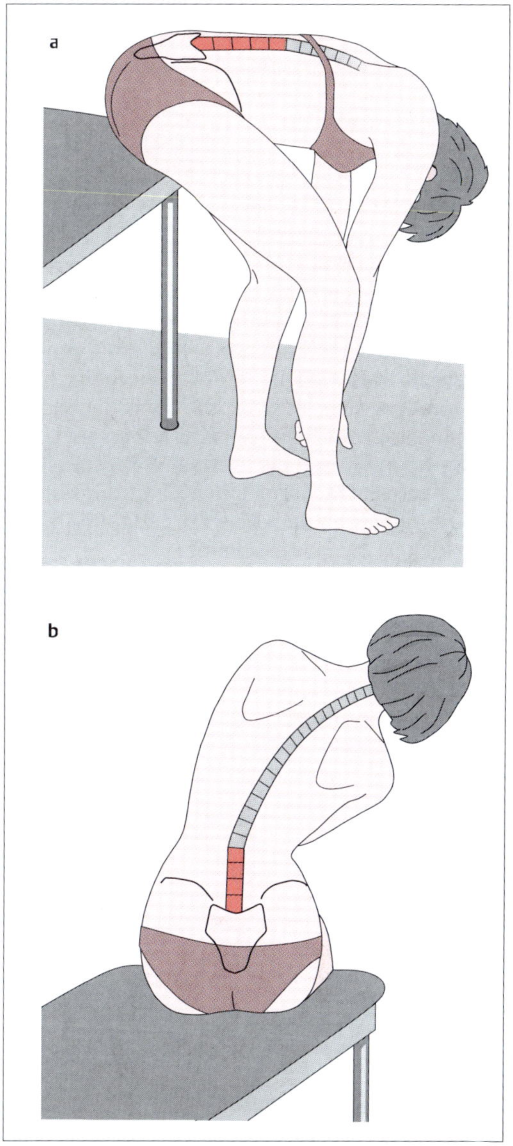

Abb. 1.**45** Beurteilung der Beweglichkeit.
a Hypomobilität der LWS bei Flexion.
b Hypermobilität L1/2 bei rechter Lateralflexion.

1.7 Muskulatur im Bereich der Lendenwirbelsäule

Bauchmuskulatur

M. rectus abdominis (Abb. 1.**46**)

- verbindet die 5.–7.Rippenknorpel mit dem Tuberculum pubicum;
- drei quer verlaufende, schmale Zwischensehnen *(Intersectiones tendineae)* unterteilen den Muskel in drei annähernd gleich große Abschnitte oberhalb und einen größeren unterhalb des Nabels; diese Zwischensehnen befinden sich nur in der oberflächlichen Schicht, in der tiefen Schicht fehlen sie;
- die Aponeurosen der übrigen Bauchmuskeln verlaufen in Richtung Linea alba, zum Teil vor, zum Teil hinter dem M. rectus abdominis und bilden so die Rektusscheide;
- die *Linea alba* ist ein Sehnenstreifen, der vom Proc. xiphoideus zur Symphyse verläuft, ca. 10–25 mm breit ist und nach kaudal hin schmaler wird. Sie entsteht aus sich kreuzenden Verbindungen der Aponeurosen der Mm. obliqui et transversus und trennt den rechten vom linken M. rectus abdominis.

Innervation: Nn. intercostales Th5–12.

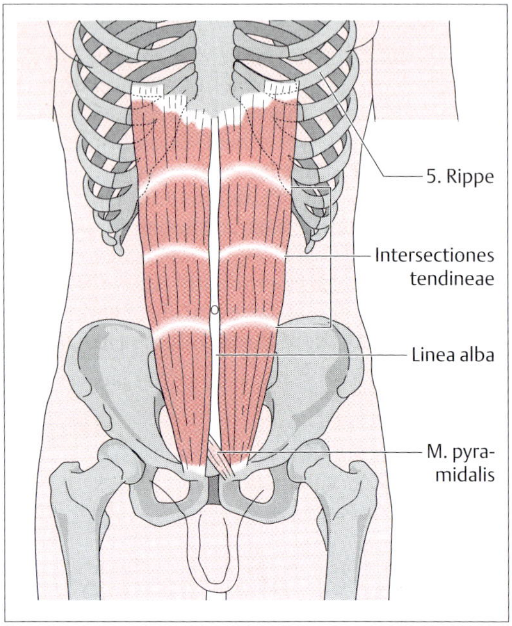

Abb. 1.**46** Bauchmuskulatur: M. rectus abdominis.

M. pyramidalis (Abb. 1.**46**)

- liegt ventral-kaudal des M. rectus abdominis und zieht von der Symphyse zur Linea alba;
- verläuft innerhalb der Aponeurose der Mm. obliqui;
- spannt die Linea alba.

M. transversus abdominis (Abb. 1.**47**)

- verbindet die unteren sechs Rippen und die Fascia thoracolumbalis mit der Rektusscheide und der Symphyse;
- im oberen Abschnitt besteht eine horizontale Zugrichtung, die unteren Anteile ziehen leicht bogenförmig nach ventral-medial-kaudal;
- unterhalb des Bauchnabels ziehen die Fasern in das vordere Blatt der Rektusscheide, oberhalb in das hintere.

Innervation: Nn. intercostales Th 7–12, Nn. iliohypogastricus et ilioinguinalis.

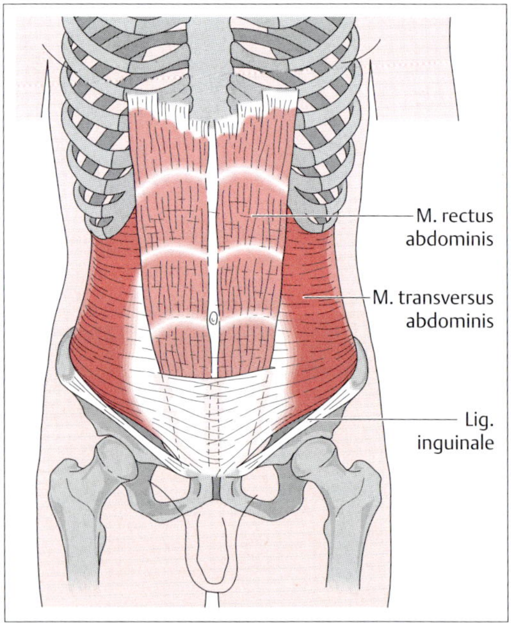

Abb. 1.**47** Bauchmuskulatur: M. transversus abdominis.

M. obliquus internus abdominis (Abb. 1.48)

- verbindet die Crista iliaca, die SIAS (Spina iliaca anterior superior) und laterale Teile des Lig. inguinale mit den unteren drei Rippen;
- die Zugrichtung besteht von kaudal-lateral nach kranial-medial;
- beteiligt sich an der Bildung der Rektusscheide und gehört zur mittleren Schicht der Bauchmuskulatur;
- dorsal verflechtet er sich mit der Fascia thoracolumbalis;
- eine Abspaltung ist der M. cremaster, der mit dem Samenstrang durch den Leistenkanal zieht.

Innervation: Nn. intercostales Th5–12, Nn. iliohypogastricus et ilioinguinalis.

M. obliquus externus abdominis (Abb. 1.48)

- verbindet die unteren Rippen mit der Rektusscheide, dem Lig. inguinale und der Crista iliaca;
- die Zugrichtung besteht von kranial-lateral nach kaudal-medial, die unteren Anteile verlaufen ab dem Bauchnabel vertikal;
- seine Zacken sind kranial mit denen des M. serratus anterior verzahnt;
- verflechtet sich mit dem gegenüberliegenden M. obliquus internus abdominis;
- stellt die oberflächliche Schicht der Bauchmuskulatur dar und zieht mit breitflächiger Aponeurose an die Linea alba.

Innervation: Nn. intercostales Th5-Th12, Nn. iliohypogastricus et ilioinguinalis.

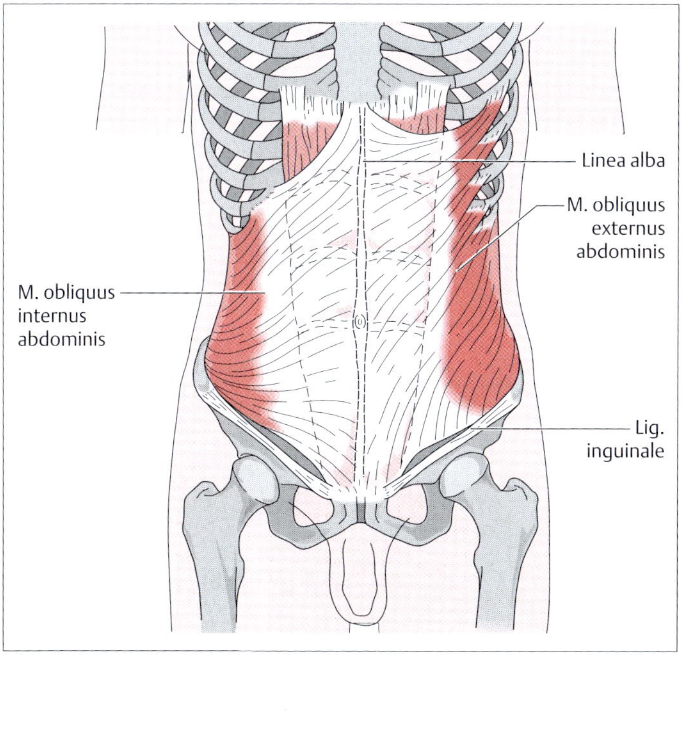

Abb. 1.48 Bauchmuskulatur: Mm. obliqui abdominis.

M. quadratus lumborum (Abb. 1.**49**)

- *Pars iliocostalis:* Die Fasern verlaufen vertikal zwischen der letzten Rippe und der Crista iliaca und sind am weitesten posterior gelegen.
- *Pars costovertebralis:* Die Fasern verlaufen schräg von der letzten Rippe zu den Procc. costarii der LWS und sind am weitesten anterior gelegen.
- *Pars iliovertebralis:* Die Fasern ziehen schräg von den Procc. costarii zur Crista iliaca und liegen zwischen den costovertebralen und iliocostalen Anteilen.

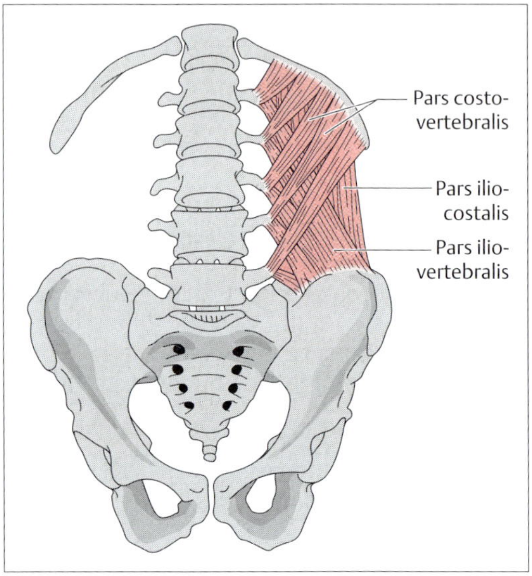

Abb. 1.**49** Bauchmuskulatur: M. quadratus lumborum.

Funktion

Er zieht den Thorax über die 12. Rippe nach kaudal und hilft damit bei der Exspiration. Andererseits kann er auch eine Rolle bei der Inspiration spielen, da er die Rippen kaudal fixiert und so dem Diaphragma ein Punctum fixum bietet.
Bei einem Punctum fixum am Becken bewirkt er eine Flexion der LWS bei beidseitiger und eine Lateralflexion bei einseitiger Kontraktion. Bei Umkehrung des Fixums hebt er das Becken auf der gleichen Seite.

Innervation: Rr. musculares des Plexus lumbalis und 12. Interkostalnerv.

Rektusscheide

Sie besteht aus den folgenden drei Schichten:
- hintere fasziale Schicht = Lamina posterior,
- Muskelschicht,
- vordere fasziale Schicht = Lamina anterior.

Lamina posterior (Abb. 1.**50a**)

- sie wird im kranialen Bereich durch das dorsale Blatt der Aponeurose des M. obliquus internus und des M. transversus abdominis und der Fascia transversalis gebildet;
- die dorsale Aponeurose des M. rectus abdominis ist nicht mit der Lamina posterior verwachsen, sondern gleitet auf ihr;
- ungefähr 5 cm unterhalb des Bauchnabels endet die Lamina posterior mit der bogenförmigen *Linea arcuata*, da die Aponeurosen ab hier in die Lamina anterior ziehen;
- kaudal der Linea arcuata besteht die Rektusscheide nur noch aus der Fascia transversalis und dem Peritoneum;
- sie setzt sich im Lig. inguinale und der Schenkelfaszie fort.

Lamina anterior (Abb. 1.**50b**)

- sie zieht über den ventralen Teil des M. rectus abdominis;
- oberhalb der Linea arcuata beteiligen sich die Aponeurose des M. obliquus externus abdominis und das ventrale Blatt der Aponeurose des M. obliquus internus abdominis an der Bildung der Lamina anterior;
- unterhalb der Linea arcuata entsteht sie durch die Aponeurosen der Mm. obliqui et transversus;
- der M. rectus abdominis ist medial und an den Intersectiones tendineae mit der Lamina verwachsen.

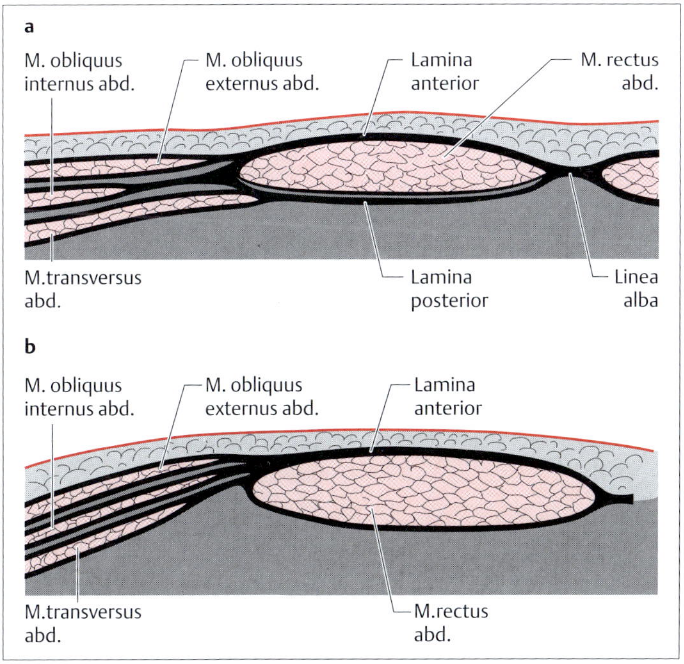

Abb. 1.**50** Rektusscheide.
a kranial der Linea arcuata.
b kaudal der Linea arcuata.

Funktion der Bauchmuskulatur

Flexion (Abb. 1.**51**)

Die Mm. recti abdominis sind die kräftigsten Flexoren des Rumpfes bei fixiertem Becken. Sie werden von den Mm. obliqui abdomines unterstützt. Beim Punctum fixum am Thorax können sie den ventralen Beckenbereich nach kranial ziehen, was einer Beckenextension entspricht und weiterlaufend zu einer Flexion der Lendenwirbelsäule führt.

Durch die Intersectiones tendineae und deren Anheftung am vorderen Blatt der Rektusscheide können einzelne Abschnitte selbständig wirken.

Bauchpresse

Vor allem durch die Mm. transversi abdomines wird bei gleichzeitiger Kontraktion zusammen mit dem Diaphragma ein Druck auf die Eingeweide und die Muskeln des Beckenbodens ausgeübt *(Bauchpresse)*. Dadurch werden die Diaphragmata pelvis et urogenitale passiv gedehnt.

Beim Heben schwerer Lasten wird die Bauchpresse zur Rumpfstabilisation eingesetzt. Der M. erector spinae und die Beckenbodenmuskulatur unterstützen diese Funktion.

Wird die Flexion durch Anspannung des M. erector spinae verhindert, ziehen die Bauchmuskeln die unteren Rippen nach kaudal und unterstützen die Exspiration.

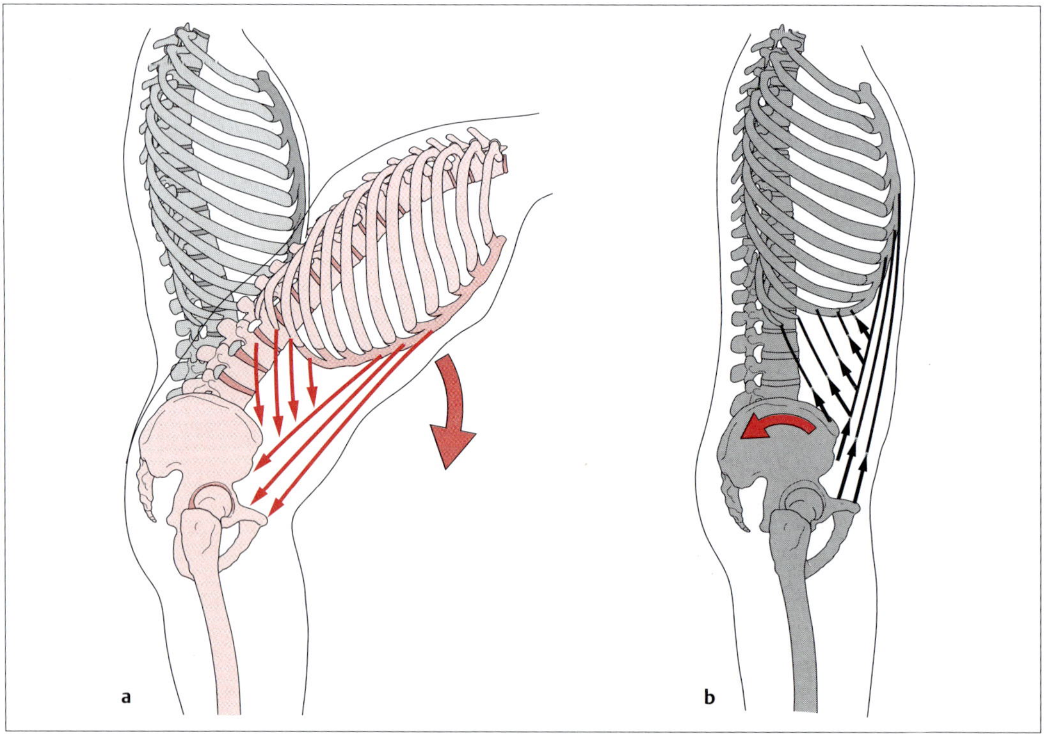

Abb. 1.**51** Funktion der Bauchmuskulatur: **a** Rumpfflexion. **b** Beckenextension.

Rotation (Abb. 1.**52**)

Bei der Kontraktion einer Diagonalen, z.B. des linken M. obliquus externus und des rechten M. obliquus internus, kommt es zu einer Rotation des Rumpfes nach rechts.

Lateralflexion (Abb. 1.**53**)

Eine Lateralflexion entsteht durch die Anspannung der Mm. obliqui internus et externus und des M. quadratus lumborum der gleichen Seite. Der M. rectus abdominis der ipsilateralen Seite unterstützt die Bewegung.

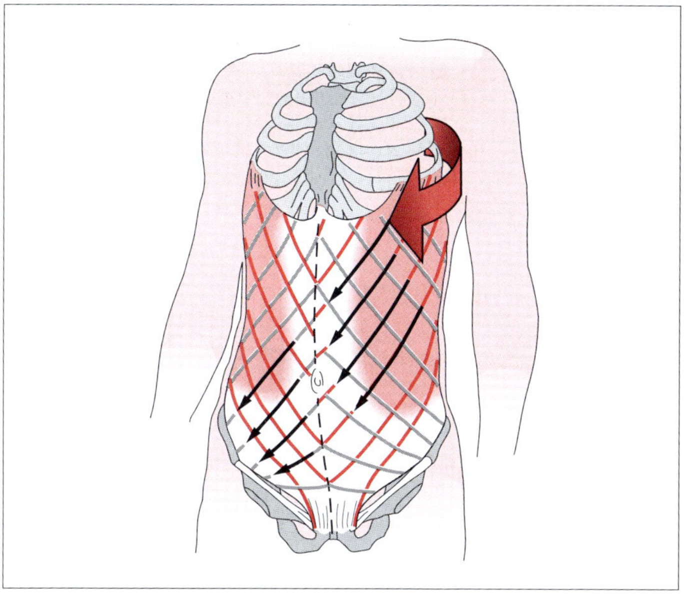

Abb. 1.**52** Funktion der Bauchmuskulatur: Rotation.

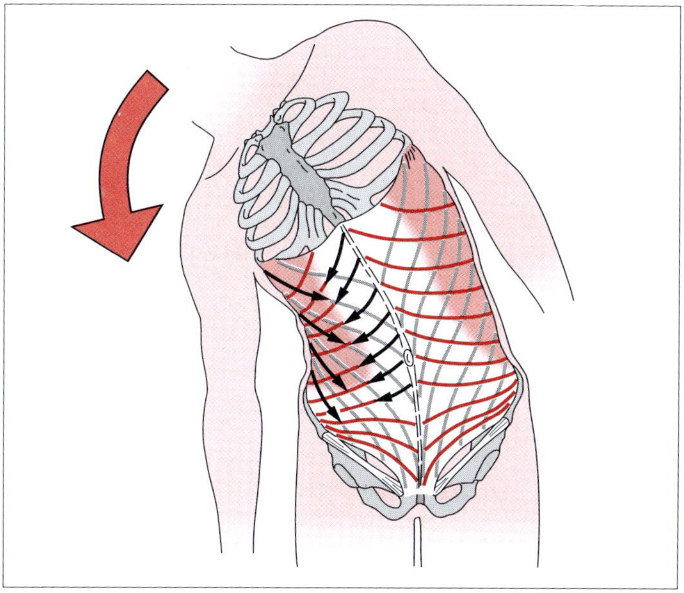

Abb. 1.**53** Funktion der Bauchmuskulatur: Lateralflexion.

Verspannungssystem

- Durch die verschiedenen Zugrichtungen der Bauchmuskulatur ist eine *vertikale Ausrichtung* durch den M. rectus abdominis mit der Rektusscheide und der Linea alba und den unteren Fasern der Externus-Aponeurose zu erkennen.
- Es entsteht eine *diagonale Verspannung* durch die Mm. obliqui externi abdomines, die sich mit den Mm. obliqui interni abdomines der kontralateralen Seite verflechten. Als Schaltstelle dienen die Linea alba und die beiden Rektusscheiden.
- Es entsteht eine *horizontale Verspannung* durch die Mm. transversi abdomines und die horizontal verlaufenden Faseranteile der Mm. obliqui. Die kranialen Fasern des M. transversus abdominis verengen den epigastrischen Winkel und unterstützen so die forcierte Ausatmung.

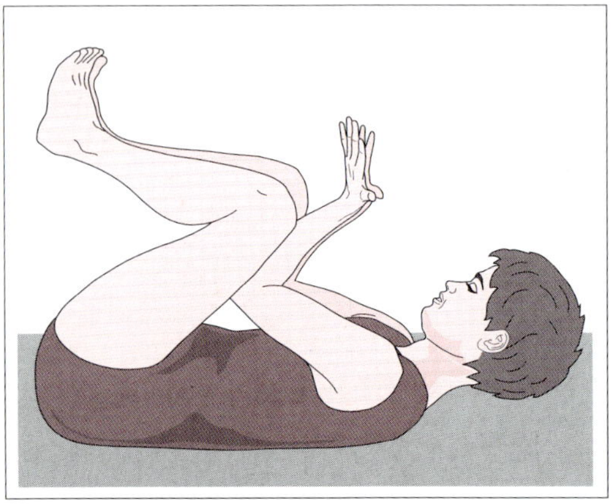

Abb. 1.**54** Funktionelle Bauchmuskelübung: der Frosch.

Praxistipp Die *Rektusdiastase* ist Zeichen einer aktiven Insuffizienz der schrägen Bauchmuskeln, weshalb ein Auftrainieren dieses Systems erforderlich ist.
Effektives *Bauchmuskeltraining* sollte sich an den anatomischen Bedingungen orientieren. Die Bauchmuskulatur spannt sich zwischen Becken und Thorax aus, was bei der Übungsauswahl zu berücksichtigen ist. Daher sind isometrische Spannungsübungen zwischen den Distanzpunkten am Thorax und Becken optimal, wie sie z.B. Klein-Vogelbach (× 2000) mit ihrem funktionellen Bauchmuskeltraining konzipiert hat. Auch Übungen über die Beine und Arme, wie z.B. bei den „Fröschen" (Abb. 1.**54**), sind effektiv, da sich die Hebel an das Becken und den Thorax hängen und damit den Kraftaufwand vergrößern.

Veränderung der Muskelspannungen bei Fehlhaltung (Abb. 1.**55**)

An den Kenntnissen über den Verlauf der Muskulatur lässt sich ableiten, welche Muskulatur bei einer Fehlhaltung angenähert und welche gedehnt ist. So kann beispielsweise ein seitliches, transversales Verschieben des Thorax gegenüber dem Becken, der sogenannte *laterale Shift nach rechts*, im Bauchmuskelbereich folgende Auswirkungen zeigen:

- Der linke M. obliquus externus abdominis und der rechte M. obliquus internus abdominis geraten in Annäherung.

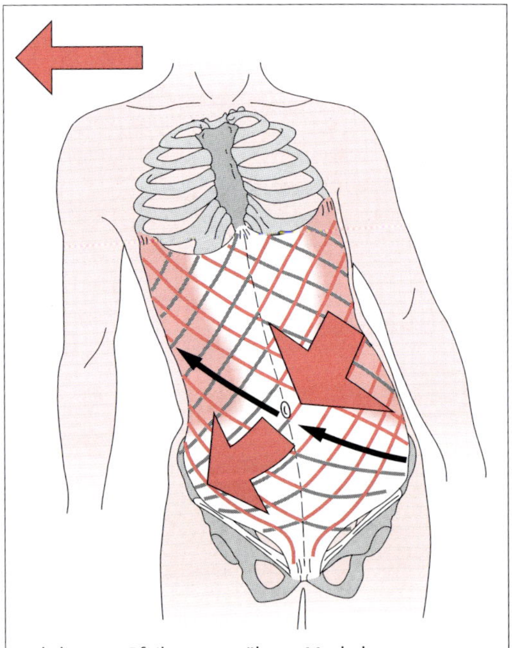

dicke, rote Pfeile = angenäherte Muskulatur
dünne, schwarze Pfeile = gedehnte Muskulatur

Abb. 1.**55** Veränderungen der Bauchmuskel-Spannungen bei Fehlhaltung.

- Der rechte M. obliquus externus abdominis, der linke M. obliquus internus abdominis sowie beide Mm. quadratus lumborum et rectus abdominis stehen ständig unter Spannung. ■

Oberflächliche Rückenmuskulatur

M. latissimus dorsi (Abb. 1.**56**)

- seine vier Anteile sind jeweils nach ihrem Ursprungsgebiet benannt: *Pars scapularis* vom Angulus inferior, *Pars vertebralis* über die Fascia thoracolumbalis von den Dornfortsätzen der unteren sechs Brustwirbel und allen Lendenwirbeln, *Pars costalis* von den unteren drei Rippen und *Pars iliaca* von der dorsalen Crista iliaca;
- er bildet die dorsale Achselfalte und macht kurz vor seinem Ansatz eine Verdrehung um 180°, sodass die Pars iliaca am weitesten ventral und kranial an der Crista tuberculi minoris ansetzt.

Funktionen

- Adduktion/Extension/Innenrotation des Armes.
- beim Punctum fixum am Humerus bewirkt die Pars scapularis eine Außenrotation der Skapula, die Pars costalis hilft bei der Inspiration;
- beim Hustenvorgang werden die Rippen fixiert = Punctum fixum für das Diaphragma.

Innervation: N. thoracodorsalis.

M. serratus posterior inferior (Abb. 1.**56**)

- er kommt sehnig über die Fascia thoracolumbalis von den Dornfortsätzen des 12. Brustwirbels und der ersten drei Lendenwirbel;
- sein Ansatz befindet sich an den kaudalen Rändern der unteren vier Rippen.

Funktionen

- er zieht die unteren Rippen nach kaudal;
- durch die Fixierung der Rippen bietet er dem Diaphragma ein Punctum fixum.

Innervation: Nn. intercostales IX-XII.

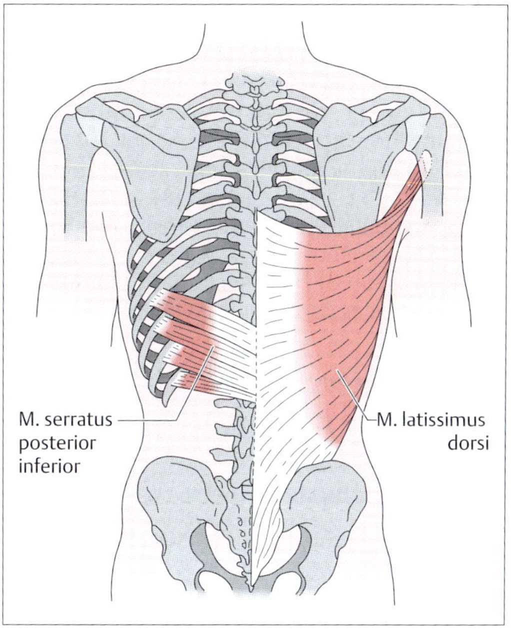

Abb. 1.**56** Rückenmuskulatur: M. latissimus dorsi, M. serratus posterior inferior.

Autochthone Rückenmuskulatur

Die Bezeichnung *autochthon* geht auf die embryonale Entwicklung dieser Muskulatur zurück. Sie nimmt schon zu Beginn der Muskelentwicklung ihren Platz ein. Sie setzt sich aus Faserzügen unterschiedlicher Länge zusammen: die kurzen überbrücken nur ein oder zwei Bewegungssegmente, die längsten Faserzüge bis zu zehn. Es gibt jedoch keine Faserzüge, die vom Becken bis zum Okziput reichen. Sie werden von den Rr. dorsales der Spinalnerven innerviert.

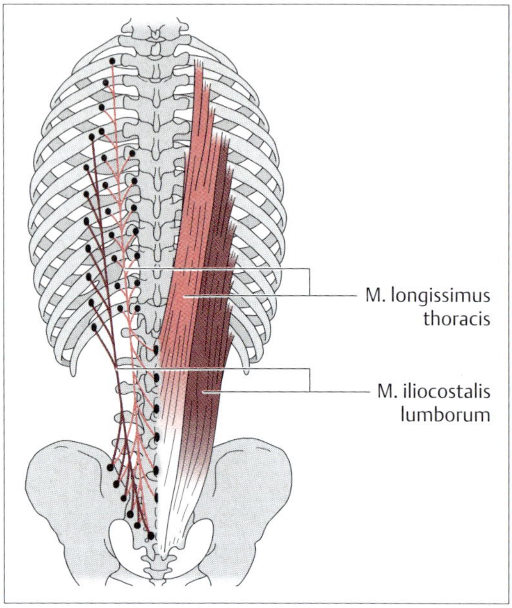

Abb. 1.**57** Rückenmuskulatur: M. iliocostalis lumborum, M. longissimus thoracis.

1. Muskeln des lateralen Traktes

a) Sakrospinales System

M. iliocostalis lumborum (Abb. 1.**57**)

- er verbindet die dorsale Crista iliaca und das Sakrum mit den Anguli der sechs bis neun unteren Rippen;
- ist am weitesten lateral gelegen.

M. longissimus thoracis (Abb. 1.**57**)

- seine verschiedenen Faserzüge ziehen vom Sakrum, der SIPS (Spina iliaca posterior superior), den Dornfortsätzen der unteren sechs bis sieben Brustwirbel und dem 1. und 2. Lendenwirbel zu den Querfortsätzen aller Lenden- und Brustwirbel sowie an die Anguli der 2. bis 12. Rippe;
- bildet das längste System des M. erector spinae;
- besitzt eine kräftige Aponeurose, die sich kaudal zwischen den beiden Os ilii ausspannt und einen wichtigen Teil der Lumbalfaszie bildet.

Innervation: Rr. laterales des Spinalnerven in gleicher Segmenthöhe.

b) Intertransversales System

Mm. intertransversarii laterales lumborum (Abb. 1.**58**)

- sie verlaufen zwischen den Enden der Procc. costarii.

Innervation: Äste der Rr. ventrales des Plexus lumbalis in gleicher Segmenthöhe.

Mm. intertransversarii mediales lumborum (Abb. 1.**58**)

- sie verbinden die Procc. mamillares untereinander.

Innervation: Rr. mediale des Spinalnerven in gleicher Segmenthöhe.

2. Muskeln des medialen Traktes

a) Spinales System

Mm. interspinales lumborum (Abb. 1.**58**)

- sie verbinden die benachbarten Proc. spinosi bis zum Sakrum.

Innervation: R. medialis des segmentszugehörigen Spinalnerven.

a) Transversospinales System

Mm. multifidi (Abb. 1.**59**)

- sie schließen sich lateral den Mm. interspinales an;
- verlaufen von kaudal-lateral nach kranial-medial vom Sakrum und den Procc. mamillares zu den Procc. spinosi, wobei sie drei bis vier Segmente überspringen;
- ziehen mit einigen Fasern in die Aponeurose des M. erector spinae;
- im Sakrumbereich gibt es eine Verbindung zu den Ligg. sacroiliaca dorsalia;
- werden als die Schlüsselmuskeln für die segmentale Stabilisation der LWS bezeichnet.

Innervation: Rr. dorsales der Spinalnerven in gleicher Segmenthöhe.

Mm. rotatores longi (Abb. 1.**59**)

- sie ziehen von den Procc. costarii zur Basis der Dornfortsätze am Arcus vertebrae und überspannen zwei Bewegungssegmente.

Innervation: Rr. dorsales der Spinalnerven in gleicher Segmenthöhe.

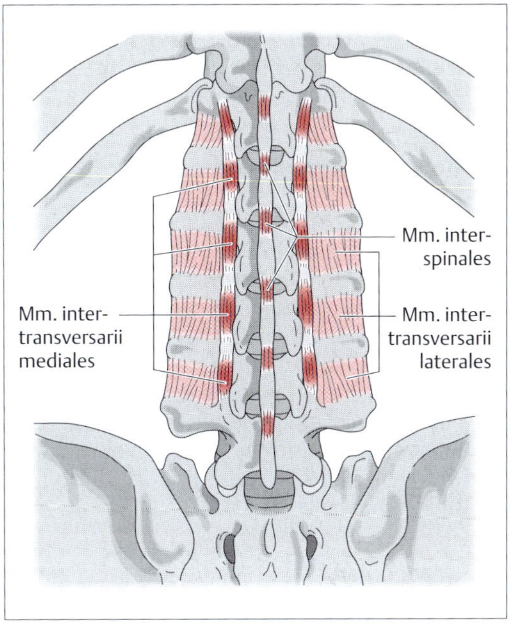

Abb. 1.**58** Rückenmuskulatur: Mm. intertransversarii, Mm. interspinales.

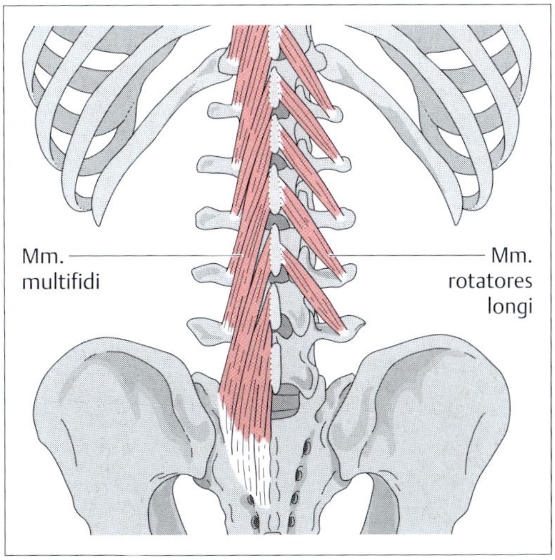

Abb. 1.**59** Rückenmuskulatur: Mm. multifidi, Mm. rotatores longi.

Pathologie Bei der *Hemilaminektomie* (Entfernung eines halben Wirbelbogens) wird der Ansatzbereich des M. rotator longus eines Bewegungssegments zerstört. ■

Funktion der Rückenmuskeln

Extension

Da die Systeme dorsal der Bewegungsachse liegen, bewirken sie alle eine Extension. Dabei ist das sakrospinale System das kräftigste. Sie stabilisieren die endgradige Extension, halten also den Wirbelsäulenbogen fest.
Bei der Aufrichtung aus der Rumpfbeuge sind auch die ischiokrurale und die Glutealmuskulatur beteiligt, indem sie das Becken in eine Extension bringen. Erst bei weiterer Aufrichtung ist die Rückenmuskulatur aktiv.

Lateralflexion

Diese Bewegung führen alle Teile des M. erector spinae bei einseitiger Kontraktion aus. Von ihnen entwickelt der M. iliocostalis die gößte Kraft, da er weit lateral an den Rippen ansetzt. Medial gelegene Muskeln, wie z.B. die Mm. spinales et interspinales, sind nur gering beteiligt.

Rotation

Alle schräg verlaufenden Faserzüge haben rotatorische Funktion, vor allem das transversospinale System.

Das *transversospinale System* ist ein wichtiger Bestandteil des Verspannungssystems der Wirbelsäule. Durch die unterschiedlich langen Faserzüge und den teils horizontalen, teils schrägen Verlauf kann es die Segmente optimal stabilisieren und den Facettenschluss akzentuieren, aber auch Bewegungen in alle Richtungen ausführen.
Eine andere wichtige Funktion der kurzen Muskeln ist ihre Beteiligung an der Propriozeption der Wirbelsäule. Sie dienen dem sensorischen Feed-back bei der Lagekontrolle und der Bewegungskoordination der Wirbelsäule, die zentral durchgeführt wird.

Praxistipp Der Anteil der muskulär bedingten Gelenkfunktionsstörungen ist sehr hoch und zeigt, welche Bedeutung eine funktionsfähige Muskulatur für das Gleichgewicht der Gelenke hat.
Der Behandlungsaufbau sollte zuerst die Wiederherstellung der Gelenkharmonie und anschließend die propriozeptive Rehabilitation, z.B. durch spezielles, segmentales Training mit stabilisierenden und rotatorischen Impulsen für das transversospinale System, zum Ziel haben. ■

1.8 Fasziale Strukturen des Rumpfes

Fascia thoracolumbalis

Sie stellt eine Art Retinakulum für die tiefen Rückenmuskeln dar und wird in ein *oberflächliches* und ein *tiefes Blatt* unterteilt:

- Das oberflächliche Blatt setzt medial an den Dornfortsätzen der BWS und LWS ebenso wie am Sakrum und lateral an der Crista iliaca an. Kaudal hat diese Faszie einen sehnigen Charakter und dient den Mm. latissimus dorsi et serratus posterior inferior als Ursprung.
- Das tiefe Blatt verbindet die kaudalen Rippen, den Proc. costarius und die Crista iliaca miteinander und grenzt den M. quadratus lumborum vom M. erector spinae ab. Dieser Faszienteil dient Teilen der autochthonen Rückenmuskeln und den Mm. obliqui internus et transversus als Ursprung.
- Verstärkungszüge in der Faszie sind im Beckenbereich die Ligg. sacroiliaca dorsalia mit einer Fortsetzung in das Lig. sacrotuberale und zur ischiokruralen Muskulatur.

Bauchfaszie

- Die *Fascia abdominalis superficialis* überzieht oberflächlich die vordere Bauchwand und verbindet sich kranial-lateral mit der Fascia axillaris.
- Die *Fascia abdominalis transversalis* ist die innere Bauchfaszie. Sie verläuft an der dorsalen Wand des M. rectus abdominis und zieht über den M. quadratus lumborum und kranial als dünne Schicht über die abdominale Fläche des Diaphragmas. Sie verbindet sich mit dem Peritoneum parietale und im Bereich der Crista iliaca mit der Fascia iliaca, die den M. iliopsoas umgibt.

1.9 Cauda equina (Abb. 1.60)

- Das Ende des Rückenmarks, der *Conus medullaris*, liegt in Höhe des 2. Lendenwirbels. Ab dann befinden sich im Wirbelkanal der Durasack, die Nervenwurzeln und peridurales Gewebe, das aus einem Gefäßgeflecht und Fettgewebe besteht. Die Nervenwurzeln werden in diesem Abschnitt *Filum terminale* und mit umgebendem Durasack *Cauda equina* genannt.
- Die *Dura mater spinalis* bildet den Durasack, reicht bis zum 2. Sakralwirbel und setzt sich dann fächerförmig als Filum durae matris spinalis in das Periost des Sakrums fort.

Verlauf der Nervenwurzeln

- Im Abgangsbereich der Nervenwurzeln bilden sich im Durasack Ausstülpungen, die so genannte *Wurzeltasche*. In ihr verlaufen die sensorische Radix posterior (Hinterwurzel) und die dünnere motorische Radix anterior (Vorderwurzel). Jede Wurzel ist von der Arachnoidea, der Pia mater und der Dura mater spinalis umgeben. Die Wurzeltasche ist an zwei Stellen locker fixiert: am Hiatus duralis (Austrittsstelle aus dem Durasack) und an der äußeren Begrenzung des Foramen intervertebrale.

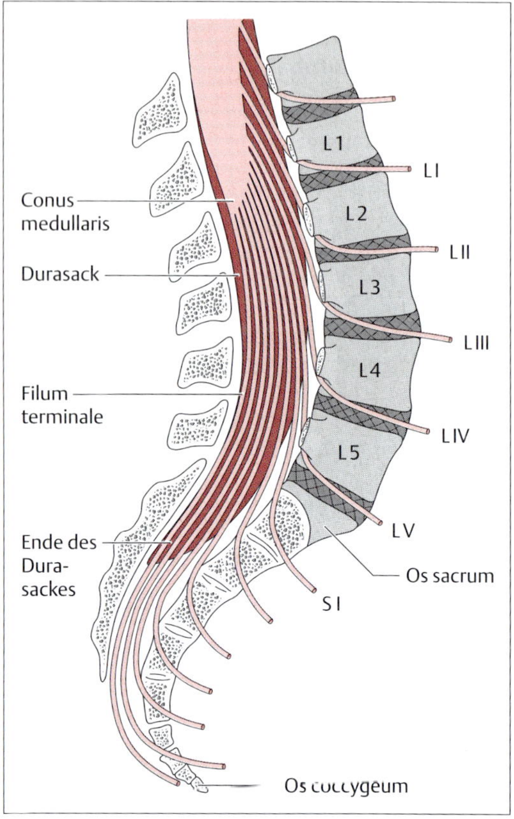

Abb. 1.60 Cauda equina.

- Im Spinalkanal verlaufen die Nervenwurzeln unterschiedlich steil nach kaudal. In der oberen LWS bildet die Nervenwurzel am Hiatus duralis einen Winkel von ca. 80°, zieht fast horizontal durch das Foramen intervertebrale und hat einen sehr kurzen Weg im Spinalkanal. Die kaudalen Nervenwurzeln kommen mit einem sehr spitzen Winkel von ca. 10°–20° aus dem Durasack und legen eine längere Strecke im Recessus lateralis zurück. (Abb. 1.**61**)
- Über die Foramina intervertebralia verlassen die Nervenwurzeln paarig den Spinalkanal.
- Im Bereich des Sakrums verlassen sie den Canalis pelvina durch die Foramina sacralia pelvina.

Praxistipp Eine Traktion bewirkt eine Verlängerung des Spinalkanals. Die erhöhte Spannung der Duraltasche erfasst jedoch nicht die Wurzel selbst, da sie eine gewisse Reservelänge im Durasack besitzt und in diesem gleitet. Durch die Spannungsänderung in der Duralmembran können Patienten unter Umständen mit Kopfschmerzen reagieren, da die Dura spinalis am Foramen magnum in die Dura mater encephali übergeht.

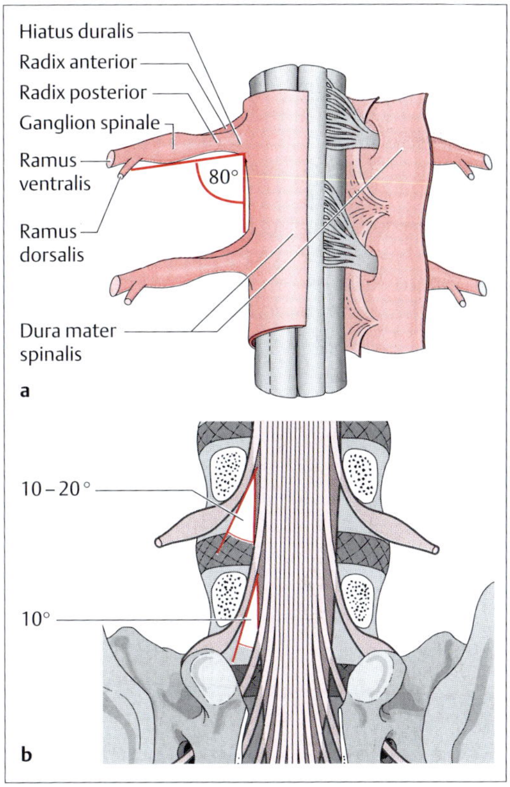

Abb. 1.**61** Abgang der Nervenwurzeln.
a in der BWS und der oberen LWS.
b in der unteren LWS.

Nervenwurzeln und ihre Beziehung zur Bandscheibe (Abb. 1.**62**)

Die Wurzel L5 verläuft vom Hiatus duralis in Höhe der kranialen Bandscheibe L4/5 in den Recessus lateralis und dann unterhalb von L5 nach lateral in das Foramen intervertebrale. An der Biegungsstelle liegt die Wurzel direkt kranial der Bandscheibe L5/S1. Das bedeutet, sie verläuft in unmittelbarer Nähe zweier Bandscheiben.
Bei einem Prolaps im Raum L5/S1 können je nach Richtung des Vorfalls sowohl die Wurzel L5 als auch S1 betroffen sein.

Pathologie Beim selten auftretenden medialen Prolaps – meist L3/4 oder L4/5 – kann die Cauda equina komprimiert werden, wobei alle Nervenwurzeln im lumbalen Spinalkanal mitkomprimiert werden.
Symptome: Schließmuskel-Insuffizienz der Blase und des Darms, Reithosen-Anästhesie und fehlender Achillessehnen-Reflex. Da innerhalb weniger Stunden irreversible Schäden entstehen können, muss sofort operiert werden.

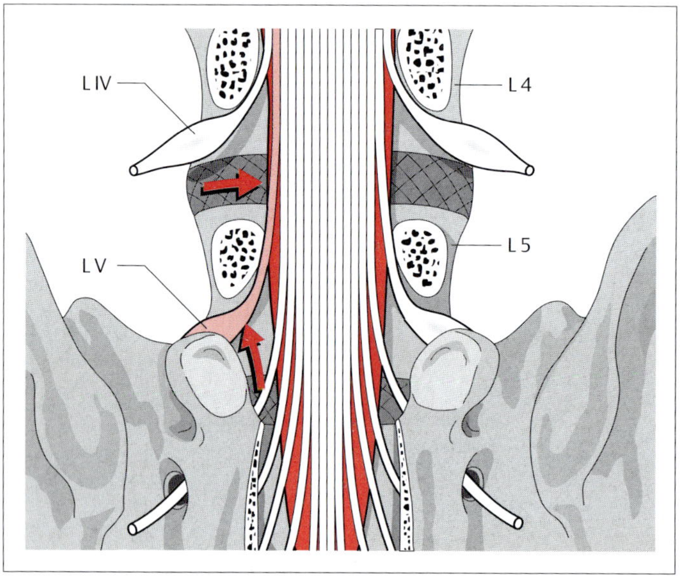

Abb. 1.**62** Verlauf der Nervenwurzeln in den unteren Segmenten.

1.10 Plexus lumbalis (Abb. 1.**63**)

- er entspringt mit vier Rr. ventrales aus den Etagen L1-L5, evtl. mit einer kleinen Abzweigung aus Th12;
- die Rr. ventrales verflechten sich untereinander, erst dann zweigen die Rr. musculares ab;
- er verläuft vor den Procc. costarii zwischen den Fasern des M. psoas major;
- der *R. ventralis L1* mit Anastomose zum 12. Interkostalnerv und zum R. ventralis L2 verzweigt sich weiter distal in den *N. iliohypogastricus* (Th12 – L1) und den *N. ilioinguinalis* (L1–2);
- aus der Vereinigung der Äste L1 und L2 geht der *N. genitofemoralis* hervor;
- aus den Anastomosen von L2-L3 entsteht der *N. cutaneus femoris lateralis*;
- aus der Verflechtung der Anastomosen von L2-L4 werden die *Nn. femoralis* et *obturatorius* gebildet.

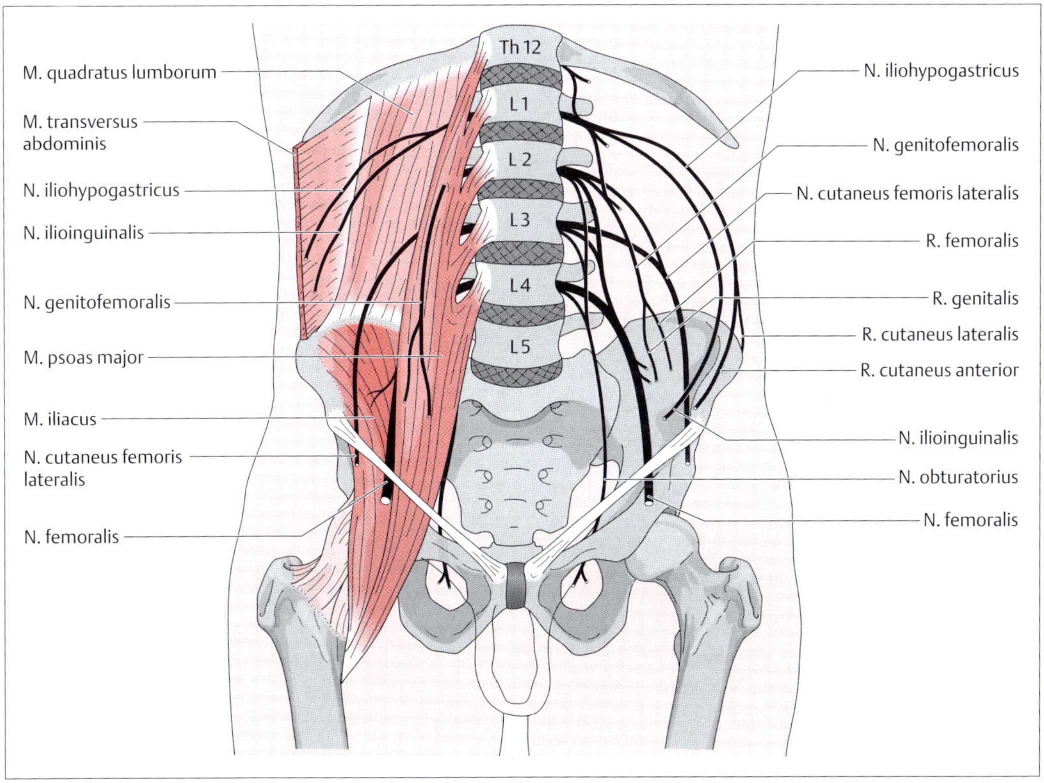

Abb. 1.**63** Plexus lumbalis.

Nervenverläufe

N. iliohypogastricus – Th12-L1 (Abb. 1.**64**)

- durchbohrt in Höhe von L1/2 den M. psoas major;
- liegt dem M. quadratus lumborum auf und verläuft dorsal der Niere im Fettgewebe;
- durchbricht den M. transversus abdominis;
- verläuft entlang der Crista iliaca zwischen dem *M. transversus abdominis* und dem *M. obliquus internus abdominis;*
- gibt zwei motorische Äste in die beiden zuvor genannten Muskeln und einen sensiblen Ast, den *R. cutaneus lateralis*, für ein *ovales Hautareal kaudal der SIAS* ab;
- der *R. cutaneus anterior* durchbricht die Aponeurose des M. obliquus externus unmittelbar ventral der SIAS und versorgt *Hautareale oberhalb der Symphyse.*

N. ilioinguinalis – L1 (Abb. 1.**64**)

- entspringt zusammen mit dem N. iliohypogastricus aus der Etage L1 und verläuft etwas tiefer und parallel zu ihm;
- innerviert ebenfalls den *M. transversus abdominis* und den *M. obliquus internus;*
- in der Nähe der SIAS durchbricht er die Aponeurose des M. obliquus externus und verläuft im Leistenkanal nach medial. Hier versorgt er als sensibler *R. cutaneus anterior* die *Haut im Symphysenbereich, dem Skrotum* bzw. *der Labia majora* und ein *kleines Areal am medialen Oberschenkel.*

Pathologie Bei Erkrankungen der Nieren treten häufig Schmerzen und Missempfindungen in den Verteilungsgebieten der Nn. iliohypogastricus et inguinalis auf.

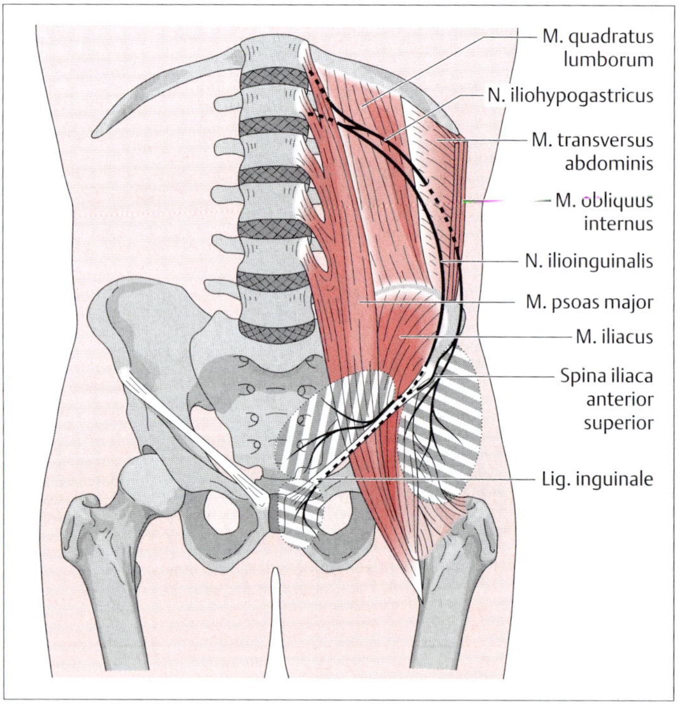

Abb. 1.**64** Nervenverläufe des N. iliohypogastricus und N. ilioinguinalis (schraffierte Flächen = innervierte Hautareale).

N. genitofemoralis – L1–2 (Abb. 1.**65**)

- verläuft ventral des M. psoas major innerhalb der umgebenden Faszie nach kaudal;
- zieht unter dem Lig. inguinale durch die Lacuna vasorum;
- anschließend verzweigt er sich in den sensiblen *R. femoralis* für den *Leistenbereich* und in den gemischten *R. genitalis*, der weiter nach medial zieht und den *M. cremaster* sowie Hautareale des Genitalbereichs, wie das *Skrotum* bzw. die *Labien* innerviert.

N. cutaneus femoris lateralis – L2-L3 (Abb. 1.**65**)

- er ist ein rein sensibler Nerv;
- durchbricht den M. psoas major und zieht ventral des M. quadratus lumborum nach distal in Richtung Crista iliaca;
- verläuft hier ventral des M. iliacus in Richtung SIAS;
- durch das Lig. inguinale gelangt er zum ventralen Oberschenkel, wobei er in einem Winkel von 75°-90° abbiegt;
- am Oberschenkel teilt er sich in mehrere Äste zur Versorgung der *Haut am ventral-lateralen Oberschenkel* bis in Höhe des *Kniegelenks;*
- bei Extension des Hüftgelenkes wird er gedehnt, bei Flexion entlastet.

Pathologie Taubheitsgefühl, Kribbeln sowie brennende Schmerzen im vorderen Oberschenkelbereich sprechen für ein Kompressionssyndrom, das durch das Tragen eines zu engen Gürtels oder einer zu engen Jeans ausgelöst werden kann.
Ein deutliches ventral-kaudales Gewicht, der so genannte „Hängebauch“, kann den Nerv ebenfalls komprimieren.

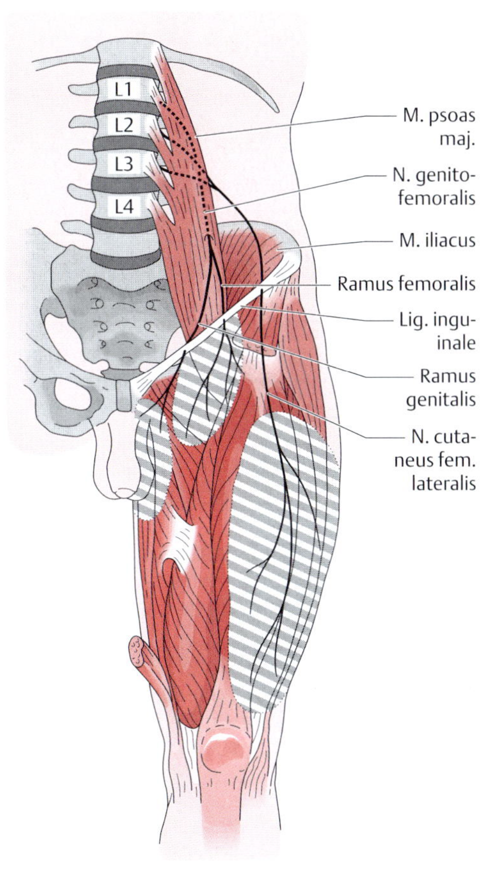

Abb. 1.**65** Nervenverläufe des N. genitofemoralis und N. cutaneus femoris lateralis (schraffierte Flächen = innervierte Hautareale).

N. femoralis – L1-L4 (Abb. 1.**66**)

- verläuft dorsal des lateralen Randes des M. psoas major nach kaudal;
- dort wird er zwischen dem Psoas und dem M. iliacus von der Psoasfaszie bedeckt;
- proximal des Leistenbandes gibt er die Rr. musculares für den *M. iliopsoas* ab; ein weiterer R. muscularis gelangt unter den Vasa femoralia an den *M. pectineus;*
- mit dem M. iliopsoas zieht er durch die Lacuna musculorum;
- kaudal des Lig. inguinale teilt er sich in eine laterale, eine mediale und eine tiefe Gruppe von Endästen, zu der jeweils motorische und sensible Fasern gehören;
- nach lateral ziehen die motorischen Äste für den *M. sartorius*. Die *Rr. cutanei anteriores* durchbohren den M. sartorius und ziehen bis zur V. saphena magna;
- nach medial ziehen Äste zum *M. pectineus* und zum *M. adductor longus* und Verzweigungen sensibler Äste zu den *Hautarealen des medialen Oberschenkels*. Die tiefe Gruppe besteht aus sehr vielen, unterschiedlich langen motorischen Ästen für die Versorgung des *M. quadriceps femoris*. Außerdem gehört zu dieser Gruppe der N. saphenus.

N. saphenus (Abb. 1.**66**)

- er ist der längste Ast des N. femoralis;
- zieht zusammen mit der A. femoralis durch den Canalis adductorius und folgt anschließend dem dorsalen Rand des M. sartorius;
- proximal des Condylus medialis femoris gibt er den *R. infrapatellaris* für das Kniegelenk und für *Hautareale am medialen Knie* bis unterhalb der *Tuberositas tibiae* ab;
- an der *medialen Fläche des Unterschenkels* gehen ventrale und dorsale Äste zur Haut und ziehen *bis an den medialen Fußrand.*

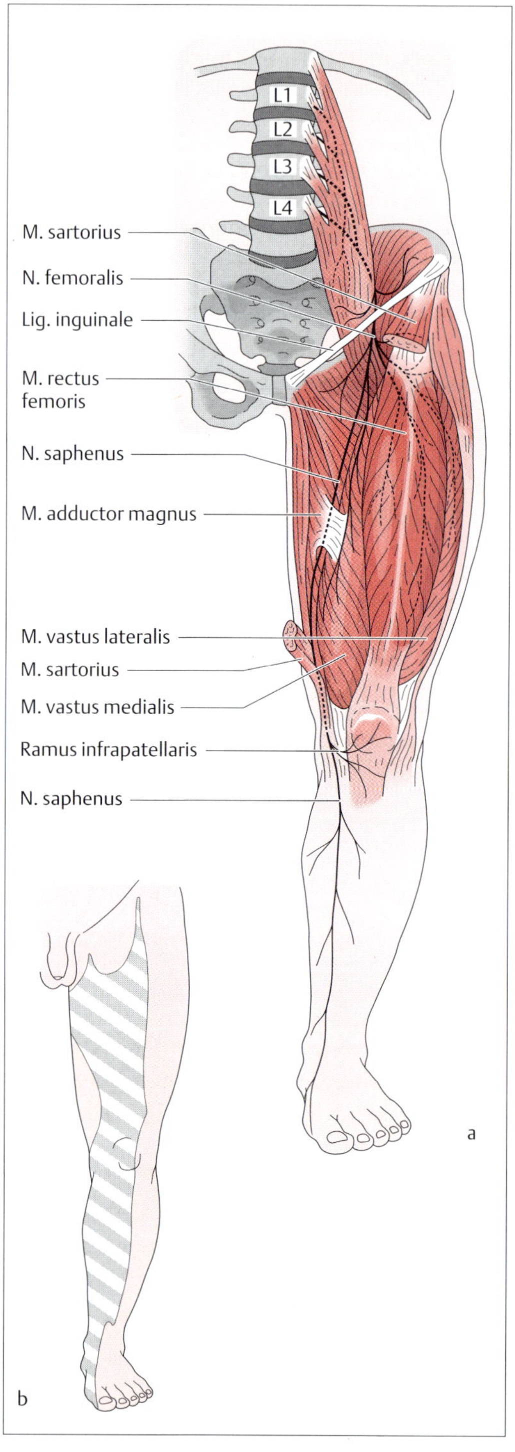

Abb. 1.**66** N. femoralis.
a Verlauf des Nerven.
b innervierte Hautareale.

N. obturatorius – L2-L4 (Abb. 1.**67**)

- er zieht am medialen Rand des M. psoas major nach kaudal;
- verläuft über das Iliosakralgelenk ins kleine Becken zum Canalis obturatorius. Im Inneren des Kanals verlaufen der Nerv, die Arterie und die Vene;
- innerhalb des Kanals verzweigt er sich in die Rr. anterior et posterior;
- der ***R. posterior*** verläuft zwischen den Mm. adductor brevis et magnus und gibt motorische Äste für den *M. obturatorius externus* und den *M. adductor magnus* ab;
- der ***R. anterior*** verläuft auf der Ventralseite des M. adductor brevis und innerviert den *M. pectineus, den M. adductor longus, den M. adductor brevis und den M. gracilis;* er endet mit dem sensiblen R. cutaneus, der die Haut im *distalen und medialen Oberschenkelbereich* versorgt.

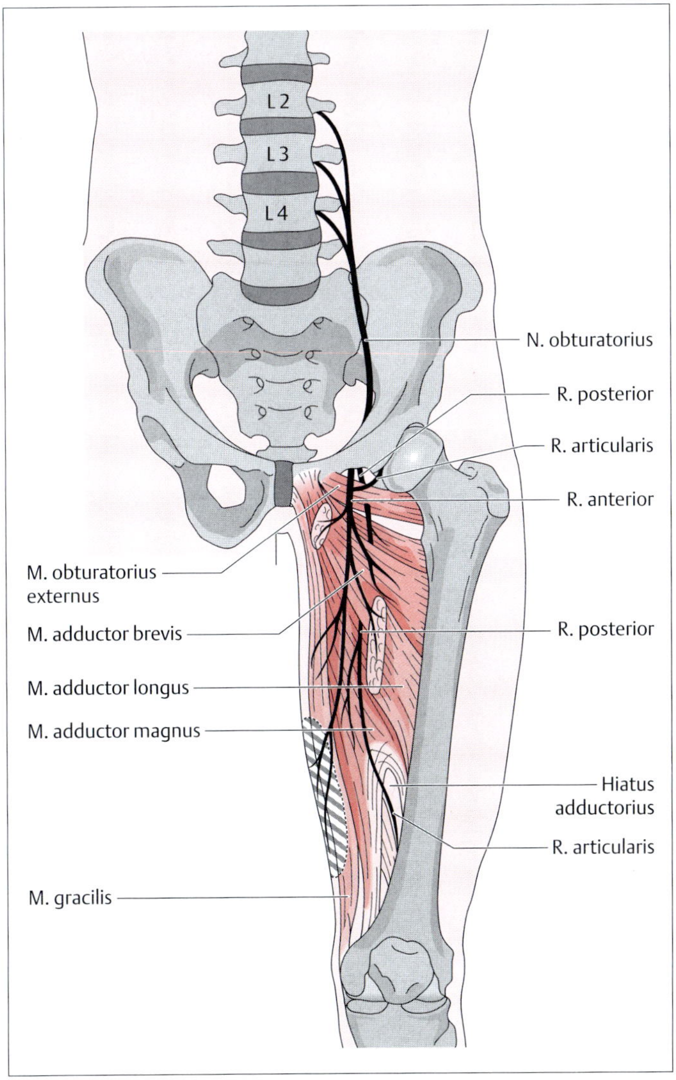

Abb. 1.**67** Nervenverlauf des N. obturatorius (schraffierte Flächen = innervierte Hautareale).

2 Becken und Hüftgelenk

2.1 Palpation der Becken- und Hüftregion

2.1.1 Palpation des dorsalen Beckenbereichs

Crista iliaca (Abb. 2.**1**)

Die Crista iliaca wird als obere, verbreiterte Kante des Beckens mit der radialen Zeigefingerkante oder den drei langen Fingerspitzen palpiert. Sie biegt dorsal nach kaudal ab und endet dort als Spina iliaca posterior superior.
Folgende Insertionen der Muskulatur an der Crista iliaca sind von der lateralen Kante nach medial zu palpieren (Abb. 2.**2**):

M. obliquus externus abdominis

Er kann direkt auf dem Beckenkamm palpiert werden.

M. obliquus internus abdominis

Dieser befindet sich am dorsalen Ende der Crista iliaca zwischen dem lateralen Rand des M. latissimus und dem dorsalen Rand des M. obliquus externus abdominis. Dieses Dreieck wird als Trigonum lumbale bezeichnet.

Spina iliaca posterior superior (**SIPS**; Abb. 2.**3**)

Sie befindet sich am dorsal-kaudalen Ende der Crista iliaca und ist breit und aufgerauht. Beide Daumen werden von kaudal gegen die Spinaspitze gelegt, um Höhenveränderungen festzustellen.
Wenn Beckengrübchen vorhanden sind, befindet sich die Spina meist etwas kaudal der Grübchen. Um die SIPS schnell zu finden, werden die Fingerspitzen seitlich auf die Crista gelegt, und der Daumen so weit wie möglich nach unten abgespreizt. In unmittelbarer Umgebung des Daumens ist die SIPS zu finden.

Praxistipp Kleine Verdickungen im Bereich der Spina und des Beckenkamms, die sich hin- und herschieben lassen, sind fibrös-fettige Knötchen im Bereich des Unterhautfettgewebes. Sie können unter Umständen schmerzhaft sein. ■

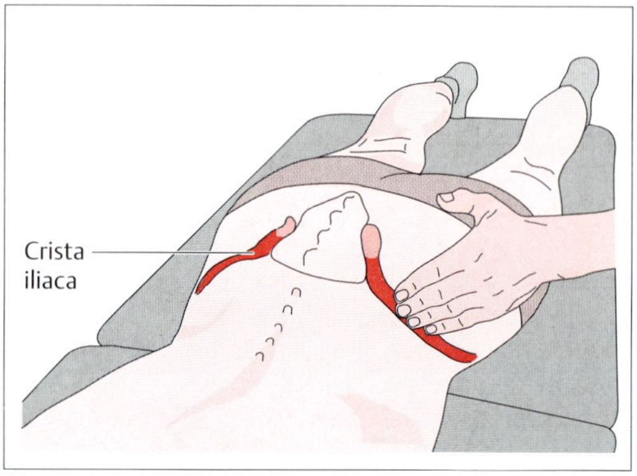

Abb. 2.**1** Palpation der Crista iliaca.

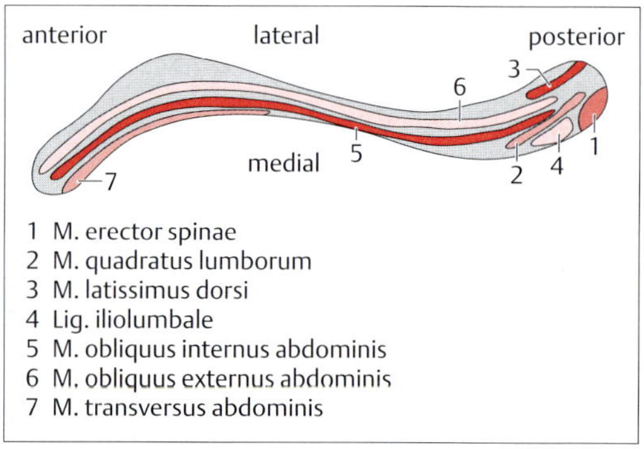

Abb. 2.**2** Palpation der Muskelinsertionen an der Crista iliaca.

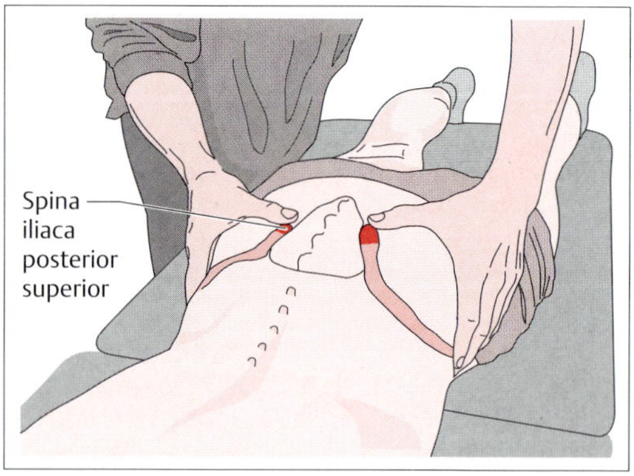

Abb. 2.**3** Palpation der Spina iliaca posterior superior (SIPS).

Sakralsulkus (Abb. 2.**4**)

Von der SIPS ausgehend nach kranial und medial liegt der Sulkus. Über ihn ziehen die kurzen Ligg. sacroiliaca interossea, und in der Tiefe liegt das Sakroiliakalgelenk, das selbst nicht zu palpieren ist.
Es wird quer zum Faserverlauf palpiert, um den Spannungszustand dieser Bänder zu beurteilen. Zur Bestätigung, ob die Finger im Sulkus liegen, kann der sogenannte Hebetest durchgeführt werden. Dabei werden die Fingerspitzen so in den Sakralsulkus gelegt, dass die Fingerkuppen den Rand des Iliums berühren. Die andere Hand gibt von der Spina iliaca anterior superior der gleichen Seite einen leicht federnden Impuls nach dorsal, sodass das Ilium gegen das Sakrum verschoben wird, was an den Fingerspitzen zu spüren ist (Abb. 2.**5**).

Praxistipp Durch den Vergleich der Tiefe des Sulkus und dem unterschiedlichen Spannungszustand der Bänder im direkten Rechts-links-Vergleich können Rückschlüsse über eine Fehlstellung des Sakroiliakalgelenks gezogen werden. Ebenso deutet eine fehlende oder zu große Verschiebung beim Hebetest auf eine Funktionsstörung hin, was durch weitere Tests bestätigt werden kann. ■

Kaudaler lateraler Sakrumwinkel (Abb. 2.**6**)

In Höhe des Beginns der Analfalten werden Mittel- und Zeigefinger gespreizt und jeweils ca. 1,5 cm von der Falte kaudal- und lateralwärts aufgesetzt. Unter den Fingern bzw. in unmittelbarer Umgebung sind diese Winkel zu finden.
Beurteilt werden unterschiedliche Höhen der Winkel und Kippstellungen des Sakrums.

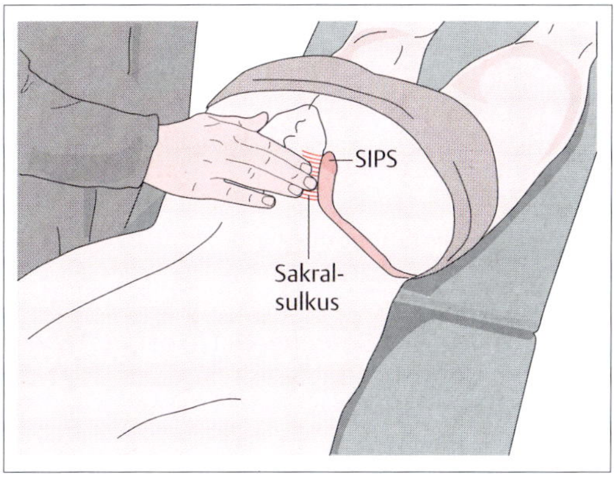

Abb. 2.**4** Palpation des Sakralsulkus.

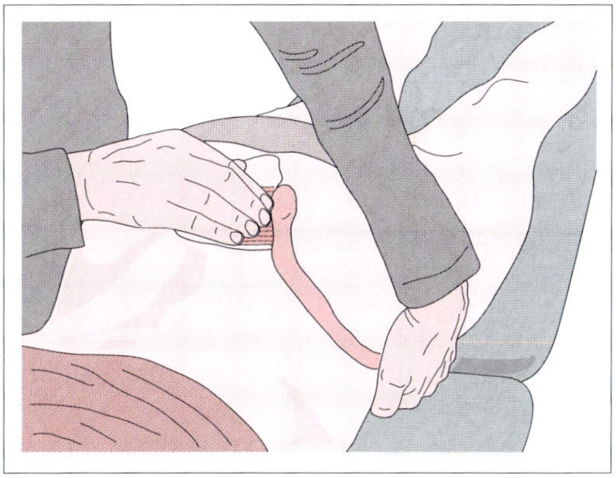

Abb. 2.**5** Hebetest des Os iulium.

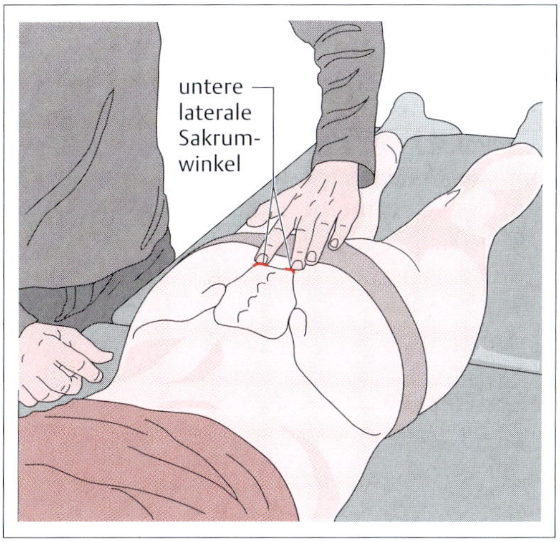

Abb. 2.**6** Palpation des kaudalen lateralen Sakrumwinkels.

Os coccygeum (Abb. 2.**7**)

Der Zeigefinger wird von kranial kommend entlang der Analfalte aufgelegt, um die Krümmung des Os coccygeum zu beurteilen. Möglicherweise ist eine Palpation von rektal erforderlich.

Praxistipp Eine durch einen Sturz auf das Gesäß verursachte ventrale Abknickung des Os coccygeum kann bei der Untersuchung des Analfaltenbereichs palpiert werden, eine Untersuchung von rektal bestätigt die Diagnose.

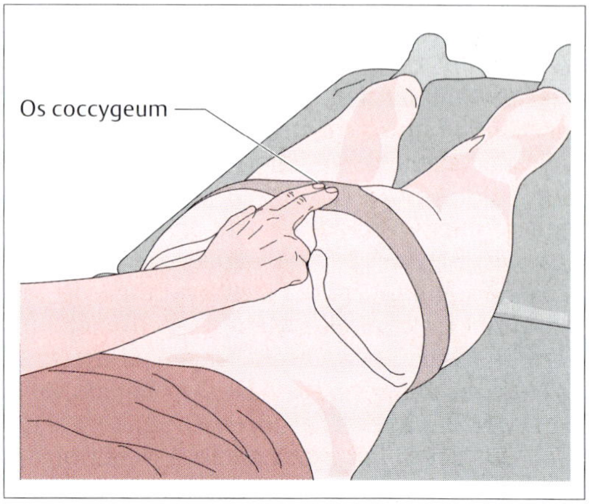

Abb. 2.**7** Palpation des Os coccygeum.

Tuber ossis ischii

Der Tuber befindet sich im medialen Drittel der Glutealfalte in der Tiefe und ist als dicker Wulst zu palpieren.

Lig. sacrotuberale (Abb. 2.**8**)

Dieses Band verläuft vom Tuber nach kranial und medial. Es ist sehr fest und breit. Bei gleichzeitiger Palpation rechts/links lassen sich Spannungsunterschiede beurteilen und bei einer Problematik Schmerzen provozieren. Eine deutliche Spannungszunahme des Bandes kann bei einer Nutationsbewegung des Sakrums palpiert werden.

* siehe Kap. 2.4.6, Sakrumbewegungen.

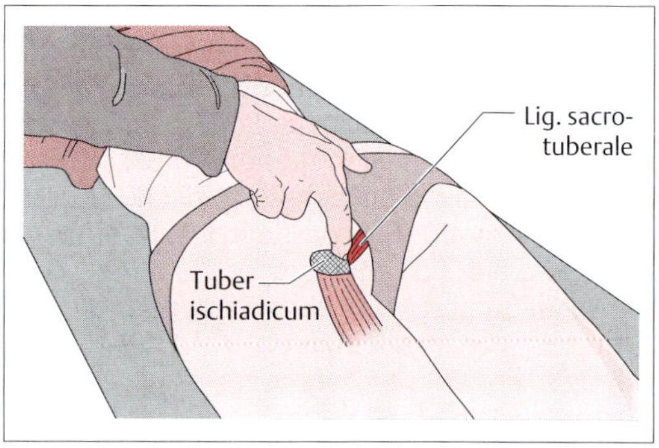

Abb. 2.**8** Palpation des Lig. sacrotuberale.

Ischiokrurale Muskulatur (Abb. 2.**9**)

Der gemeinsame Ursprung der ischiokruralen Muskulatur ist kaudal am Tuber palpierbar.
Das *Caput longum M. bicipitis femoris* hat seinen Ursprung oberflächlich, überdeckt die anderen Muskeln und zieht nach lateral. Dann folgt der *M. semitendinosus,* und in der Tiefe liegt der *M. semimembranosus,* die beide nach medial ziehen. Bei Anspannung in Richtung Knieflexion sind sie sehr gut palpierbar.

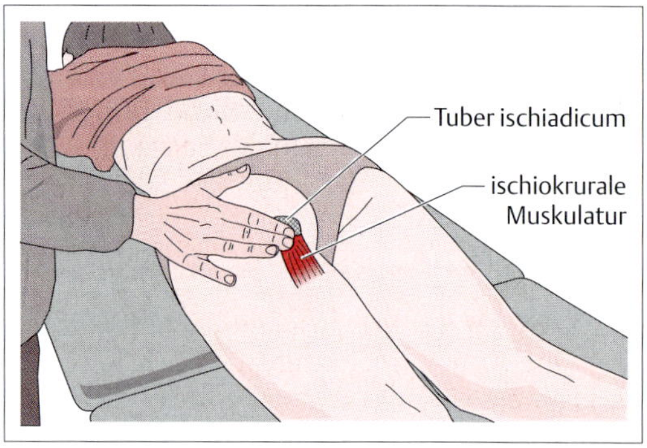

Abb. 2.**9** Palpation der ischiokruralen Muskulatur.

M. glutaeus maximus (Abb. 2.**10**)

Beim Auffinden des Muskeloberrandes kann als Orientierung ein Punkt, der ca. zwei Querfinger oberhalb der Spina iliaca posterior superior liegt, in Verbindung zum Trochanter majus genommen werden. Eine isometrische Anspannung in Richtung Hüftextension bestätigt den Faserverlauf nach schräg kaudal und lateral zur Tuberositas glutaea, die sich kaudal-dorsal des Trochanter majors befindet.
Der kaudale Rand des M. glutaeus maximus kreuzt schräg nach lateral-kaudal die Glutealfalte. Diese entspricht nicht dem Unterrand des M. glutaeus maximus, sondern ist ein verstärkter Faszienzug, der sich vom Tractus iliotibialis zum Tuber ischiadicum ausspannt und an der Haut fixiert ist.

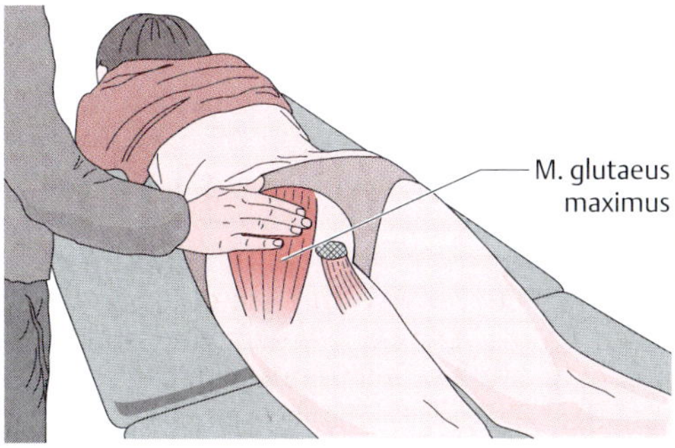

Abb. 2.**10** Palpation des M. glutaeus maximus.

M. piriformis (Abb. 2.**11**)

Mithilfe von Linien kann der M. piriformis lokalisiert werden: von der Spina iliaca anterior superior zum unteren lateralen Winkel des Sakrums und von der Spina iliaca posterior superior zur Oberkante des Trochanter majors. Im Kreuzungsbereich dieser Linien ist eine feste Struktur zu palpieren. Hier liegt der Muskel-Sehnen-Übergang, denn etwa ein Drittel des Muskels besteht aus Sehne. Sie ist bis zum Ansatzbereich an der inneren dorsalen Trochanterspitze zu verfolgen.

Foramen suprapiriforme (Abb. 2.**11a**)

Es wird eine Linie von der SIPS zur Trochanterspitze gezogen. Kranial dieser Linie zwischen dem medialen und dem mittleren Drittel liegt das Foramen suprapiriforme. Durch diesen Spalt ziehen Gefäße und der N. glutaeus superior.

Foramen infrapiriforme (Abb. 2.**11b**)

Lateral des mittleren Abschnitts einer Linie von der SIPS zum Tuber ischiadicum befindet sich das Foramen infrapiriforme. Durch das Foramen ziehen die Vasa glutaea inferiora, die Nn. pudendus und glutaeus inferior sowie der N. ischiadicus.

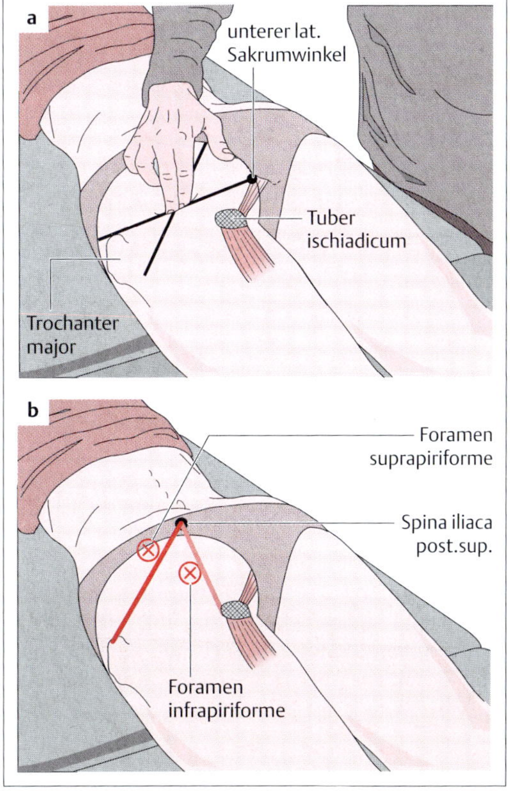

Abb. 2.**11a** u. **b** Palpation.
a M. piriformis.
b Foramen suprapiriforme und infrapiriforme.

N. ischiadicus (Abb. 2.**12**)

Der N. ischiadicus überquert die Sehne des M. obturatorius internus und die beiden Mm. gemelli und am Übergang zum Oberschenkel den M. quadratus femoris.
An dieser Stelle liegt er etwa in der Mitte der Verbindungslinie zwischen Tuber ischiadicum und Trochanter major und kann hier als fingerdicker Strang palpiert werden. Allerdings wird er vom M. glutaeus maximus bedeckt.

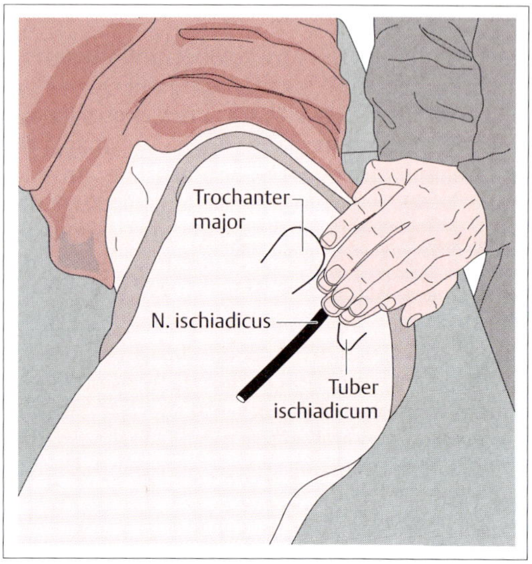

Abb. 2.**12** Palpation des N. ischiadicus.

2.1.2 Palpation des lateralen Beckenbereichs

Trochanter major

Der Daumen wird auf die SIAS gelegt. Die Finger werden abgespreizt nach kaudal-dorsal geführt und fühlen in unmittelbarer Nähe den Trochanter major. Zur Kontrolle kann der Patient sein Bein mehrmals rotieren, dabei rutscht der Trochanter unter den palpierenden Fingern hin und her.
Am Trochanter können folgende Muskelinsertionen palpiert werden:

M. glutaeus medius (Abb. 2.**13**)

Der dorsale Rand ist vor allem bei isometrischer Anspannung Richtung Hüftabduktion gut zu palpieren und bis zu seiner Insertion am Trochanter major zu verfolgen. Diese befindet sich lateral an der Trochanterspitze und ist ca. 2–3 Querfinger breit.
Der ventrale Muskelbauch grenzt an den M. tensor fasciae latae. Der M. glutaeus medius breitet sich nach kranial fächerförmig aus, sodass seine dorsale Begrenzung der Verbindungslinie Spina iliaca posterior superior – Trochanterspitze entspricht.

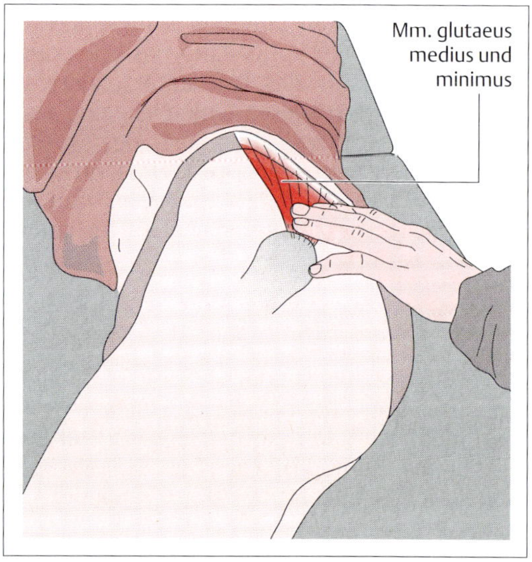

Abb. 2.**13** Palpation der Mm. glutaeus medius und minimus.

M. glutaeus minimus (Abb. 2.**13**)

Der Ursprungsbereich befindet sich ungefähr eine Handbreit kaudal der Crista iliaca und sein Ansatz unter dem M. glutaeus medius an der Trochanterspitze.

M. piriformis (Abb. 2.**14**)

Sein Ansatz ist an der dorsalen Spitze des Trochanters Richtung Fossa trochanterica zu palpieren. Die Sehne ist sehr fest. Deshalb ist der annähernd horizontale Faserverlauf gut nachzuvollziehen.

Pelvitrochantäre Muskulatur (Abb. 2.**15**)

Direkt kaudal des M. piriformis schließt sich die pelvitrochantäre Muskulatur mit ihren Insertionen an der Crista intertrochanterica an.
Von der Trochanterspitze ausgehend werden die Fingerspitzen an der dorsalen Trochanterkante angelegt. Es wird quer zum Faserverlauf der Muskulatur, kranial-kaudalwärts palpiert.
Folgende Muskeln lassen sich nicht einzeln identifizieren, da sie im Insertionsbereich eng miteinander verbunden sind und gleiche Funktionen haben:

- *M. obturatorius internus;*
- *M. obturatorius externus;*
- *Mm. gemelli;*
- *M. quadratus femoris.*

2.1.3 Palpation des ventralen Beckenbereichs

Spina iliaca anterior superior (SIAS; Abb. 2.**16a**)

Die Fingerspitzen beider Hände werden auf die Beckenkämme gelegt, die Daumen weit abgespreizt und ventral aufgelegt. Annähernd in dieser Höhe sind die oberen ventralen Spinae als wulstige Enden der Cristae zu finden.
Zur Beurteilung der Beinlängen werden in der Ausgangsstellung Stand die Daumen von unten gegen die Spinae gelegt, um bei Gleichstand der Malleoli und Kniegelenke einen Höhenunterschied festzustellen.

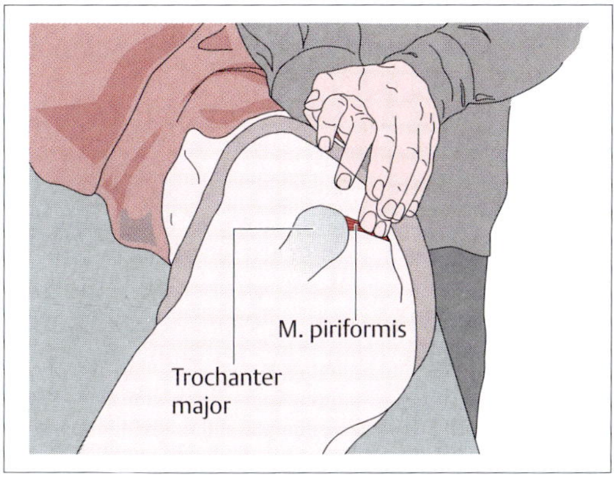

Abb. 2.**14** Palpation des Insertionsbereichs des M. piriformis.

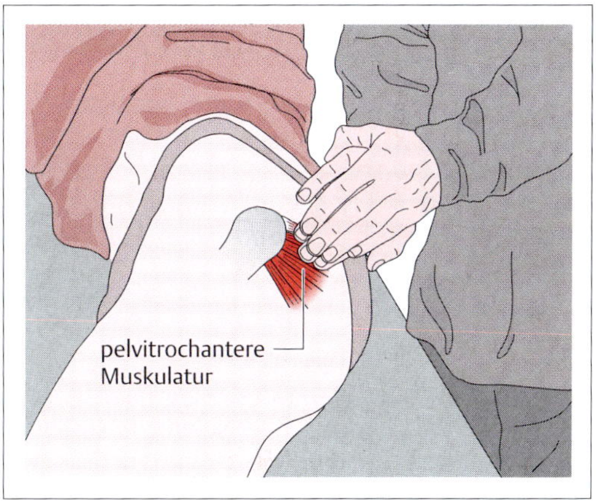

Abb. 2.**15** Palpation der pelvitrochantären Muskulatur.

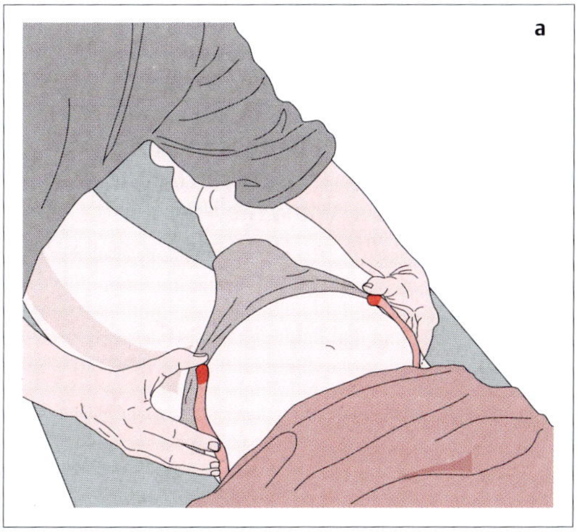

Abb. 2.**16a-c** Palpation.
a Spina iliaca anterior superior (SIAS).

Praxistipp *Differenzierung Beinlänge und Funktionsstörung im Sakroiliakalgelenk* (Abb. 2.**16b** u. **c**)
Die Beurteilung der SIPS und SIAS hinsichtlich der Höhenunterschiede ist eine wichtige Untersuchung zur Differenzierung von Beinlängendifferenz und Funktionsstörung im Sakroiliakalgelenk. Die Messung erfolgt im Stand.
Stehen z.B. auf der linken Seite sowohl die SIPS als auch die SIAS um die gleiche Strecke höher, handelt es sich um ein längeres Bein.
Liegt dagegen die rechte SIPS tiefer und die rechte SIAS höher als links, deutet dies auf eine Fehlstellung des Sakroiliakalgelenks hin.
Beinlängenmessungen, die nur die SIAS oder die Crista berücksichtigen, sind also ungenau. ■

Die *Spina iliaca anterior superior* ist Ursprung für:

M. sartorius (Abb. 2.**17**)

Er geht genau von der Spitze der Spina nach kaudal-medial ab und ist schon in entspanntem Zustand gut palpierbar. Eventuell in Hüftflexion anspannen lassen.

M. tensor fasciae latae (Abb. 2.**18)**

Er liegt lateral der Spina und ist wesentlich dicker als der M. sartorius. Ebenso wie dieser ist er in entspanntem Zustand gut zu finden. Eine Anspannung in Richtung Abduktion stellt ihn noch besser dar.

Trigonum femorale laterale

Der M. sartorius und der M. tensor fasciae latae stellen ein auf dem Kopf stehendes V dar, mit dem M. tensor als lateralem und dem M. sartorius als medialem Schenkel. Diese Stelle wird als Trigonum femorale laterale bezeichnet. In der Tiefe verlaufen die A. und die V. profunda femoris. Hier kann der M. rectus femoris palpiert werden.

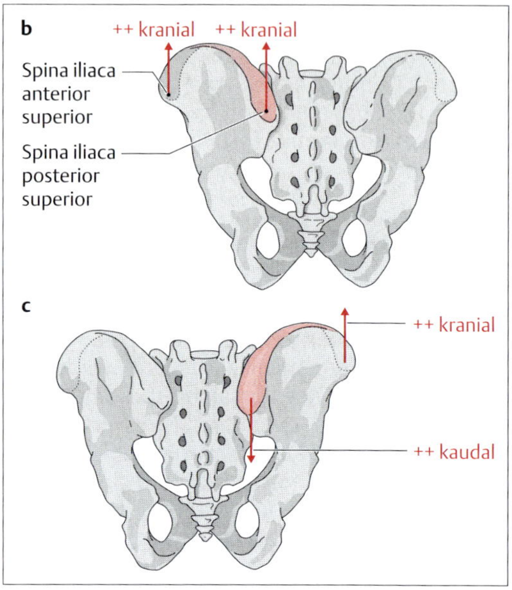

b Beinlängenunterschied.
c Beckenverdrehung.

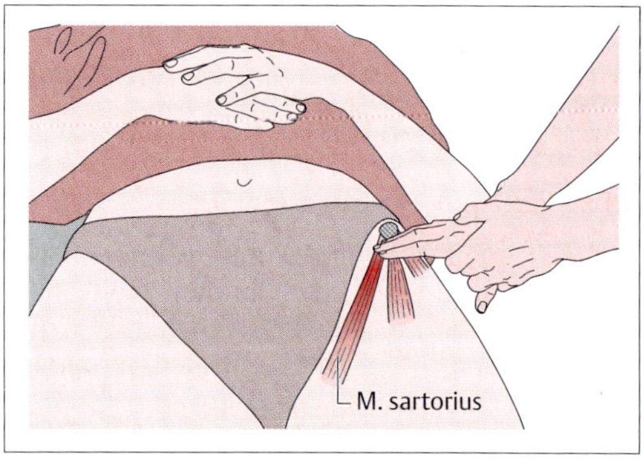

Abb. 2.**17** Palpation des M. sartorius.

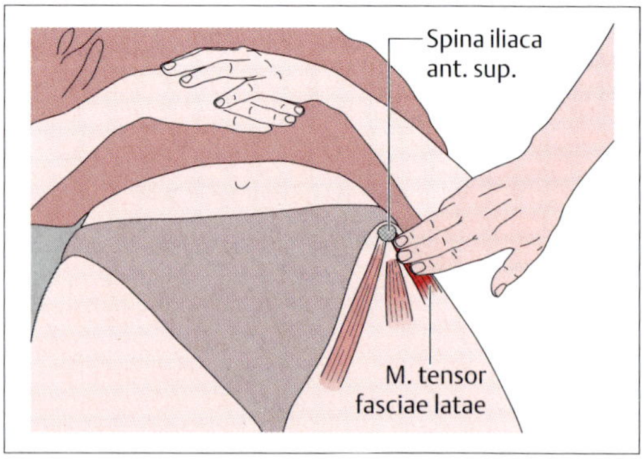

Abb. 2.**18** Palpation des M. tensor fasciae latae.

Lig. inguinale (Abb. 2.**19**)

Von der medialen Seite der ventralen Spinaspitze zieht das Leistenband zum Tuberculum pubicum.
Die Palpation erfolgt quer zur Faserrichtung. Das Band ist nicht als ein einheitlicher Strang fühlbar. Vielmehr sind mehrere Faseranteile zu palpieren, die durch kleine Bindegewebsbrücken verbunden sind. Diese entstehen durch die Verbindung zur Aponeurose der Bauchmuskulatur, die sich von kranial mit dem Band verflechtet, und durch die von kaudal kommende Schenkelfaszie.

Pathologie Ein dicker Bauch kann auf dieses Band Druck ausüben, da er sich quasi über das Lig. inguinale hängt. Nerven, die in unmittelbarer Nähe verlaufen, können komprimiert werden.
* siehe Kap. 1.2.9, Plexus lumbalis.

Praxistipp Bei der Palpation in Richtung Tuberculum pubicum sollte wegen der Nähe zum Samenstrang vorsichtig vorgegangen werden.

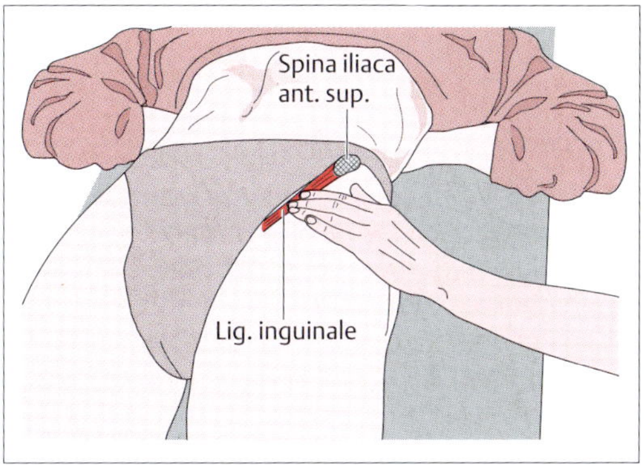

Abb. 2.**19** Palpation des Lig. inguinale.

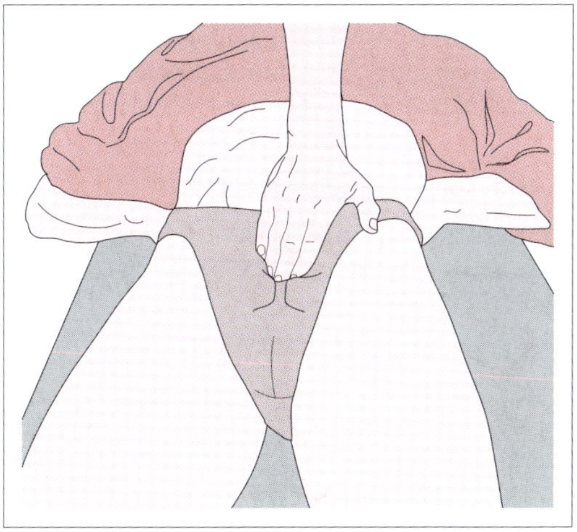

Abb. 2.**20** Palpation des Tuberculum pubicum.

Tuberculum pubicum (Abb. 2.**20**)

Der Symphysenoberrand wird von kranial getastet. Palpiert wird hinsichtlich:

- Höhendifferenz: Die Finger werden beidseitig von kranial auf die Symphyse gelegt. Beide Tuberculi pubici befinden sich auf gleicher Höhe.
- Symmetrische Beweglichkeit: Zeige- und Mittelfinger werden von kranial kommend auf das rechte und linke Os pubis gelegt. Der Patient wird aufgefordert, im Wechsel das rechte und linke gestreckte Bein aus der Hüfte heraus nach unten zu schieben. Dabei wird die symmetrische Beweglichkeit beurteilt. Eine einseitige Blockierung kann die Symmetrie aufheben.
- Mögliche schmerzhafte Insertion des M. rectus abdominis: Es wird quer zum Faserverlauf und auch weiter in Richtung Lig. inguinale palpiert.

Die folgenden Muskelursprünge können vom Os pubis ausgehend palpiert werden:

M. adductor longus (Abb. 2.**21**)

Der Patient stellt den Fuß auf und lehnt den lateralen Kniebereich gegen den Therapeuten. Beim Anspannen in Adduktion ist der Muskel als runder, hervortretender Strang im medialen Oberschenkelbereich zu sehen und zu palpieren. Er kann bis zum R. superior ossis pubis verfolgt werden.

M. gracilis (Abb. 2.**22**)

Er entspringt direkt dorsal-kaudal des M. adductor longus und zieht als einziger der Adduktoren über das Kniegelenk. Deshalb lässt er sich durch die Anspannung in Richtung Knieflexion von den anderen Adduktoren unterscheiden.

M. adductor brevis (Abb. 2.**22**)

Der Muskel entspringt dorsal-kaudal des M. gracilis.

M. adductor magnus (Abb. 2.**22**)

Er ist palpatorisch kaum zu erfassen, da er breitflächig vom R. inferior ossis pubis und dem Tuber ossis ischii kommt. Er kann unter Umständen von dorsal-medial neben der ischiokruralen Muskulatur palpiert werden.

Trigonum femorale mediale (Abb. 2.**23**)

Der M. sartorius und der M. adductor longus bilden das Trigonum femorale mediale. Die Spitze des Dreiecks zeigt nach kaudal. Die A. femoralis halbiert das Dreieck, oberflächlich ziehen die V. saphena magna und Lymphknoten hindurch. In der Tiefe liegt die Bursa iliopectinea.

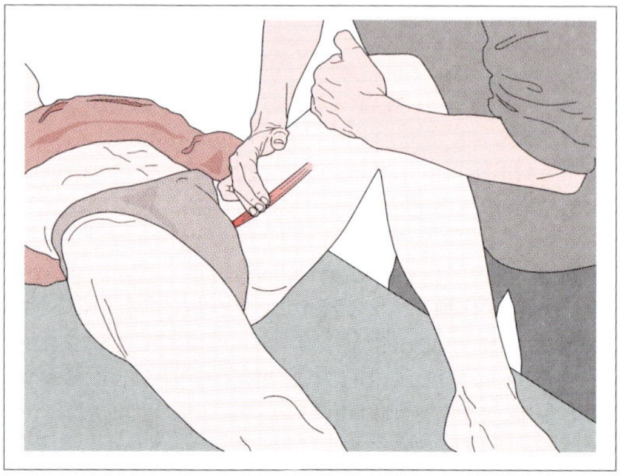

Abb. 2.**21** Palpation des M. adductor longus.

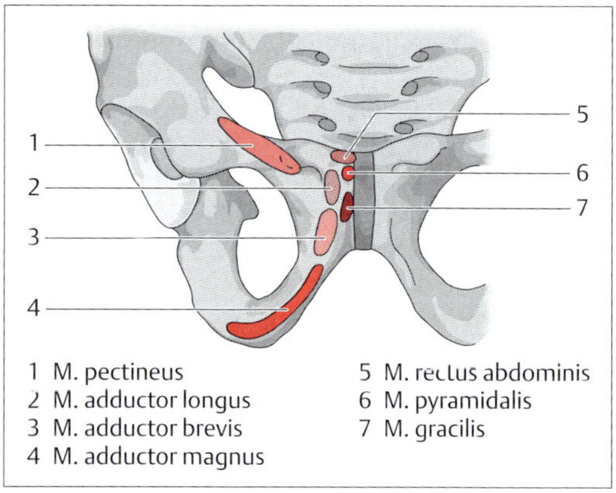

Abb. 2.**22** Palpation der Muskelursprünge am Os pubis.

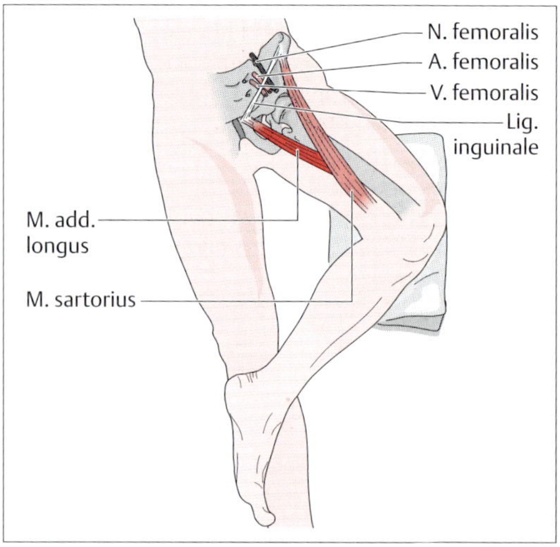

Abb. 2.**23** Palpation des Trigonum femorale mediale.

Trochanter minor (Abb. 2.**24**)

Bei der Palpation muss das Bein deutlich flektiert und in Außenrotation sowie völlig entspannt sein. Die Insertion des M. iliopsoas am Trochanter minor ist zu finden, indem ca. eine Handbreit kaudal der medialen Leiste die vier Finger mit flächiger Palpation in die Tiefe Richtung Femur gehen. Der Trochanter ist als eine Erhebung zu fühlen; dies wird bei Anspannung des Muskels deutlich.

Bei kompakten Patienten ist diese Palpation äußerst schmerzhaft und damit fragwürdig. Es bietet sich eher die Palpation des Muskels in der Leistengegend an.

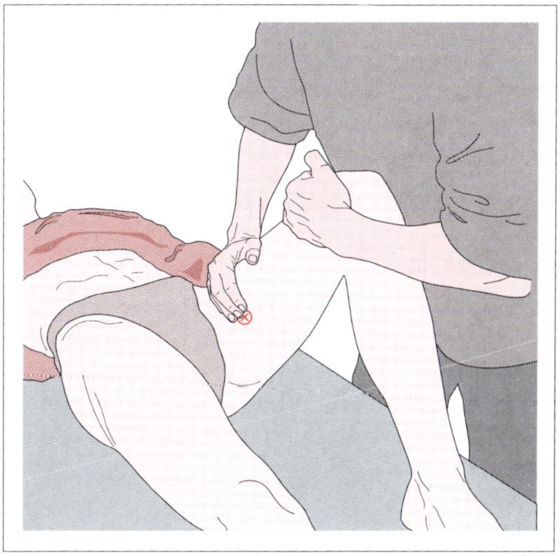

Abb. 2.**24** Palpation des Trochanter minor.

M. rectus femoris (Abb. 2.**25**)

Zur Entspannung der Schenkelfaszie sollte das Hüftgelenk flektiert werden, indem das Knie mit einer dicken Rolle unterlagert wird.

Orientierungshilfe sind der M. tensor fasciae latae und der M. sartorius. Zwischen beiden Muskeln und ca. 2–3 Querfinger kaudal der SIAS ist der M. rectus femoris in der Tiefe zu palpieren. Zur Bestätigung sollte der M. rectus femoris über die Knieextension angespannt werden, da bei Hüftflexion alle anderen Muskeln in der Umgebung anspannen, wodurch die Palpation schwierig wird.

Praxistipp In dem v-förmigen Raum, der vom M. sartorius und dem M. tensor fasciae latae gebildet wird, verläuft der N. cutaneus femoris lateralis. Er ist ein sensibler Ast und kann bei zu starker Palpation einen brennenden Schmerz am lateralen Oberschenkel bis zum Knie verursachen.

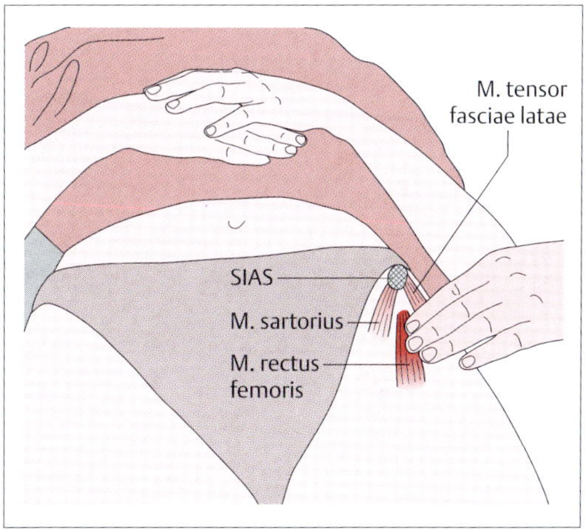

Abb. 2.**25** Palpation des M. rectus femoris.

A. femoralis (Abb. 2.**26**)

Die A. femoralis unterkreuzt das Lig. inguinale ungefähr in dessen Mitte. Die Palpation wird erleichtert, wenn das Bein in leichter Außenrotation gelagert wird. Palpiert wird in der Tiefe mit Mittel- und Zeigefinger.

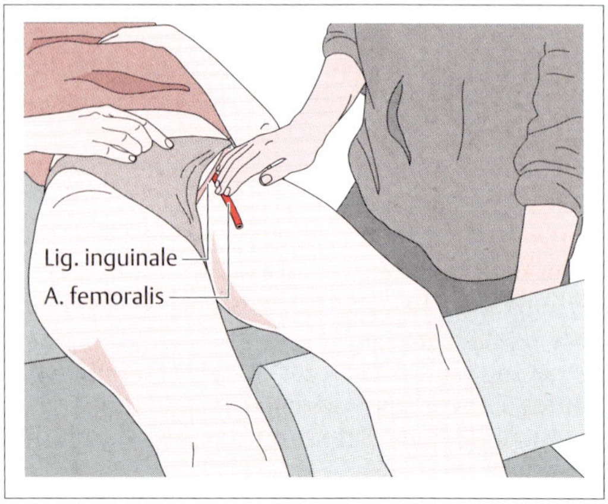

Abb. 2.**26** Palpation der A. femoralis.

M. pectineus (Abb. 2.**27**)

Er befindet sich medial der A. femoralis. Seinen sehr breiten Ursprung hat er am Pecten ossis pubis bis zum Tuberculum pubicum. Bei Anspannung in Richtung Adduktion kann er unmittelbar kaudal des Lig. inguinale in der Tiefe palpiert werden.

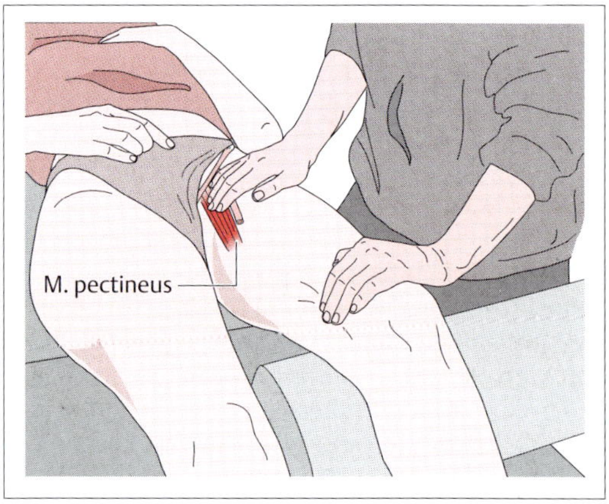

Abb. 2.**27** Palpation des M. pectineus.

M. iliopsoas (Abb. 2.**28**)

Der M. iliopsoas verläuft in der Lacuna musculorum unter dem Lig. inguinale und lateral der A. femoralis. Bei Anspannung in Richtung Hüftflexion ist er in der Tiefe deutlich zu fühlen.
* siehe Kap. 1.1, Palpation LWS.

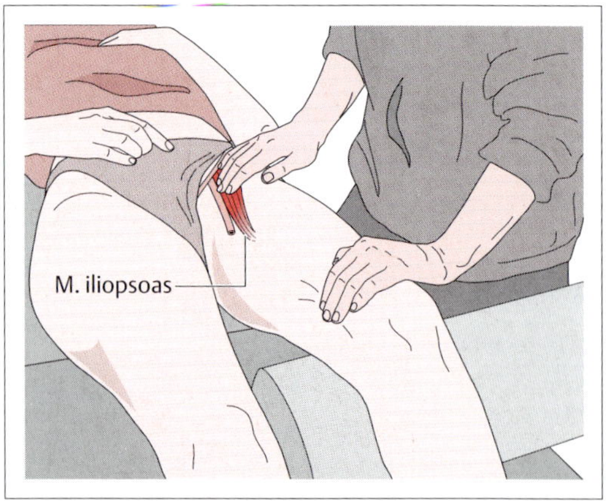

Abb. 2.**28** Palpation des M. iliopsoas.

V. femoralis (Abb. 2.**29**)

Einer der Thrombosedruckpunkte befindet sich medial neben der A. femoralis.

Hüftgelenk (Abb. 2.**29**)

Der Femurkopf befindet sich unter der A. femoralis. Aus diesem Grund ist die Palpation des Pulses eine gute Orientierungshilfe. Um ihn besser zu finden, kann die Extensionsbewegung des Beines helfen, da sich bei dieser Bewegung das Caput femoris nach ventral gegen die in der Leiste liegenden palpierenden Finger dreht.

Lymphknoten (Abb. 2.**29**)

Die oberflächlichen Lymphknoten befinden sich im subkutanen Fettgewebe medial in der Leiste. Aufgrund ihrer Größe sind sie als kleine nichtschmerzhafte und oberflächliche Verdickungen zu fühlen, die sich hin- und herschieben lassen.

Pathologie

Leistenschmerz

Schmerzen im Leistenbereich können viele Ursachen haben:

- Vergrößerte Lymphknoten können sich nach Entzündungen im Bereich der unteren Extremität oder des urogenitalen Traktes zeigen.
- Fortgeleiteter Schmerz: Organe des urogenitalen Traktes verursachen häufig Schmerzen im Bereich der Leiste. Dabei sind gynäkologisch bedingte Schmerzen in der Regel zyklusabhängig, andere Organe verursachen eher kolikartige Beschwerden.
- Sowohl eine Leisten- als auch eine Schenkelhernie (Hernia inguinalis und Hernia femoralis) können mit Schmerzen im Leistenbereich verbunden sein. Es handelt sich um reponierbare Schwellungen, die sich oberhalb oder unterhalb des Leistenbandes ausbilden und bei Husten vergrößern.
- Kompression einzelner Nervenäste durch ein Hämatom. Eventuell kann sich auch ein dicker Bauch über das Lig. inguinale hängen und Nerven komprimieren. Dies kann auch bei verschiedenen Operationen im Nieren-, Leisten- und Hüftbereich auftreten.
- Als Ursache kommen auch Irritationen der Nerven im Bereich des Plexus lumbalis in Betracht. Das Dermatom wird von Th12/L1 versorgt.
- Gefäßbedingte Schmerzen sind belastungsabhängig (Claudicatio intermittens).
- Mögliche Ursachen von Schmerzen, die Richtung Tuberculum pubicum ziehen: sehr viel Stehen auf einem Bein, häufige Mikrotraumen, Dysbalance der Bauch-, Becken- und Beinmuskulatur, veränderte Statik.

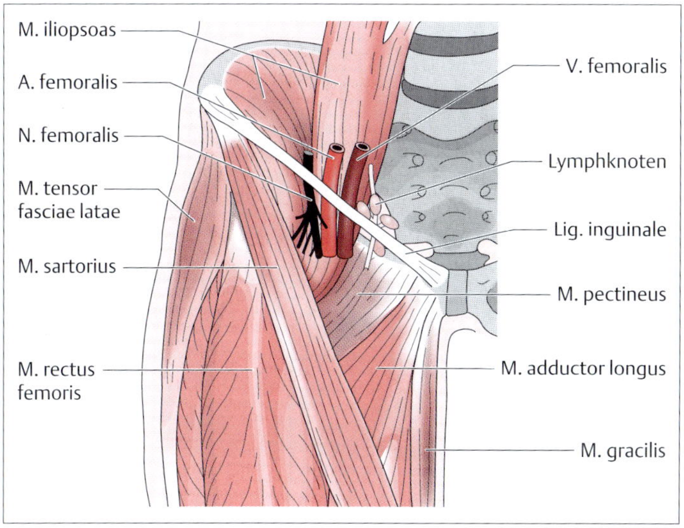

Abb. 2.**29** Palpation der Strukturen im Leistenbereich.

2.2 Röntgenbild und Computertomographie

2.2.1 Becken-Bein-Übersicht (anterior-posteriore Aufnahme im Stand) (Abb. 2.30)

Zur Beurteilung von Beinlängenunterschieden und Beckenschiefstand können die folgenden Hilfslinien dienen, die horizontal und parallel zueinander verlaufen sollten:
- *Hüftkopflinie:* durch die obere Begrenzung beider Femurköpfe;
- *Beckenkammlinie:* durch die obersten Punkte beider Beckenkämme und durch den 4. Lendenwirbelkörper;
- *Kreuzbeinebene:* Linie durch die obere Sakrumbegrenzung;
- *Medianlinie:* durch die Mitte des Sakrums und die Symphyse;

- *Symphyse:*
  - keine Stufenbildung oder Randausziehungen;
  - Symphysenweite: Norm bis 6 mm;
  - glatt begrenzte Symphysenfuge;
- *Os sacrum:* 4 Foraminabegrenzungen, glatt und seitengleich symmetrisch;
- *Os ilium:* symmetrische Beckenschaufeln;
- *Os femoris:* kugelförmiger Femurkopf;
- *Art. coxae:* Gelenkspaltbreite: 4–5 mm mit glatten Gelenkflächen;
- *Foramen obturatum:* seitengleich leicht ovale Form.

Sakroiliakalgelenk (SIG)

Seine komplizierte Form erschwert die Beurteilung. Eine a.–p.–Aufnahme kann nur einen Teilaspekt zeigen. Die dorsalen Gelenkanteile sind besser in der Frontalprojektion, Gelenkspaltbreite von ca. 3 mm mit glatten Gelenkkonturen, die mittleren und kaudalen Anteile in einer schrägen Projektion von ca. 30° einzusehen. Die Computer- (CT) und die Magnetresonanztomographie (MRT) liefern ein klareres Bild des SIG. Ausgangsstellung: Stand mit ca. 20° Innenrotation, um die Antetorsion zu kompensieren.

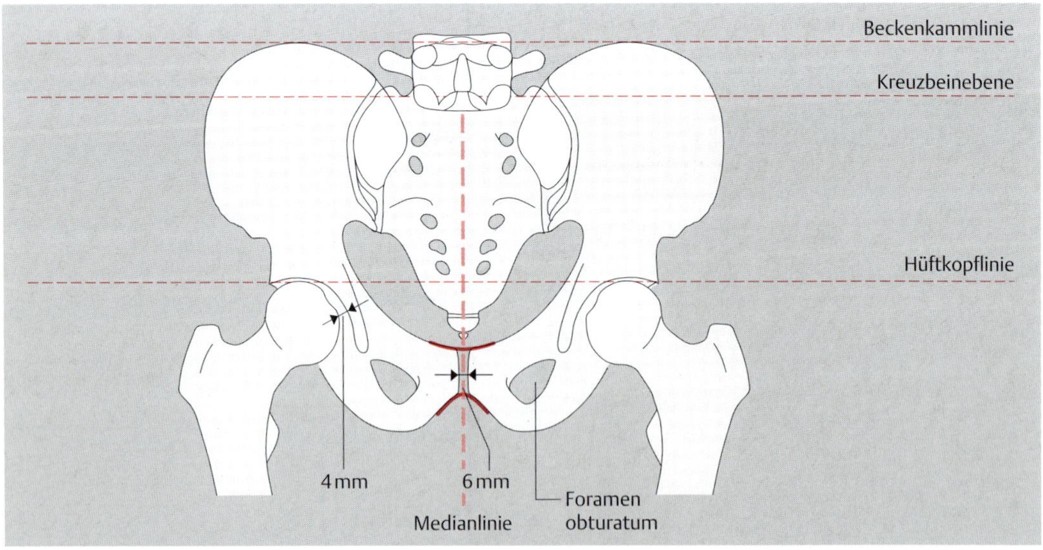

Abb. 2.30 Becken-Bein-Übersicht in anterior-posteriorer Aufnahme.

Femurhalsachse

Die Schenkelhalsachse verläuft durch den Kopfmittelpunkt und hält von den gegenüberliegenden Konturen des Schenkelhalses ungefähr gleichen Abstand.

Femurschaftachse

Die Schaftachse des Femurs verläuft in der Markhöhle des Corpus femoris.

Centrum-Collum-Diaphysen-Winkel (CCD-Winkel; Abb. 2.**31**)

Der CCD-Winkel (Kollodiaphysenwinkel) wird durch den Neigungswinkel der Schenkelhalsachse zur Schenkelschaftachse gebildet. Beim Säugling beträgt er 150°. Norm beim Erwachsenen: 125°-130°. Mit zunehmendem Alter (50–60 Jahre) wird er kleiner.
* siehe Kap. 2.7.6.

Pfanneneingangsebene (Abb. 2.31)

Von der knöchernen kranialen Pfannendachbegrenzung wird eine Linie zur kaudalen Begrenzung der Hüftgelenkpfanne gezogen. Diese Linie bildet mit der Horizontalen die Pfanneneingangsebene. Beim Neugeborenen bildet sich ein Winkel von 60°, beim Zehnjährigen ca. 45°–50° und beim Erwachsenen ca. 40°.
Der gemessene Winkel ist nicht immer genau, da eine veränderte Beckenstellung, wie z.B. Beckenrotation, Einfluss auf die Größe haben kann. Weitere Aufnahmeprojektionen, z.B. Faux-Profil-, Lauenstein-, Obturator-Projektion, werden zur besseren Darstellung verschiedener Teile des Gelenks bei Verdacht auf Dislokationen oder dysplastische Veränderungen gemacht.

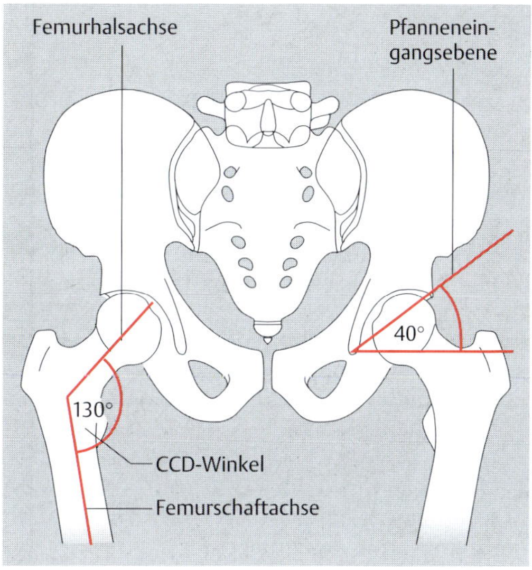

Abb. 2.**31** Pfanneneingangsebene und CCD-Winkel.

Pathologie

1. *Koxarthrose* (Abb. 2.**32**)
- Gelenkspaltverschmälerung durch Knorpelschwund;
- Osteophyten am Pfannenrand;
- Kongruenz des Hüftkopfes wird aufgehoben, eventuell wird der Hüftkopf abgebaut;
- subchondrale Sklerosezonen mit zystischen Aufhellungen, vor allem Geröllzysten.

2. *Epiphysiolysis capitis femoris* (Abb. 2.**33a**)
- aufgelockerte Epiphysenfuge;
- Stufenbildung des Hüftkopfes im Verhältnis zum Schenkelhals.

3. *Morbus Perthes* (Abb. 2.**33b**)
- scheinbare Gelenkspaltverbreiterung durch Lateralisation des Hüftkopfes;
- verkürzter Schenkelhals;
- Spätstadium: Pilzform des Femurkopfes.

4. *Veränderungen des CCD-Winkels* (Abb. 2.**34a** u. **b**)
- Coxa valga: CCD-Winkel über 135°
  Die Ausrichtung der Trabekel ändert sich: die longitudinal ausgerichteten Drucktrabekel nehmen zu, die horizontalen Zugtrabekel nehmen ab.
- Coxa vara: CCD-Winkel unter 120°
  Die Spongiosa zeigt ausgeprägte Zug- und Drucktrabekel. Die Drucktrabekel verlaufen sehr nahe am inneren Schenkelhals.

5. *Frakturen*
- mediale Schenkelhalsfraktur: Bruchspalt liegt intrakapsulär;
- laterale Schenkelhalsfraktur: Frakturlinie liegt extrakapsulär und dicht am Trochantermassiv.

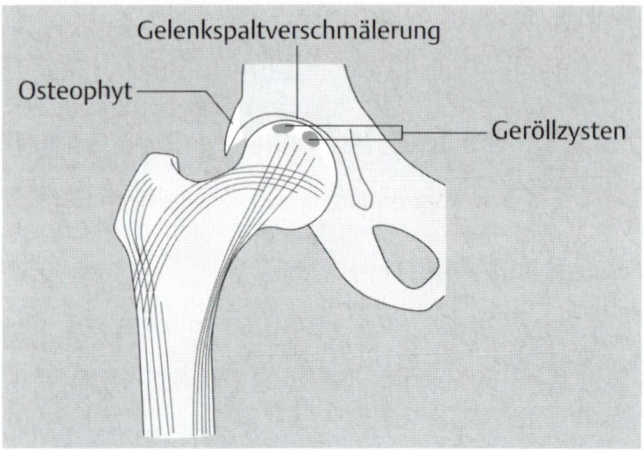

Abb. 2.**32** Koxarthrose.

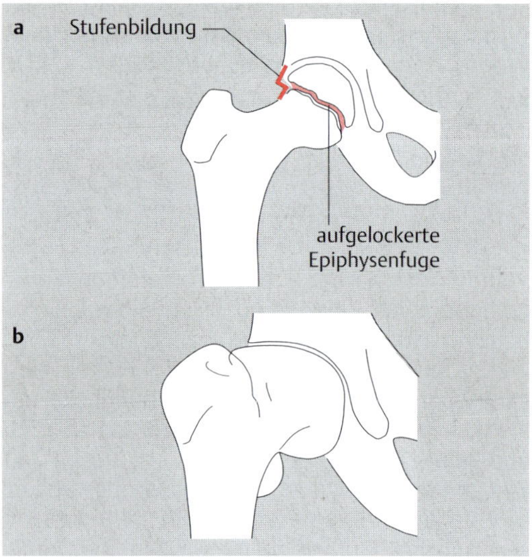

Abb. 2.**33a** u. **b**
a Epiphysiolysis capitis femoris.
b Spätstadium des M. Perthes.

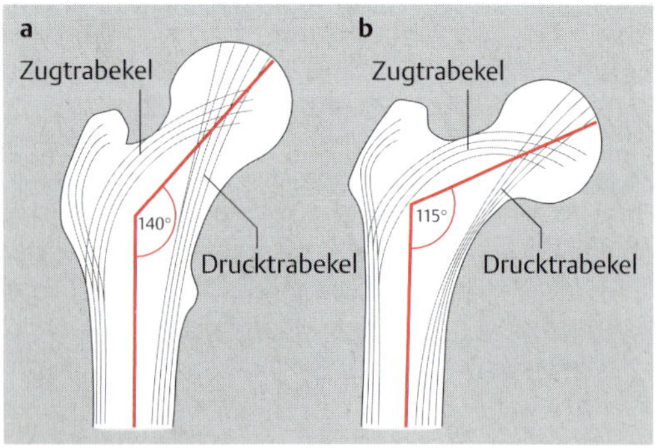

Abb. 2.**34a** u. **b**
a Coxa valga.
b Coxa vara.

2.2.2 Becken-Bein-Übersicht (frontale Aufnahme im Stand)

Normwerte (Abb. 2.**35**)
- L5 ist trapezförmig und dorsal niedriger;
- Kreuzbeinbasiswinkel wird durch die Horizontale und einer Linie gebildet, die auf der Sakrumbasis liegt; Norm: 45°;
- Hauptlasteinwirkung im dorsalen Bereich der Sakrumbasis;
- Hüftgelenkquerachse verläuft vor dem Promontorium;
- rechte und linke SIAS und der Oberrand der Symphyse stehen in der gleichen Frontalebene;
- Sakrum-Kokzygal-Winkel: ca. 10°–30°;
- Beckenneigungswinkel ist der Winkel, der von der Beckeneingangsebene und der Horizontalen gebildet wird. Norm: 50°–60°.

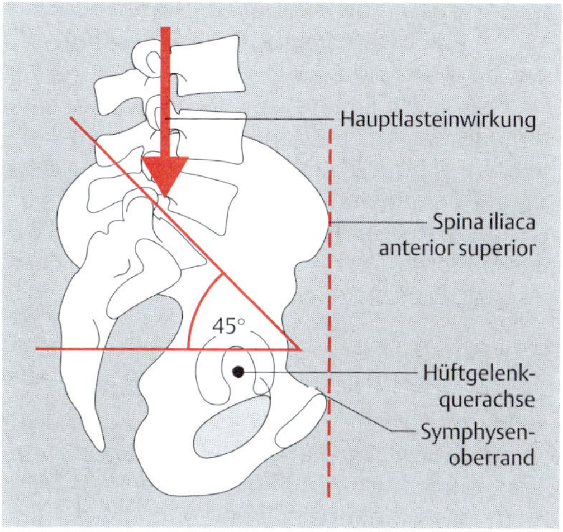

Abb. 2.**35** Becken in frontaler Aufnahme.

Pathologie

1. Steiles Becken (Abb. 2.**36a**)
Dieser Beckentyp begünstigt den Verschleiß der 5. lumbalen Bandscheibe.
- Promontorium hoch zwischen den Beckenkämmen;
- Kreuzbeinbasiswinkel kleiner als 45°, da das Sakrum steil aufgerichtet ist;
- verminderte LWS-Lordose;
- Hauptlasteinwirkung in der Mitte der Bandscheibe L5/S1;
- Hüftgelenkquerachse deutlich vor dem Promontorium;
- beide SIAS stehen gegenüber dem Symphysenoberrand weiter dorsal.

2. Horizontales Becken (Abb. 2.**36b**)
Durch die ungünstige Lasteinwirkung werden die Hüftgelenke stark beansprucht = Neigung zur Koxarthrose.
- Promontorium tief im Becken;
- Keilform des 5. Lendenwirbels und der Bandscheibe sehr deutlich;
- vermehrte LWS-Lordose;
- Kreuzbeinbasiswinkel größer als 45°, da das Sakrum fast horizontal steht;
- Hauptlasteinwirkung auf die Wirbelbogengelenke von L5/S1, Sakroiliakal- und Hüftgelenke;
- Symphysenoberrand steht gegenüber den SIAS deutlich ventral.

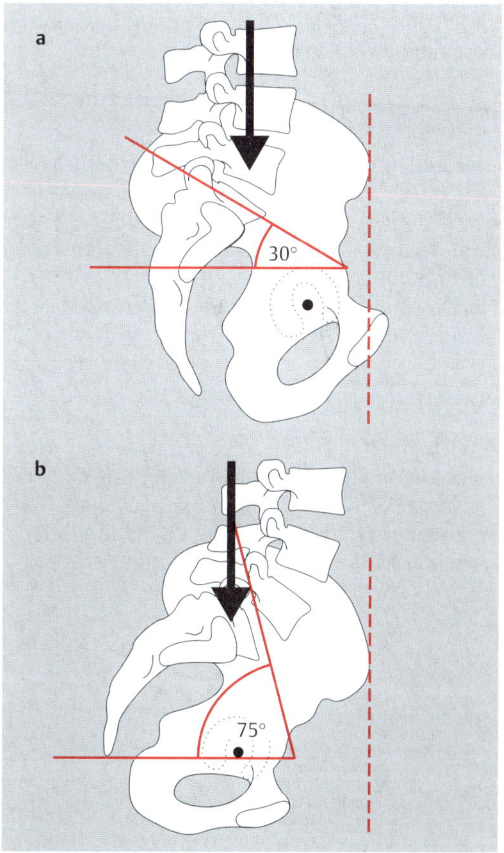

Abb. 2.**36a** u. **b**
a Steiles Becken.
b Horizontales Becken.

2.2.3 Linien und Winkel zur Bestimmung einer Hüftdysplasie und -luxation

Als Standardmethode zur Bestimmung einer Veränderung im Beckenbereich bei einem Säugling hat sich die Ultraschallaufnahme durchgesetzt. Röntgenologisch kann die Beurteilung nach dem dritten Lebensmonat erfolgen, da zu diesem Zeitpunkt die Ossifikation für die Diagnosenstellung ausreicht.

Zentrum-Ecken-Winkel (CE; Abb. 2.**37a**)

Mithilfe des Zentrum-Ecken-Winkels wird die Überdachung des Hüftkopfes beurteilt. Er entsteht durch die Verbindung einer Vertikalen durch das Hüftkopfzentrum und der Verbindungslinie zwischen Kopfzentrum und Pfannendachecke.
Norm: 4–13 Jahre 20°, über 14 Jahre 25°. Dabei sollte die Vertikale immer medial der anderen Linie stehen. Ist der Winkel kleiner, besteht der Verdacht auf eine Hüftdysplasie.

Pfannendachwinkel (AC; Abb. 2.**37a**)

Eine fehlende Überdachung des Hüftkopfes lässt sich durch den Pfannendachwinkel feststellen. Er entsteht aus der Verbindung beider Y-Fugen und einer Verbindungslinie von diesem Punkt zur Pfannendachecke.
Norm: Neugeborenes 29°, 3–4 Jahre 15°, ab 15 Jahren unter 10°.

Ombredann-Kreuz (Abb. 2.**37b**)

- *Hilgenreiner-Linie:* Verbindungslinie durch beide Y-Fugen. Es ist die horizontale Linie des Kreuzes.
- *Erlacher-Linie:* Durch beide Pfannendachecken wird eine senkrechte Linie gezogen.

Diese Linien ergeben sowohl auf der rechten als auch auf der linken Seite ein Kreuz, in dem vier Quadranten erkennbar sind. Zur Beurteilung einer Luxation wird festgestellt, in welchem Quadranten der Hüftkopfkern steht.
Norm: Er befindet sich im inneren unteren Quadranten. Er ist subluxiert, wenn er sich außen-unten befindet, und luxiert, wenn er sich außen-oben befindet.

Ménard-Shenton-Linie (Abb. 2.**37b**)

Der Normalfall ist ein harmonischer Bogen, der von der medialen Kontur des Collum femoris und der Crista obturatoria des Os pubis gebildet wird. Bei einer Dislokation des Femurkopfes oder verändertem CCD-Winkel hat dieser Bogen eine Stufenbildung oder ist zum Teil nicht erkennbar.

Pathologie

Hüftdysplasie

Bei der Hüftdysplasie ist das Azetabulum mangelhaft ausgebildet. Der Pfannendachwinkel ist größer als normal, der Hüftkopf geringer überdacht. Unter Umständen kann der Kopf nach kranial, lateral, dorsal luxieren.
Diese Veränderung ist sehr häufig mit einer Coxa valga antetorta kombiniert.
* siehe Kap. 2.2.4.

Praxistipp Bei der Untersuchung deuten folgende Anzeichen auf eine dysplastische Hüfte hin:
- fehlende Strampelmotorik und deutliche Beinverkürzung auf der betroffenen Seite;
- Asymmetrie der dorsalen Bein- und Glutealfalten;
- Abspreizhemmung.

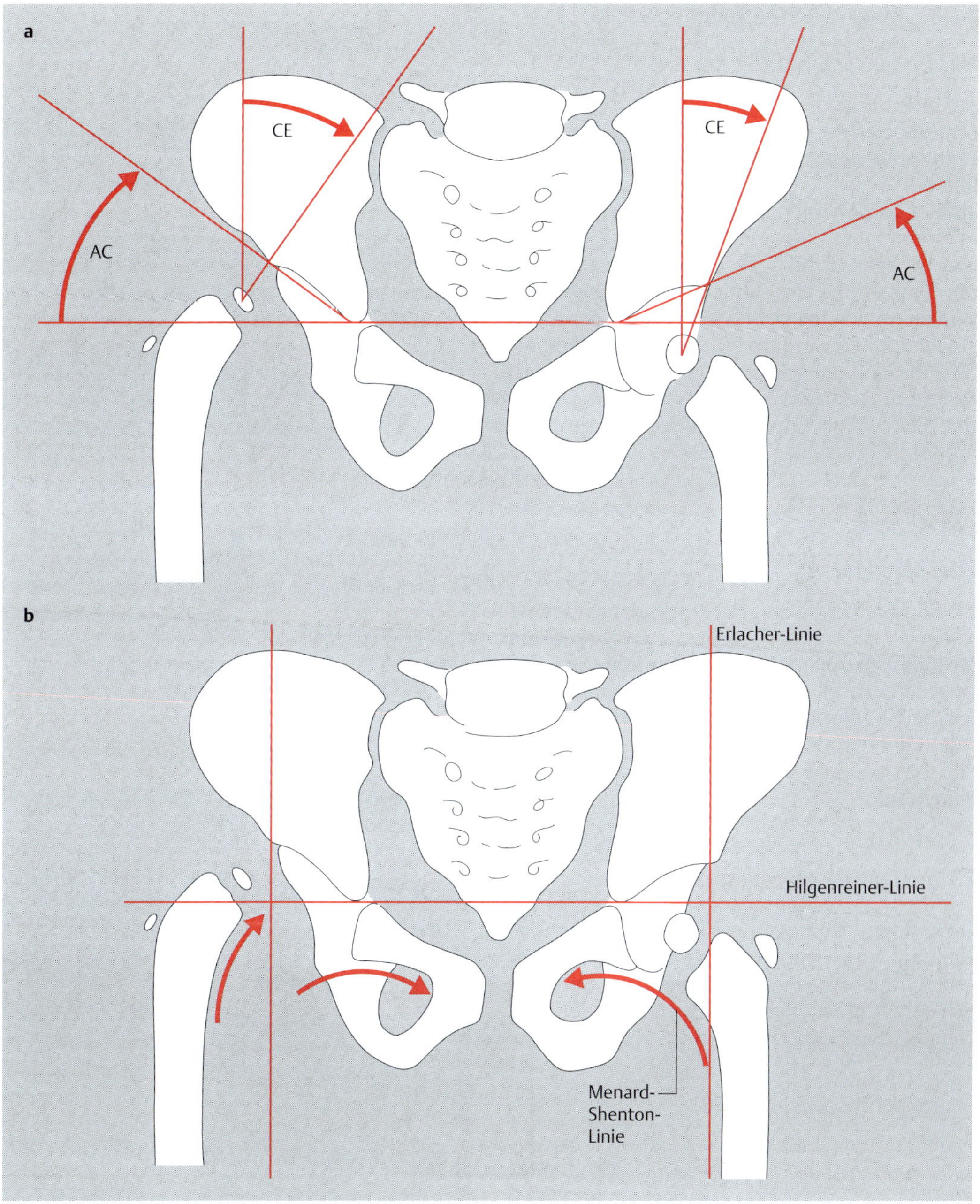

Abb. 2.**37a** u. **b**

a CE- und AC-Winkel. (Linke Hüfte: Norm, rechte Hüfte: Dysplasie.)

b Ombredann-Kreuz, Ménard-Shenton-Linie. (Linke Hüfte: Norm, rechte Hüfte: Luxation.)

2.2.4 Rippstein II-Aufnahme

Antetorsionswinkel (Abb. 2.**38a** u. **b**)

Auf eine horizontale Ebene projiziert, bildet die Femurhalsachse einen Winkel mit der queren Femurkondylenachse.
Der Winkel beträgt beim Neugeborenen ca. 30–40° und nimmt mit dem Wachstum ab, sodass er mit zehn Jahren etwa 25° und beim Erwachsenen 12° beträgt.
Zur Darstellung des Antetorsionswinkels (AT-Winkel) muss eine bestimmte Ausgangsstellung eingenommen werden: 90° Flexion, 20° Abduktion im Hüftgelenk zur Darstellung des projizierten Antetorsionswinkels.
Der reelle Winkel muss mithilfe einer Umrechnungstabelle ermittelt werden.

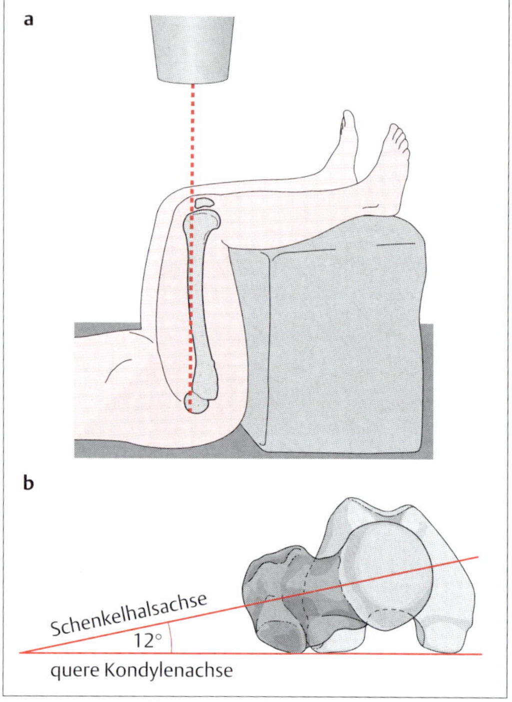

Abb. 2.**38a** u. **b**
a Aufnahme nach Rippstein.
b Antetorsionswinkel.

Pathologie

Coxa antetorta

Ist die Antetorsion zu groß, z.B. bei abgeschlossenem Wachstum 25°, steht der Femurkopf im Verhältnis zur Pfanne zu weit ventral. Die Folge ist eine Luxationstendenz nach ventral, vor allem bei Außenrotation. Dagegen wird die Innenrotation den Kopf zentrieren. Als Kompensation fällt beim Gehen die starke Innenrotation des Beines auf.

2.2.5 Computertomographie (CT)

Die Computertomographie ermöglicht die Darstellung von Transversalschnittbildern. Aufgrund unterschiedlicher Einstellungen hinsichtlich der Dichte können die Weichteile oder Knochen hervorgehoben werden.

Anteversionswinkel (Abb. 2.**39**)

In der Transversalen kann der Anteversionswinkel der Pfanne bzw. der ventrale Pfannenöffnungswinkel dargestellt werden. Er gibt Auskunft über die ventrale Überdachung des Kopfes. Es handelt sich um den Winkel zwischen der Tangente von ventralem und dorsalem Pfannenrand und einer sagittalen Achse, die am dorsalen Pfannenrand angelegt wird.
Norm: 10°–15°. Dabei sollte die Tangente der Pfanne immer medial der Sagittalachse liegen.

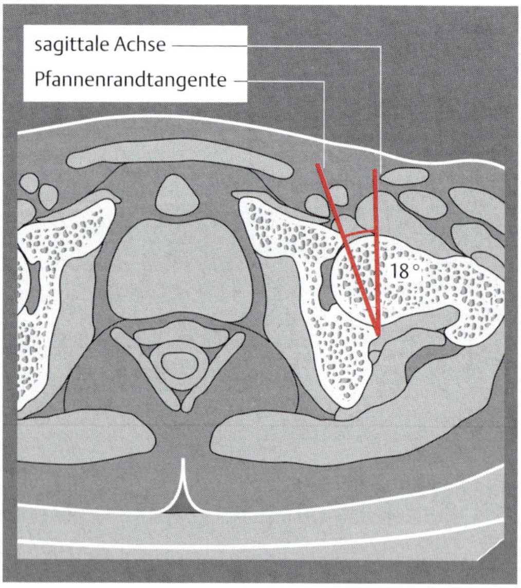

Abb. 2.**39** Anteversionswinkel.

2.3 Beckenring

2.3.1 Knöcherne Strukturen der Pelvis

Der Beckenring ist ein Knochenring, der zwischen das Ende der Wirbelsäule, die er trägt, und den unteren Extremitäten, auf denen er ruht, geschaltet ist.
Das Becken besteht aus den beiden Os coxae und dem Os sacrum. Das Os coxae wiederum besteht aus den Os ilii, Os ischii und Os pubis. Sie treffen sich in der sogenannten Y-Fuge, einer y-förmigen Knorpelfuge innerhalb der konkav geformten Gelenkpfanne des Hüftgelenks, die in der Regel bis zum 16. Lebensjahr verknöchert.
Das Becken wird in die Pelvis major und Pelvis minor unterteilt. Die Linea terminalis, die vom Promontorium zum oberen Rand der Symphyse zieht, stellt die Grenze zwischen beiden dar.

Os ilii (Abb. 2.**40**–2.**42**)

Es besteht aus der Darmbeinschaufel = Ala ossis ilii und dem Corpus ossis ilii.

Ala ossis ilii

Facies glutaea
- Außenfläche des Iliums;
- hat einige Leisten, die der Glutealmuskulatur als Ursprung dienen:
  - Linea glutaea inferior: oberhalb des Azetabulums;
  - Linea glutaea anterior: im mittleren Bereich;
  - Linea glutaea posterior: im dorsalen Bereich der Facies glutaea.

Crista iliaca
- Begrenzt das Ilium bogenförmig nach kranial.
- Kranial auf der Crista gibt es drei Leisten:
  - *Labium externum* für den Ursprung des M. latissimus dorsi und M. glutaeus medius sowie Ansatz des M. obliquus externus abdominis;
  - *Linea intermedia:* hier entspringt der M. obliquus internus abdominis;
  - *Labium internum:* der kaudale Teil des M. transversus abdominus hat hier seinen Ursprung, der M. quadratus lumborum seinen Ansatz;

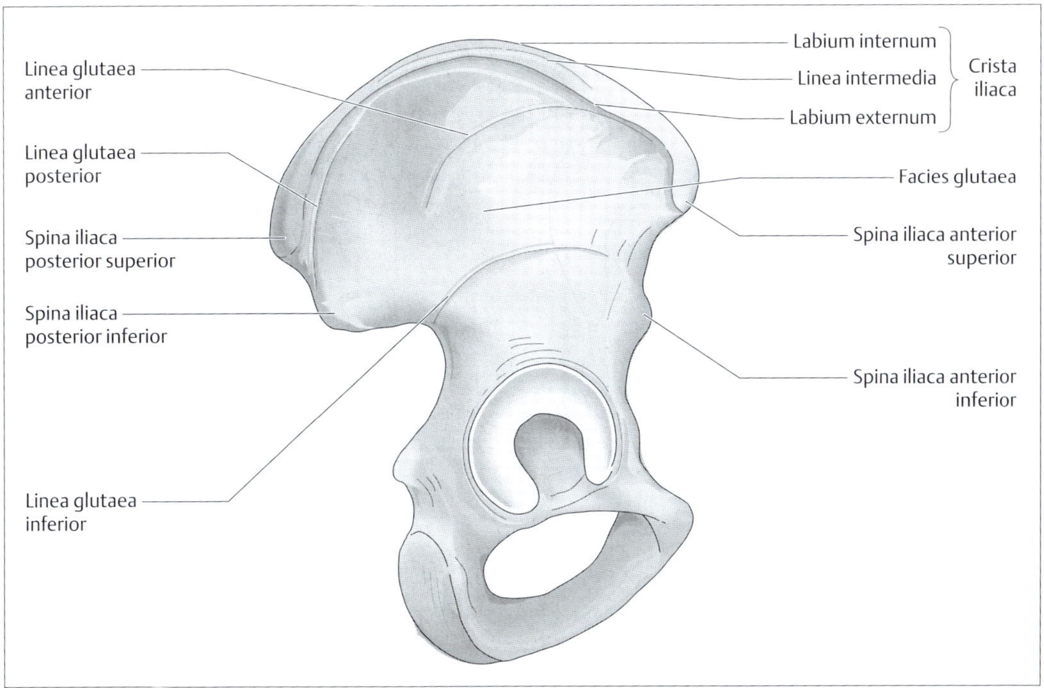

Abb. 2.**40** Os ilii (Ansicht von lateral).

- *Spina iliaca anterior superior (SIAS):* Sie ist das ventrale Ende der Crista und der Ursprungsbereich einiger Strukturen: von der Spitze zieht der M. sartorius nach kaudal, etwas lateral der Spina entspringt der M. tensor fasciae latae und von der Spitze nach medial geht das Lig. inguinale ab.
- *Lig. inguinale:* Es zieht in Richtung Tuberculum pubicum und teilweise zum R. ossis pubis und wird hier etwas breiter. Es verläuft über die Incisura iliopubica. In das Leistenband ziehen von kranial und lateral die Bauchmuskulatur und von kaudal die Schenkelfaszie.
- *Spina iliaca anterior inferior:* Sie liegt ca. 2 cm kaudal der SIAS. Hier entspringt der M. rectus femoris.
- *Lacuna musculorum:* Die ventrale Seite des Os ilium bildet mit dem Lig. inguinale und dem R. superior ossis pubis einen Tunnel, der in der Mitte durch ein Band, den *Arcus iliopectineus*, in zwei Kammern geteilt wird. Durch die laterale Kammer, die Lacuna musculorum, ziehen der M. iliopsoas, der N. cutaneus femoris lateralis im kranial-lateralen Bereich und der N. femoralis medial. Die Bursa iliopectinea liegt im kaudalen Abschnitt. *(Abb. 2.41).*
- *Lacuna vasorum:* Durch diese Kammer ziehen die A. und die V. femoralis sowie Lymphgefäße. Das *Lig. lacunare*, das aus auffächernden Fasern des Lig. inguinale besteht, bildet die mediale Begrenzung, der Arcus iliopectineus die laterale Begrenzung. *(Abb. 2.41).*
- *Canalis inguinalis* (Leistenkanal): Er wird ventral durch die Aponeurosen des M. obliquus externus und dorsal vom M. transversus abdominis gebildet und ist ca. 5 cm lang. In ihm verläuft der Samenstrang bzw. das Lig. teres uteri.

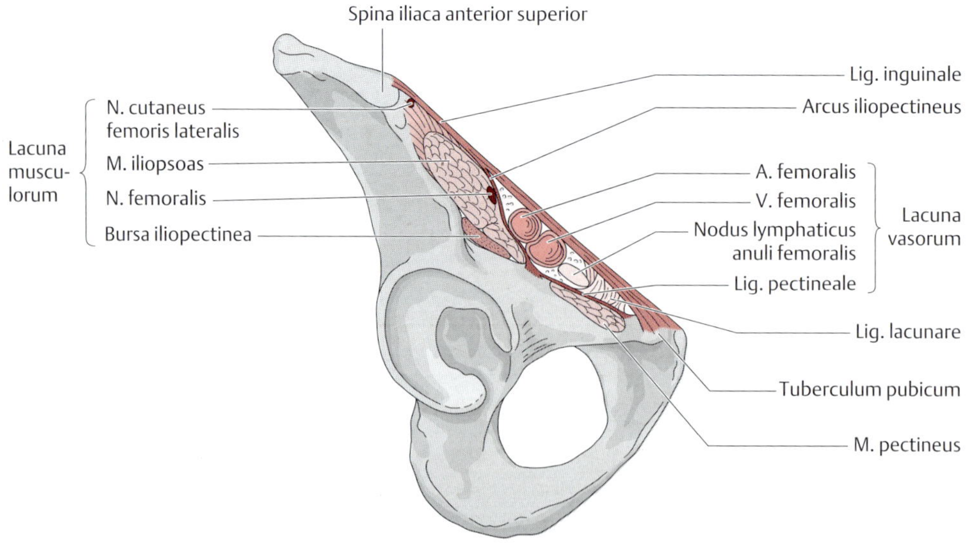

Abb. 2.**41** Os ilii mit Lacuna musculorum und vasorum (Ansicht von ventral).

- Dorsales Ende der Crista: Spina iliaca posterior superior (SIPS). *(Abb. 2.42)*
- 2–3 Querfinger kaudal davon sitzt die *Spina iliaca posterior inferior.*
- *Eminentia glutealis* auf halber Strecke, Insertion für den Tractus iliotibialis.

Fossa iliaca interna
- Vertiefung an der Innenseite des Iliums, dient dem M. iliacus als Ursprungsbereich;
- *Facies auricularis* für das Sakroiliakalgelenk befindet sich dorsal-kaudal;
- *Tuberositas iliaca*: dorsal-kranial der Facies auricularis für den Ansatz der kurzen dorsalen Bänder.

Corpus ossis ilii (Abb. 2.**42**)

- bildet das Dach des Azetabulums;
- Grenze zwischen Corpus und Ala ist die *Linea arcuata;* sie entspricht der Linea terminalis, die das große vom kleinen Becken trennt.

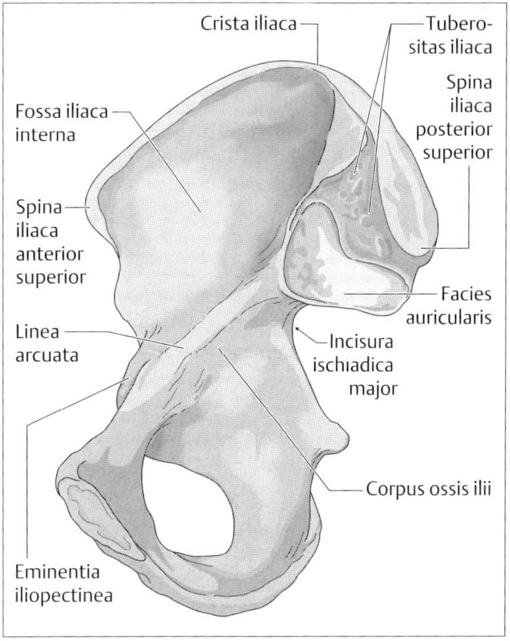

Abb. 2.**42** Os ilii (Ansicht von medial).

Os ischii (Abb. 2.**43**)

Corpus ossis ischii

- bildet den dorsalen Teil des Azetabulums;
- begrenzt dorsal das Foramen obturatum.

Spina ischiadica
- befindet sich dorsal am Corpus und dient dem M. gemellus superior und dem Lig. sacrospinale als Ursprung;
- *Incisura ischiadica minor* liegt kaudal der Spina ischiadica und hat eine überknorpelte Fläche, da sie dem M. obturatorius internus als Hypomochlion dient;
- *Incisura ischiadica major* liegt kranial der Spina ischiadica.

Tuber ischiadicum
- liegt kaudal und ist der Ursprung der ischiokruralen Muskulatur und des M. adductor magnus;
- von hier nach kranial-medial zieht das Lig. sacrotuberale in Richtung Sakrum.

Ramus ossis ischii

Er bildet die kaudale Begrenzung des Foramen obturatum.

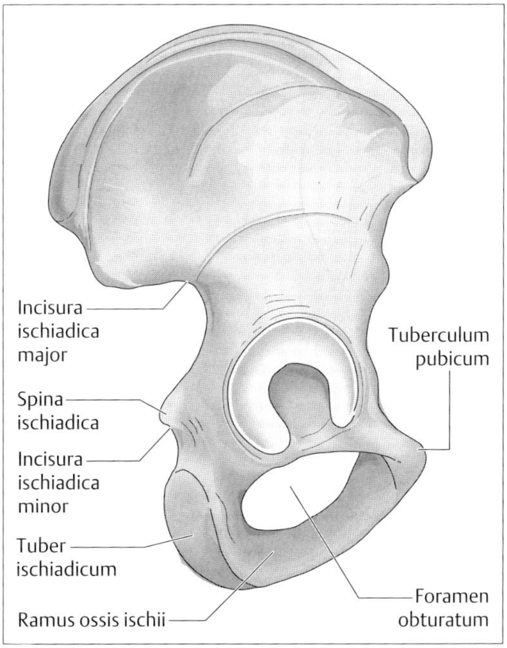

Abb. 2.**43** Os ischii (Ansicht von lateral).

Os pubis (Abb. 2.**44**)

Corpus ossis pubis

- ventral am Azetabulum beteiligt;
- bildet das *Tuberculum pubicum;*
- geht an der Eminentia iliopectinea in den R. superior ossis pubis über.

Ramus superior ossis pubis

- bildet die kraniale Begrenzung des Foramen obturatum;
- kranialer Rand ist vorspringend = *Pecten ossis pubis;* er ist der Ursprungsbereich des M. pectineus;
- geht dorsal in die Linea arcuata über.

Crista obturatoria
Knochenleiste, die vom Tuberculum pubicum zum ventralen Rand der Incisura acetabuli zieht.

Sulcus obturatorius
- Rinne unterhalb der Crista obturatoria;
- bildet die kraniale Begrenzung des Canalis obturatorius;
- *Canalis obturatorius*: ca. 3 cm lang; seine Verlaufsrichtung ist von kaudal-medial nach kranial-lateral; N. obturatorius und Vasa obturatoria ziehen hindurch; das Corpus adiposum obturatorium bildet eine Polsterung aus Bindegewebe und Fett.

Ramus inferior ossis pubis

- bildet medial die Facies symphysalis;
- stellt die kaudale Begrenzung des Foramen obturatum dar und verbindet sich dort mit dem R. ossis ischii.

Arcus pubis/Angulus subpubis

Beide Rr. inferiores bilden mit der Symphyse bei der Frau einen Bogen, den *Arcus pubis*, von ca. 90°–100°, beim Mann einen Winkel, den *Angulus subpubis*, von ca. 70°.

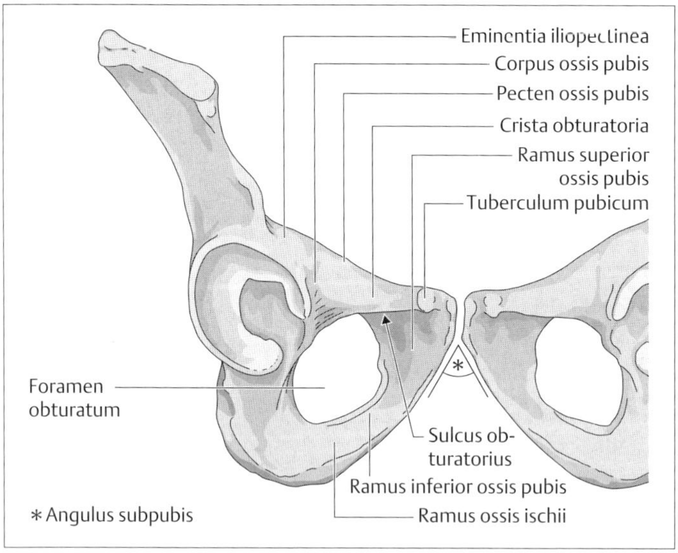

Abb. 2.**44** Os pubis (Ansicht von ventral).

Membrana obturatoria (Abb. 2.**45**)

- verschließt das Foramen obturatum;
- besteht aus straffen Bindegewebsfasern, die in verschiedenen Schichten und Zugrichtungen miteinander verflochten sind;
- einige Lücken für Gefäße und Nerven;
- dient der Beckenbodenmuskulatur als Ansatz und den Mm. obturatorii als Ursprung.

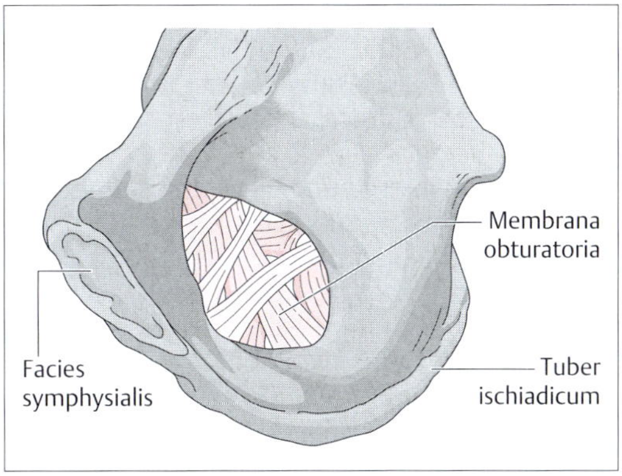

Abb. 2.**45** Membrana obturatoria (Ansicht von medial).

Os sacrum (Abb. 2.**46**–2.**49**)

- ursprünglich 5 Wirbel, die zu einem Knochen verschmolzen sind;
- keilförmig, kranial dick und breit, kaudal dünn und schmal;
- nach außen konvex gekrümmt, im Bereich des 3. Sakrumwirbels befindet sich der Scheitelpunkt der Krümmung.

Basis ossis sacri (Abb. 2.**46**)

- kraniales Ende des Sakrums, dessen ventraler Anteil vorspringt = *Promontorium;*
- ist durch die letzte Bandscheibe mit dem 5. Lendenwirbel verbunden;
- nach kranial gehen die beiden Procc. articulares superiores ab, die die gelenkige Verbindung zum 5. Lendenwirbel herstellen.

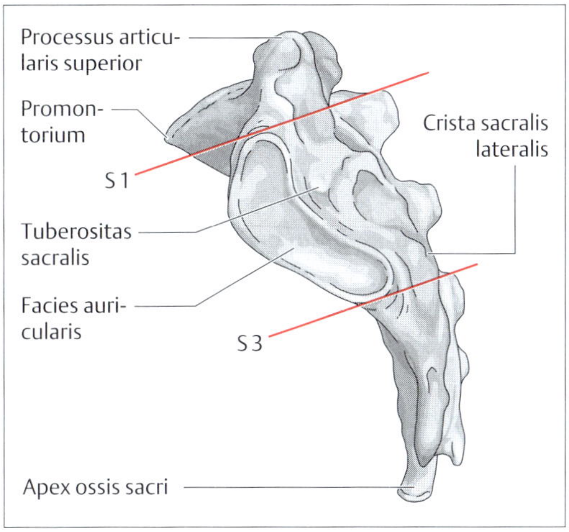

Abb. 2.**46** Os sacrum (Ansicht von lateral).

Apex ossis sacri (Abb. 2.**46**)

- spitzes kaudales Ende des Sakrums;
- stellt über eine schmale Bandscheibe die Verbindung zum Os coccygeum her.

Facies dorsalis ossis sacri (Abb. 2.**47**)

- Außenfläche des Sakrums mit Leisten, die längs ausgerichtet sind:
  - *Crista sacralis mediana:* entspricht den Dornfortsätzen;
  - zwei *Cristae sacrales intermediae:* durch die Verschmelzung der Procc. articulares entstanden;
  - zwei *Cristae sacrales laterales:* entsprechen den Procc. accessorii;

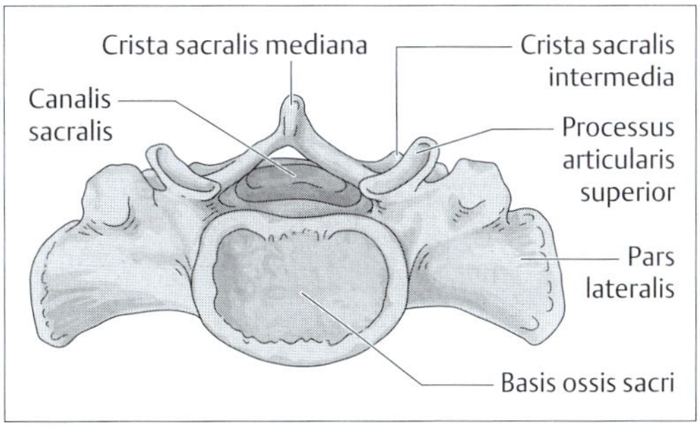

Abb. 2.**47** Os sacrum (Ansicht von kranial).

- *Cornua sacralia* (Abb. 2.**48**)
  - stehen vor und bilden das kaudal-laterale Ende des Sakralkanals;
  - Reste der 5. Procc. articulares;
- *Canalis sacralis* (Abb. 2.**47** u. 2.**48**)
  - kaudale Fortsetzung des Spinalkanals;
  - Ende ist der *Hiatus sacralis*, der sich unterhalb des 4. Sakralwirbels befindet;
- *Foramina sacralia pelvina dorsalia:* acht Austrittsöffnungen für die dorsalen Nerven;
- *Pars lateralis ossis sacri*
  - entsteht aus der Verschmelzung der Procc. costarii;
  - im kranialen Bereich bis zum 3. Sakralwirbel reichend, liegt die Gelenkfläche des Sakroiliakalgelenks = *Facies auricularis;*
- *Tuberositas sacralis*
  - dient den Ligg. sacroiliaca dorsalia als Ansatz;
  - befindet sich dorsal in Höhe der Facies auricularis.

Facies pelvina (Abb. 2.**49**)

- vier quere Linien, die *Lineae transversae*, sind anstelle der Bandscheiben sichtbar;
- lateral befinden sich *acht Foramina sacralia pelvina ventralia;* durch sie ziehen die Nerven, die den Plexus sacralis bilden.

Os coccygeum (Abb. 2.**50**)

- besteht aus 3–4 Wirbelresten, die zusammengewachsen sind;
- 1. Wirbel besitzt kurze Procc. transversi und die *Cornua coccygea*, die die Reste der Procc. articulares darstellen; artikulieren jedoch nicht direkt mit dem Sakrum, sondern sind mit diesem durch ein Band verbunden;
- kraniale Fläche des Os coccygeum, die *Facies articularis ossis sacri*, steht mit dem Apex ossis sacri in Verbindung, *Articulatio sacrococcygea.*

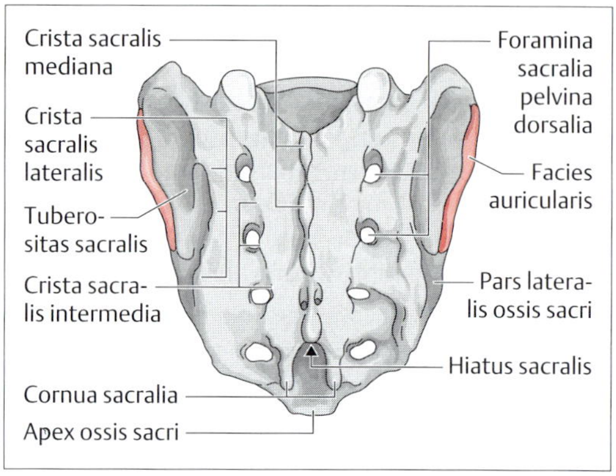

Abb. 2.**48** Os sacrum (Ansicht von dorsal).

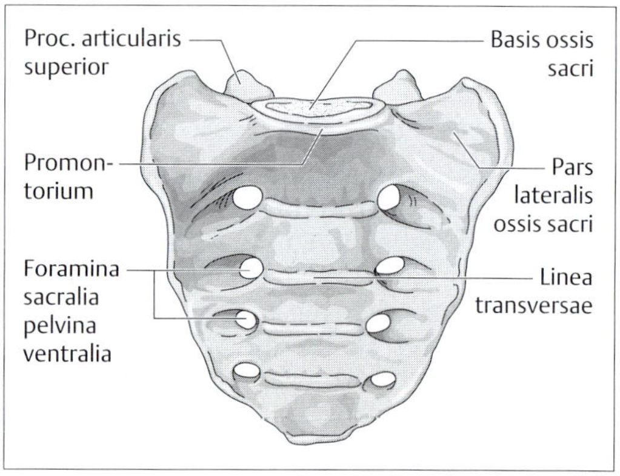

Abb. 2.**49** Os sacrum (Ansicht von ventral).

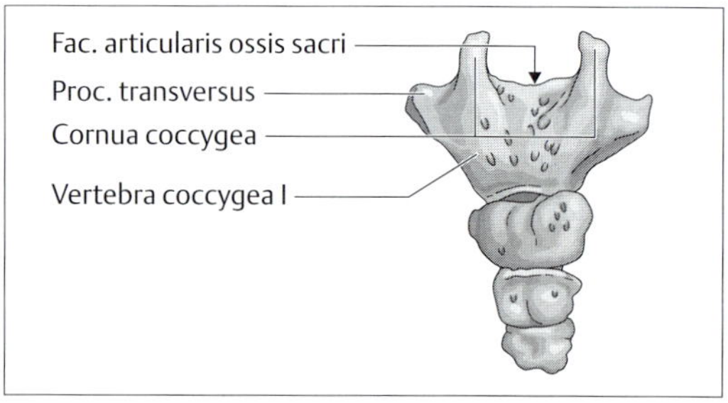

Abb. 2.**50** Os coccygeum (Ansicht von dorsal).

2.3.2 Beckenmaße

Geschlechtsunterschiede des Beckens

Weibliches Becken (Abb. 2.**51a**)

- quer-ovaler Beckeneingangsraum;
- Beckenausgang breit;
- Alae ossis ilii groß, nach lateral ausgezogen;
- Foramen obturatum dreieckig;
- Symphyse breit und niedrig;
- Arcus pubis von ca. 100°.

Männliches Becken (Abb. 2.**51b**)

- herzförmige Öffnung;
- Durchmesser des kleinen Beckens sind kleiner als bei der Frau;
- Alae ossis ilii steil;
- Foramen obturatum oval;
- Symphyse hoch und schmal;
- Angulus pubis von ca. 70°–80°.

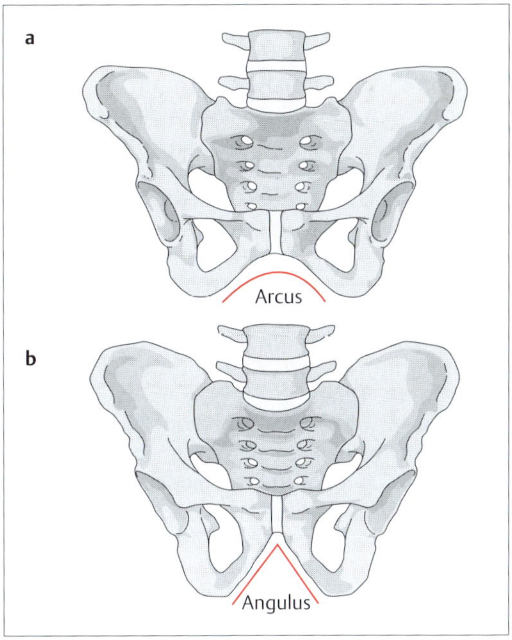

Abb. 2.**51a** u. **b** Geschlechtsunterschiede des Beckens.
a Weibliches Becken.
b Männliches Becken.

Äußere Beckenmaße

Diese Maße lassen Rückschlüsse über Größe und Form des kleinen Beckens zu.
Mit dem Beckenzirkel können folgende Maße bestimmt werden:

- *Distantia trochanterica* (Abb. 2.**52a**): Abstand der am weitesten lateral liegenden Punkte am Trochanter major. Norm: ca. 31–32 cm. Diese Messung gehört eigentlich nicht zu den direkten Beckenmaßen, lässt aber Rückschlüsse auf die Form des Beckens zu.
- *Distantia spinarum* (Abb. 2.**52a**): Abstand zwischen beiden SIAS. Norm: ca. 25 cm.
- *Distantia cristarum* (Abb. 2.**52a**): Abstand zwischen den lateralsten Punkten an den Cristae in der Frontalebene. Norm: ca. 28 cm.

Der Unterschied zwischen diesen drei Maßen beträgt in der Regel 3 cm. Liegt die Differenz deutlich darunter, handelt es sich um ein verengtes Becken, was beim Geburtsvorgang eine Rolle spielen kann.

- *Conjugata externa* (Abb. 2.**52b**): Abstand zwischen Symphysenoberrand und Proc. spinosus L5. Norm: ca. 20 cm.

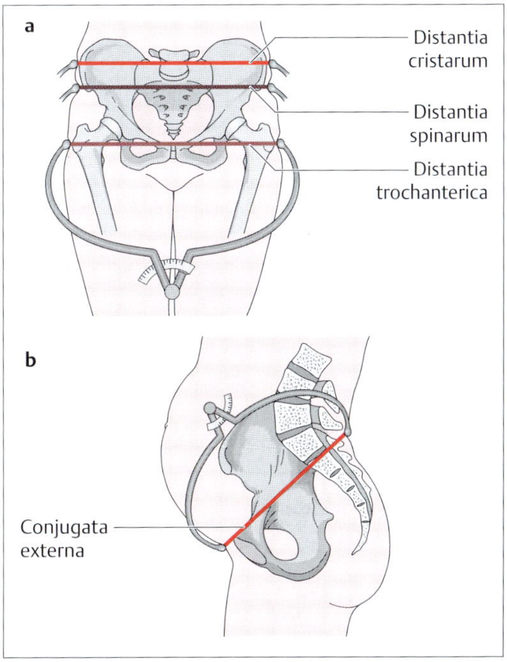

Abb. 2.**52a** u. **b** Äußere Beckenmaße.
a Distantia trochanterica, spinarum und cristarium.
b Conjugata externa.

Innere Beckenmaße (Abb. 2.**53**)

Mithilfe der Ultraschalluntersuchung können die inneren Beckenmaße bestimmt werden. Sie sagen etwas über die knöchernen Begrenzungen des kleinen Beckens aus.
Der *Beckeneingangsraum* ist die engste Stelle des Geburtskanals und wird durch die Extension der Beine größer.

- *Conjugata vera:* Abstand zwischen dem Promontorium und der inneren oberen Symphysenfläche; Norm: ca. 11 cm;
- *Conjugata diagonalis:* Verbindung des Promontoriums zum Unterrand der Symphyse; Norm: ca. 13 cm;
- *Diameter obliquus:* Schräger Beckendurchmesser; gemessen wird der Abstand zwischen SIG und Eminentia iliopectinea der Gegenseite;
- *Diameter transversa:* Abstand zwischen den Lineae terminales; Norm: ca. 13 cm.

Der *Beckenausgang* wird durch die Flexion der Beine größer, was wichtig für die Austreibungsphase ist. Aus diesem Grund wird die Geburt bei vielen Völkern in Hockstellung durchgeführt.

- *Conjugata:* Gerader Durchmesser des Beckenausgangs von ca. 9 cm; aufgrund der Flexibilität des Os coccygeum kann der Durchmesser auf 11 cm vergrößert werden;
- *Diameter transversa:* Abstand zwischen den Tuber ischiadica von ca. 11 cm.

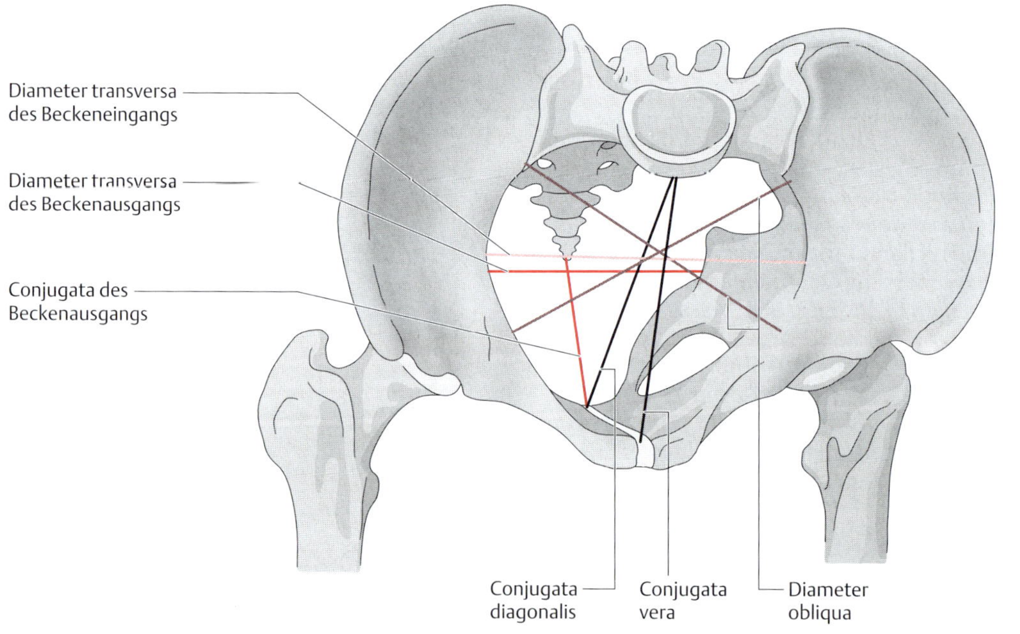

Abb. 2.**53** Innere Beckenmaße.

2.3.3 Verteilung der Kräfte

Der Beckenring hat eine wichtige mechanische Funktion, da er die Kräfte verteilt, die von kranial und kaudal einwirken.

Krafteinwirkung

Druckbelastung im Stand (Abb. 2.**54**)

Das Körpergewicht lastet auf dem Promontorium. Die Kraftübertragung wird über die Sakroiliakalgelenke und weiter zu den Azetabuli fortgesetzt. Werden die Kräfte im Bereich des Hüftgelenks zerlegt, ist eine größere kaudale Kraft (**a** Abb. 2.**54**) und eine kleine laterale Kraftkomponente (**b** Abb. 2.**54**) zu erkennen. Die nach kaudal gerichtete Kraft beansprucht das Hüftgelenk auf Druck, die laterale die Symphyse auf Zug.

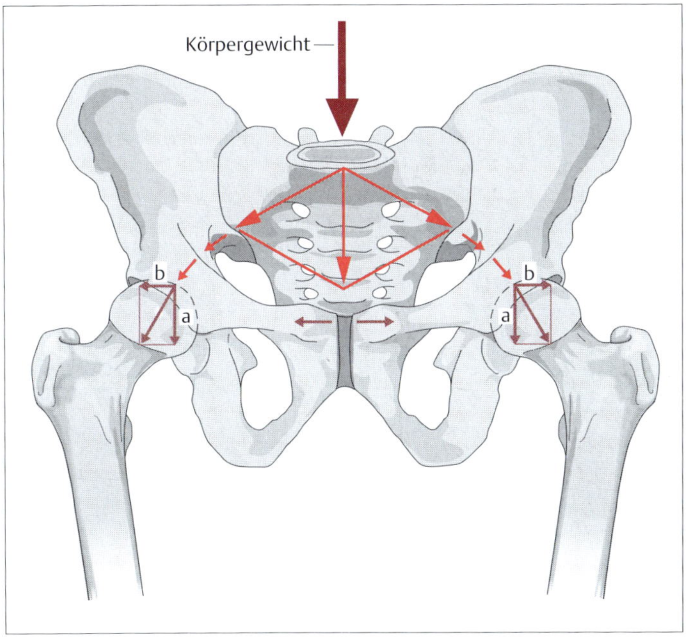

Abb. 2.**54** Druckbelastung im Stand.

Druckverteilung im Sitzen (Abb. 2.**55**)

Im Sitzen lastet das Körpergewicht ebenfalls auf dem Promontorium und wird über die Sakroiliakalgelenke fortgeleitet, jedoch nicht in Richtung Azetabulum, sondern in Richtung Tuber ischiadica. Bei der Zerlegung der Kräfte ist eine horizontale und eine vertikale Kraftrichtung erkennbar. Die Vertikalkomponente belastet die Tuber auf Druck, die Horizontalkomponente die Symphyse auf Druck.

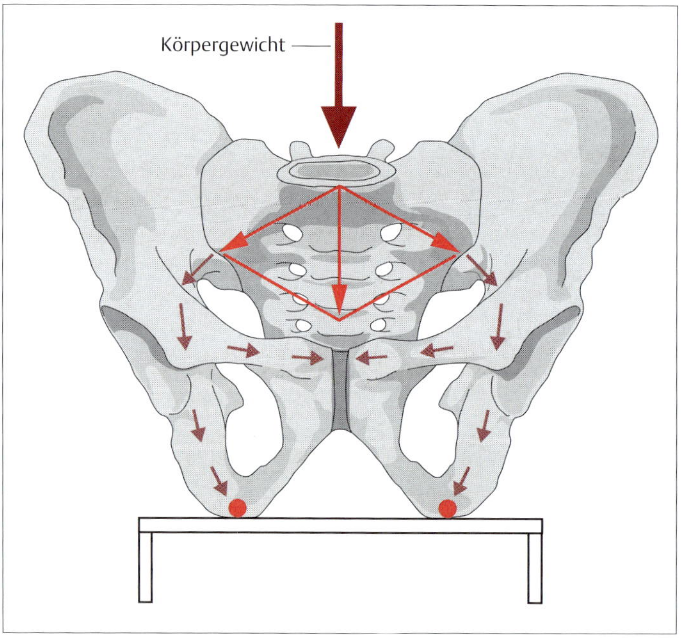

Abb. 2.**55** Druckbelastung im Sitzen.

Trabekelstruktur

Die Verteilung der Kräfte zeigt sich in der Anordnung und Dichte der Trabekelstruktur.

Trajektorien am Beckenring (Abb. 2.**56**)

Vom kranialen Bereich der Facies auricularis ziehen sie nach außen zum dorsalen Rand der Incisura ischiadica major und in einer Linie zum Os ischii, weiter nach lateral bis zum kaudalen Azetabulum. Von der Facies auricularis nach medial zeigt die Linea arcuata durch ihre Dichte die Größe der Kraftübertragung an.
Vom kaudalen Bereich der Facies auricularis ausgehend, laufen die Trajektorien auf Höhe der Linea glutaea superior auseinander und bilden die Linea arcuata. Weiter verlaufen sie zum kranialen Bereich des Azetabulums.
Trabekelbündel ziehen nach kaudal zum Os ischii, einige in Richtung Tuber ischiadicum und einige nach ventral in Richtung R. ossis pubis.

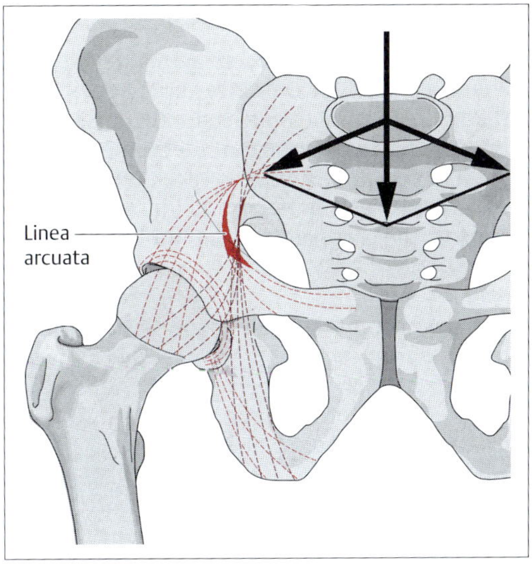

Abb. 2.**56** Trabekelverlauf im Beckenbereich.

Trabekelverteilung am proximalen Femurende (Abb. 2.**57**)

Die Drucktrajektorien treffen senkrecht auf die Gelenkfläche des Hüftkopfes und verlaufen weiter medial im Schenkelhals- und Schaftbereich *(Adams-Bogen)*.
Zugtrabekel, die vom medialen Femurkopf kommen, kreuzen im proximalen Bereich die Drucktrabekel und ziehen bogenförmig nach kranial und verlaufen dann entlang des Schenkelhalses nach kaudal-lateral. Sie werden von anderen Zugtrabekeln gekreuzt, die vom Trochanter major parallel zur Linea intertrochanterica zum Trochanter minor ziehen.
Im Röntgenbild lässt sich zwischen diesen Systemen eine Stelle verminderter Dichte darstellen, die als *Ward-Dreieck* bezeichnet wird.

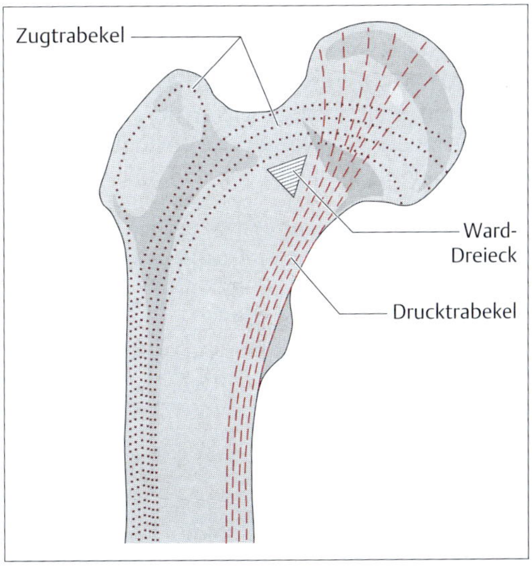

Abb. 2.**57** Trabekelverlauf am proximalen Femurende.

Pathologie

1. Coxa vara
Da die Biegebeanspruchung des Schenkelhalses sehr groß ist, sind die Zugtrabekel stark ausgebildet und verlaufen in einem ausgeprägten Bogen nach distal. Die Drucktrabekel verlaufen dagegen sehr steil nach kaudal.
* siehe Abb. 2.34a u. b.

2. Coxa valga
Im proximalen Schenkelhalsbereich finden sich ausgeprägte Drucktrabekel, die steil nach kaudal verlaufen, während die Zugtrabekel deutlich vermindert sind. ■

Einkeilung des Sakrums (Abb. 2.**58** u. 2.**59**)

Voraussetzung für die Übertragung des Körpergewichts auf die untere Extremität ist die Stabilität des Beckenringes. Sie ist durch die Bandverbindungen, Muskulatur und die Einkeilung des Sakrums gewährleistet.
Das Sakrum zeigt in der frontalen Ansicht eine Keilform, die sich nach kaudal hin verschmälert und zwischen den beiden Os coxae eingekeilt wird.
Auch in der transversalen Ebene ist das Sakrum im Beckenring eingekeilt. Durch die kräftigen dorsalen Bänder, die über das SIG ziehen, und durch die Bandverbindungen der Symphysis pubica wird das Sakrum stabilisiert.

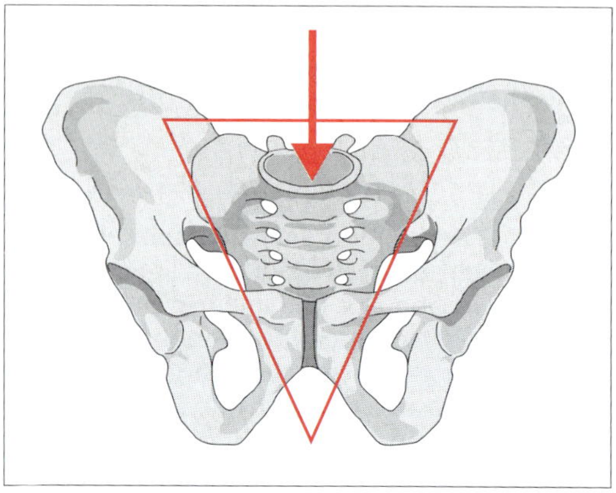

Abb. 2.**58** Einkeilung des Sakrums in der Frontalebene.

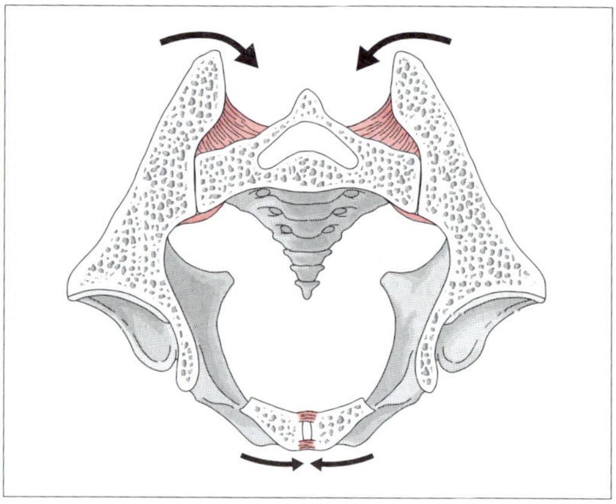

Abb. 2.**59** Einkeilung des Sakrums in der Transversalebene.

Pathologie

1. Instabilität
Geht an einer Stelle die Stabilität durch die Bänder verloren, ist die Festigkeit im ganzen Beckenring beeinträchtigt. Während der Schwangerschaft kommt es aufgrund hormoneller Ausschüttungen zur Auflockerung der Bänder des Beckenrings, wodurch er für die Geburt beweglicher und weiter wird. Nach der Entbindung muss sich diese Auflockerung normalisieren, da sonst eine Instabilität bleibt.

2. Symphysensprengung (Abb. 2.**60**)
Bei der Geburt kann eine Symphysensprengung entstehen. Im Röntgenbild und palpatorisch kann sie sich als Dehiszenz der Symphyse darstellen, die Ossa pubes können möglicherweise bis zu 5 cm auseinander driften.
Therapie: straffes Anlegen eines Trochantergurtes.

3. Trauma
Bei einem Sturz auf die beiden Tuber werden beide Ossa ilii nach kranial verschoben und verkeilen damit das Sakrum.
Durch Beckenfrakturen kann die Tragfähigkeit des Beckens aufgehoben sein, und damit die Stabilität verloren gehen.

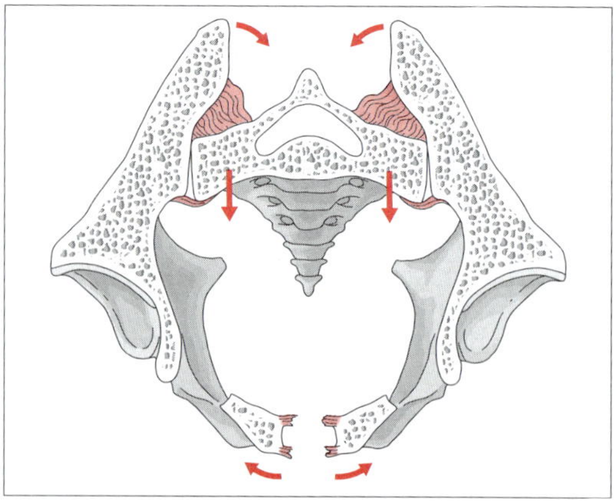

Abb. 2.**60** Konsequenzen der Symphysensprengung.

2.4 Articulatio sacroiliaca (SIG)

2.4.1 Gelenkflächen

Lokalisation (Abb. 2.**61**)

Die *Facies auricularis* am Os sacrum und Os ilium sind kongruente, bumerang- bis c-förmige Gelenkflächen. Der kaudale Teil ist etwa ein Drittel länger als der kraniale. Die Enden werden als Pole bezeichnet.
Die Gelenkflächen dehnen sich beim Erwachsenen vom 1. bis zum 3. Sakralwirbel aus. Der Übergang, d.h. die Knickstelle zwischen oberem und unterem Gelenkpol, liegt ungefähr in Höhe des 2. Sakralwirbels. Insgesamt sind die Gelenkflächen 6–8 cm lang und 2–3 cm breit.

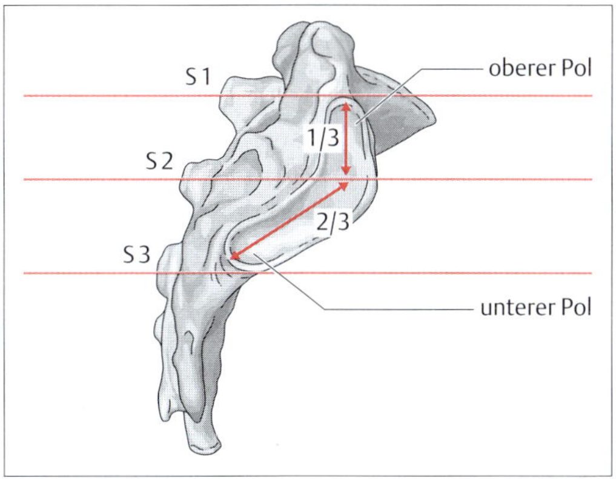

Abb. 2.**61** Facies auricularis sacri.

Stellung

Oberer und unterer Pol treffen sich in einem Winkel von 100°–120°. Dieser ist so gekippt, dass der obere Pol nach kranial und der untere nach dorsal zeigt. Kapandji (1992) beschreibt Zusammenhänge zwischen Wirbelsäulenform und der Form der Facies auricularis. Bei Flachrücken ist eine weniger ausgeprägte Krümmung vorhanden. Bei deutlichen Wirbelsäulenkrümmungen kann der Winkel 90° betragen.

Form (Abb. 2.**62a-c**)

Es handelt sich um unebene Gelenkflächen mit vielen Furchen und Erhebungen, die in ihrer Ausprägung sehr unterschiedlich sind. Im Transversalschnitt ist erkennbar, dass im kranialen Bereich die Gelenkfläche des Sakrums eine Erhebung, im mittleren Abschnitt einen Wechsel zwischen Vertiefung und Erhebung und kaudal eine Vertiefung in der Mitte beschreibt.
Die hyaline Knorpelschicht ist am Sakrum dicker als am Os ilium.
Erst mit 12–13 Jahren wird das Gelenk fest und erhält seine eigentliche Form, vorher ist die Gelenkfläche plan.

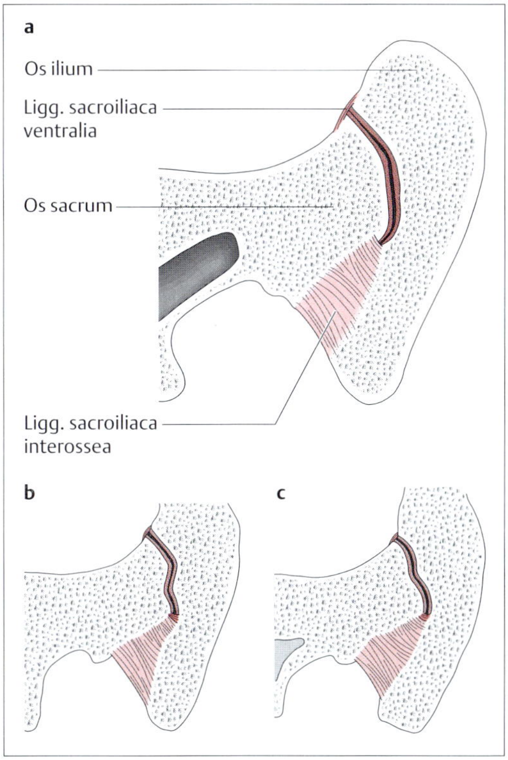

Abb. 2.**62a-c** Gelenkflächen im Transversalschnitt.
a Kranialer Abschnitt.
b Mittlerer Abschnitt.
c Kaudaler Abschnitt.

Unterschiede der Gelenkflächen bei Mann und Frau

Beim Mann finden sich zahlreiche deutliche Rillen und Wölbungen. Das bedeutet, es ist sehr viel Kraft nötig, um die Gelenkflächen gegeneinander zu verschieben, und erhält damit eine große Stabilität und geringe Beweglichkeit. Dieser Gelenkschluss wird als *Formschluss* bezeichnet (Abb. 2.**63**).
Bei der Frau sind weniger und geringer ausgeprägte Erhebungen und Rillen vorhanden. Hier spielen bei der Stabilisierung des Gelenks die Einkeilung des Sakrums im Beckenring und der Band- und Muskelapparat eine Rolle. Dieser Gelenkschluss wird als *Kraftschluss* bezeichnet. Die Beweglichkeit ist gut.

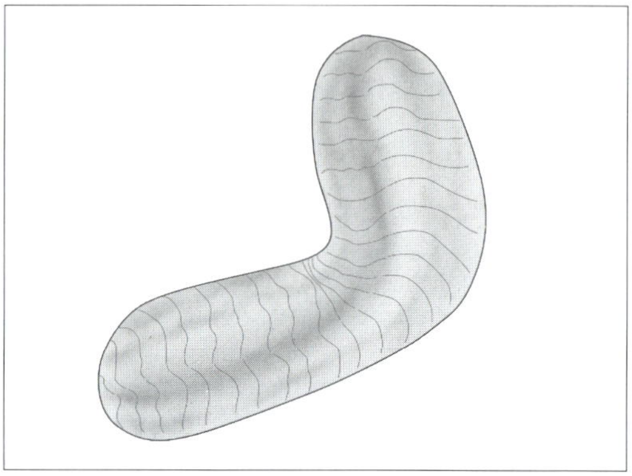

Abb. 2.**63** Gelenkfläche beim Mann.

Praxistipp

1. Provokation des Gelenks (Abb. 2.**64a**)

Schmerzprovokationstests sind bei der Diagnostik sehr aussagekräftig. Um das Gelenk gleichmäßig zu belasten, wird bei einem Patienten in Rückenlage im Kreuzgriff auf die ventralen kranialen Spinae ein gleichmäßiger Druck ausgeübt und gehalten. Eine Reproduktion der vom Patienten geschilderten Schmerzen weist auf eine SIG-Störung hin, was durch weitere Provokationen bestätigt werden sollte.

2. Entlastung des Gelenks (Abb. 2.**64b**)

Um eine symmetrische Entlastung aller Gelenkanteile zu erreichen, werden eine Hand von ventral auf die SIAS und die Finger der anderen Hand in den Sakralsulkus gelegt. Es wird ein leichter Zug nach lateral beibehalten, bis ein Nachgeben zu spüren ist = *lateraler Shift*. ■

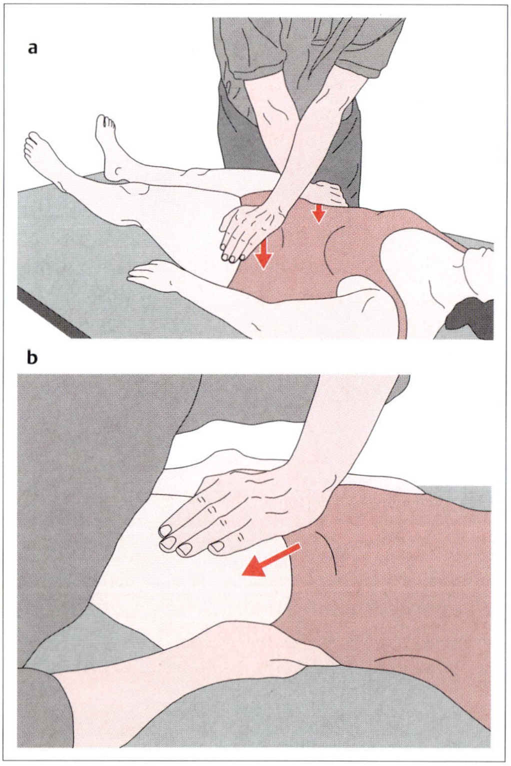

Abb. 2.**64a** u. **b**
a Provokation für das SIG.
b Entlastung für das SIG.

2.4.2 Gelenkkapsel

Die Gelenkkapsel setzt an der Knochen-Knorpel-Grenze an und zeigt keine wesentlichen Recessus. Die Ligg. sacroiliaca ventralia et interossea sind mit dem Stratum fibrosum verwachsen.

2.4.3 Bänder

Zusätzlich zu den genannten Faktoren der Einkeilung und besonderen Konstruktion der Gelenkoberfläche garantiert vor allem ein umfangreiches Bändersystem die Stabilität des Gelenks.

Ligg. sacroiliaca dorsalia (Abb. 2.**65**)

Zum Teil kurze dicke, zum Teil lange Faserzüge verbinden das Os ilium mit dem Sakrum. Dabei sind verschiedene schräge Faserbündel zu unterscheiden. Die längsten nach kaudal ziehenden Fasern sind die *Ligg. sacroiliaca dorsalia longissimus.* Sie ziehen in das Lig. sacrotuberale und bis in den Bandapparat des Os coccygeum.

Ligg. sacroiliaca interossea (Abb. 2.**65**)

Die Bänder bestehen aus kurzen Faserzügen, die mit der Gelenkkapsel des SIG verbunden sind und den Sakralsulkus ausfüllen. Sie sind im oberen Gelenkanteil besonders dicht.

Ligg. sacroiliaca ventralia (Abb. 2.**66**)

Die ventralen Bänder sind sehr dünn und verflechten sich mit der Kapsel. Sie ziehen auf Höhe der Foramina pelvina I–III von der Facies pelvina zum Sakrum. Es sind zwei Faserverläufe zu unterscheiden: nach ventral-kranial und nach ventral-kaudal. Im kranialen Bereich besteht eine Verflechtung mit dem Lig. iliolumbale.

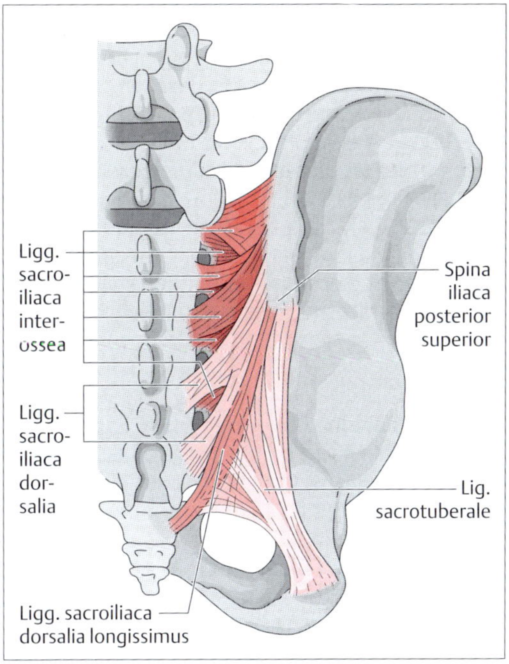

Abb. 2.**65** Ligg. sacroiliaca dorsalia et interossea.

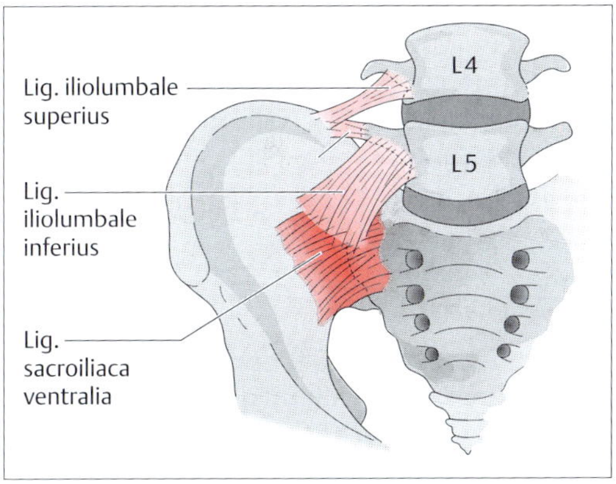

Abb. 2.**66** Ligg. sacroiliaca ventralia.

Lig. sacrospinale (Abb. 2.**67**)

Es entspringt kaudal-lateral an der Facies pelvina des Sakrums und an der Basis des Os coccygeum und inseriert an der Spina ischiadica. Es überkreuzt das Lig. sacrotuberale im kranialen Bereich und ist hier mit diesem verwachsen.
Das Lig. sacrospinale macht aus der Incisura ischiadica major ein Foramen ischiadicum majus. Kaudal davon liegt das Foramen ischiadicum minus, durch das der N. pudendus und die Sehne des M. obturatorius internus ziehen.

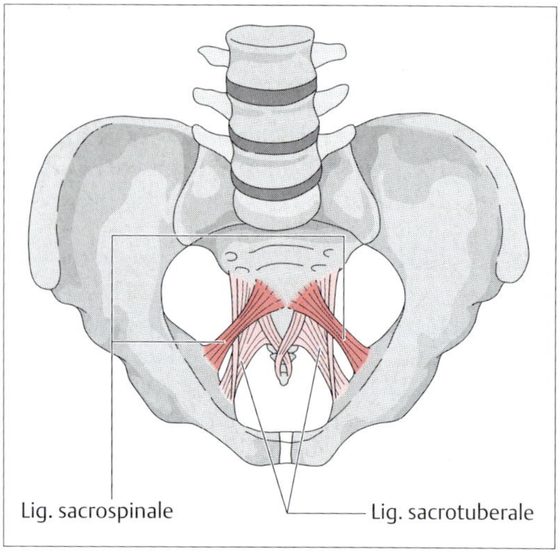

Abb. 2.**67** Lig. sacrospinale und sacrotuberale (Ansicht von ventral-kranial).

Lig. sacrotuberale (Abb. 2.**68**)

Das Band hat eine dreieckige Form. Es gibt lange Fasern, die sich mit dem Lig. sacroiliaca dorsalia longissimus verflechten und damit eine Verbindung von der Spina iliaca posterior superior bis zum Tuber ischiadicum und zur dorsalen Sakrumspitze herstellen. Kürzere Fasern ziehen von der dorsalen Sakrumspitze, dem lateralen Sakrum und dem Os coccygeum zum Tuber ischiadicum und R. ossis ischii. Dabei dreht es sich um die eigene Achse. Das rechte und linke Band umschließen das Os coccygeum wie ein Krawattenknoten.
Es gestaltet das Foramen ischiadicum minus und überkreuzt das Lig. sacrotuberale. Einige Fasern des M. biceps femoris ziehen von kaudal in dieses Band. Außerdem gibt es eine Verflechtung der Aponeurose des M. piriformis mit den kranialen Bandanteilen. Das Band spielt eine wichtige Rolle bei der Stabilisation und Beweglichkeit des SIG.

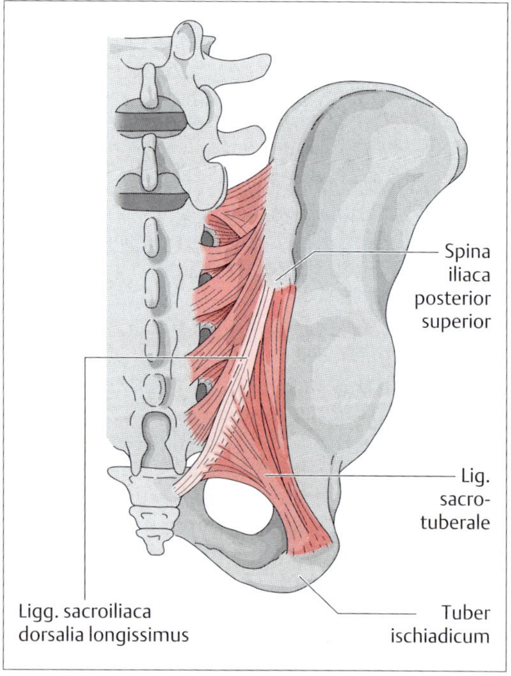

Abb. 2.**68** Lig. sacrotuberale.

Lig. iliolumbale

Es ist die Fortsetzung der dorsalen Sakroiliakalbänder nach kranial und fixiert den 5. Lendenwirbel am Os ilium.
* siehe Kap. 1.2.3.

Funktion der Bänder

Sie stabilisieren das SIG und bremsen die Bewegungen. So sind z.B. die Ligg. sacrotuberale und sacrospinale wichtige Nutationsbremser.
* siehe Kap. 2.4.6.

Pathologie Fehlstellungen des Iliums oder Sakrums belasten auf Dauer die Bandstrukturen, da sie diese unter Spannung bringen. Ist beispielsweise das Lig. sacrotuberale sehr gespannt, hat das Konsequenzen hinsichtlich der Beweglichkeit im Sakroiliakalgelenk. Auf der betroffenen Seite kann es zu einer Verminderung der Bewegung von bis zu 40% kommen.

Praxistipp

Provokationstests für die Bänder (Abb. 2.**69**)

Zur Provokation der Bänder wird in Rückenlage das Bein gebeugt und durch Schub entlang der Oberschenkellängsachse in verschiedenen Hüftgelenkstellungen die Bänder gedehnt.
Knie in Richtung gegenüberliegendes Hüftgelenk: Lig. iliolumbale;
Knie zur ipsilateralen Schulter: Lig. sacrotuberale;
Knie zur kontralateralen Schulter: Ligg. sacroiliaca dorsalia und sacrospinale.
Es ist empfehlenswert, die Dehnstellung über einen längeren Zeitraum zu halten und gleichzeitig die Bänder zu palpieren.

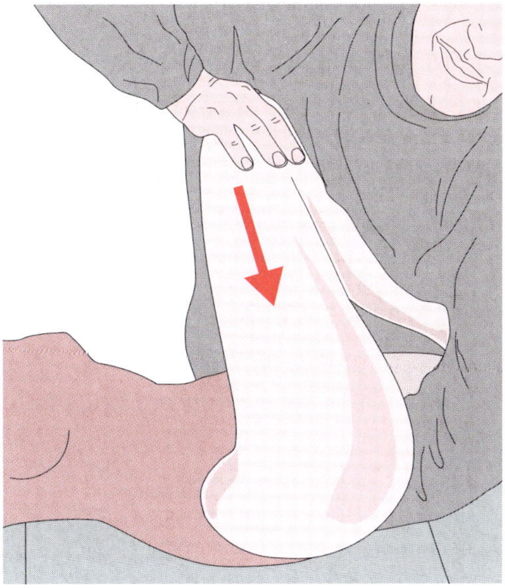

Abb. 2.**69** Provokationstest für das Lig. iliolumbale.

2.4.4 Gefäßversorgung

Arterielle Versorgung (Abb. 2.**70**)

Das Sakroiliakalgelenk wird von verschiedenen Arterien versorgt. Sie bilden alle Anastomosen, weshalb es kaum Endarterien gibt.

A. iliaca interna
- entspringt aus der A. iliaca communis auf der Höhe von S1/S2;
- gibt Rami zum SIG, vor allem zum mittleren Gelenkanteil ab;
- zieht in das kleine Becken und teilt sich in Äste für die Organe und andere Strukturen.

A. iliolumbalis
- kommt aus der A. iliaca interna;
- zieht dorsal des M. psoas major und versorgt ihn und andere Muskeln in der Umgebung;
- versorgt mit dem *R. lumbalis* das letzte Bewegungssegment und gibt auf diesem Weg Äste zum kranial-ventralen Teil des SIG ab;
- *R. iliacus* versorgt den M. iliacus sowie die Glutealmuskulatur.

A. glutaea superior
- ist ein Endast der A. iliaca interna;
- versorgt mit einigen Ästen den dorsal-lateralen und ventral-kaudalen Teil des SIG;
- zieht durch das Foramen suprapiriforme;
- teilt sich in Rami für die Glutealmuskulatur.

A. sacrales laterales
- entspringt aus der A. iliaca interna;
- versorgt den mittleren und kaudalen Teil des SIG;
- bildet Anastomosen mit der *A. sacralis mediana*, die in Höhe von L4 direkt aus der Aorta kommt;
- zieht durch die Foramina sacralia ventralia und versorgt diese und den Sakralkanal.

Venöses System

Die Arterien werden von den gleichnamigen Venen begleitet. Das venöse System drainiert den Canalis sacralis, die Organe des kleinen Beckens, das SIG und andere Strukturen, die in unmittelbarer Nähe verlaufen. Sie haben teilweise keine Klappen.

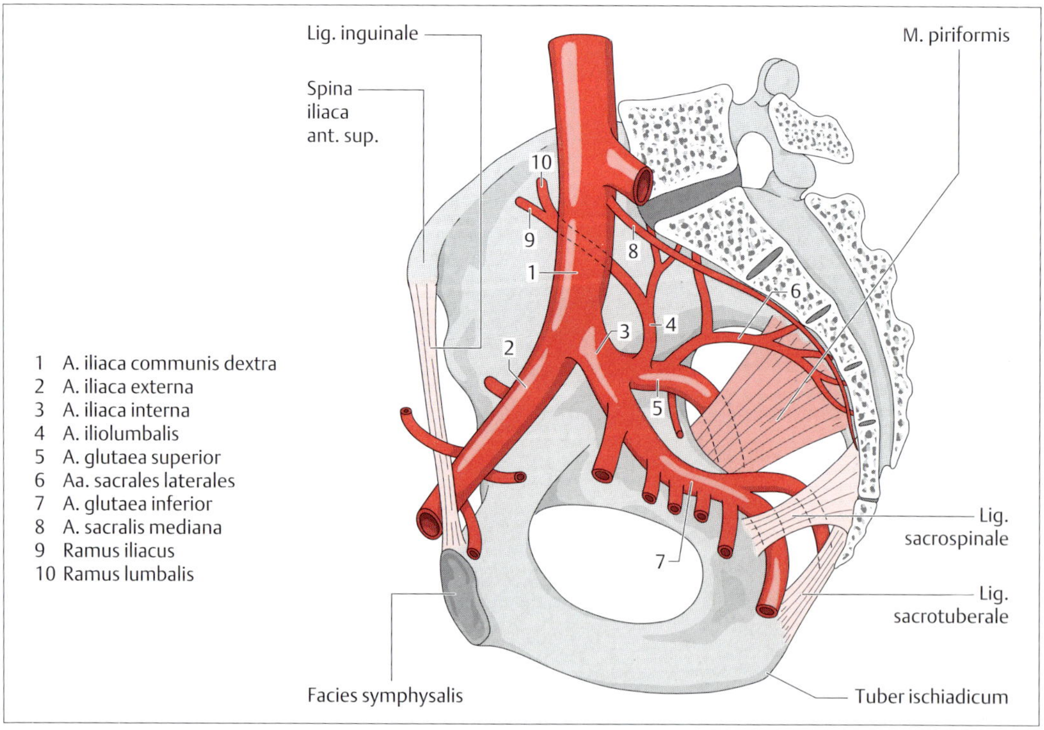

Abb. 2.**70** Arterielle Versorgung des Beckens.

2.4.5 Innervation

Das Gelenk erhält seine Innervation hauptsächlich aus der Wurzel S1, eventuell auch aus S2. Außerdem gibt der N. glutaeus superior (L4–L5) einige Äste in das Gelenk ab.
Die Rr. dorsales von S2 und S3 geben Äste zu den Ligg. sacroiliaca dorsalia ab. Einige Äste ziehen bis zum Ursprungsbereich des M. glutaeus maximus. Aus den Segmenten S3–S4 werden die Ligg. sacrotuberale und sacrospinale versorgt.
Kissling et al. (1997) beschreiben viele dicke, markhaltige Fasern, die auf eine intensive Rezeptorendichte im Kapsel-Band-Apparat schließen lassen.

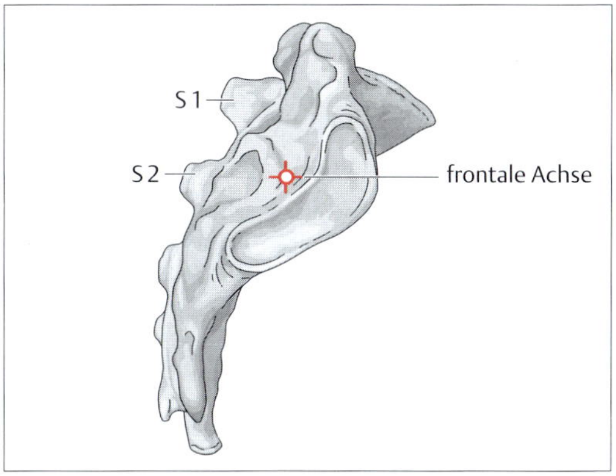

Abb. 2.**71** Frontale Bewegungsachse.

2.4.6 Bewegungsachsen

Über die Lage der Bewegungsachsen liegen viele unterschiedliche Aussagen vor. In den meisten Fällen wird der Schnittpunkt aller Achsen in Höhe von S2 und im Bereich des Lig. interosseum, also unmittelbar dorsal der Knickstelle der beiden Gelenkpole beschrieben.

Frontale Achse (Frontotransversale Achse; Abb. 2.**71**)

Diese Achse verläuft horizontal in Höhe von S2. Um sie finden die Nutations- und Gegennutationsbewegungen statt, die auch als Flexions- und Extensionsbewegungen bezeichnet werden.

Longitudinale Achsen (Frontosagittale Achsen; Abb. 2.**72**)

Um diese Achse, die im Stand vertikal verläuft und das Sakrum in eine rechte und linke Hälfte teilt, dreht sich das Sakrum beim Gehen. Es handelt sich um eine Rotationsbewegung, die nur minimal ist.
Zwei weitere longitudinale Achsen gehen durch die SIGs.

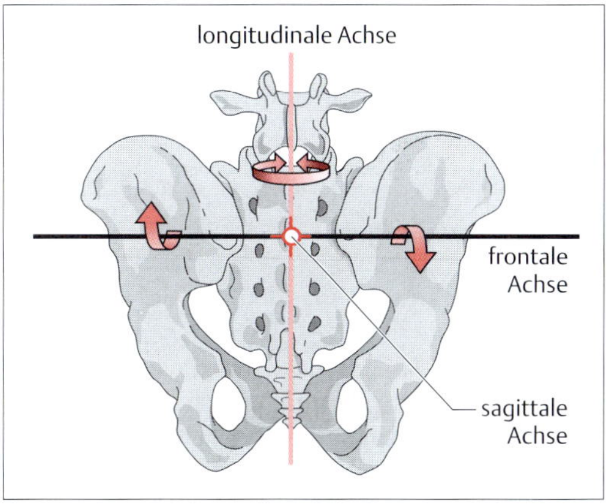

Abb. 2.**72** Longitudinale, frontale und sagittale Achse.

Diagonale Achsen (Abb. 2.**73**)

Greenman (1989) beschreibt neben der horizontalen zwei diagonal durch das Sakrum verlaufende Achsen, die auch als Torsionsachsen bezeichnet werden. Die rechte Achse verläuft vom rechten oberen zum linken unteren Pol, also von rechts kranial-ventral nach links kaudal-dorsal, die linke vom linken oberen Pol zum rechten unteren Pol. Um sie findet die Torsionsbewegung beim Gehen statt.

Sagittale Achse (Sagittotransversale Achse; Abb. 2.**73**)

Sie verläuft von ventral nach dorsal durch S2 und ist der Schnittpunkt der meisten Achsen. Um sie steht das Sakrum im Gleichgewicht. Es ist eine Achse, um die sich lateralflektorische Abweichungen ergeben. So kann beispielsweise die rechte Sakrumbasis vermehrt kaudal gegenüber der linken stehen.

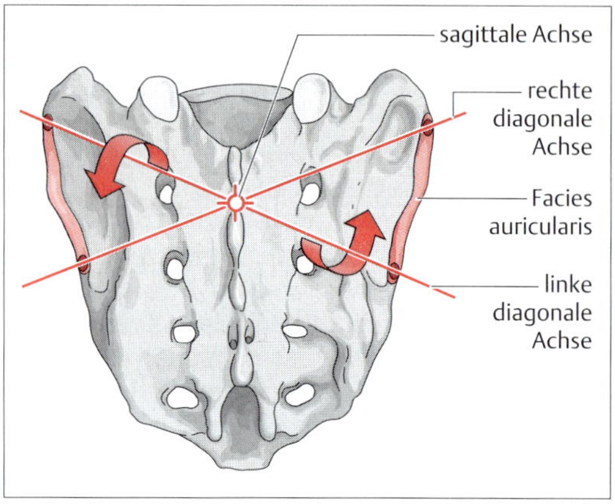

Abb. 2.**73** Diagonale und sagittale Achsen.

2.4.7 Bewegungen

Nutation

Bewegungen vom Sakrum aus (Abb. 2.**74**)

Das Promontorium verlagert sich nach ventral-kaudal, die Sakrumspitze nach dorsal-kranial. Im SIG findet ein leicht bogenförmiger Gleitvorgang nach kaudal-dorsal statt.

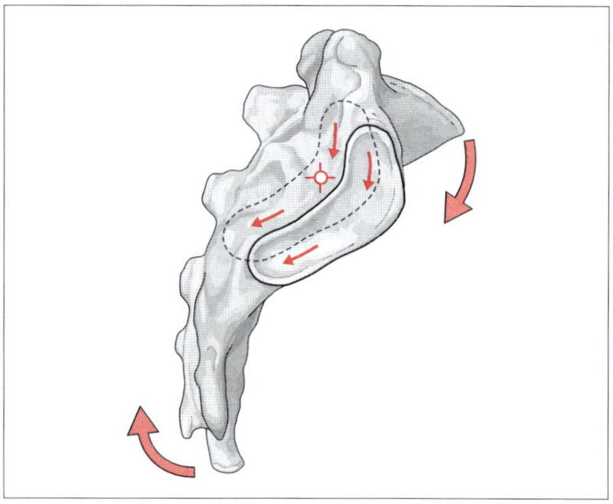

Abb. 2.**74** Nutationsbewegung des Sakrums.

Weiterlaufende Bewegungen
Folgende Bewegungen finden weiterlaufend statt:
- Bedingt durch die Spannungszunahme der kranialen dorsalen Bänder nähern sich die Alae ossis ilii, wodurch die Tuber ischiadica auseinander gehen = *Inflarebewegung* (Abb. 2.**75**);
- es entsteht eine Hyperlordose der LWS.

Begrenzung der Nutationsbewegung
Die Bewegung wird durch die Anspannung der Ligg. sacrospinale und sacrotuberale sowie Anteile der dorsalen und ventralen Ligg. sacroiliaca gebremst Die Inflarebewegung wird durch die Mm. glutaeus medius et minimus und die medial verlaufenden ischiokruralen Muskeln gehemmt.

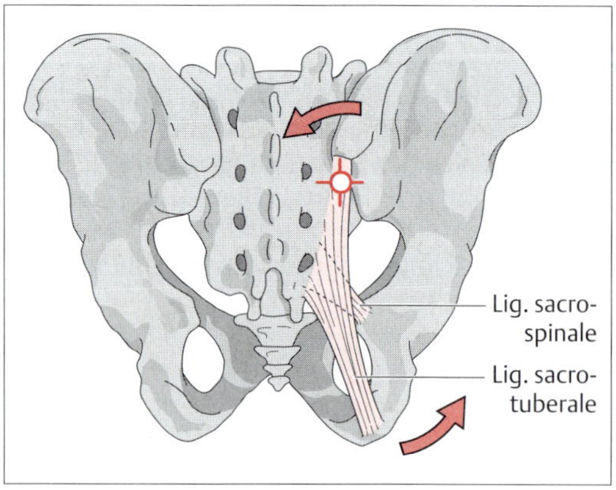

Abb. 2.**75** Inflarebewegung des Iliums.

Bewegungen vom Ilium aus (Abb. 2.**76**)

Die Iliumbewegung entspricht einer Extension des Beckens in den Hüftgelenken. Das Ilium bewegt sich gegenüber dem Sakrum nach dorsal-kaudal = posteriore Rotation. Im SIG gleitet das Ilium im Verhältnis zum Sakrum nach ventral-kranial.

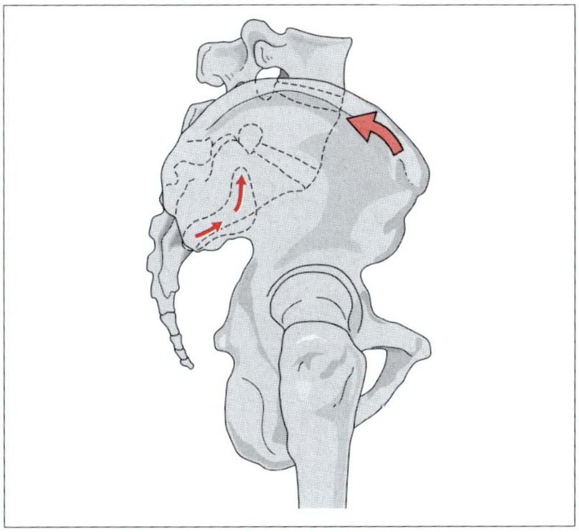

Abb. 2.**76** Nutationsbewegung des Iliums.

Praxistipp

Palpation der Bewegungen

Die Bewegungen des Os ilium nach posterior sind gut an den oberen Spinae zu palpieren. Die Inflarebewegungen sind an den Tubera – sie gehen auseinander – und am oberen Rand der Cristae zu fühlen – sie gehen zusammen.

Gegennutation (Kontranutation)

Bewegungen vom Sakrum aus (Abb. 2.**77**)

Das Promontorium verlagert sich nach dorsal-kranial, die Sakrumspitze nach ventral-kaudal. Im SIG findet ein Gleitvorgang nach ventral-kranial statt.

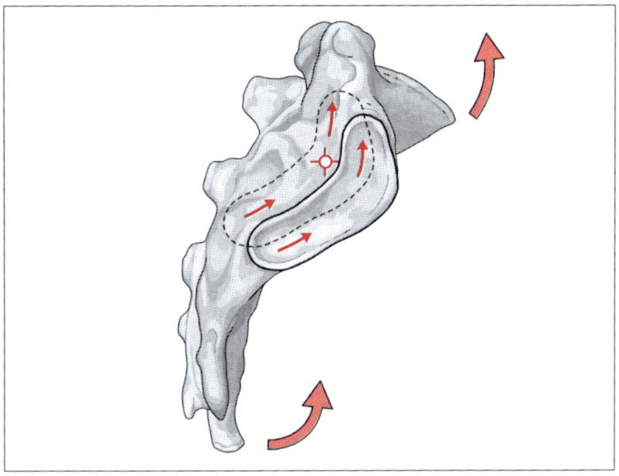

Abb. 2.**77** Gegennutationsbewegung des Sakrums.

Weiterlaufende Bewegung
- Die Ala ossis ilii gehen auseinander, die Tuber ischiadica nähern sich = *Outflarebewegung* (Abb. 2.**78**);
- Lordose in der LWS vermindert sich.

Begrenzung der Gegennutationsbewegung
Kaudale Anteile der Ligg. sacroiliaca dorsalia und kraniale Anteile der Ligg. sacroiliaca ventralia begrenzen die Bewegung.
Die Outflarebewegung wird vom Lig. iliolumbale, von den oberen Adduktoren, den Außenrotatoren und dem M. quadratus lumborum gehemmt.

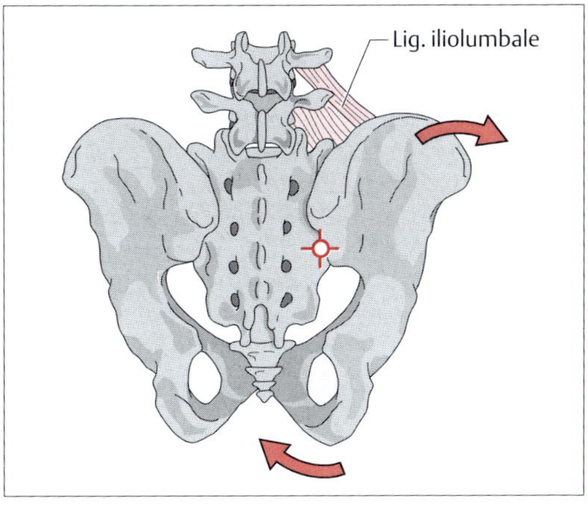

Abb. 2.**78** Outflarebewegung des Iliums.

Bewegungen vom Ilium aus

Die Iliumbewegung entspricht einer Flexion des Beckens in den Hüftgelenken. Das Ilium bewegt sich gegenüber dem Sakrum nach ventral-kaudal = anteriore Rotation. Im SIG gleitet das Ilium im Verhältnis zum Sakrum nach kaudal-dorsal.

Torsion (kombinierte Rotation-Lateralflexion) (Abb. 2.**79**)

Die Torsionsbewegung wird vor allem beim Gehen ausgeführt. Während der Schrittphase *Fersenkontakt links* findet die Bewegung um die rechte Torsionsachse statt, wobei das linke Os coxae in posteriore Richtung, das rechte nach anterior rotiert.
Gleichzeitig neigt sich die Sakrumbasis nach rechts, was einer kombinierten Seitneigung-Rotationsbewegung (Torsion) entspricht.

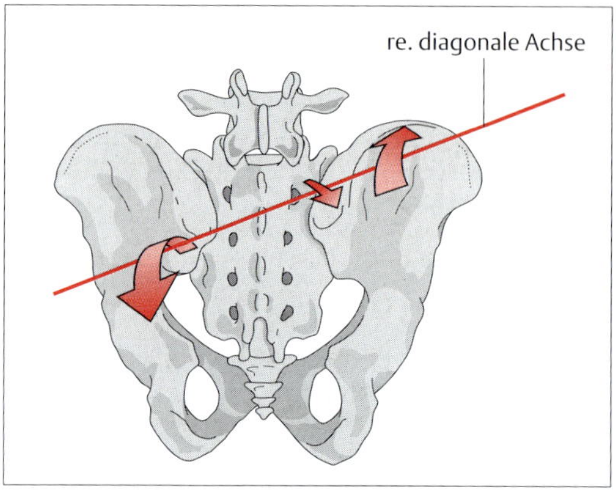

Abb. 2.**79** Bewegungen um die rechte diagonale Achse.

Bewegungsausmaß

Das Ausmaß der Beweglichkeit ist sehr gering, und es gibt große individuelle Unterschiede. Außerdem ist eine exakte Messung dieser komplizierten Mischbewegungen äußerst schwierig.
Die Bewegungen sind jedoch palpierbar, sodass eine Beweglichkeit um jede Achse von ca. 2° angenommen werden kann. Eine aktive Bewegung ist nicht möglich. Das Sakroiliakalgelenk wird als weiterlaufende Bewegung entweder von kaudal über Becken- und Beinbewegungen oder kranial über die Wirbelsäule erfasst.

Pathologie

Blockierung

Blockierungen im SIG können verschiedene Ursachen haben, wie z.B. eine Fehlstatik während der Schwangerschaft und Geburt, reflektorische Projektion innerer Organe, abruptes Aufkommen des Fußes bei nicht erwarteten Stufen.

Praxistipp

Untersuchung des SIG

Bei der Untersuchung der SIGs im Rechts/links-Vergleich ist zu bedenken, dass relativ häufig asymmetrische Gelenkverhältnisse und damit Unterschiede im Gelenkspiel zu finden sind. Deshalb sind folgende Kriterien bei der Untersuchung wichtig: asymmetrische anatomische Orientierungspunkte, deutliches unterschiedliches Endgefühl, Konsistenzveränderungen im Gewebe und Schmerzhaftigkeit bei Provokationstests.

Bewegungstendenzen im Stand

Gewicht auf beiden Beinen (Abb. 2.**80**)

Beim Stand auf beiden Beinen wird durch die Krafteinwirkungen von kranial und kaudal die Nutationstendenz akzentuiert. Die Einwirkung der Körperlast liegt im ventralen Bereich der Basis ossis sacri und schiebt das Promontorium nach kaudal, was einer Nutationsbewegung entspricht.
Von kaudal her wirkt eine Kraft ein, die über die Femurköpfe das Becken in eine Extensionsstellung drückt. Die Bewegungsachse des Hüftgelenks liegt deutlich ventral der SIG-Achse und schiebt das Os ilium in eine posteriore Stellung, was im SIG einer Nutationsstellung gleichkommt.

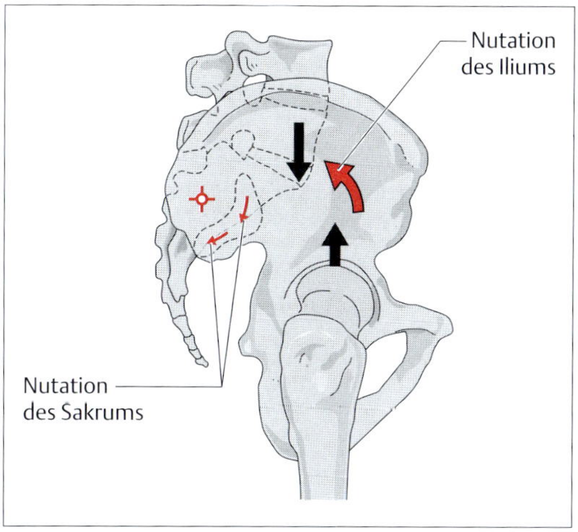

Abb. 2.**80** Nutationstendenzen im Stand.

Einbeinstand (Abb. 2.**81**)

Beim Einbeinstand gibt es auf der Standbeinseite eine Inflarebewegung des Iliums durch die Schwerpunktverlagerung zum Standbein hin sowie eine posteriore Rotation. Außerdem bewegt sich das Sakrum durch das Körpergewicht Richtung Nutation. Auf der Spielbeinseite dagegen geht das Ilium in eine anteriore Rotation, und es kommt zu einem Absinken nach kaudal.
Die Einwirkung der Bodenreaktionskraft auf der Standbeinseite führt zu einem Schub des Os ilium nach kranial.

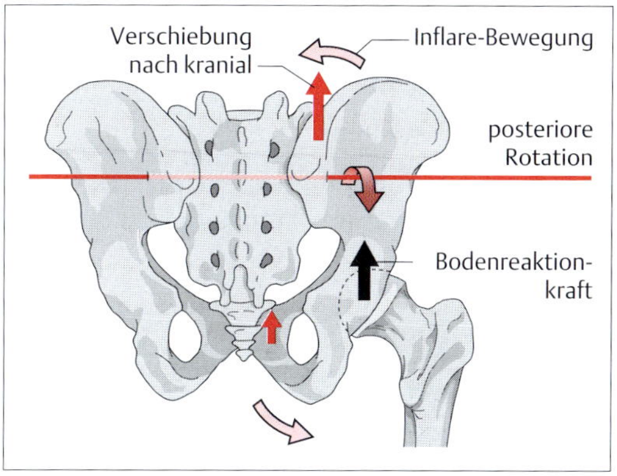

Abb. 2.**81** Bewegungen bei Gewichtsübernahme rechts.

Bewegungen beim Gehen (Abb. 2.**82**)

Während des Gehens erfolgen minimale Bewegungen in den SIGs, die ständig wechseln. Bei einem *Schritt mit dem rechten Bein* finden nacheinander folgende Bewegungen statt (Greenman 1990):

- Das rechte Ilium bewegt sich nach posterior und rotiert um die longitudinale Achse nach links, das linke bewegt sich nach anterior. Außerdem erfolgt eine Torsionsbewegung um die linke Torsionsachse mit Neigung der Sakrumbasis nach links.
- Ab der mittleren Standbeinphase bewegt sich das rechte Os coxae in anteriore und das linke in posteriore Richtung. Das Sakrum rotiert nach rechts, die Basis senkt sich auf dieser Seite etwas ab.

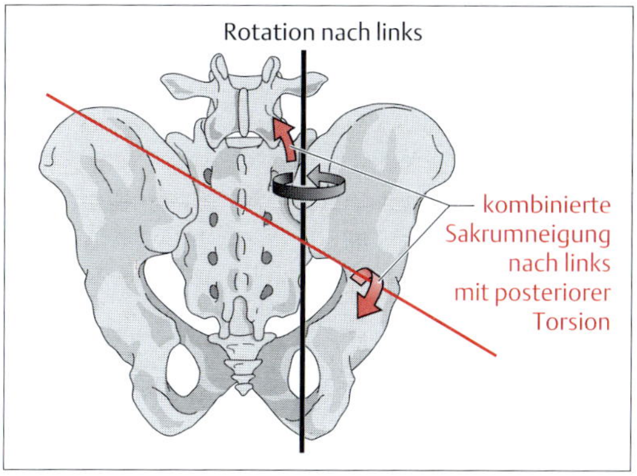

Abb. 2.**82** Bewegungen des Beckens beim Schritt mit dem rechten Bein.

Muskeln, die das SIG bewegen

1. Nutation

M. erector spinae (Abb. 2.**83**)

Er zieht mit seinen distalen Fasern über S2 hinaus und bewirkt damit eine anteriore Bewegung der Sakrumbasis.

Ischiokrurale Muskulatur und M. adductor magnus (Abb. 2.**83**)

Sie ziehen die Tuber nach kaudal. Dadurch entsteht eine posteriore Bewegung des Iliums gegenüber dem Sakrum.

M. rectus abdominis (Abb. 2.**83**)

Er zieht das Os pubis nach kranial und bewirkt damit eine posteriore Bewegung des Os ilium gegenüber dem Sakrum.

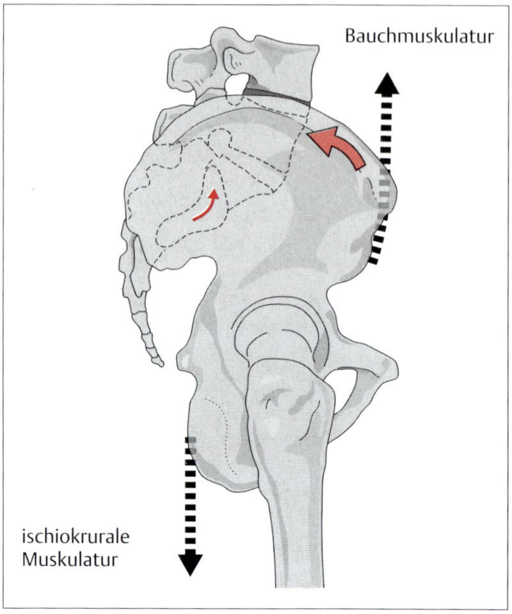

Abb. 2.**83** Nutation durch Muskelzüge.

2. Inflarebewegung

M. quadratus lumborum

Er zieht die Ala ossis ilii nach medial. Dies entspricht einer Inflarebewegung.

Mm. pectineus, adductor brevis und adductor longus

Die Ursprungsbereiche liegen unterhalb des Drehpunktes und ziehen dadurch die Os pubis nach lateral.

Pelvitrochantere Muskulatur

Die Außenrotatoren ziehen den kaudalen Beckenabschnitt nach lateral.

3. Gegennutation

M. latissimus dorsi (Abb. 2.**84**)

Seine Ursprungsfasern, die an das Os ilium ziehen, können dieses nach anterior ziehen.

Mm. sartorius, tensor fasciae latae und rectus femoris sowie die Adduktoren (Abb. 2.**84**)

Sie ziehen das Becken nach ventral und kaudal.

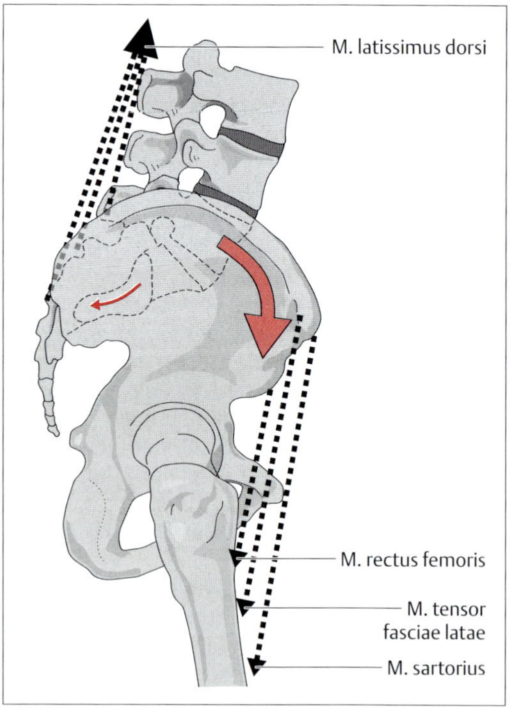

Abb. 2.**84** Gegennutation durch Muskelzüge.

4. Outflarebewegung

Mm. glutaeus medius et minimus und kraniale Fasern des M. glutaeus maximus

Sie ziehen die Ala ossis ilii nach lateral.

Mm. semimembranosus und semitendinosus

Sie ziehen die Tuber nach medial.
* siehe Kap. 1.3 u. 2.8.

Praxistipp

Ursache-Folge-Kette

1. Durch eine plötzliche Krafteinwirkung, wie z.B. bei einem schlecht abgefangenen Sprung, kann das Sakrum in Nutationsstellung eingekeilt werden und eine Blockierung entstehen. Durch den Druck von kaudal gerät das Ilium in eine *posteriore Position*. Das bedeutet, die ventral liegenden Muskeln geraten unter Zug, was zu Reizerscheinungen an den Insertionen führen kann.
Folgende Lokalisationen sind prädisponiert:
- M. tensor fascia lata am Tuberculum Gerdy;
- M. sartorius am Pes anserinus;
- M. rectus femoris
  - an der Tuberositas tibiae;
  - Patellaspitzensyndrom durch Hochstand der Patella;
  - Chondropathia patellae bedingt durch erhöhten Druck im Femoropatellargelenk und dadurch rezidivierende Gelenkergüsse.

Die Auswirkungen können sich auch folgendermaßen an den Gelenken manifestieren:
- Hüftgelenk: Azetabulum steht proximal, das Bein wird kürzer; durch Zug an den dorsalen Fasern der Mm. glutaei entsteht eine Außenrotationsstellung;
- Kniegelenk: Varustendenz, dadurch Kompression im medialen und Überdehnung im lateralen Gelenkbereich;
- Fuß: Tibia steht posterior; das bedeutet eine eingeschränkte Dorsalextension, Vorfuß in Adduktion/Pronation und medialer Hohlfuß.

Diese Folgekette zeigt jedoch auch, dass die Ursache für Funktionsstörungen im SIG an jedem dieser Gelenke liegen kann; z.B. Inversionstrauma, dadurch distal stehende Fibula, Zug am M. biceps femoris = Ilium posterior.

2. Steht das Ilium in einer *anterioren Position*, bedeutet das starker Zug auf die ischiokrurale Muskulatur, was zu Reizerscheinungen führen und funktionelle Folgen nach sich ziehen kann:
- M. semimembranosus am medialen Meniskus, Neigung zu rezidivierenden Ergüssen;
- M. semitendinosus am Pes anserinus;
- M. biceps femoris
  - zieht die Fibula nach proximal; dies bedeutet Zug am M. peronaeus longus, der das Kuboid nach innen dreht;
  - Membrana interossea gerät unter Spannung; die Lücken für die Gefäße, z.B. Aa. fibularis und tibialis, werden verengt = Störung der Blutzirkulation;

Die Folgen für die Gelenke:
- Hüftgelenk: Azetabulum steht distal, wodurch das Bein länger wird; Zug an ventralen Fasern der Mm. glutaei, sodass das Hüftgelenk in Innenrotation gerät;
- Kniegelenk: Valgustendenz, Kompression im lateralen Gelenkspalt, Überdehnung der medial liegenden Strukturen;
- Fuß: Tibia steht anterior; dies bedeutet eine Einschränkung der Plantarflexion, der Vorfuß steht in Abduktion und Supination, Abflachung des medialen Fußgewölbes. ■

2.4.8 Stabilisierende Strukturen

Faszien (Abb. 2.**85**)

Durch ihren Verlauf über ein Gelenk können Faszien bei der Stabilisierung helfen. Im SIG-Bereich geschieht dies durch die Verflechtung von kranial und kaudal kommender Fasern, die einen diagonalen Verlauf über dem SIG haben und sich miteinander verbinden.

Fascia thoracolumbalis

Diese Faszie hat eine dünne fibröse Struktur, in der longitudinal und transversal verlaufende Fasern miteinander verflochten sind. Sie besteht aus drei Schichten:

- *Posteriore Schicht*: Sie inseriert an den Procc. spinosi der Lenden- und Sakralwirbel und ihren supraspinalen Bändern. Sie setzt sich in die Aponeurosen der Mm. latissimus dorsi und serratus posterior inferior fort und zieht zum Labium externum der Crista iliaca und in Richtung Sakrum.
- *Mittlere Schicht:* Diese zieht zu den Spitzen der Procc. transversi der lumbalen Wirbel und ihren intertransversalen Bändern. Sie ist an der letzten Rippe und der Crista iliaca befestigt.
- *Anteriore Schicht:* Sie inseriert an den Basen der Procc. transversi der Lendenwirbel, am Lig. iliolumbale und an der Crista iliaca. Der M. erector spinae zieht von kranial, die Bauchmuskulatur von lateral in die Faszie.

Fascia glutaea

Sie inseriert an der Crista iliaca und zieht über den M. glutaeus medius. Im Bereich des M. glutaeus maximus ziehen Fasern in die Muskelfaserbündel. An der Insertionsstelle am Sakrum verflechten sich die Fasern mit denen der Fascia thoracolumbalis.

Fascia lata

Anteile der Traktusfasern ziehen ebenfalls über die Fascia glutaea in Richtung SIG. Das bedeutet, die Fascia thoracolumbalis benutzt den Trochanter major als Hypomochlion und ordnet sich längs im lateralen Oberschenkelbereich als Teil des Tractus iliotibialis an.

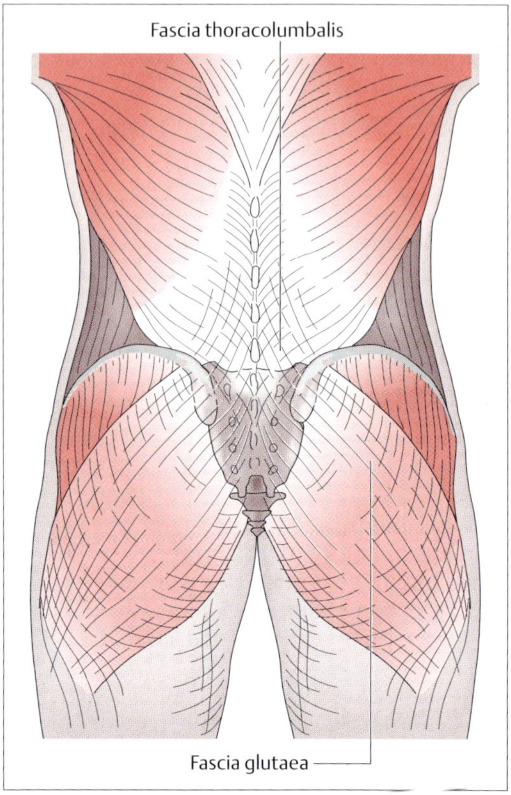

Abb. 2.**85** Stabilisierende Faszien: Fascia thoracolumbalis und glutaea.

Bänder

Ligg. sacroiliaca interossea (Abb. 2.**86a**)

Sie haben eine sehr wichtige stabilisierende Funktion, da sie unmittelbar dorsal der Kapsel aufliegen und als eine kompakte Masse den ganzen Sakralsulkus ausfüllen. Es sind kurze Fasern, von denen bei den verschiedenen Bewegungen immer Anteile gespannt sind.

Ligg. sacrotuberale und sacrospinale (Abb. 2.**86b**)

Die Bewegungstendenzen im SIG gehen in Richtung Nutation. Deshalb dienen zur Stabilisierung dieser Richtung die kräftigsten Bänder.

Ligg. iliolumbale

Sie stabilisieren durch ihre Verbindung mit den Ligg. sacroiliaca ventralia den ventralen SIG-Bereich. Mithilfe der Fasern, die zum Os ilium ziehen, verhindern sie Verschiebungen nach dorsal-kaudal.

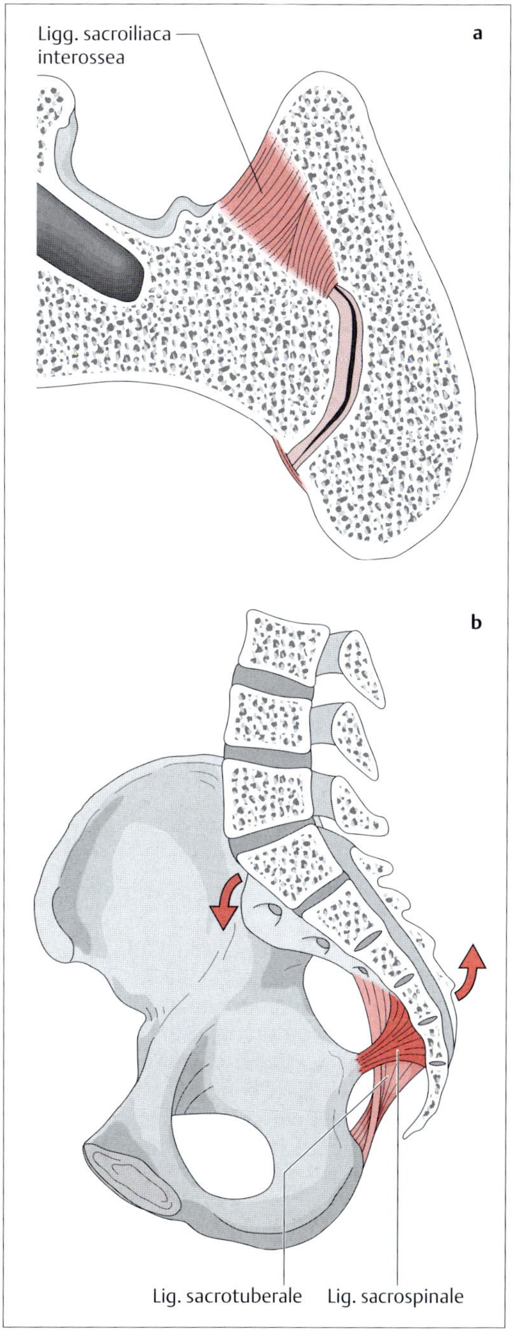

Abb. 2.**86a** u. **b** Stabilisierende Bänder.
a Ligg. sacroiliaca interossea.
b Nutationsbremser Ligg. sacrotuberale und sacrospinale.

Muskulatur

M. glutaeus maximus (Abb. 2.**87**)

Dies ist der einzige Muskel, der dorsal direkt über das Sakroiliakalgelenk zieht und damit bei der Stabilisation des Gelenks hilft. Die Fasern verlaufen in einem annähernd rechten Winkel zur Gelenklinie, wodurch er eine Gelenkkompression ausübt.
Durch seine kranialen Verbindungen zur Fascia thoracolumbalis, zum Os ilium, Os sacrum und Os coccygeum sowie zum Lig. sacrotuberale hat dieser Muskel großen Einfluss auf den Beckenring.

M. piriformis (Abb. 2.**87**)

Er zieht über den kaudalen Gelenkanteil und verursacht durch seinen fast horizontalen Verlauf eine Kompression im Gelenk, da er das Sakrum gegen das Ilium zieht.

M. erector spinae

Sehnenfasern des M. erector spinae enden zum großen Teil in Höhe des mittleren Sakralsulkus, nur einige längere Fasern ziehen bis zum Apex ossis sacri. Diese verflechten sich mit dem Lig. sacrotuberale.

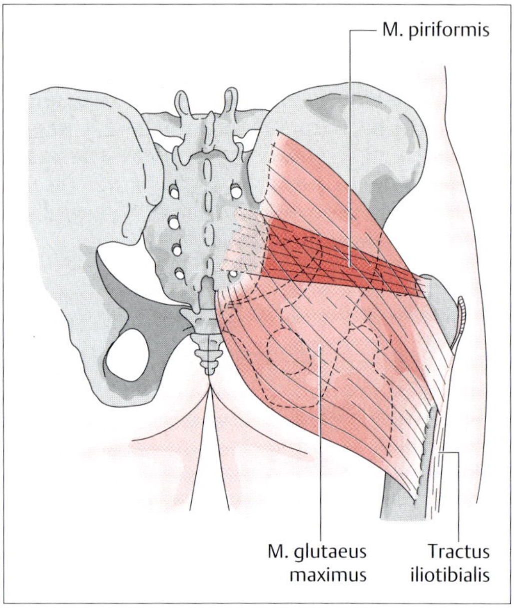

Abb. 2.**87** Stabilisierende Muskulatur: M. glutaeus maximus und piriformis.

Praxistipp

1. Untersuchung Gelenkspiel und Muskulatur
Auf die Beweglichkeit des Sakroiliakalgelenks können verschiedene Faktoren Einfluss haben. Um zu beurteilen, ob die Ursache der Störung im Gelenkspiel oder in der Muskulatur liegt, sollten verschiedene Tests durchgeführt werden. Für das Gelenkspiel wird die Gleitfähigkeit untersucht, indem ein Gelenkpartner fixiert und der andere mobilisiert wird. Die betroffene Muskulatur wird hinsichtlich ihrer Dehnfähigkeit oder Kraftkomponenten untersucht.

2. Muskeltraining bei SIG-Instabilität
Bei einer SIG-Instabilität sind der M. glutaeus maximus, der M. erector spinae und der M. piriformis aufzutrainieren. Da beim Krafttraining dieser Muskeln häufig eine weiterlaufende Bewegung im SIG erfolgt, die jedoch kontraindiziert ist, muss der Beckenring passiv stabilisiert werden. Diese Funktion erfüllt der Beckengürtel, der in Höhe des Trochanter major getragen wird. Erst nach dieser Stabilisierung sollte mit dem Auftrainieren begonnen werden.

2.4.9 Verbindung Sakrum – Kranium (Abb. 2.88)

Os sacrum und Os coccygeum stellen das kaudale Ende des Kraniosakralsystems dar. Die Dura mater ist ringsum am Foramen magnum und die ventrale Dura mater spinalis in Höhe von C2 und C3 befestigt. Eine ventrale durale Anheftung findet sich erst wieder in Höhe von S2 und dorsal am Os coccygeum.

Die Dehnfähigkeit der Dura spinalis ist bedingt möglich, weshalb Stellungsänderungen im Beckenbereich Konsequenzen für das Kranium, und umgekehrt solche im Kranium Folgen im Beckenbereich haben.

Pathologie Dysfunktionen, die durch die Geburt oder Traumen ausgelöst werden, können über den kranialen Bereich Einfluss auf den kaudalen Abschnitt der Wirbelsäule und umgekehrt haben. Ist beispielsweise ein Okziputkondylus nach anterior und kranial verschoben, wird sich das Sakrum auf der gleichen Seite nach posterior und kranial sowie auf der kontralateralen Seite nach anterior und kaudal verschieben.

Praxistipp

Behandlungsansätze

Bei einer Funktionsstörung im SIG müssen immer die obere Halswirbelsäule und der Schädel untersucht und behandelt werden, da nur so für einen Ausgleich der Schädel-Becken-Aktivität gesorgt wird.

Außerdem sollten die zwischen dem Schädel und Becken liegenden Diaphragmen, Mundboden mit der suprahyalen Muskulatur, zervikothorakales Diaphragma in Höhe der 1. Rippe, thorakolumbales Diaphragma und die Beckendiaphragmen harmonisiert werden.

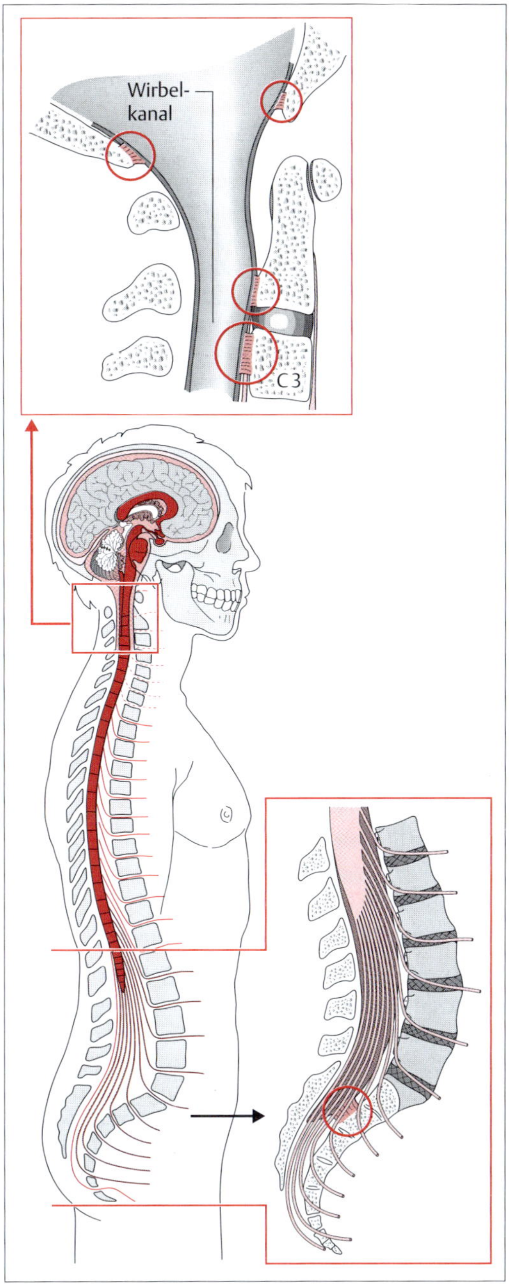

Abb. 2.88 Verbindung von Sakrum und Kranium.

2.5 Symphysis pubica (Abb. 2.**89**)

2.5.1 Gelenkflächen

Die Gelenkflächen am Os pubis sind plan und oval mit einer sehr dünnen hyalinen Knorpelschicht.
Der *Discus interpubicus*, ein Faserknorpel, ist mit der überknorpelten Gelenkfläche verwachsen. Die Längsspaltung in der Mitte bildet das *Cavum articulare*, ein mit Synovialflüssigkeit gefüllter Raum. Der Diskus ist ventral breiter als dorsal und durch die Ausrichtung der kollagenen Fasern den unterschiedlichen Druck- und Zugbeanspruchungen angepasst.

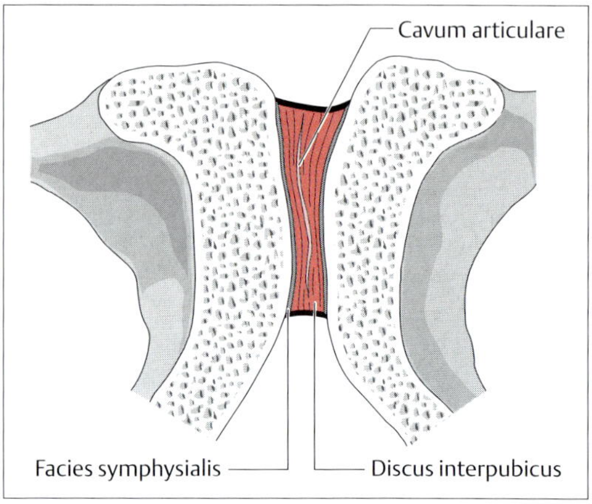

Abb. 2.**89** Symphysis pubica (frontaler Schnitt, Ansicht von ventral).

2.5.2 Bewegungsachsen und Bewegungen

Die Symphyse gehört zur artikulären Bewegungskette des Beckens. Das bedeutet, Bewegungen des Beckens haben immer Einfluss auf die Symphyse und umgekehrt.

Achsen (Abb. 2.**90**)

Es gibt drei Achsen, um die sich die Bewegungen abspielen:
- Sagittale Achse;
- Frontale Achse;
- Longitudinale Achse.

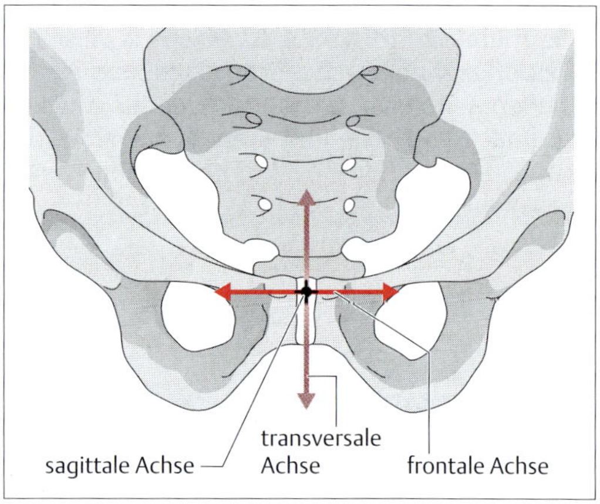

Abb. 2.**90** Achsen der Symphyse.

Bewegungsrichtungen und -ausmaß

Die Symphyse ist eine Amphiarthrose.
Beim Gehen treten Schub- und Rotationsbewegungen auf. Auf der Standbeinseite verschiebt sich die Symphyse nach kranial um etwa 1–2 mm und folgt durch posteriore Rotation der Iliumbewegung. Diese Rotation beträgt bei Frauen 2 mm, bei Männern wesentlich weniger. Auf der Spielbeinseite senkt sich das Os pubis.

2.5.3 Bänder

Die Bänder sind mit dem Diskus verwachsen.

Lig. pubicum anterius (Abb. 2.**91a**)

Das Band liegt ventral und besteht aus transversalen Faserzügen, die durch oberflächliche schräge und longitudinale Fasern verstärkt werden. Diese Fasern werden aus den Aponeurosen der Mm. obliquus abdominis externus, rectus abdominis, pyramidalis und den Mm. adductor longus und gracilis gebildet.

Lig. pubicum posterius (Abb. 2.91a)

Dies ist ein dünnes breitflächiges Band im dorsalen Bereich.

Lig. pubicum superius (Abb. 2.**91b**)

Es zieht von einem Tuberculum pubicum zum anderen und verbindet sich mit Fasern des Lig. inguinale.

Lig. arcuatum pubis (Abb. 2.**91b**)

Das Band verläuft im Arcus pubis kaudal der Fuge.

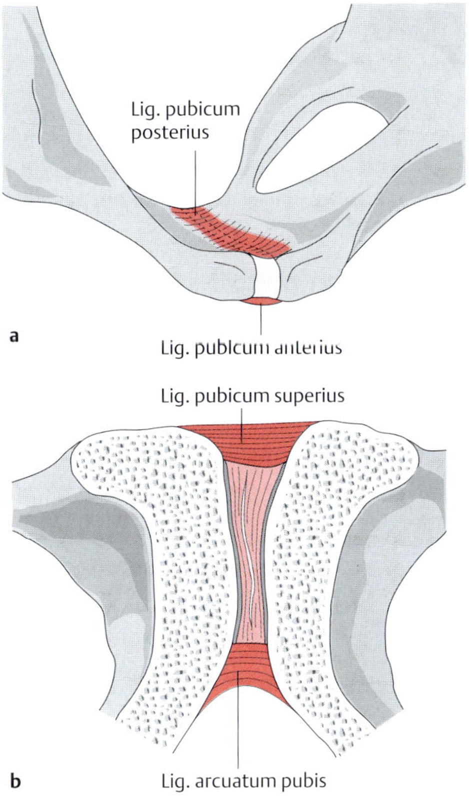

Abb. 2.**91a** u. **b** Bänder der Symphyse.
a Ligg. pubicum posterius et anterius.
b Ligg. pubicum superius et arcuatum pubis.

2.5.4 Stabilisierende Muskulatur

Bauchmuskulatur

Der M. obliquus abdominis externus, der M. rectus abdominis und der M. pyramidalis ziehen von kranial kommend in den Bandapparat.

Adduktoren

Der M. pectineus und der M. adductor longus gehen eine Verbindung mit den ventralen Bändern ein.

Praxistipp

Untersuchung

Bei einer Dysfunktion sollten folgende Untersuchungen durchgeführt werden:
- Palpation der Bauchmuskulatur und der Adduktoren hinsichtlich des Spannungszustandes und Trigger-points;
- Palpation des Lig. inguinale in Bezug auf Schmerzen und Spannungsänderung;
- Stellungsuntersuchung der Ossa pubes hinsichtlich eines einseitigen Hochstandes;
- Beurteilung der Bewegungssymmetrie beim Herausschieben der Beine und bei Bewegungen des Hüftgelenks.

Symphysenlockerung
Schmerzhafte Hypermobilität bei Hüftgelenkbewegungen, vor allem bei Abduktion, Schmerzen im Symphysenbereich beim Gehen mit Ausstrahlungen in Richtung Leiste und Lumbalbereich sind typische Zeichen einer Symphysenlockerung. Eine intensive Kräftigung der umgebenden Muskulatur unter Berücksichtigung der äußeren Stabilisierung mittels Symphysengürtel kann die Patienten beschwerdefrei machen.

2.6 Articulatio sacrococcygalis

2.6.1 Gelenkflächen

Die Gelenkflächen sind plan mit einem eingelagerten Diskus.

2.6.2 Bänder

Lig. sacrococcygeum posterius (Abb. 2.**92**)

Pars profunda und Pars superficialis sind oberflächlich verlaufende Strukturen entlang der Crista mediana auf der dorsalen Seite.

Lig. scrococcygeum articulare (Abb. 2.**92**)

Das Band hat kurze Faserzüge und verläuft dorsal über das Gelenk.

Lig. sacrococcygeum laterale (Abb. 2.**92**)

Es verbindet die Procc. transversi mit dem kaudalen Sakrumwinkel. Zwischen Knochen und diesem Band verläuft der N. coccygeus.

Lig. sacrococcygeum anterius (Abb. 2.**93**)

Das Band ist quasi die Fortsetzung des Lig. longitudinale anterius, allerdings zweigeteilt. In Höhe des 3.–4. Kokzygalwirbel überkreuzen sich die Fasern.

Lig. intercoccygeum (Abb. 2.**93**)

Durch dieses Band werden die Pars caudalis ossis coccygis mit den Procc. laterales verbunden.

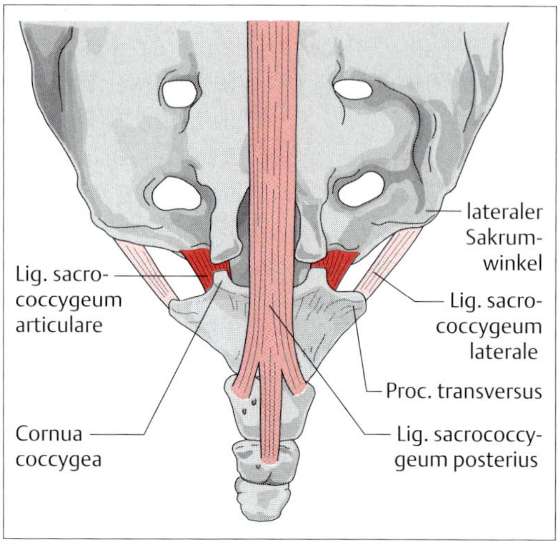

Abb. 2.**92** Dorsale Bänder des Art. sacrococcygea.

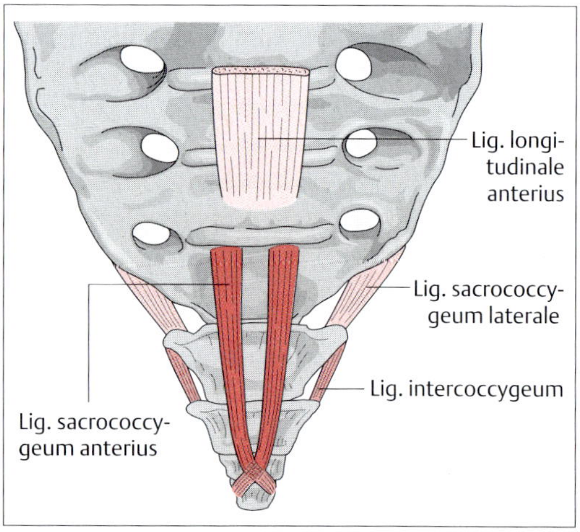

Abb. 2.**93** Ventrale Bänder des Art. sacrococcygea.

2.6.3 Bewegungsachsen und Bewegungen

Um die horizontale Achse finden Flexions- und Extensionsbewegungen statt. Es handelt sich um eine Synchondrose, weshalb nur geringgradige Bewegungen möglich sind. Es folgt den Bewegungen des Sakrums.

2.6.4 Stabilisierende Muskulatur

Folgende Muskeln spielen bei der Stabilisierung des Gelenks eine Rolle:
- *M. levator ani;*
- *M. coccygeus;*
- *M. glutaeus maximus.*

Pathologie Fast immer finden sich Dysfunktionen des Os coccygeum nach ventral, was die folgenden Ursachen haben kann:
- Geburtstrauma;
- Dysfunktion der WS;
- Sturz auf das Steißbein;
- Schädeltrauma.

Praxistipp

Behandlung nach Trauma

Beim Sturz auf das Os coccygeum knickt dieses nach ventral ab und verursacht Schmerzen im kaudalen Gesäßbereich, die sich durch längeres Sitzen und Pressen (z.B. beim Stuhlgang) verstärken. Bei der Untersuchung des Analfaltenbereichs kann die Abknickstelle palpiert werden. Es ist eine Behandlung von rektal mit Detonisierung des M. coccygeus und der Bänder, mit anschließender Dekompression des Sakrokokzygalgelenkes und der Reposition des Os coccygeum erforderlich.

2.7 Articulatio coxae

2.7.1 Gelenkflächen

Azetabulum (Abb. 2.**94**)

Das Azetabulum setzt sich aus den drei Teilen des Os coxae zusammen:
- kranial: Os ilium;
- ventral: Os pubis;
- kaudal: Os ischii.

Die Y-Fuge schließt sich zwischen dem 14.–16. Lebensjahr und bildet die konkave Gelenkpfanne. Der äußere knöcherne Rand wird als *Limbus acetabuli* bezeichnet. Sie ist nach ventral-lateral-kaudal gerichtet. Diese Ausrichtung ist im Frontalschnitt anhand der Pfanneneingangsebene von 40° und im Transversalschnitt mittels Bestimmung der Anteversion von 10°–15° sichtbar. Sie umschließt das Caput femoris nicht vollständig.

Labrum acetabulare (Abb. 2.**95**)

Das Labrum ist eine dreieckig geformte Struktur aus straffem Bindegewebe und Faserknorpel. Es umgibt das Azetabulum ringförmig und ist mit der Basis am Limbus fixiert, während die Spitze in das Gelenk hineinragt. Kranial und dorsal ist es ca. 1 cm, ventral und kaudal 0,5 cm breit. Es dient zur Vergrößerung der Gelenkpfanne und kann sich bei Bewegungen verformen.

Incisura acetabuli (Abb. 2.**96**)

Die Incisura ist eine deutliche Einkerbung des unteren Pfannenrandes und stellt die Nahtstelle zwischen Os pubis und Os ischii dar. Über die Incisura zieht das *Lig. transversum acetabuli.*

Facies lunata (Abb. 2.**96**)

Die überknorpelte halbmondförmige Gelenkfläche am Azetabulum läuft dorsal und ventral jeweils mit einem Horn aus. Der Knorpel ist im mittleren Abschnitt – mit ca. 3 mm besonders am lateral-ventralen Pfannendach – dicker als am Vorder- und Hinterhorn.

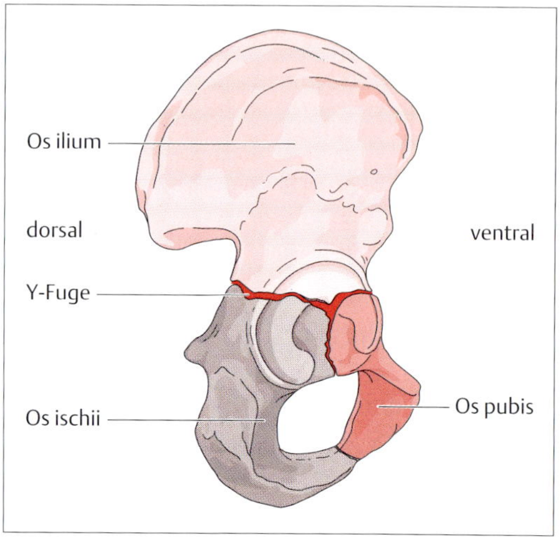

Abb. 2.**94** Azetabulum: Y-Fuge.

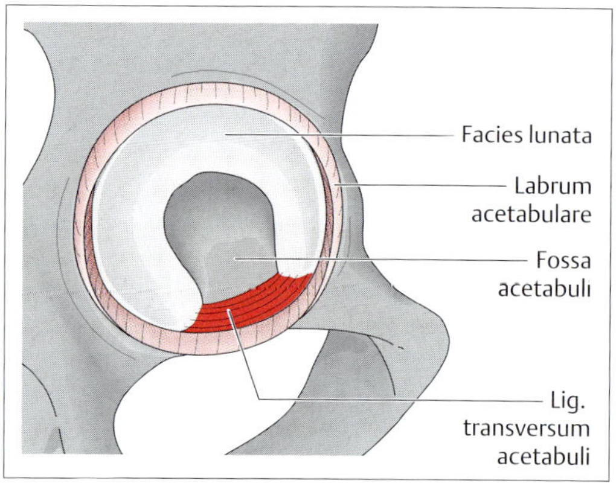

Abb. 2.**95** Labrum acetabulare.

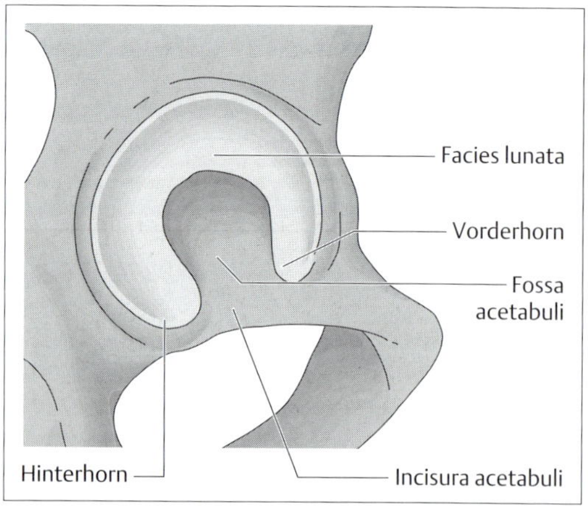

Abb. 2.**96** Facies lunata.

Fossa acetabuli (Abb. 2.**97**)

Die Fossa ist eine Vertiefung von 3–4 mm am medialen Rand der Facies lunata. Sie wird von lockerem, fettreichen Bindegewebe, dem *Pulvinar acetabulare*, und dem *Lig. capitis femoris* ausgefüllt. Dieses Fettpolster gleicht den Niveauunterschied zur überknorpelten Fläche aus. Der Hohlraum sorgt für ein gewisses Vakuum, was zur Stabilität des Gelenks beiträgt. Nach kaudal hin schließt das Lig. transversum acetabuli den Raum ab.

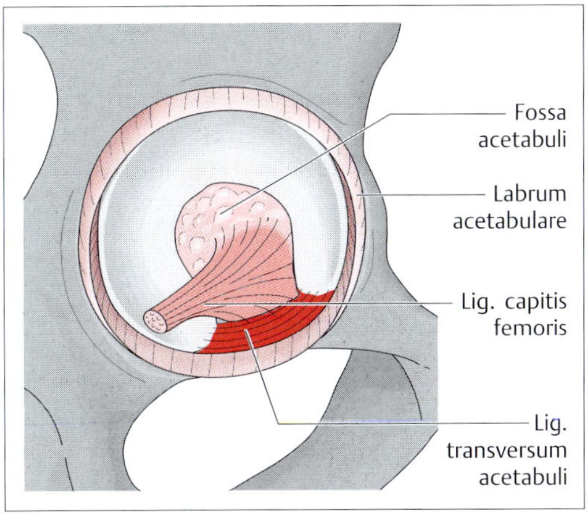

Abb. 2.**97** Fossa acetabuli.

Caput ossis femoris (Abb. 2.**98**)

Das Caput ist kugelförmig und bildet die artikulierende Gelenkfläche am Femur.

Fovea capitis femoris

Die Fovea ist eine Vertiefung im dorsal-kaudalen Quadranten. Sie ist nicht überknorpelt und bildet den Ansatzbereich des Lig. capitis femoris.

Überknorpelte Flächen

Kranial der Fovea liegt mit 4 mm Dicke die stärkste Knorpelschicht. Nach medial-kaudal ist sie wesentlich dünner, die Fläche wird schmaler und ist gegen den Femurhals ungleichmäßig abgegrenzt. Die Fläche wird in vier Quadranten eingeteilt.
Die Kontaktfläche zur Facies lunata wechselt je nach Stellung des Gelenks, da nur ein Teil der überknorpelten Fläche am Femur Kontakt zur gesamten Facies lunata hat. So verlagert sich z.B. die Kontaktstelle bei Adduktion derart weit nach medial, dass der Innenrand der Facies lunata den Knorpelrand der Fovea capitis erreicht.

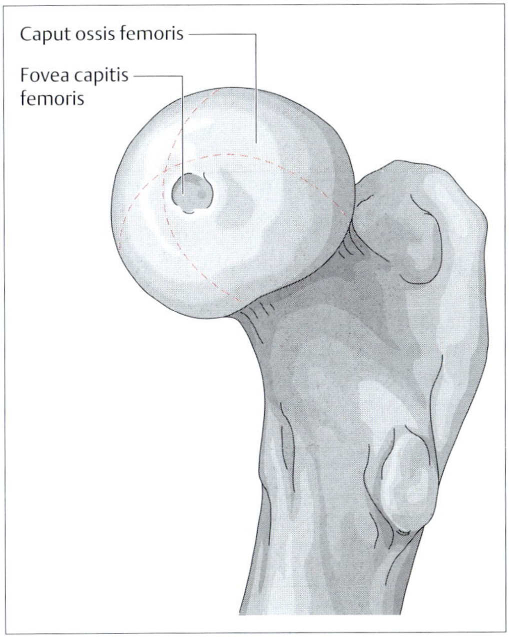

Abb. 2.**98** Caput ossis femoris. (Ansicht von dorsal-medial

Pathologie

Knorpelerhaltungszonen

Der Gelenkknorpel bleibt nur dort erhalten, wo er durch intermittierende Druckkräfte wiederholte elastische Druckbeanspruchungen erfährt, die in einer bestimmten physiologischen Größenordnung liegen müssen. Das bedeutet, der Gelenkknorpel bleibt auf die Dauer nur in jenen Bereichen bestehen, in denen die Übertragung der Kräfte innerhalb gewisser Toleranzgrenzen stattfindet. ■

Praxistipp Ein wichtiges Behandlungsziel bei beginnender Arthrose ist die Förderung der Knorpel- und Gelenktrophik durch dosiertes Funktionstraining in ent- und belastenden Stellungen sowie das Ausnutzen des gesamten Bewegungsraumes. ■

Gelenknahe Femuranteile (Abb. 2.**99** u. 2.**100**)

Collum femoris
- verbindet das Caput mit dem Schaft;
- geht distal-ventral in die Linea intertrochanterica und dorsal in die Crista intertrochanterica über.

Trochanter major
- Apophyse;
- Ansatzpunkt für Muskulatur;
- medial davon liegt die Fossa trochanterica.

Trochanter minor
- medial der Linea intertrochanterica;
- Ansatzbereich für den M. iliopsoas.

Linea intertrochanterica
Linie im ventralen Bereich, die von einem Trochanter zum anderen zieht.

Crista intertrochanterica

Leiste, die dorsal die beiden Trochanteres verbindet.

Fossa trochanterica

Vertiefung dorsal-medial des Trochanter major.

Linea aspera
- longitudinal ausgerichtete Leiste dorsal am Femurschaft;
- dient vielen Muskeln als Ansatz.

Tuberositas glutaea
- Ansatzbereich des M. glutaeus maximus;
- liegt kranial in Verlängerung der Linea aspera.

Linea pectinea
- Ansatzbereich des M. pectineus;
- ventral in Verlängerung der Linea aspera in Richtung Trochanter minor.

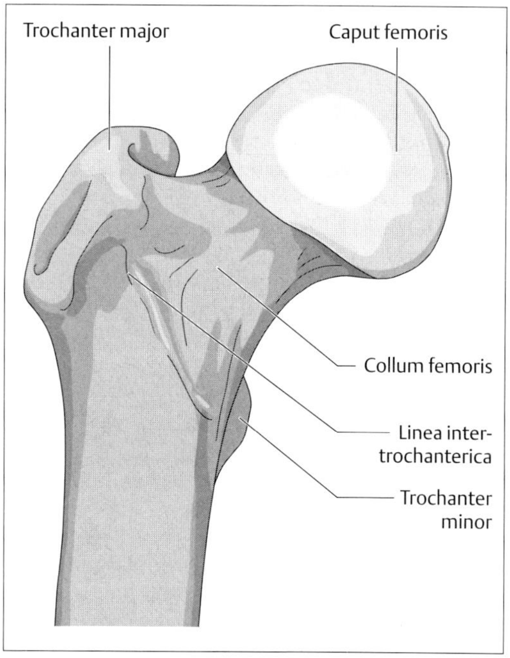

Abb. 2.**99** Proximales Femurende (Ansicht von ventral).

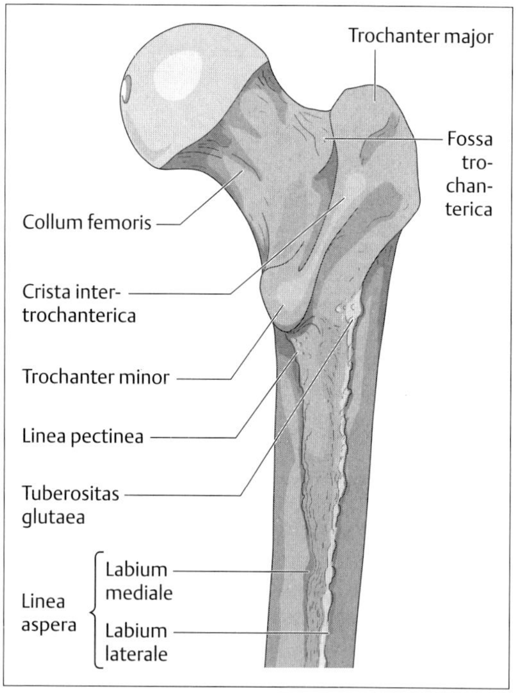

Abb. 2.**100** Proximales Femurende (Ansicht von dorsal).

2.7.2 Gelenkkapsel

Membrana fibrosa (Abb. 2.**101a** u. **b**, 2.**102**)

Die Membrana fibrosa ist eine dickwandige und feste Membran. Sie besteht aus unterschiedlich ausgerichteten Fibrillenbündeln, die z.B. longitudinal und diagonal verlaufen. Der Anteil der kollagenen festen Faseranteilen liegt bei ca. 70–80%, der elastische Anteil bei ca. 5%.
Sie inseriert am knöchernen Rand des Azetabulums, am Lig. transversum acetabuli und ventral am Femur längs der Linea intertrochanterica. Dorsal setzt sie am Collum femoris, ca. 1 cm medial der Crista intertrochanterica an, sodass sie und die Fossa trochanterica frei bleiben.
Die Membrana fibrosa besitzt viele Rezeptoren, die dem zentralen Nervensystem Informationen über Stellungen, Bewegungen und Abweichungen mitteilen.

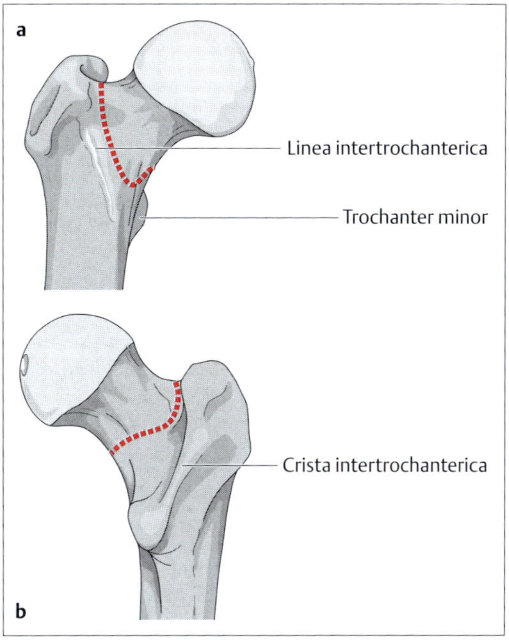

Abb. 2.**101a** u. **b** Insertion der Membrana fibrosa.
a Am ventralen Femur.
b Am dorsalen Femur.

Membrana synovialis (Abb. 2.**102**)

Die Membrana synovialis inseriert am äußeren Rand der Basis des Labrum acetabulare und lässt die spitz zulaufende Kante des Labrums frei in den Gelenkraum ragen. Dadurch entsteht ein kleiner ringförmiger Recessus zwischen Kapsel und Labrum, der *Recessus perilimbicus*. Nur kaudal kommt die Synovialmembran von der Labrumspitze.

Am Femur inseriert die Synovialmembran ventral kurz vor der Linea intertrochanterica und bildet dabei kleine Aussackungen. Dorsal setzt sie 1,5 cm proximal der Crista intertrochanterica an.

Rund um das Collum femoris – vor allem lateral, medial und ventral – bildet sie Umschlagfalten, die *Frenula capsulae*. Diese ziehen von der Insertion am Femurhals bis zur Knochen-Knorpel-Grenze des Caput femoris. Sie führen Gefäße und versorgen auf ihrem Weg in Richtung Hüftkopf den Schenkelhals mit Blut. Die Membrana bildet um das Lig. capitis femoris einen Schlauch, der am Pfannengrund entspringt, und schließt so das Gelenk gegen die Incisura acetabuli und die Fossa ab (Abb. 2.**103**).

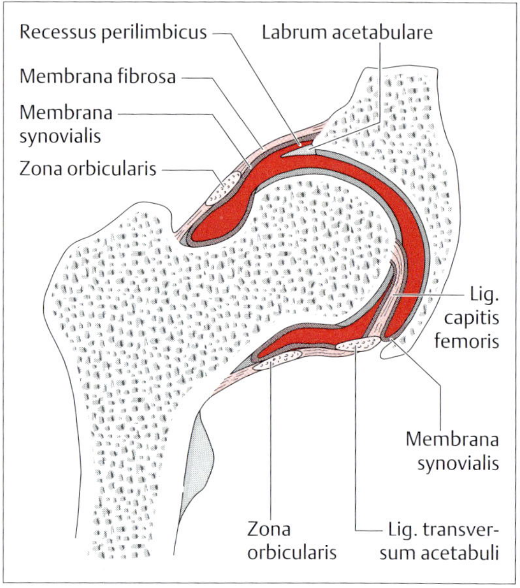

Abb. 2.**102** Membrana synovialis (zur besseren Darstellung ist der Hüftkopf aus der Pfanne herausgezogen).

Pathologie

1. Kapselmuster

Ist die gesamte Kapsel gereizt, z.B. bei einer Arthrosis, hat jedes Gelenk ein charakteristisches Muster an Bewegungseinschränkungen, die die Reihenfolge und das Ausmaß betrifft. Für das Hüftgelenk ist das Kapselmuster Innenrotation/ Extension → Abduktion → Flexion

2. Totalendoprothese

Für die Implantation einer Totalendoprothese wird teilweise der Kapsel-Band-Apparat entfernt. Das bedeutet, es fehlt ein wichtiger Regulationsmechanismus für die statischen und dynamischen Funktionen.

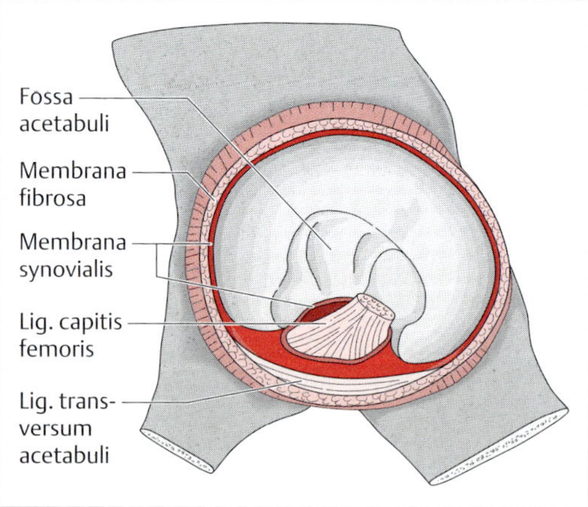

Abb. 2.**103** Membrana synovialis am Lig. capitis femoris.

2.7.3 Bänder

Es werden intra- und extraartikuläre Bänder unterschieden.

Intraartikuläre Bänder (Abb. 2.**104**)

Lig. capitis femoris

Das Lig. capitis femoris ist auch unter dem Namen Lig. teres femoris bekannt. Es ist ca. 3 cm lang und 1 cm breit, hat einen flachen Querschnitt, liegt im Inneren des Gelenks und ist mit einer Synovialmembran überzogen.
Faserbündel ziehen vom Vorder- und Hinterhorn der Facies lunata und vom Oberrand des Lig. transversum acetabuli zur Fossa acetabuli. Es führt den R. acetabularis aus der A. obturatoria und dient der Blutversorgung des Caput femoris. (Abb. 2.**112**)
Bei Flexion/Adduktion/Außenrotation wird es gespannt.

Lig. transversum acetabuli

Das Band überbrückt die Incisura acetabuli und stützt damit den Femurkopf von kaudal her ab. Seine äußere Schicht verbindet die Enden des Labrums, die innere Schicht die beiden Hörner der Facies lunata. Es ist ca. 1 cm breit.

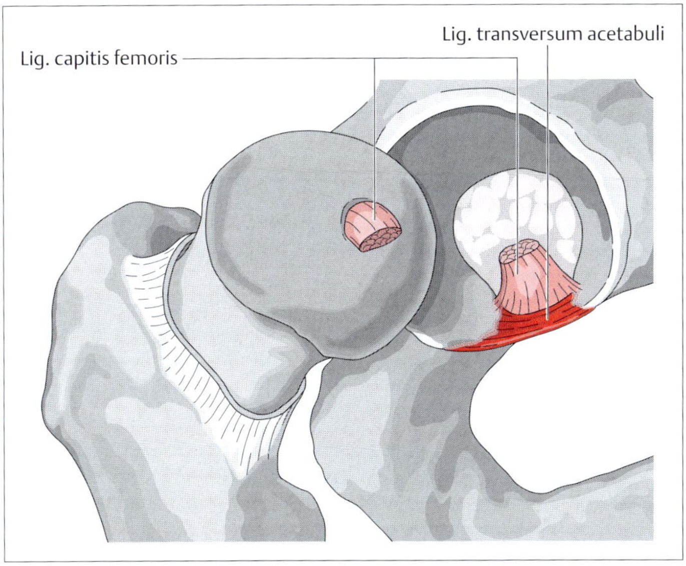

Abb. 2.**104** Intraartikuläre Bänder: Lig. capitis femoris und transversum acetabuli.

Extraartikuläre Bänder (Abb. 2.**105**)

Lig. iliofemorale

Das Lig. iliofemorale ist ein v-förmiges Band. Die Spitze des V liegt unterhalb der Spina iliaca anterior inferior und ist dort mit dem M. rectus femoris verwachsen. Der Ansatz befindet sich entlang der Linea intertrochanterica.

- *Pars lateralis:* Oberer Zug *(Lig. Bertini)*, der quer verläuft und als das stärkste Band des Menschen bezeichnet wird. Es ist bis zu 1 cm dick, seine Zugfestigkeit beträgt 350 kg.
- *Pars medialis:* Unterer Zug, der an die untere Hälfte der Linea intertrochanterica zieht und dünn ist. Die Fasern verlaufen schraubenartig. Am rechten Hüftgelenk sind sie nach links, am linken nach rechts gedreht. Durch eine Außenrotation wird dieser Teil entdreht und damit entspannt.

Lig. pubofemorale

Das Lig. pubofemorale zieht von der Eminentia iliopectinea und der Crista obturatoria, wo es mit der Sehne des M. pectineus verflochten ist, zur kaudalen Linea intertrochanterica. Hier verflechtet es sich mit dem Lig. iliofemorale. Es hat eine Verbindung zur Gelenkkapsel und zur Zona orbicularis.

Auf der ventralen Seite bilden die Ligg. iliofemorale und pubofemorale das *Welcker-Z.*

- Pars lateralis des Lig. iliofemorale;
- Pars medialis des Lig. iliofemorale;
- Lig. pubofemorale.

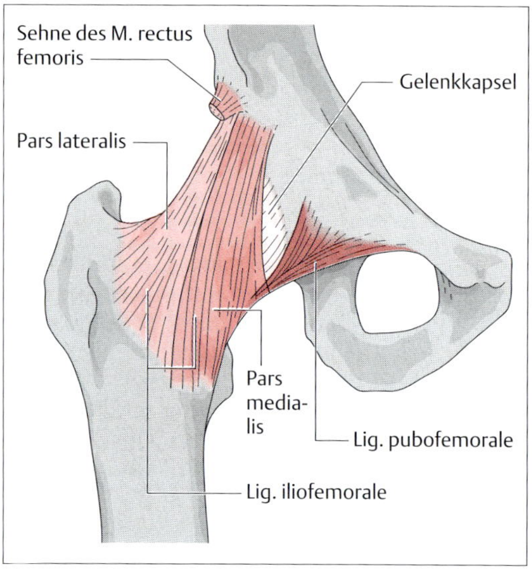

Abb. 2.**105** Ventrale extraartikuläre Bänder: Lig. iliofemorale und pubofemorale.

Bursa iliopectinea (Abb. 2.**106**)

Zwischen den beiden Bändern ist die Kapselwand dünn, hier liegt die Bursa iliopectinea auf der Kapsel. Sie kommuniziert bei 10–15% mit der Gelenkhöhle, ist länglich und kann bis zum Trochanter minor reichen. Über der Bursa verläuft die Sehne des M. iliopsoas.

Pathologie Die Bursa kann durch eine Entzündung (Bursaempyem) infolge einer fortgeleiteten Infektion Schmerzen beim Bewegen, vor allem bei der Kontraktion des M. iliopsoas auslösen.
Veränderungen in der Statik können ebenfalls zu einer Bursitis führen. Diese kann unter Umständen chronisch werden, da es sich um eine rezidivierende Irritation handelt.

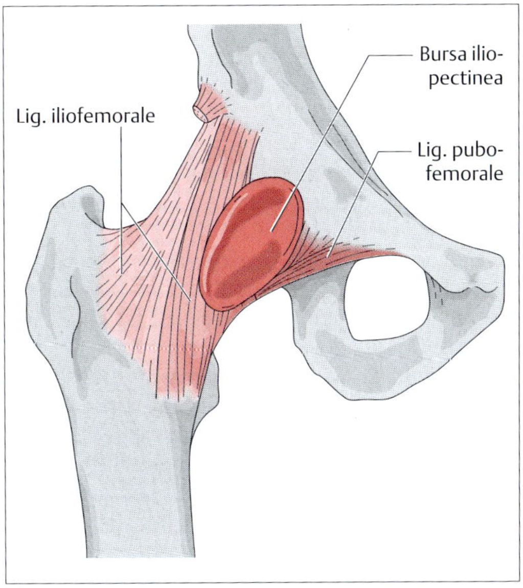

Abb. 2.**106** Bursa iliopectinea.

Lig. ischiofemorale (Abb. 2.**107**)

Das Lig. ischiofemorale hat seinen Ursprung am hinteren Pfannenrand und Labrum acetabuli und zieht schraubenförmig nach lateral-kranial. Seine Insertion befindet sich an der Innenseite des Trochanter major und an der Zona orbicularis. Hier setzt auch der M. obturatorius externus an, für den sich eine kleine Rinne im Band befindet.
Das Band verflechtet sich mit dem lateralen Teil des Lig. iliofemorale.

Zona orbicularis (Abb. 2.**107**)

Bei der Zona orbicularis handelt es sich um eine Bandschlaufe, die Fasern aus allen drei Bändern erhält. Sie ist mit der Gelenkkapsel verwachsen und liegt eng um den Femurhals. Durch die Verbindung mit den extraartikulären Bändern übt sie eine Gelenkkompression aus.

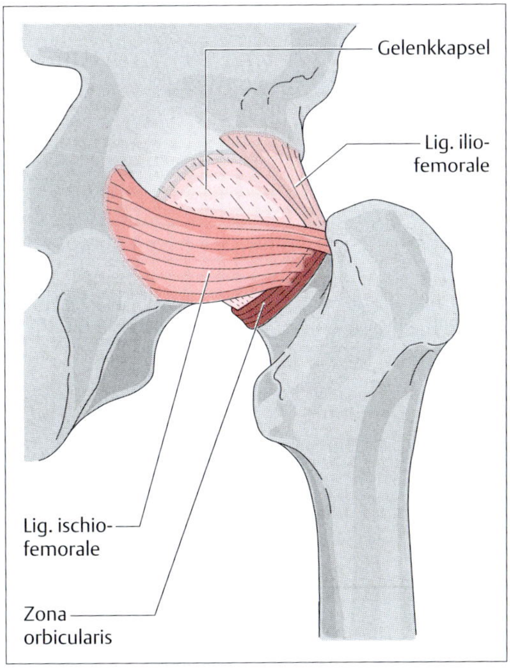

Abb. 2.**107** Lig. ischiofemorale.

Funktionen der Bänder (Abb. 2.**108** u. 2.**109**)

Sie dienen der Führung und Begrenzung der Bewegungen und damit der Stabilisation des Gelenks.

- *Extension:* Dabei verdrehen sich die Bänder und bewirken einen Gelenkschluss, wodurch die Extensionsbewegung bei ca. 10–15° beendet ist.
- *Flexion:* In leichter Flexionsstellung sind alle Bandstrukturen entspannt. Erst bei deutlicher Flexion gerät die Pars lateralis des Lig. iliofemorale unter Spannung.
- Rotation: Bei Außenrotation gerät die Pars lateralis des Lig. iliofemorale und Lig. pubofemoralis, bei Innenrotation das Lig. ischiofemorale und Pars medialis des Lig. iliofemorale unter Spannung. Sind die Bänder durch eine Flexion entspannt, ist eine deutlich größere Außenrotationsfähigkeit vorhanden.
- *Abduktion:* Bei Abduktion werden Teile der Pars medialis des Lig. iliofemorale und das Lig. pubofemorale sowie kaudale Anteile des Lig. ischiofemorale gespannt.
- Adduktion: Bei der Adduktion verhindert die Pars lateralis des Lig. iliofemorale größere Bewegungsausschläge.

Ruhestellung
In der Ruhestellung ist der Kapsel-Band-Apparat entspannt, und die Synovialflüssigkeit kann sich optimal verteilen. Dies ist die Entlastungsstellung, die Patienten automatisch bei Schmerzen einnehmen.
Im Hüftgelenk liegt sie bei etwa 30° Flexion, 15°–20° Abduktion und 5°–10° Außenrotation.

Verriegelte Stellung
In der verriegelten Stellung ist der Kapsel-Band-Apparat maximal gestrafft, ein Gelenkspiel ist nicht möglich. Im Hüftgelenk: maximale Extension mit Innenrotation und Abduktion oder Adduktion.

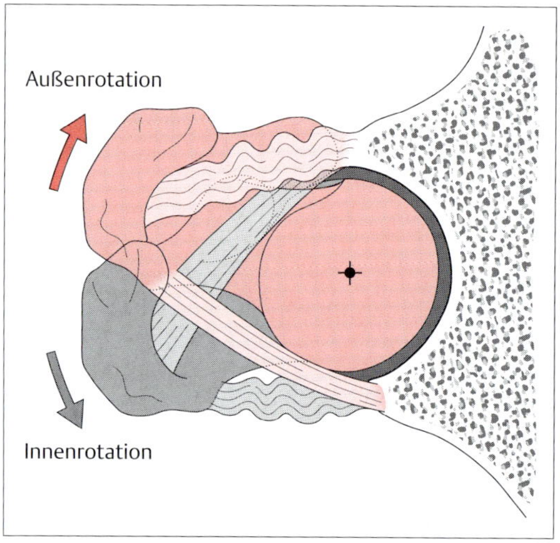

Abb. 2.**108** Bänderspannung bei Außen- und Innenrotation (transversale Ansicht).

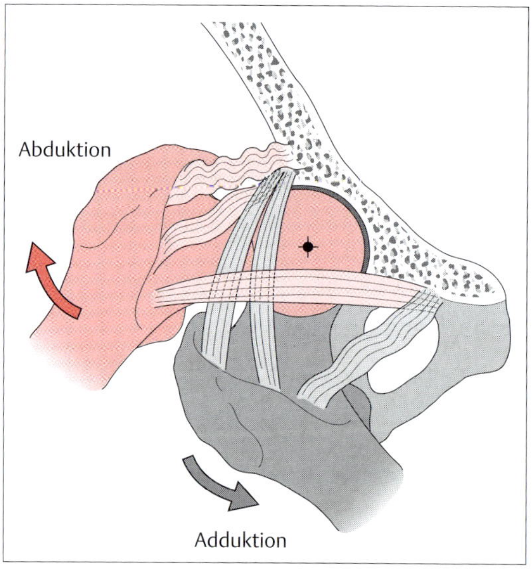

Abb. 2.**109** Bänderspannung bei Abduktion und Adduktion (ventrale Ansicht).

Pathologie

1. Schwachstellen
Schwachstellen bei der Stabilität des Hüftgelenks sind die Bereiche, in denen sich die unterschiedlichen Bandstrukturen verflechten. Sie befinden sich vor allem zwischen dem Lig. iliofemorale und dem Lig. pubofemorale, also im ventralen Bereich.

2. Erworbene Hüftluxation
Um ein Hüftgelenk zu luxieren, müssen große Kräfte einwirken. Beispielsweise kann bei der Luxatio pubica bei extremer Außenrotation der Femurkopf nach ventral aus dem Gelenk gehebelt werden, wobei der Limbus und das Labrum als Hypomochlion dienen. Das Bein wird in der Außenrotation als Zwangshaltung fixiert und ist nicht belastbar.

Praxistipp

Behandlung des Kapsel-Band-Apparates

1. Schmerzlinderung (Abb. 2.**110** u. 2.**111**)
Für eine schmerzlindernde Behandlung wird die Traktion in der aktuellen Ruhestellung des Patienten durchgeführt. Sie sollte die Kapsel nur straffen, da ein Dehnreiz zu Beschwerden führen kann. Die aktuelle Ruhestellung wird in ca. 30° Flexion, etwas Außenrotation und Abduktion gesucht. In dieser Stellung ist bei der Traktion ein elastisches Nachgeben zu fühlen.

2. Bewegungserweiterung
Um die verschiedenen Anteile der Kapsel zu dehnen, wird im Gegensatz zur Schmerzlinderung am Ende des Bewegungsausmaßes eine intensive Traktionsbehandlung durchgeführt. Diese beginnt mit wenig Zug, wird langsam mit stärkerem Zug gesteigert und intermittierend durchgeführt.

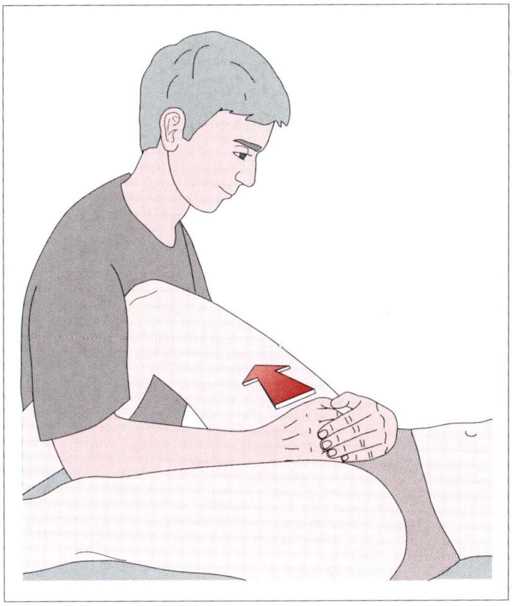

Abb. 2.**110** Traktion in aktueller Ruhestellung.

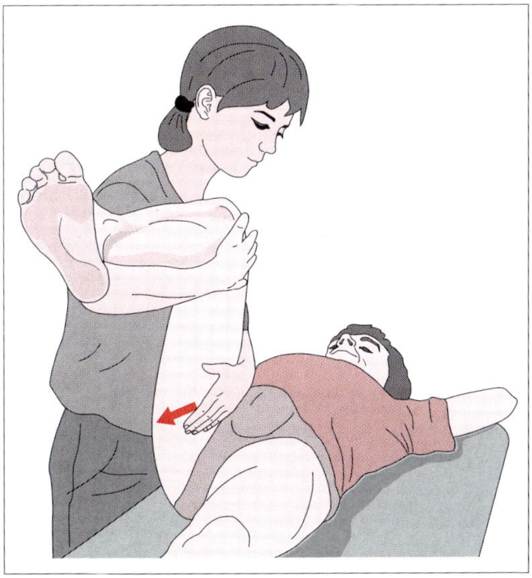

Abb. 2.**111** Traktionsbehandlung am Bewegungsende: Beispiel Flexion.

2.7.4 Gefäßversorgung (Abb. 2.**112a** u. **b**)

A. femoralis
- Fortsetzung der A. iliaca externa;
- beginnt innerhalb der Lacuna vasorum, in der sie lateral verläuft;
- ca. drei Querfinger kaudal des Leistenbandes gibt die A. femoralis die *A. profunda femoris* nach dorsal-lateral ab. Von ihr zweigt kurz darauf die A. circumflexa femoris lateralis ab.

A. circumflexa femoris lateralis
- *R. ascendens* verläuft entlang der Linea intertrochanterica nach kranial-lateral und gibt mehrere Äste in Richtung Femurhals ab, die subsynovial verlaufen und nahe der Knochen-Knorpel-Grenze in den Kopf eindringen;
- *R. transversus* versorgt den Bereich des Trochanter major;
- *R. descendens* zieht den Schaft entlang nach distal bis zum Kniegelenk.

Der übrige Teil der A. femoralis, auch als *A. femoralis superficialis* bezeichnet, gibt keine größeren Äste in die Umgebung ab und zieht distal in den Canalis adductorius.

A. circumflexa femoris medialis
- entspringt in gleicher Höhe wie die A. circumflexa femoris lateralis aus der A. profunda femoris;
- verläuft medial des Collum femoris und biegt um die Ansatzsehne des M. iliopsoas nach dorsal;
- *R. profundus* zieht nach kranial und gibt Äste zum Trochanter major und Schenkelhals ab;
- *R. acetabularis* zieht kaudal des Collums, anastomosiert mit der A. obturatoria und zweigt Äste zum ventralen Azetabulum ab.

Aa. glutaea superior und inferior
- kommen aus der A. iliaca interna;
- versorgen das dorsal-kraniale und kaudale Azetabulum.

A. obturatoria
- R. acetabularis gelangt über die Incisura acetabuli in das Gelenkinnere;
- verläuft weiter im Lig. capitis femoris;
- versorgt die Gelenkpfanne, den Fettkörper und den Femurkopf.

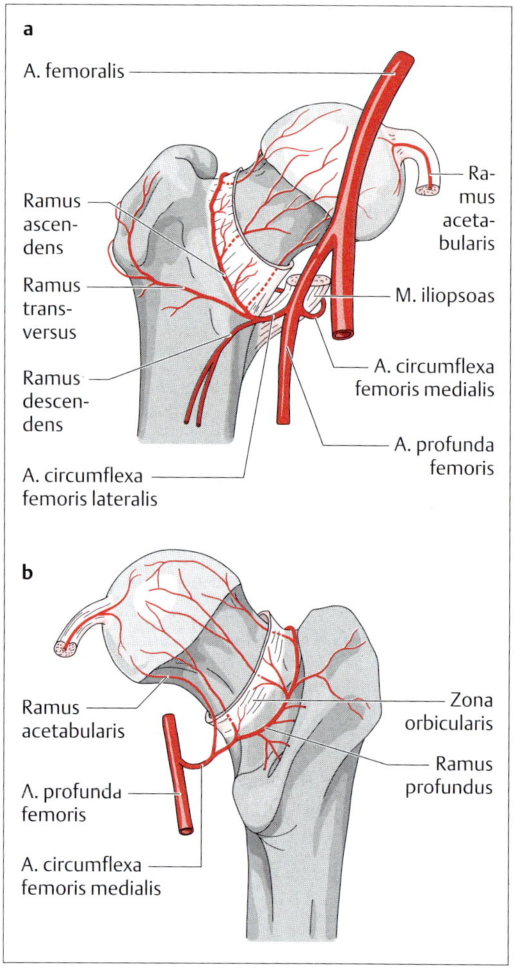

Abb. 2.**112a** u. **b** Arterielle Versorgung des Hüftgelenks.
a Ventral.
b Dorsal.

Pathologie Bei der Schenkelhalsfraktur kann die Blutzufuhr zum Hüftkopf unterbrochen sein wenn die Frakturlinie intrakapsulär liegt. Die Ernährung wird nur noch durch das Lig. capitis femoris gewährleistet. Da dieses im Alter verkümmern kann, kommt es wegen mangelnder Ernährung zu einer Nekrose. In diesen Fällen wird eine Endoprothese eingesetzt. Liegt die Frakturlinie extrakapsulär, sind die Ernährungsbedingungen günstiger.

2.7.5 **Innervation** (Abb. 2.**113**)

N. femoralis
Distal der A. circumflexa femoris lateralis gibt der N. femoralis einen Ast zum ventralen Gelenkbereich ab.

N. obturatorius
- N. obturatorius accesorius aus LIII-LIV zieht zum kaudalen Hüftgelenk;
- weitere Äste ziehen bis zum Kniegelenk.

N. ischiadicus
- R. acetabularis coxae zweigt kurz vor dem Foramen infrapiriforme ab;
- versorgt den dorsalen Hüftbereich.

N. glutaeus superior
Er führt einen kleinen Ast von kranial-lateral zum Gelenk.

N. quadratus femoris
- zieht durch das Foramen ischiadicum majus;
- gibt Äste zum M. quadratus femoris und zum dorsal-kaudalen Hüftgelenk ab.

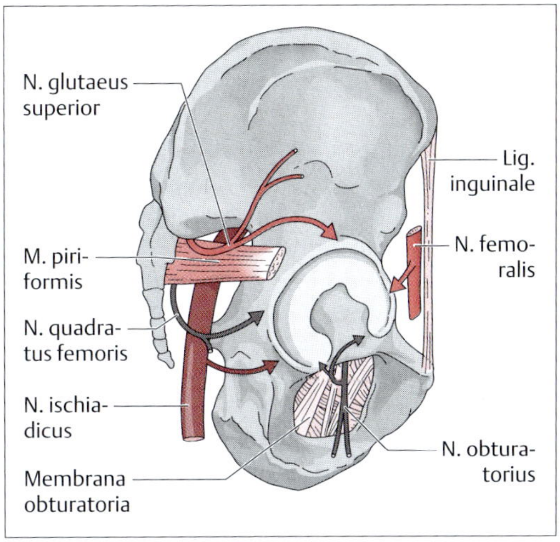

Abb. 2.**113** Innervation des Hüftgelenks.

2.7.6 Winkel im Femurbereich

CCD-Winkel (Centrum-Collum-Diaphysen-Winkel; Abb. 2.**114**)

Der CCD-Winkel (Kollodiaphysenwinkel) wird durch den Neigungswinkel der Schenkelhalsachse zur Schenkelschaftachse gebildet.

- *Schenkelhalsachse:* verläuft durch den Kopfmittelpunkt und hält den gleichen Abstand zu den Konturen des Schenkelhalses;
- *Schenkelschaftachse:* verläuft annähernd im Markraum des Femurschaftes.

Beim Neugeborenen beträgt er 150°, ab dem zweiten Lebensjahr wird er kleiner. Gegen Ende des Wachstums hat er 125°–130° erreicht. Mit zunehmendem Alter kann er weiter abnehmen.

Einfluss auf Winkelveränderungen

- *Winkelverkleinernde (varisierende) Kräfte* sind das Körpergewicht, die Abduktoren, der M. rectus femoris, die ischiokrurale Muskulatur, die langen Adduktoren sowie die von kaudal kommende Bodenreaktionskraft (Abb. 2.**115**).
- *Winkelvergrößernde (valgisierende) Kräfte* sind quer verlaufende Adduktoren, die beiden in den Tractus iliotibialis einstrahlenden Muskeln – M. glutaeus maximus und M. tensor fasciae latae –, die pelvitrochantäre Muskulatur und die quer verlaufenden Fasern des M. iliopsoas.

Pathologie

Winkelveränderungen (Abb. 2.**116**)

- Coxa valga: Winkel über 135°;
- Coxa vara: Winkel unter 120°;

* siehe Kap. 2.7.8, Biomechanik des Hüftgelenks.

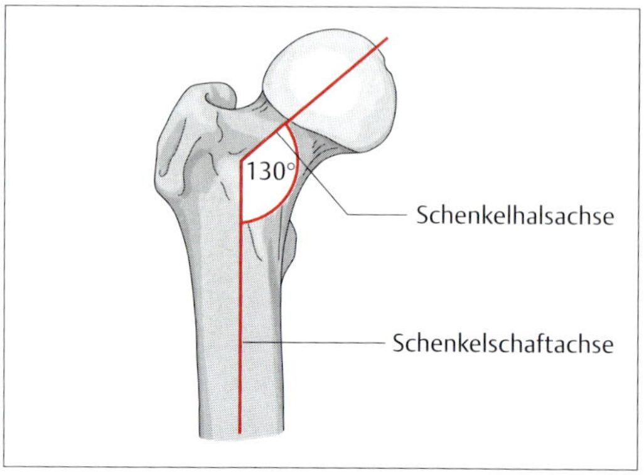

Abb. 2.**114** CCD-Winkel.

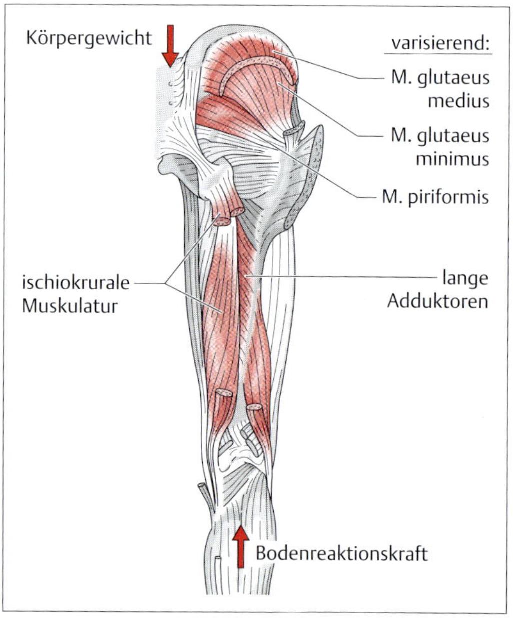

Abb. 2.**115** Winkelverkleinernde Kräfte.

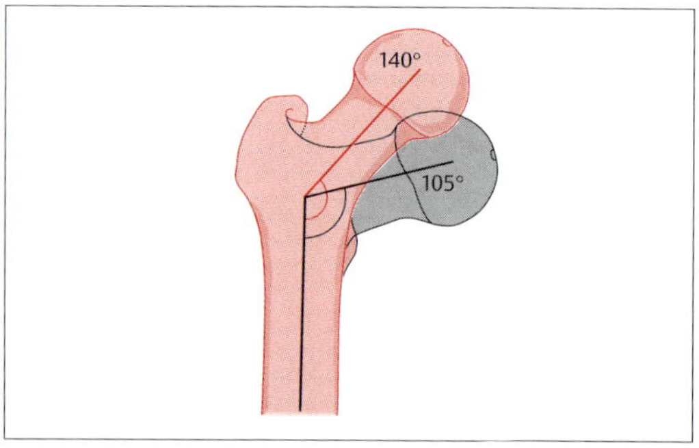

Abb. 2.**116** Coxa valga und Coxa vara.

Antetorsionswinkel (Abb. 2.**117**)

Die Femurhalsachse bildet mit der queren Femurkondylenachse einen nach ventral offenen Winkel.

Entwicklung der Femurtorsion

Beim Neugeborenen beträgt die Antetorsion 30°–40°. Nach der Geburt kommt es zu einer Rückbildung der Antetorsion, sodass der Winkel zwischen dem zehnten und vierzehnten Lebensjahr auf 18° gesunken ist. Der Normwert beim Erwachsenen beträgt 12°.

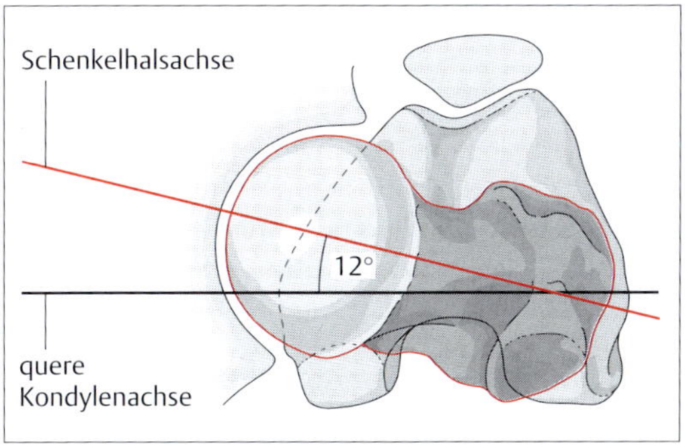

Abb. 2.**117** Antetorsionswinkel.

Winkelveränderungen und Konsequenzen (Abb. 2.**118a** u. **b**)

Liegt die Antetorsion über den normalen Werten, führt das zu einer vermehrten Innenrotationsstellung des Beines. Umgekehrt folgt aus einer Retrotorsion eine stärkere Außenrotationsstellung.

Kompensationen können proximal im Bereich der Pfanne oder distal mit der Tibiatorsion erreicht werden.

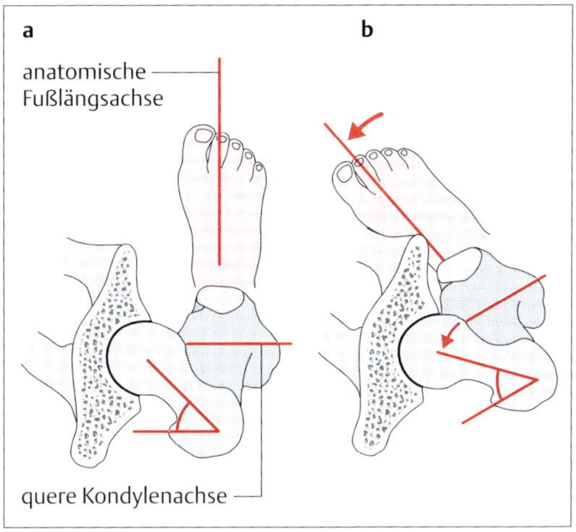

Abb. 2.**118a** u. **b** Vermehrte Antetorsion.
a Hüftkopf in anteriorer Position.
b Hüftkopf zentriert.

Praxistipp

Beobachtbare Rotationsstellung (Abb. 2.**119**)

Ein Torsionsfehler im Femurbereich, z.B. vermehrte Antetorsion, ist zu vermuten, wenn die Außenrotationsfähigkeit deutlich eingeschränkt ist, da sich die Mittellage der Rotation verschoben hat. Die Inspektion des gesamten Beines zeigt eine nach medial gerichtete Patella und Fußlängsachse.

Wird der Fuß innenrotiert aufgestellt, liegt der Grund nicht immer in einer vermehrten Antetorsion. Ist die Patella geradeaus gerichtet, aber eine deutliche Abweichung der Fußlängsachse nach medial zu sehen, könnte die Ursache eine verminderte Tibiatorsion sein. Die Einschätzung ist anhand der Stellung der Malleoli im Verhältnis zur proximalen Tibiaquerachse möglich. Der dabei gebildete Winkel sollte 30° betragen und nach medial offen sein. ■

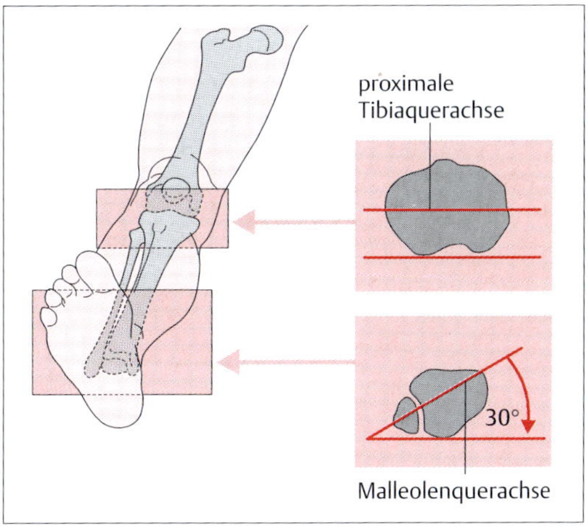

Abb. 2.**119** Bestimmung der Tibiatorsion.

2.7.7 Bewegungsachsen und Bewegungen

Bewegungsachsen (Abb. 2.**120**)

Es handelt sich um ein Kugelgelenk mit drei Bewegungsachsen. Alle Achsen treffen sich – unter Bildung rechter Winkel – im Drehpunkt des Hüftgelenks, der im Zentrum des Femurkopfes liegt.

- *frontale Achse:* für Flexion und Extension;
- *sagittale Achse:* für Abduktion und Adduktion;
- *longitudinale Achse:* für Rotationen; die Rotationsachse entspricht nicht der Schaftachse, sie verläuft medial davon.

Im Alltag werden nur selten Bewegungen um eine Achse durchgeführt. Häufig handelt es sich um Kombinationsbewegungen um unendlich viele momentane Drehachsen.

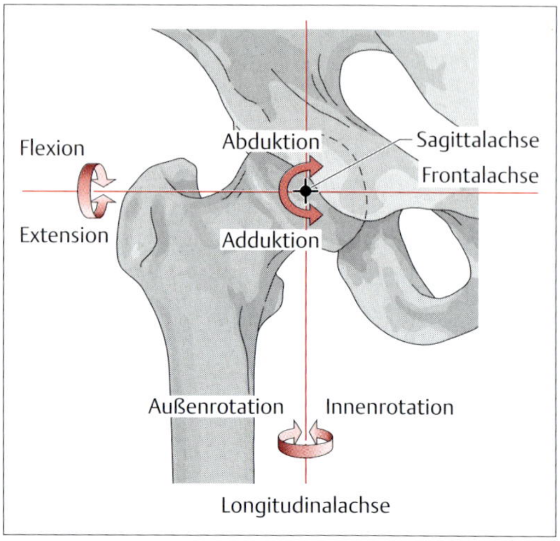

Abb. 2.**120** Bewegungsachsen des Hüftgelenks.

Bewegungsrichtungen und -ausmaß

Flexion/Extension (Abb. 2.**121**)

- 130°–140° / 0 / 10°–15° aktiv;
- 150° / 0 / 15° passiv.

Die Untersuchung der Extension wird in der Regel in Rückenlage mittels Thomas-Handgriff vorgenommen. Das Knie der gegenüberliegenden Seite wird so weit gebeugt, bis die Beckenkippung von 12° aufgehoben wird. Bleibt der Oberschenkel flach auf der Unterlage liegen, ist eine Extension von 10° erreicht.

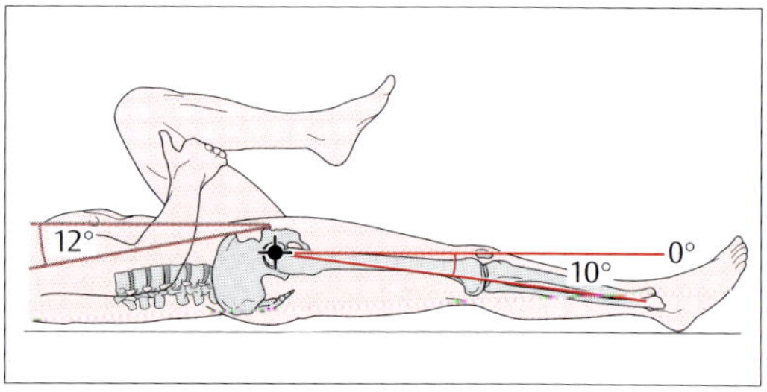

Abb. 2.**121** Thomas-Handgriff zur Bestimmung der Extension.

Physiologischer Unterschied zwischen Bewegung mit Knieflexion und -extension

Mit Knieflexion ist die maximale Hüftflexion von ungefähr 130° zu erreichen, die Hüftextensionsfähigkeit verringert sich jedoch deutlich. Mit Knieextension ist eine Hüftflexion von ca. 90° zu erwarten, während die Hüftextension mit maximal ca. 15° möglich ist. Das hängt mit der verminderten Dehnfähigkeit der ischiokruralen Muskulatur bei Flexion und des M. rectus femoris bei Extension zusammen, da sie jedesmal über ihre Kniekomponente gedehnt wurden.

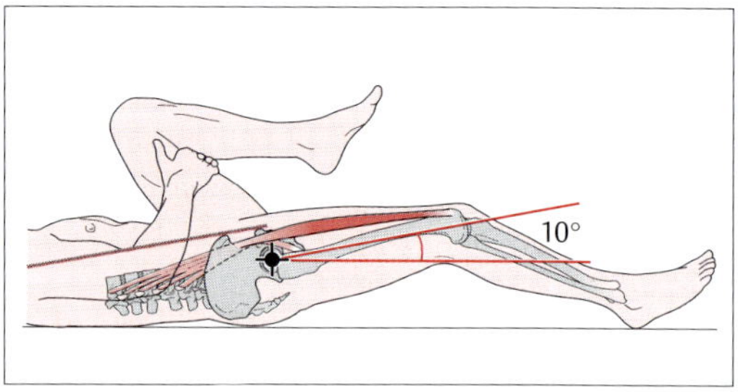

Abb. 2.**122** Flexionskontraktur.

Pathologie

Flexionskontraktur (Abb. 2.**122**)

Weicht das Bein beim Thomas-Handgriff auf der zu prüfenden Extensionsseite in Richtung Flexion aus, und ist auch passiv keine Extensionsbewegung möglich, liegt eine Flexionskontraktur vor. ■

Abduktion/Adduktion (Abb. 2.**123**)
- 30°-40° / 0 / 20°-30° aktiv;
- je 10°+ passiv.

Die Abduktion wird durch die zunehmende Spannung der ventralen Bänder und die Adduktoren gebremst.
Die Adduktionsfähigkeit wird bei Flexion besser, da die Bänder entspannter sind.

Außen-/Innenrotation (Abb. 2.**124**)
- 40°-50° / 0 / 30°-40° aktiv;
- je 10°+ passiv.

Die Rotationen sind in Rückenlage und Neutral-Null-Stellung schwer zu bewerten. Deshalb wird die Messung in 90° Hüft- und Knieflexion durchgeführt, und der Unterschenkel als Zeiger beobachtet. In dieser Stellung sind die Bänder entspannt und lassen eine gute Beweglichkeit zu.
Alternative: Bauchlage und 90° Flexion in den Kniegelenken. Auch hier werden die Unterschenkel als Zeiger benutzt. In dieser Stellung ist wegen der Bandspannung in Extension weniger Bewegung möglich.

Voraussetzung für normale Beweglichkeit
Die Voraussetzung für harmonische und maximale Bewegungen ist ein gut dehnfähiger Kapsel-Band-Apparat, die Zentrierung des Hüftkopfes in der Pfanne und eine gute Koordination der umgebenden Muskulatur.

Pathologie

Arthrose

Bei einer Arthrose können sich Kontrakturen in den Stellungen Flexion, Außenrotation und Adduktion entwickeln. Dadurch entsteht eine funktionelle Beinverkürzung, die sich durch Veränderungen im SIG- und LWS-Bereich kompensieren lassen, z.B. Beckenverdrehung, Hyperlordose, Lateralflexion. Durch Veränderung der Schrittlänge und durch eine Abduktorenschwäche entstehen Hinkmechanismen, und die Gangleistung wird reduziert.
Im Stadium III der Arthrose ist mit einer deutlichen Bewegungseinschränkung zu rechnen. Durch die schmerzbedingte verminderte Beweglichkeit wird sich die überknorpelte Fläche und damit die Gelenktrophik verändern. Es beginnt ein Circulus vitiosus.
Die eingeschränkte Extension empfinden Pa-

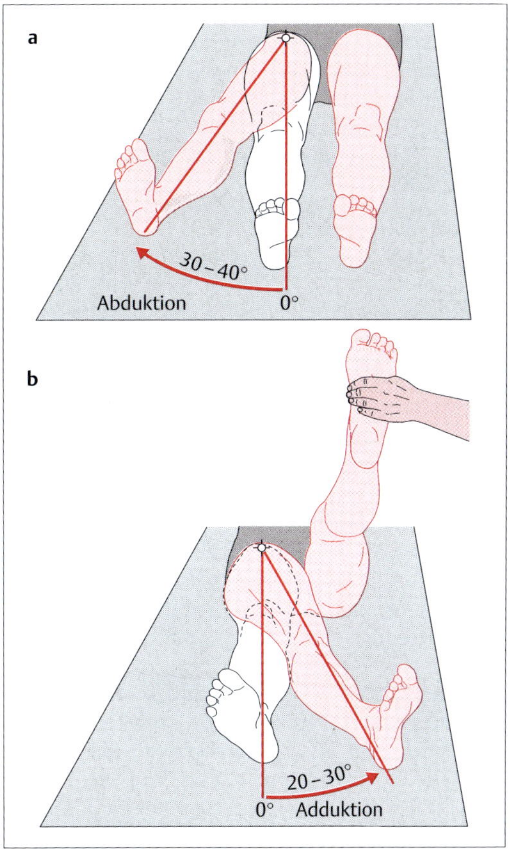

Abb. 2.**123a** u. **b** Bewegungen im Hüftgelenk.
a Abduktion.
b Adduktion.

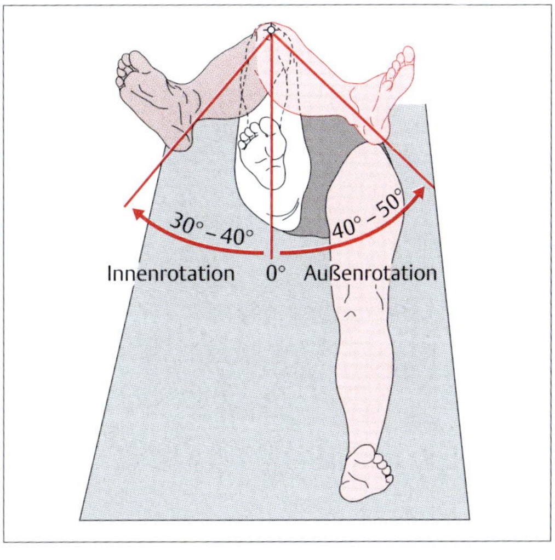

Abb. 2.**124** Bewegungen im Hüftgelenk: Außen- und Innenrotation.

tienten selten als störend, schon eher die daraus folgende Kompensation und die Schmerzen im LWS-SIG-Bereich. Dagegen wird mit zunehmender Arthrose die eingeschränkte Flexion im Hinblick auf Alltagsbewegungen, z.B. tiefes Sitzen oder Strümpfe anziehen, als sehr hinderlich empfunden. ■

Praxistipp

Behandlung von Bewegungseinschränkungen (Abb. 2.**125** u. 2.**126**)

Die Ursache (z.B. artikuläre oder muskuläre) der verminderten Beweglichkeit muss herausgefunden werden, um an der richtigen Stelle mit der Therapie zu beginnen.
Der Kapsel-Band-Apparat wird hinsichtlich seiner Dehnfähigkeit und Schmerzhaftigkeit untersucht und außerdem die Zentrierung des Hüftkopfes beurteilt. So wird beispielsweise bei einem anterior stehenden Femurkopf die Innenrotation eingeschränkt sein, da sich der Drehpunkt nach ventral verlagert hat und damit der dorsale Kapsel-Band-Apparat zu früh unter Spannung gerät. Das bedeutet, eine Zentrierung des Hüftkopfes ist erforderlich, um die Beweglichkeit zu verbessern. Diese Zentrierung geschieht durch einen Schub nach dorsal über das Knie des 90° gebeugten Hüft- und Kniegelenks, verbunden mit einer Dekompression des Pfannendachs nach kaudal.
Die Muskeln müssen hinsichtlich ihrer Dehnfähigkeit und den Kraftkomponenten Ausdauer und Koordination beurteilt werden. ■

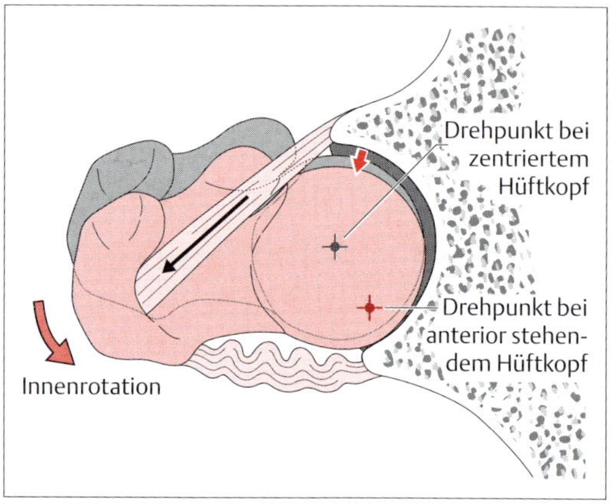

Abb. 2.**125** Verlagerung der Longitudinalachse bei anterior stehendem Hüftkopf.

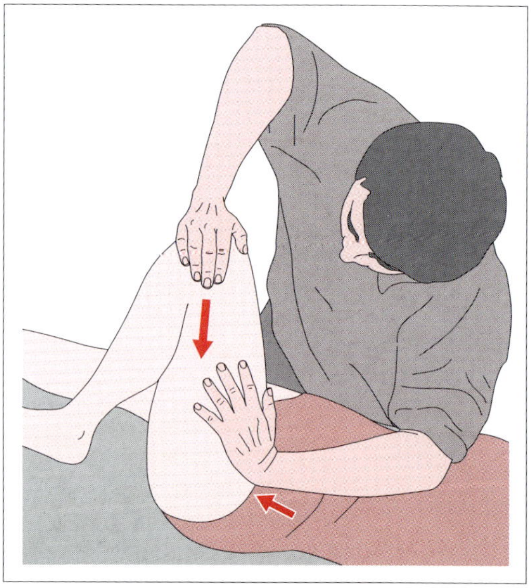

Abb. 2.**126** Zentrierung des Hüftkopfes bei anterior stehendem Hüftkopf.

2.7.8 Biomechanik

Berechnung der Kräfteverhältnisse nach Pauwels

Die Ermittlung der Kräfteverhältnisse wurde von Pauwels (1973) beschrieben. Er bestimmte die Kräfteverhältnisse unter anderem anhand eines zweidimensionalen statischen Modells im Einbeinstand. Heute ist die dreidimensionale Betrachtungsweise biomechanisch relevant. Zumal das Kugelgelenk drei Achsen aufweist, hinsichtlich des Gleichgewichtszustands drei Momente berechnet werden müssen und die Richtung und Größe der Gelenkresultierenden sich je nach Position und Belastungssituation ändert.

Gelenkmechanik beim Einbeinstand (Abb. 2.**127**)

In der Frontalebene am Hüftgelenk handelt es sich um ein Hebelgesetz Typ I, d.h. der Drehpunkt befindet sich zwischen Last- und Krafteinwirkung.

- *Drehpunkt:* Hüftgelenk;
- *Last*: Körpergewicht, Schwerpunkt etwas zur Spielbeinseite verschoben, versucht das Becken absinken zu lassen;
- *Kraft:* Abduktoren der Standbeinseite müssen das Becken im Gleichgewicht halten;
- *Lastarm*: die direkte Verbindung des Drehpunktes zur Einwirkungslinie der Last;
- *Kraftarm*: die direkte Verbindung des Drehpunktes zur Krafteinwirkung.

Da der Kraftarm gegenüber dem Lastarm deutlich kleiner ist, muss die Kraft größer sein, um ein Momentengleichgewicht herzustellen, d.h. das Gelenk in dieser Ebene zu stabilisieren.
Das Hebelgesetz besagt nämlich: Kraft · Kraftarm = Last · Lastarm.

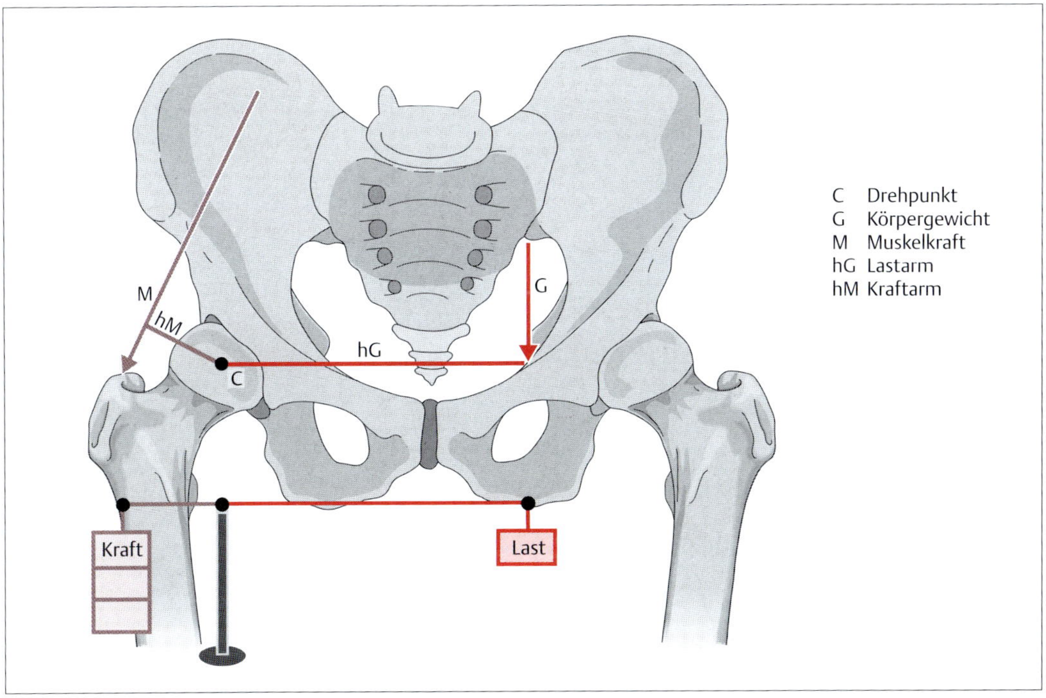

Abb. 2.**127** Gelenkmechanik beim Einbeinstand.

Berechnung der Gelenkbelastung (Abb. 2.**128**)

Die eigentliche Belastung eines Gelenks ist die Gelenkresultierende. Zur Berechnung der Größe und Richtung ist mithilfe eines Kräfteparallelogramm die geometrische Summe aus Muskelkraft und Körpergewicht zu ermitteln.
Das Körpergewicht ist der erste Vektor. Seine Größe ist bekannt und wird durch die entsprechende Pfeillänge dargestellt. Er wird auf seiner Wirkungslinie verschoben, bis er auf die Wirkungslinie der Kraft stößt.
Die Kraft ist der zweite Vektor. Seine Größe ergibt sich aus dem Hebelarmgesetz. Mit den beiden Vektoren, die vom Bezugspunkt ausgehen, wird ein Kräfteparallelogramm gebildet und die Diagonale eingezeichnet. Sie stellt die Resultierende dar, ihre Größe entspricht der Länge des Pfeils. Die Wirkungslinie verläuft immer durch den Drehpunkt.

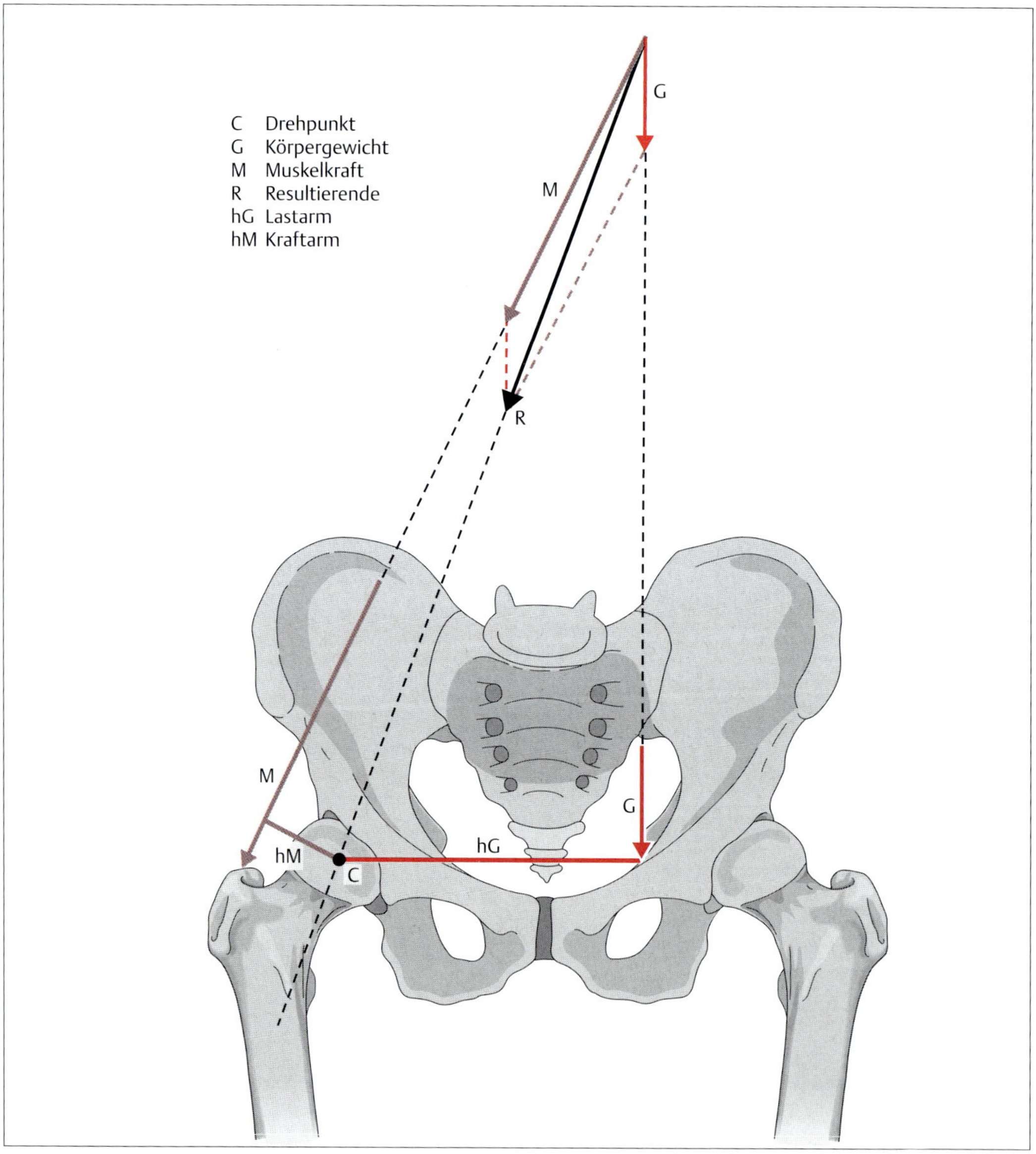

Abb. 2.**128** Berechnung der Gelenkbelastung beim Einbeinstand.

In-vivo-Messungen der Hüftgelenkbelastung

Eine Messendoprothese wurde in der FU Berlin von Bergmann (1989) entwickelt und implantiert. Dabei werden in den Hals drei Dehnungsmessstreifen für die dreidimensional einwirkenden Kräfte und ein Minisender eingebaut.

Abheben und Senken des gestreckten Beines (Abb. 2.**129a**)

Beim Anheben des gestreckten Beines wurde im Hüftgelenk eine Kraft von 160% BW (body weight = Körpergewicht) gemessen. Beim Absenken und beim kräftigen Herunterdrücken des gestreckten Beines in die Unterlage traten sogar Kräfte bis zu 250% BW auf.

Übungen gegen Widerstand (Abb. 2.**129a**)

Bei einer Abduktion gegen Widerstand treten Kräfte bis zum dreifachen, bei Innenrotation bis zum zweifachen Körpergewicht auf.

Assistives Bewegen (Abb. 2.**129a**)

Das assistive Bewegen ist mit 50% BW die geringste Belastung für das Gelenk.

Symmetrischer Stand auf beiden Beinen (Abb. 2.**129a**)

Beim symmetrischen Stehen auf beiden Beinen wurden Kräfte zwischen 80% und 100% BW gemessen.

Gehen mit Stützen/Stock (Abb. 2.**129a**)

Das Gehen mit Stützen entlastet das Gelenk nicht wesentlich. Dabei wurden Werte von 180% BW gemessen, nur nach wiederholter ausdrücklich geforderter Entlastung reduzierten sie sich. Das Barfußgehen war nur geringfügig weniger belastend als Gehen mit Schuhwerk.
Durch einen Stock auf der kontralateralen Seite wird im Vergleich zum Gehen ohne Stützen eine Reduzierung der Belastung von ca. 20–25% erreicht.

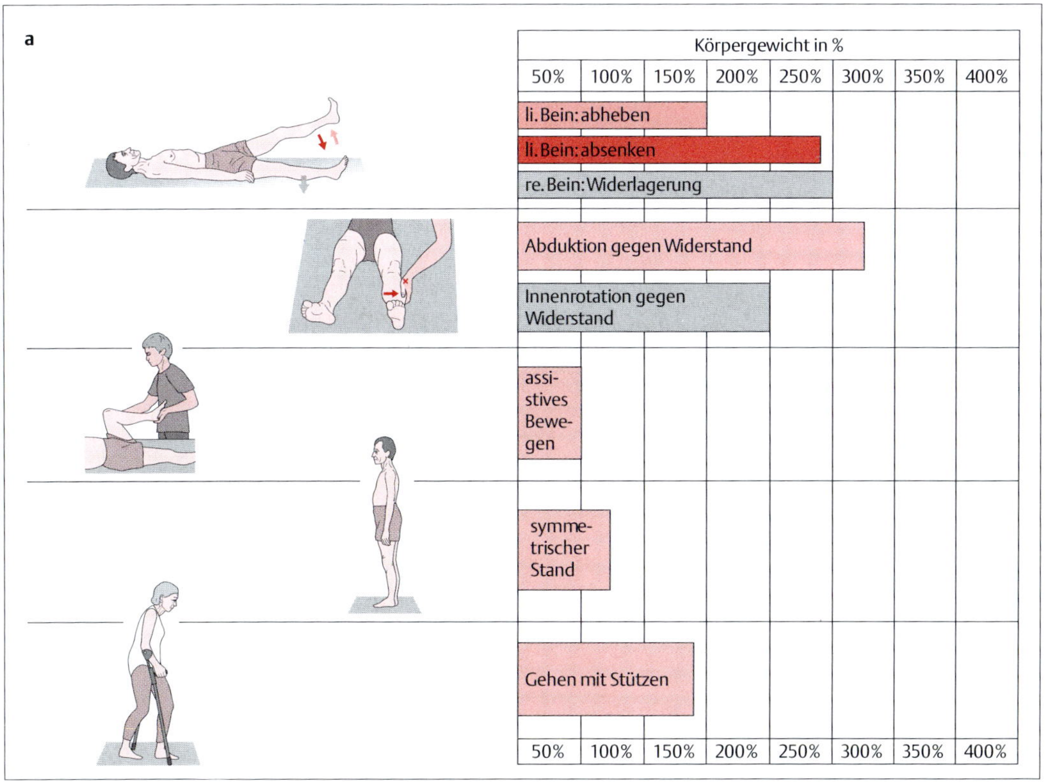

Abb. 2.**129a** u. **b** Messungen der Gelenkbelastung bei verschiedenen Tätigkeiten.

Messung der Hüftgelenkbelastung
(Abb. 2.**129b**)

- *Sitzen:* 30% BW;
- *Aufstehen:* 200–300% BW;
- *Treppen steigen*
  - aufwärts: 350% BW;
  - abwärts: 400% BW.
- *Joggen:* 400% BW;
- *Fahrrad fahren* mit 90–100 Watt: 75% BW (das Problem ist das Auf- und Absteigen);
- *Bridging:* 200–300% BW.

Praxistipp

Konsequenzen nach einer Operation

Die Gründe der verordneten Teilbelastung nach einer Totalendoprothesenoperation liegen der Vorstellung zugrunde, dass der Knochen rings um die Prothese mechanische Ruhe benötigt, um dichter und fester an das Implantat heranzuwachsen. Extrem hohe Gelenkkräfte könnten den in die poröse Oberfläche hineinwachsenden Knochen wieder abscheren. Die oben erwähnten Belastungen üben vor allem im Schaftbereich Torsionsmomente aus, die dazu führen können, dass sich die Prothese lockert. Werte um das Zwei- bis Dreifache des Körpergewichts sollten deshalb in der postoperativen Zeit vermieden werden.

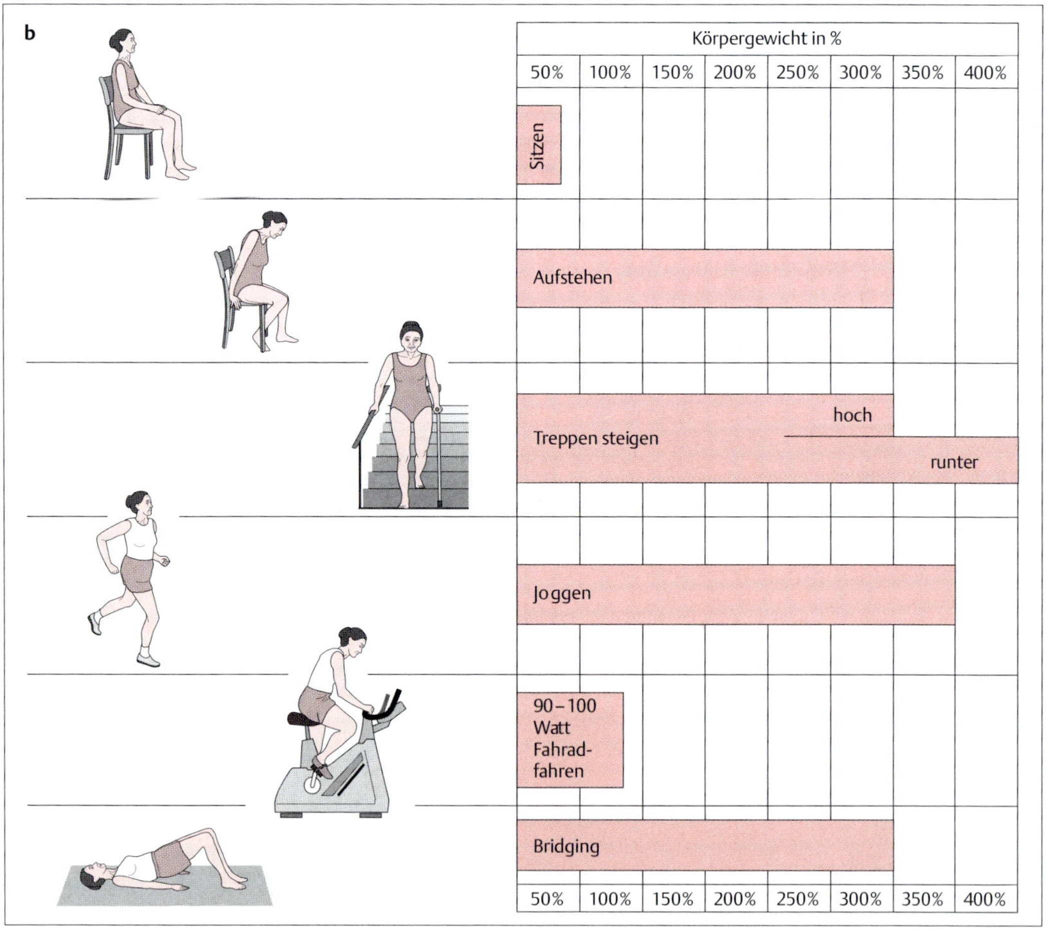

Pathologie Der CCD-Winkel nimmt Einfluss auf die Länge des Kraftarmes und ihre Zugrichtung und verändert dadurch die Gelenkbelastung.

1. Coxa valga

Der Kraftarm ist verkürzt, der Lastarm unverändert. Um ein Momentengleichgewicht herzustellen, muss mehr Muskelkraft aufgewendet werden. Das bedeutet, dieser Vektor und dadurch auch die Gelenkresultierende werden größer. Die Wirkungslinie der Abduktoren verläuft steiler, weshalb sich auch die Richtung der Resultierenden ändert, sie verläuft ebenfalls steiler und nähert sich dem Pfannenerker.
Die Gesamtbelastung im Gelenk wird größer, und auf Dauer kommt es zu einer Überbeanspruchung und zu Schäden am Knorpel (Abb. 2.**130**).
Eine Kompensation geschieht durch die Lastarmverkürzung, indem der Schwerpunkt in Richtung Drehpunkt verschoben wird. Das bedeutet, der Rumpf wird über das Standbein gebracht, was dem *Duchenne-Hinken* entspricht (Abb. 2.**131**). Die zur Aufrechterhaltung des Gleichgewichts notwendige Kraft der Abduktoren und damit auch die Gelenkbelastung werden vermindert.
Wird nicht kompensiert und die Kraft der Mm. glutaeus medius et minimus reicht nicht aus, um das Becken zu stabilisieren, entsteht das *Trendelenburg-Hinken* (Abb. 2.131). Das Becken sinkt zur Spielbeinseite ab, und es entsteht eine Kompression im Hüftgelenk, die sehr schmerzhaft ist.

2. Arthrose

Die Folge der Fehlbelastung ist eine Arthrose. Auf Dauer bilden sich sowohl in den Belastungs- als auch in den Entlastungszonen *Osteophyten*, d.h. reaktive Knochenneubildung in Form von Randzacken. Außerdem entstehen die *Geröllzysten*. Dabei handelt es sich um runde Zysten in den Belastungszonen, die ungeordnete Trümmer der Spongiosa beinhalten und einen Sklerosesaum besitzen.

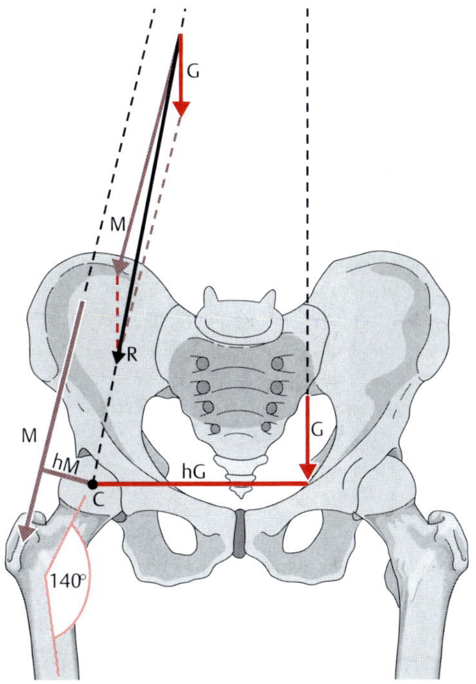

C Drehpunkt
G Körpergewicht
M Muskelkraft
R Resultierende
hG Lastarm
hM Kraftarm

Abb. 2.**130** Gelenkbelastung bei Coxa valga.

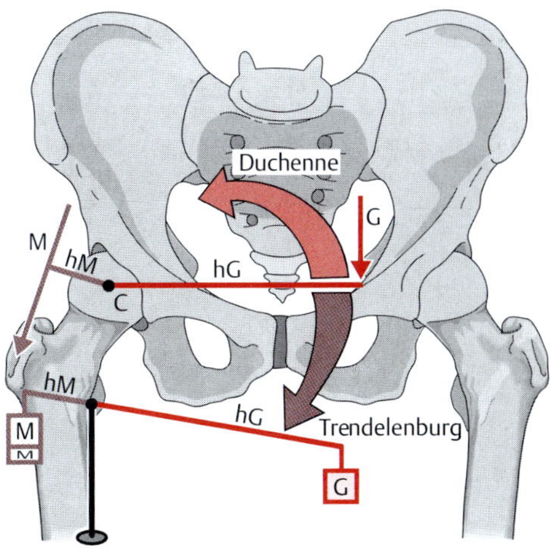

C Drehpunkt
G Körpergewicht
M Muskelkraft
R Resultierende
hG Lastarm
hM Kraftarm

Abb. 2.**131** Duchenne- und Trendelenburg-Hinken.

3. Coxa vara (Abb. 2.**132**)

Der Kraftarm ist verlängert, weshalb die Abduktoren nicht so viel Kraft aufwenden müssen, um das Becken im Gleichgewicht zu halten. Die Wirkungslinie der Abduktoren verläuft weniger steil.
Fazit: Die Gelenkresultierende wird kleiner und orientiert sich nach medial. Im weiteren Verlauf belastet sie den medialen Schenkelhals, in dem eine erhöhte Biegebeanspruchung entsteht. ■

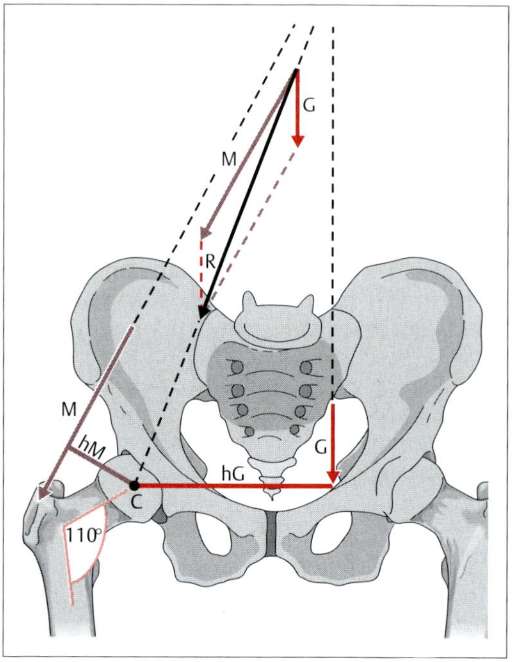

Abb. 2.**132** Gelenkbelastung bei Coxa vara.

Praxistipp

Gehstock (Abb. 2.**133**)

Zur Vermeidung bzw. Reduzierung gelenkbelastender Faktoren sollte der Patient einen Gehstock auf der kontralateralen Seite benutzen.
In der Standbeinphase beträgt der Abstand des Stockes zum Drehpunkt 40 cm. Der Lastarm beträgt 15 cm, der Kraftarm 5 cm. Wird die Kraft des Stockes mit der Muskelkraft der Abduktoren verglichen, ist sie achtmal wirksamer. Das bedeutet, eine verhältnismäßig kleine Kraft in Richtung Stock bewirkt eine deutliche Reduzierung der Abduktorenkräfte und damit eine Druckentlastung im Gelenk. ■

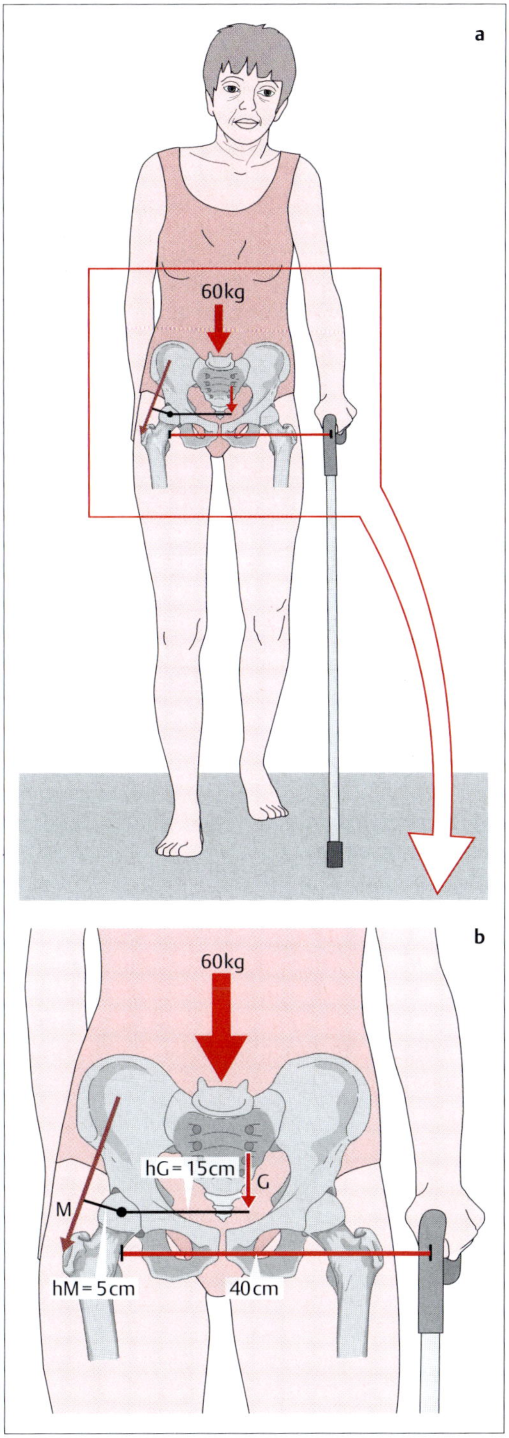

Abb. 2.**133** Belastungsreduzierung durch einen Gehstock.

2.7.9 Stabilisierung des Hüftgelenks

Flächendeckung

In Neutral-Null-Stellung wird der Femurkopf nicht völlig von der Pfanne bedeckt. Sein überknorpelter ventral-kranialer Bereich ist frei. Dies ist durch die Antetorsion des Femurs und die Anteversion des Azetabulums bedingt. Das bedeutet, der Hüftkopf ist in dieser Stellung nicht optimal zentriert. Es sind drei Bewegungen nötig, um eine Flächendeckung zu erzielen, nämlich Flexion von ca. 70°, leichte Abduktion und Außenrotation.

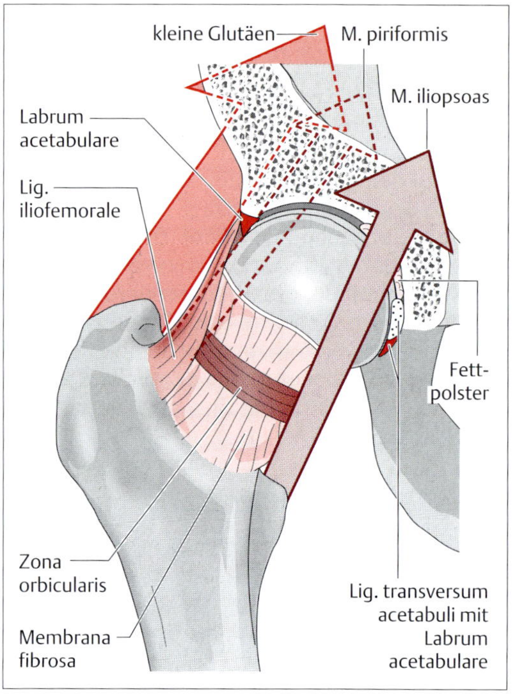

Abb. 2.**134** Stabilisierung des Hüftgelenks.

Gelenkschluss (Abb. 2.**134**)

Der Gelenkschluss wird durch folgende Strukturen gewährleistet:

Labrum acetabulare

Es gleicht die Unebenheiten des Limbus aus und umschließt mit dem spitz zulaufendem Ende den Femurkopf.

Gelenkkapsel

Sie ist dick und fest mit verstärkten Faserzügen im Stratum fibrosum, die verschiedene Zugrichtungen aufweisen.

Bänder

Alle zuvor beschriebenen Bänder tragen zur Stabilität bei. Dabei spielt die Zona orbicularis durch ihre Verbindung zur Gelenkkapsel und zu den Bändern eine wichtige Rolle.

Muskulatur

Muskeln, deren longitudinale Komponente sich mit der Schenkelhalsachse deckt, ziehen den Hüftkopf nach kranial-medial und zentrieren ihn dadurch. Dies übernehmen vor allem der M. piriformis, die Mm. glutaeus medius et minimus und der M. obturatorius externus. Auch die Zügel des M. glutaeus maximus und des M. tensor und ihre Verbindung mit der Fascia lata erfüllen die Zentrierungsfunktion.
Der dorsale Gelenkanteil wird von der pelvitrochantären Muskulatur stabilisiert. Ventral erfüllt diese Funktion der M. iliopsoas, da er direkt über dem Hüftkopf verläuft.

Bänder und Muskeln sind für den Gelenkschluss sehr wichtig und ergänzen sich. Ventral sind die Bänder sehr kräftig, die Muskeln jedoch nicht sehr zahlreich; hingegen dominieren dorsal die Muskeln.

2.8 Muskulatur der Becken- und Hüftregion

2.8.1 Diaphragma pelvis (Abb. 2.**135**)

M. levator ani

- breiter dünner Muskel;
- lässt sich in verschiedene, teilweise übereinander liegende Anteile unterteilen:
- *M. iliococcygeus* verbindet den Arcus tendineus mit dem Os coccygeum;
- *M. puborectalis* zieht um das Rektum herum nach ventral zum Os pubis;
- *M. pubococcygeus* besteht aus langen Fasern am Rande der Öffnungen, die das Os pubis mit dem Os coccygeum verbinden.
- Faserzüge der Membrana obturatoria strahlen in den Muskel ein;
- strahlt in die Faszie der Prostata und in die Vaginalwand ein, hat also Einfluss auf deren Tonus;
- *M. sphincter ani* wird aus Lavatorfasern gebildet, umschlingt das Rektum und hat eine Bandverbindung zum Os coccygeum, das *Lig. anococcygeum*. Er geht eine Verbindung mit den Mm. transversus perinei ein. Der Muskel hat grundsätzlich einen Ruhetonus und hält den Anus verschlossen.
- *Innervation:* aus dem 3.–4. Sakralsegment.

M. coccygeus

- verbindet die Spina ischiadica und das Lig. sacrotuberale mit dem kaudalen Sakrum und dem Os coccygeum;
- unterer Anteil ist mit dem M. glutaeus maximus verwachsen;
- verbindet sich mit dem posterioren Teil des M. levator ani;
- sein kranialer Rand bildet mit dem kaudalen Rand des M. piriformis einen Spalt, durch den der N. ischiadicus zieht;
- hat Einfluss auf die Sakrumstellung und verursacht eine Gegennutation;
- *Innervation:* 4.–5. Sakralnerven.

Praxistipp

Konsequenzen veränderter Muskelspannung

Ein Hypertonus des M. coccygeus kann die Nutation des Sakrums behindern. Daraus kann sich eine Funktionsstörung des SIG und über den Durasack eine ungünstige Zugwirkung auf die Membransysteme des Kraniums ergeben.
Eine veränderte Stellung des Os pubis, z.B. durch einen Hypertonus der Bauchmuskulatur kann Einfluss auf die Spannung des Diaphragmas haben.

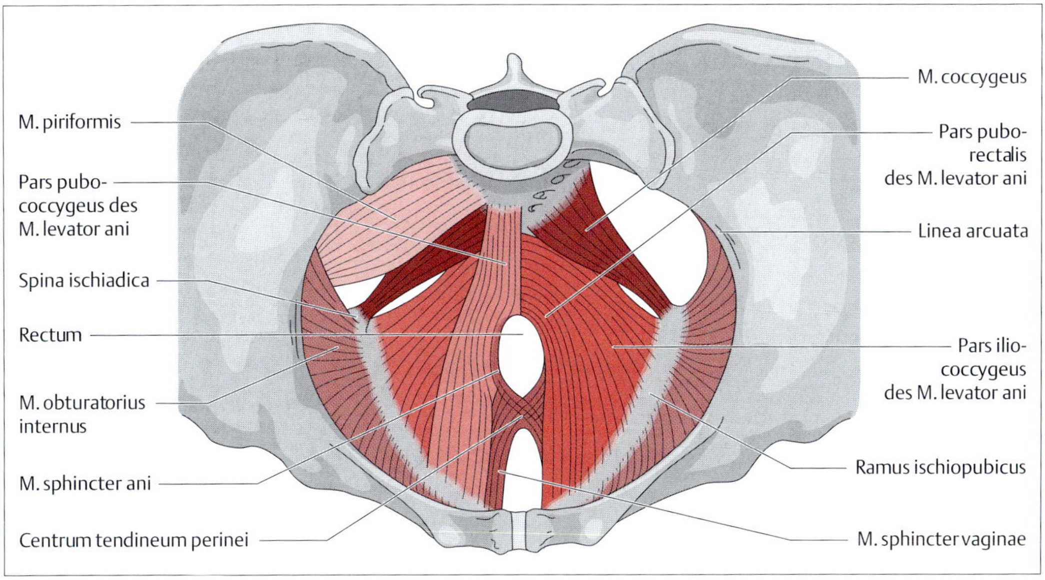

Abb. 2.**135** Weibliches Diaphragma pelvis (Ansicht von kranial).

2.8.2 Diaphragma urogenitale

Das urogenitale Diaphragma besteht aus einer tiefen und oberflächlichen Schicht, die sich aus Faszien und Muskulatur zusammensetzt. Sie sind zwischen rechtem und linkem Os pubis ausgespannt.

M. transversus perinei profundus (Abb. 2.**136**)
- verläuft als tiefe Schicht quer im ventralen Diaphragmabereich;
- ist ventral an der Symphysis pubica und dorsal am Dammkörper befestigt;
- lässt Durchtrittsstellen für die Urethra und die Vagina und verbindet sich dort mit dem *M. bulbospongiosus*, dem äußersten Sphinktermuskel;
- stützt durch seine flächige Ausbreitung die Blase;
- Centrum tendineum perinei ist der Kreuzungspunkt der Sphinktermuskulatur von Anus und Urethra.

M. transversus perinei superficialis (Abb. 2.**136**)
- schmaler Muskel, der auf dem dorsalen Rand der tiefen Schicht liegt;
- verbindet das Centrum tendineum mit dem Tuber ischiadicum;
- Fortsetzung nach ventral und am Rande des R. ossis ischii ist der *M. ischiocavernosus;*
- *Innervation:* N. pudendus.

Funktionen der Diaphragmen

- Kontraktion bewirkt eine Hebung des Beckenbodens;
- nehmen zusammen mit dem Diaphragma thoracolumbalis an der Bauchpresse teil;
- dienen den Organen im kleinen Becken als Hängematte, da sie ein Absinken der Organe verhindern;
- dient als Verschlussmechanismus von Rektum und Blase;
- hat Einfluss auf die Fortpflanzung;
- sind bei der Geburt beteiligt;
- spielen eine Rolle bei der Übertragung von Kräften nach kaudal;
- haben Einfluss auf die Beweglichkeit und Stellung von Os sacrum, Os coccygeum und Os pubis; deshalb können Stellungsveränderungen dieser Strukturen den Tonus des Beckenbodens beeinflussen.

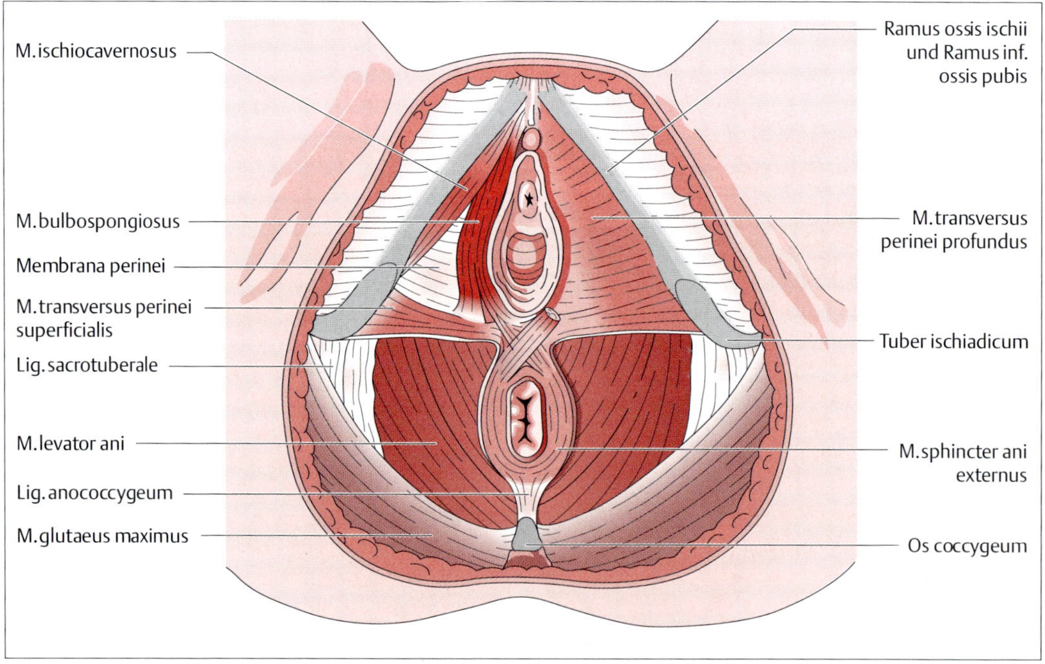

Abb. 2.**136** Weibliches Diaphragma urogenitale. Links: oberflächliche Schicht, rechts: tiefe Schicht (Ansicht von kaudal).

Pathologie

Beckenbodeninsuffizienz und Harninkontinenz (Abb. 2.**137**)

Die Aufhängung der Blase, des Rektums und der weiblichen Geschlechtsorgane erfolgt mittels Bandstrukturen. Diese verbinden die Organe mit den Innenseiten des Sakrums, Iliums und Os pubis. Eine Erschlaffung dieser Bänder würde die Beckenbodenmuskulatur auf Dauer überfordern und eine Senkung begünstigen.
Durch das Absinken des Uterus in Richtung Vertikale drückt dieser auf die Blase und verändert die Stellung der Urethra. Der Verschlussmechanismus der Blase ist gestört, was sich in Form einer Blasenschwäche zeigen kann.
Andere Ursachen der Inkontinenz finden sich nach Operationen im Urogenitaltrakt, da durch verminderte Drainagetätigkeit der Venen die Ödeme nicht ausreichend abtransportiert werden und die Verschlüsse einengen können. Außerdem ist aufgrund von Überdehnung häufig die Innervation der Beckenbodenmuskulatur gestört.

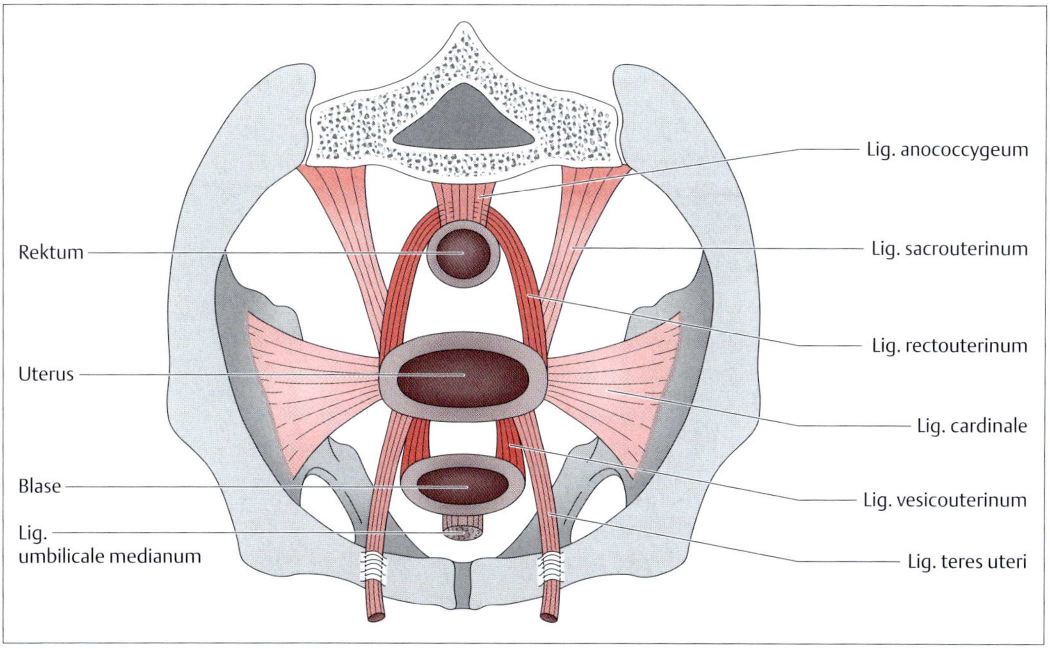

Abb. 2.**137** Aufhängung der Organe im weiblichen Becken (Ansicht von kranial).

2. *Prostatahypertrophie* (Abb. 2.**138**)

Die Prostatahypertrophie spielt bei einer Behinderung der Harnentleerung eine Rolle, da sie unmittelbar kaudal der Blase liegt und durch das Anschwellen das Ostium urethrae (Abschlussöffnung) einengen kann.

Praxistipp

Beckenbodentraining

Nach einer Operation im Urogenitaltrakt sollte frühzeitig und als Prophylaxe für eine Inkontinenz mit dem Beckenbodentraining begonnen werden. Es fördert die Durchblutung und die venöse Tätigkeit, bedeutet eine Innervationsschulung und kann Einfluss auf die Lage der urogenitalen Organe haben. Die Entleerungsintervalle werden verlängert, die Blasenkapazität steigt, und die Sphinkterkraft verbessert sich.
Die Übungen sollten allerdings nicht im Zusammenkneifen des Gesäßes in verschiedenen Ausgangsstellungen bestehen, sondern als Wahrnehmungsschulung für Beckenbewegungen beginnen, wie z.B. mit verschiedenen Druckaktivitäten auf die Tuber im Sitzen, das Einüben des vorsichtigen Einschnürens im Atemrhythmus, die Fahrstuhlfahrt oder aus der PNF die Muster anteriore Elevation – posteriore Depression, um nur einige Übungsmöglichkeiten zu nennen.

2.8.3 Flexoren des Hüftgelenks

M. iliopsoas (Abb. 2.**139**)

- verläuft unter dem Leistenband ventral des Hüftkopfes;
- benutzt den Hüftkopf als eine Art Hypomochlion, zieht von dort nach dorsal und besitzt große Hubhöhe;
- hat einen großen physiologischen Querschnitt und damit gute Voraussetzungen, um als kräftigster Flexor des Hüftgelenks zu gelten;
- unter den Sehnenbögen verlaufen Rr. communicantes des sympythischen Grenzstranges und verbinden sich mit dem Plexus lumbosacralis.

M. psoas major

- wichtige Verbindung von den ersten vier Lendenwirbeln und dem 12. Brustwirbel;

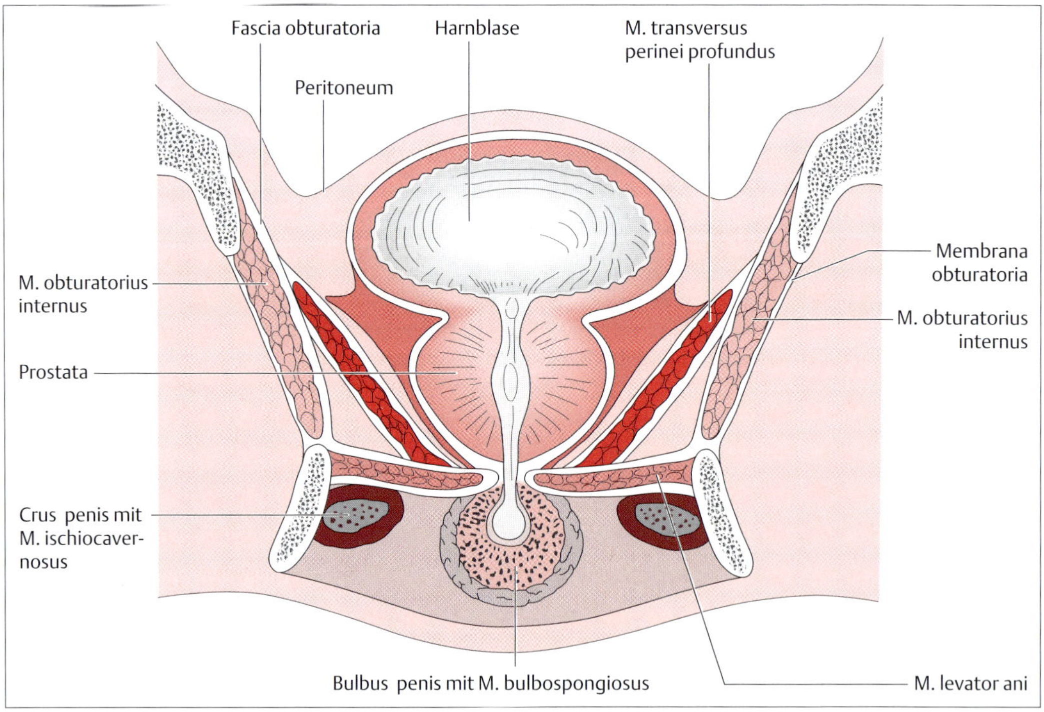

Abb. 2.**138** Männliches Becken im Frontalschnitt.

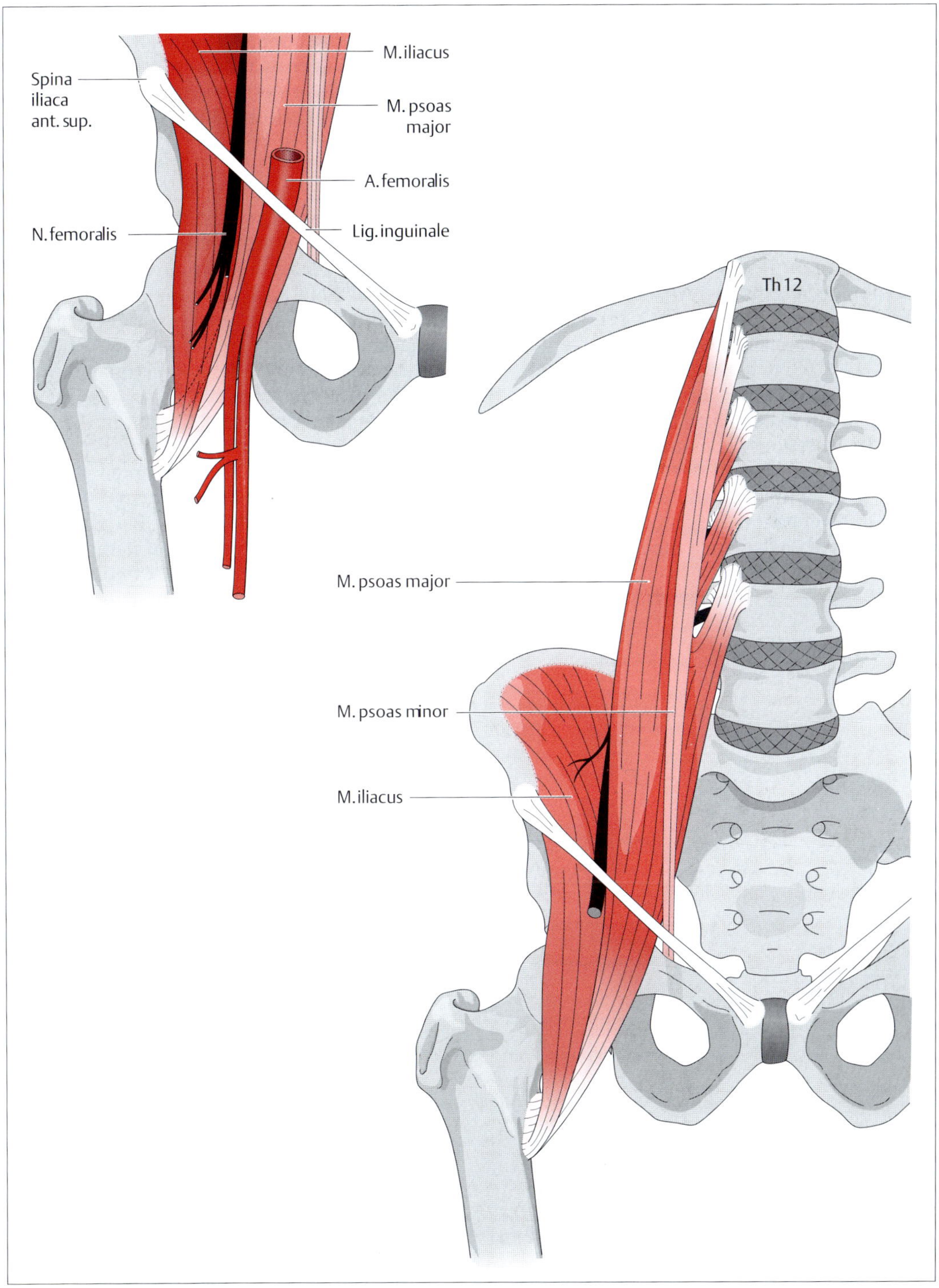

Abb. 2.**139** M. iliopsoas.

- oberflächliche Schicht kommt von der lateralen Fläche der Wirbelkörper und zieht mit einigen Fasern in den Anulus fibrosus;
- tiefe Schicht kommt von den Procc. costarii;
- zwischen der tiefen und der oberflächlichen Schicht liegt der Plexus lumbalis ;
- einige Fasern verflechten sich am Lig. arcuatum mediale mit dem Diaphragma.

M. psoas minor
- ist inkonstant;
- stellt eine Verbindung zwischen den Wirbelkörpern des 12. Brust- und 1. Lendenwirbels sowie der Fascia iliaca her.

M. iliacus
- besteht aus einer dicken Muskelplatte;
- an der Insertionsstelle am Trochanter minor inserieren die Fasern des M. iliacus, die von der SIAS kommen, distal am Trochanter minor und gehen unter Umständen bis zum Labium mediale der Linea aspera.

Funktionen
- Flexion: Er ist der kräftigste Flexor des Hüftgelenks und entfaltet seine Kraft vom Beginn bis zum Ende der Bewegung. Eine Abgrenzung seiner Kraftentfaltung gegenüber anderen Flexoren ist möglich, da ab 90° Flexion nur noch er tätig ist.
- Rotation: Die Meinung über seine rotatorische Funktion ist sehr uneinheitlich. Wird jedoch der Verlauf im Verhältnis zur Rotationsachse betrachtet – er kommt von ventral-medial und zieht nach dorsal-lateral –, muss er in Neutral-Null-Stellung eine Außenrotation machen.
- Extension der LWS: Beim Punctum fixum der Beine macht er eine Extension der Lendenwirbelsäule. Wenn die Rückenmuskeln die Extension jedoch durch eine Anspannung verhindern, macht er zusammen mit den Bauchmuskeln eine Rumpfbeuge.
- Lateralflexion und Rotation: Bei einseitiger Kontraktion macht er eine ipsilaterale Lateralflexion und Rotation zur kontralateralen Seite.

Innervation: N. femoralis (Th12–L3).

Hebelberechnung des M. iliopsoas (Abb. 2.**140a** u. **b**)

Der M. iliopsoas hat einen Abstand von 4 cm zum Zentrum des Femurkopfes. Der Widerstand ist das Gewicht des Beines, dessen Schwerpunkt bei gestrecktem Knie etwa 40 cm distal des Hüftgelenks liegt.

Das Verhältnis der beiden Hebelarme bedeutet, dass die Muskelkraft das Zehnfache des Beingewichts beträgt (1/6 des Körpergewichts bzw. 110 N) und deshalb 1.100 N oder das 1,5-fache des Körpergewichts ausmacht.

Wird das Bein weiter angehoben, ist der Hebelarm des Beingewichts reduziert und damit der Wirkungsgrad des M. iliopsoas verbessert. Somit werden die auf das Hüftgelenk einwirkenden Kräfte reduziert.

Aus dem kleinen Winkel des Muskelzuges geht außerdem hervor, dass fast die gesamte Kraft eine Gelenkkompression bewirkt.

Der M. iliopsoas benutzt den Femurkopf als eine Umlenkrolle: Er kommt von dorsal, zieht nach ventral über das Caput femoris und wieder nach dorsal zum Trochanter minor. Dadurch übt er einen Druck auf das Caput nach dorsal aus.

An manchen Präparaten befindet sich deshalb im ventralen Femurkopfbereich eine kleine Rinne.

Praxistipp Die größten Kräfte entstehen in der ersten Phase des Beinanhebens vom Bett. Deshalb ist diese Phase potentiell gefährlich, wenn keine Hüftbelastung erlaubt ist. Zur Reduzierung muss mit kurzem Hebelarm geübt oder das Gewicht des Beines beispielsweise durch das andere Bein abgenommen werden.

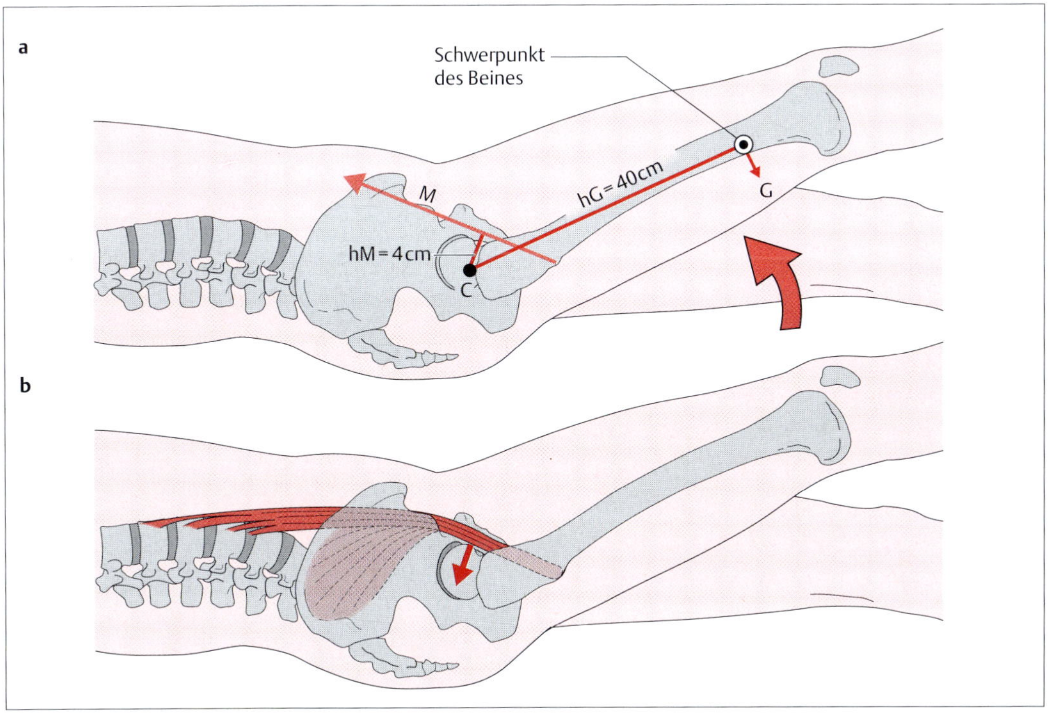

Abb. 2.**140a** u. **b** **a** Hebelverhältnisse des M. iliopsoas (M = Muskelkraft, hM = Kraftarm, hG = Lastarm, G = Körpergewicht).
b Druckkomponente nach dorsal.

M. rectus femoris (Abb. 2.**141**)

- Ursprungsbereich in Hüftgelenknähe, da ein breiter Teil vom kranialen Limbusrand kommt und eine Verbindung mit der Capsula fibrosa eingeht; ein runder Sehnenanteil kommt von der Spina iliaca anterior inferior;
- Ursprungsbereich wird vom M. tensor und M. sartorius überlagert;
- Übergang in die Endsehne etwa eine Handbreit kranial der Patella;
- Fortsetzung der Endsehne ist das Lig. patellae;
- *Funktionen:*
  - im Hüftgelenk: Flexion ist seine wichtigste Funktion; sie ist umso wirkungsvoller, je mehr der Muskel über das Kniegelenk gedehnt, also in Flexion eingestellt ist; er unterstützt die Abduktion;
  - im Kniegelenk: Extension;
- *Innervation:* N. femoralis (L2–L4).

Praxistipp Bei einer Operation am Hüftgelenk, wie z.B. der Totalendoprothese, werden je nach Größe der Pfanne Teile des Kapsel-Band-Apparats entfernt. Das bedeutet, Ursprungsbereiche des M. rectus wurden abgeschnitten, und der Patient hat nach der Operation Schwierigkeiten bei der Quadrizepsanspannung. ■

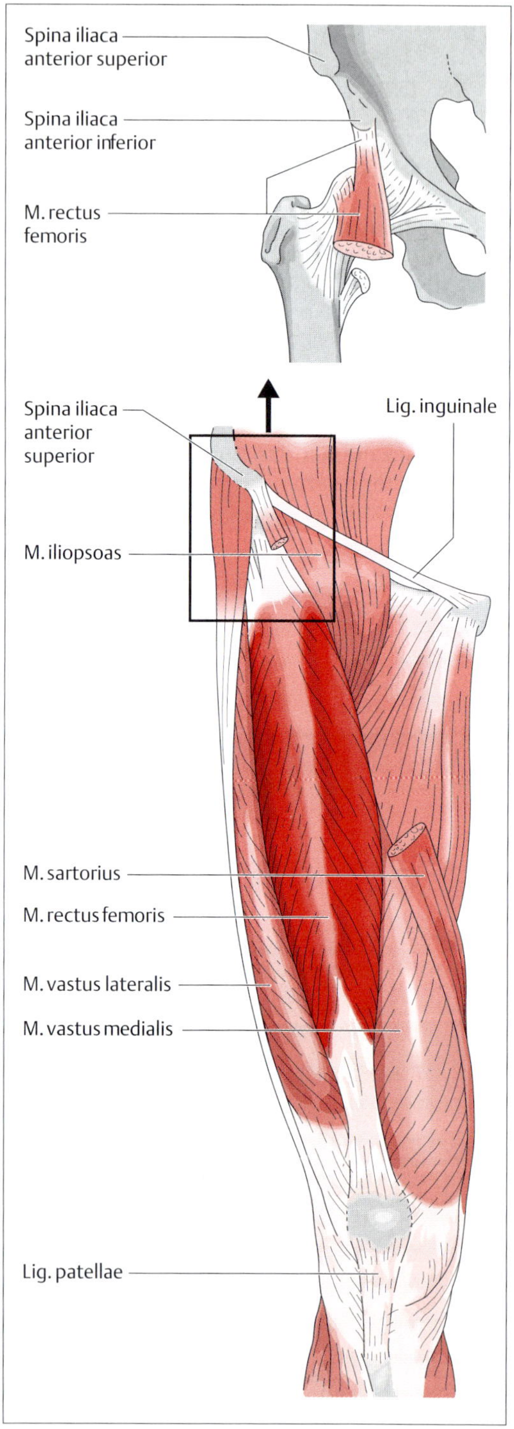

Abb. 2.**141** M. rectus femoris.

M. tensor fasciae latae (Abb. 2.**142**)

- liegt direkt ventral des M. glutaeus medius und ist entwicklungsgeschichtlich eine Abspaltung dieses Muskels;
- verläuft vor dem Trochanter major nach distal und zieht in den Tractus iliotibialis und die Fascia lata;
- *Funktionen:*
  - Flexion/Abduktion/Innenrotation;
  - durch die Verbindung zum Tractus iliotibialis ist der M. tensor fasciae latae an der lateralen Stabilisierung des Kniegelenks beteiligt;
  - Zentrierung des Hüftgelenks: Eine besondere Rolle spielt er bei der Zentrierung des Hüftgelenks. Im oberen Drittel der Fascia lata, die den gesamten Oberschenkel umhüllt, zieht von ventral der M. tensor fasciae latae und von dorsal der M. glutaeus maximus hinein. Sie bilden damit einen aponeurotischen Längszug, der bis zur Tibia geht und sehr fest ist, den Tractus iliotibialis. Mittlere Fasern des Tractus ziehen außerdem bis zur Crista iliaca. Durch diese Verbindungen zum Tractus haben die beiden Muskeln eine Zügelfunktion für den Hüftkopf, wodurch er in die Pfanne gepresst wird (Abb. 2.**143**).
- *Innervation:* N. glutaeus superior (L4/L5).

Pathologie

Coxa saltans

Zu viel Spannung auf der gesamten lateralen Faszie, vor allem im Tractus iliotibialis, kann zum Symptom der schnappenden Hüfte führen. Bei den Bewegungen Flexion und Extension rutscht der Tractus über den Trochanter major. Es entsteht ein schnappendes Geräusch und eine schmerzhafte Bursitis kann sich entwickeln. ■

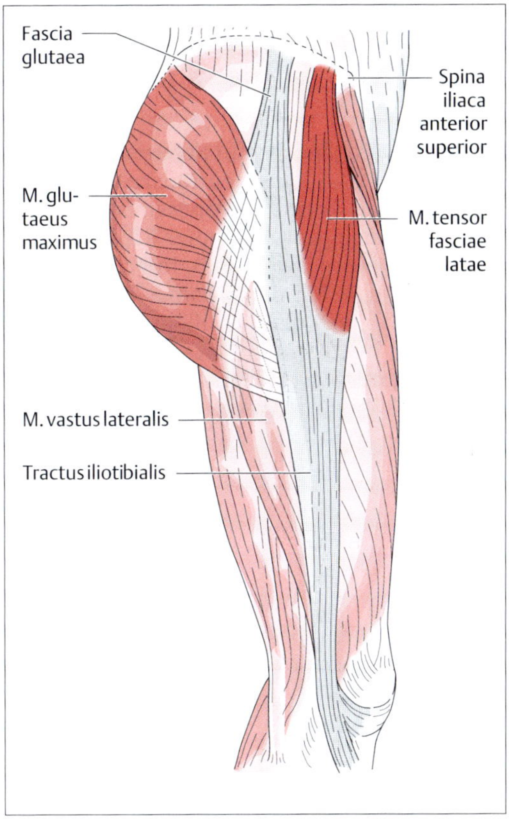

Abb. 2.**142** M. tensor fasciae latae.

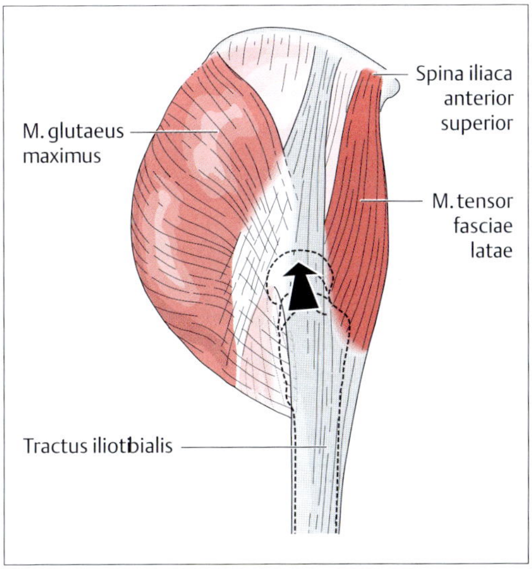

Abb. 2.**143** Zügelung des Femurkopfes durch den M. tensor fasciae latae und den M. glutaeus maximus.

Praxistipp

Dehntests der Flexoren (Abb. 2.**144**)

Die Flexoren des Hüftgelenks enthalten hauptsächlich Muskelfasern vom Kollagen-Fasertyp I. Sie gehören zum tonischen Muskelsystem mit ausdauernder Leistung, langsamer Kontraktionsgeschwindigkeit und guter Kapillarversorgung. Sie werden hinsichtlich ihrer Dehnfähigkeit untersucht. Mit dem Thomas-Handgriff im Überhang können die Mm. iliopsoas, rectus femoris und tensor fasciae latae überprüft werden. Bei Verkürzung zwingt der M. iliopsoas das Hüftgelenk in Flexion, der verkürzte M. rectus zieht das Knie in Extension und der M. tensor fasciae latae zieht das Bein in Abduktion. ■

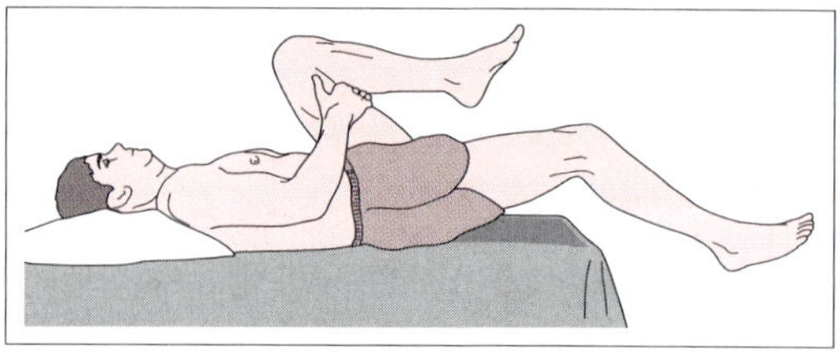

Abb. 2.**144** Dehntests für die Flexoren des Hüftgelenks: verminderte Dehnfähigkeit der Mm. iliopsoas und rectus femoris.

M. sartorius (Abb. 2.**145**)

- zweigelenkiger Muskel;
- sehr lange Muskelfasern;
- zieht spiralig um den ventralen Oberschenkel, von proximal-lateral nach distal-medial;
- seine Ansatzsehne bildet den oberflächlichen Teil des Pes anserinus superficialis;
- Funktionen:
  - Flexion/Abduktion/Außenrotation;
  - Knieflexion und -innenrotation;
- *Innervation:* N. femoralis (L2–L3).

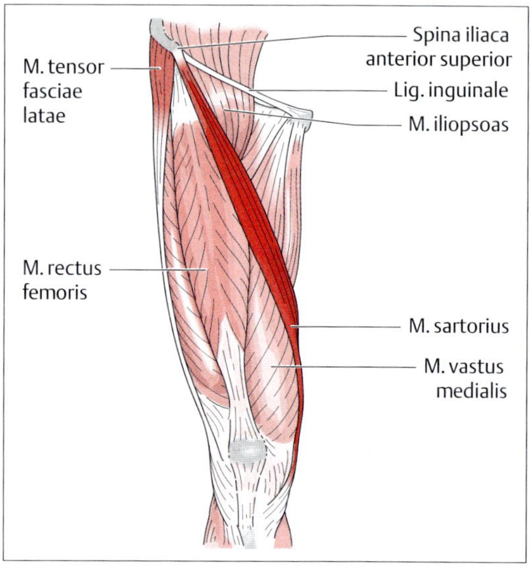

Abb. 2.**145** M. sartorius.

Weitere Flexoren (Abb. 2.**146**)

Folgende Muskeln helfen bei der Flexion und werden zu einem späteren Zeitpunkt beschrieben:

- *M. pectineus;*
- *M. adductor longus;*
- *M. adductor brevis;*
- *M. gracilis;*
- *Mm. glutaeus medius et minimus.*

Einteilung der Flexoren nach ihrer Funktion
Die Flexoren können in Bezug auf ihre anderen Funktionen in zwei Gruppen unterteilt werden:

- *Flexion/Abduktion/Innenrotation:* Anteile der Mm. glutaeus medius et minimus und der M. tensor fasciae latae;
- *Flexion/Adduktion/Außenrotation:* M. iliopsoas, M. pectineus, M. gracilis und Mm. adductor longus et brevis.

Beeinflussung der Muskelkraft durch veränderte Beckenstellung
Die Beckenstellung hat Einfluss auf die Kraftentfaltung der Flexoren: Durch eine Flexionsstellung des Beckens und vermehrter Lordose der LWS sind die Mm. iliopsoas, rectus femoris und sartorius in angenäherter Stellung und können nicht ihre optimale Kraft entfalten. Dafür wirken mehr Anteile der Mm. glutaeus medius et minimus flexorisch, da sie in Flexionsstellung deutlich ventral der Bewegungsachse liegen.

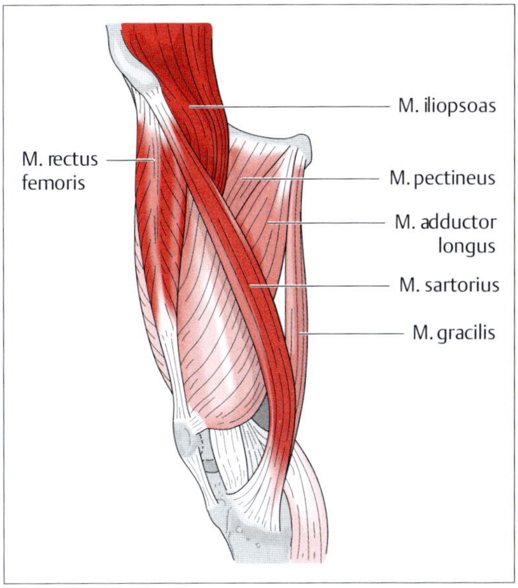

Abb. 2.**146** Flexoren des Hüftgelenks (Ansicht von ventral-medial).

2.8.4 Extensoren des Hüftgelenks

M. glutaeus maximus (Abb. 2.**147**)

- am Ursprung Fortsetzung in die Fascia thoracolumbalis;
- breiter kranialer Teil zieht in den Tractus iliotibialis, an der Übergangsstelle ist eine Reliefstufe erkennbar;
- kaudaler Teil zieht zur Tuberositas glutaea und zur Linea aspera;
- Verbindung zum Septum intermusculare laterale;
- Fortsetzung des Muskelverlaufs im M. vastus lateralis;
- Bindegewebssepten spannen sich zwischen den Muskelbündeln aus und sorgen für eine Art Kammerung;
- eine Art Sitzhalfter bildet die Fascia lata für den kaudalen Rand des Muskels, quer verlaufende Fasern werden beim Sitzen gespannt und ziehen den Muskelrand nach kranial und lateral; im Sitzen wird dann das Tuber ischiadicum von gekammertem subkutanen Fettgewebe abgepolstert;
- *Funktionen:*
  - Extension: Er benötigt einen deutlichen Widerstand – das ca. Ein- bis Zweifache des Körpergewichts –, um gut aktiviert zu werden. Aus der Flexion von über 90° ist er am besten wirksam. Beim Punctum fixum des Muskels am Femur ist er bei allen Kraft fordernden Extensionsbewegungen beteiligt: Aufstehen vom Sitzen, aus der Hocke, Aufrichtung des nach vorne geneigten Rumpfes. Beim Punctum fixum am Becken ist er beim Treppensteigen, Klettern und beim schnellen Laufen tätig.
  - Außenrotation: Der Muskel ist ein kräftiger Außenrotator.
  - Er hat einen Autoantagonismus. Da sich durch seinen breitflächigen Verlauf einige Faseranteile kranial und andere kaudal der sagittalen Achse befinden, machen die kranialen Fasern *Abduktion*, die kaudalen Fasern *Adduktion* (Abb. 2.**148**).
  - Durch die Verbindung mit dem Tractus iliotibialis nimmt er Einfluss auf die *Zentrierung des Hüftkopfes* (Abb. 2.**143**) und auf die *Kniegelenkstabilisierung*.
- *Innervation:* N. glutaeus inferior (L4–S1).

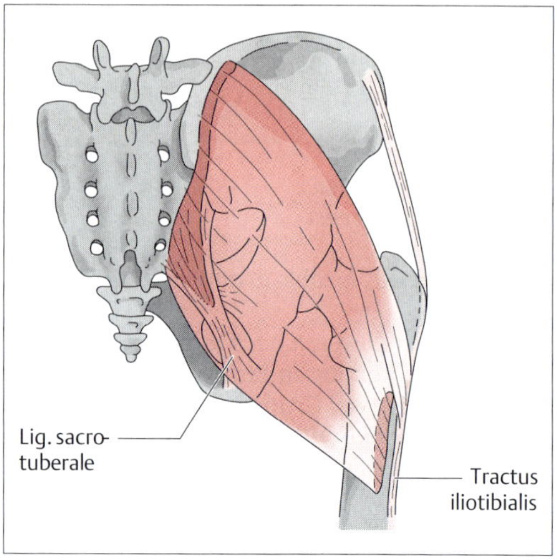

Abb. 2.**147** M. glutaeus maximus.

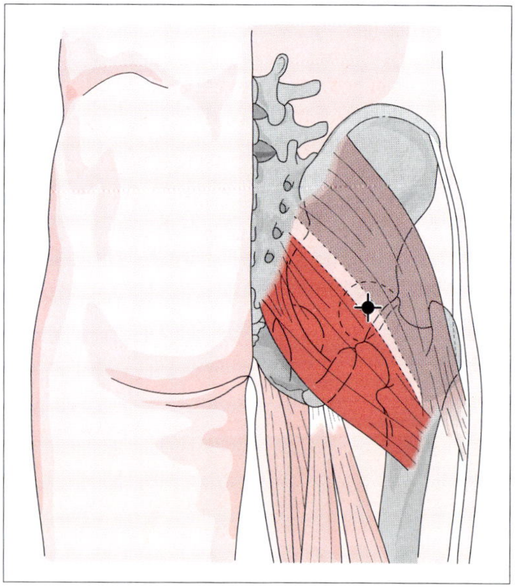

Abb. 2.**148** Autoantagonismus des M. glutaeus maximus hinsichtlich der Ab- und Adduktion (braune Anteile: Abduktion, rote Anteile: Adduktion).

Ischiokrurale Muskulatur

M. biceps femoris, Caput longum (Abb. 2.**149**)

- benutzt das Tuber ischiadicum als eine Umlenkrolle, da einige Muskelfasern in das Lig. sacrotuberale ziehen;
- Ursprungsbereich am Tuber liegt oberflächlich, bildet mit dem M. semitendinosus ein Caput commune;
- verläuft unmittelbar medial des M. vastus lateralis und wird von ihm durch das Septum intermusculare femoris laterale getrennt;
- im Kniebereich begrenzt er lateral die Fossa poplitea.

M. semitendinosus (Abb. 2.**149**)

- Verbindung zum Lig. sacrotuberale;
- liegt in einer vom M. semimembranosus gebildeten Rinne;
- zu Beginn des unteren Oberschenkeldrittels geht er in seine lange Endsehne über.

M. semimembranosus (Abb. 2.**150**)

- kaudal seines Ursprungs verbreitert er sich zu einer Sehnenplatte, auf der die beiden oben genannten Muskeln liegen;
- Verlauf der Muskelfasern von kranial-lateral nach kaudal-medial;
- im medialen Teil des Muskels früher Sehnenbeginn, im lateralen Teil auch distal noch Muskelfasern;
- Ausbreitung der Insertionen am Knie in fünf verschiedene Richtungen; *siehe Kap. 3.35, Abb. 3.**97**
- begrenzt medial die Fossa poplitea.

Funktionen der ischiokruralen Muskulatur

- Die Arbeitsleistung der ischiokruralen Muskulatur entspricht etwa zu zwei Drittel der des M. glutaeus maximus.
- *Extension* durch alle Anteile der ischiokruralen Muskulatur;
- *Außenrotation* durch den M. biceps femoris;
- *Innenrotation* durch die Mm. semitendinosus und semimembranosus;
- *Knieflexion* und *Außenrotation* des Unterschenkels durch den M. biceps; *Innenrotation* durch die Mm. semitendinosus und semimembranosus;

Innervation: N. ischiadicus (L5–S2).

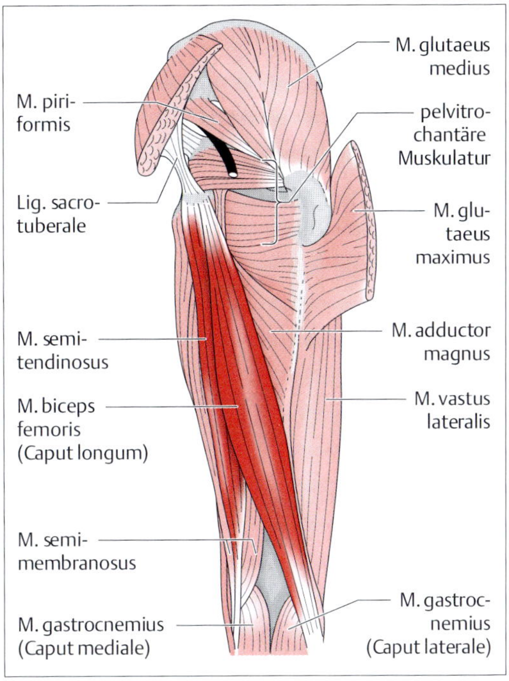

Abb. 2.**149** Ischiokrurale Muskulatur: M. biceps femoris und semitendinosus.

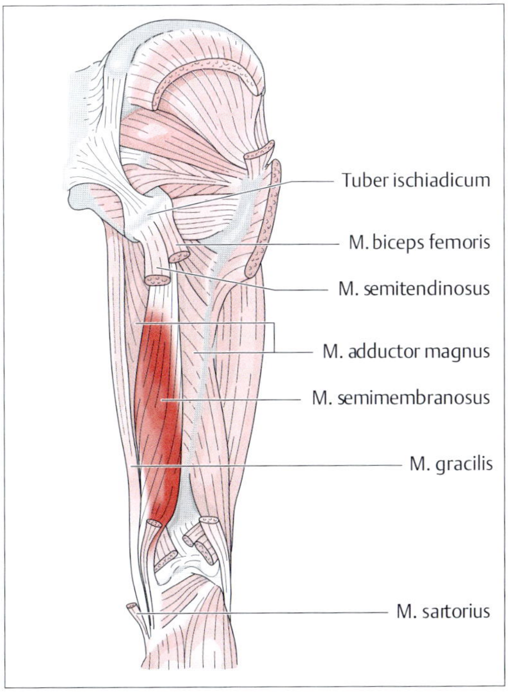

Abb. 2.**150** Ischiokrurale Muskulatur: M. semimembranosus.

Stabilisation in der Sagittalebene (Abb. 2.**151**)

- Beim Stehen in bequemer Körperhaltung liegt der Schwerpunkt hinter dem Hüftgelenkszentrum. Eine weitere Extension verhindern das Lig. iliofemorale und der M. tensor fascia latae.
- Wenn das Lot auf das Hüftgelenkszentrum fällt, sind sowohl Flexoren als auch Extensoren entspannt = labiles Gleichgewicht.
- Steht das Becken in einer minimalen Flexionsstellung, werden die ischiokruralen Muskeln tätig, um das Becken zu stabilisieren.
- Erst bei weiterer Flexionsstellung wird zusätzlich der M. glutaeus maximus aktiv.

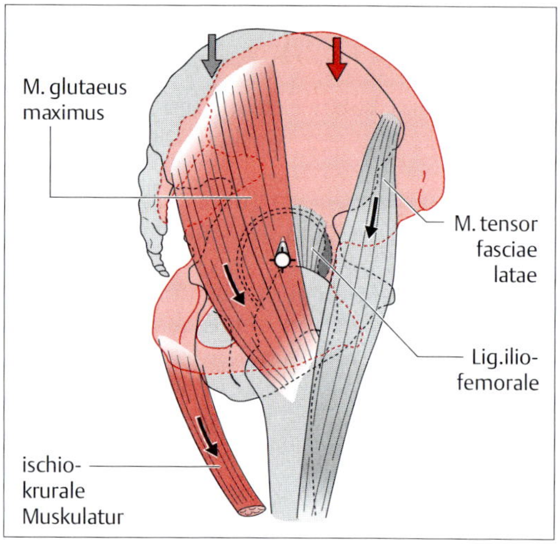

Abb. 2.**151** Stabilisation in der Sagittalebene.
grau: Körperschwerpunkt hinter dem Drehpunkt
rot: Körperschwerpunkt vor dem Drehpunkt

Weitere Extensoren (Abb. 2.**152**)

Folgende Muskeln helfen bei der Extension und werden zu einem späteren Zeitpunkt beschrieben:

- *Mm. glutaeus medius et minimus;*
- *M. adductor magnus;*
- *kurze Außenrotatoren, z.B.M. piriformis und Mm. obturatorii.*

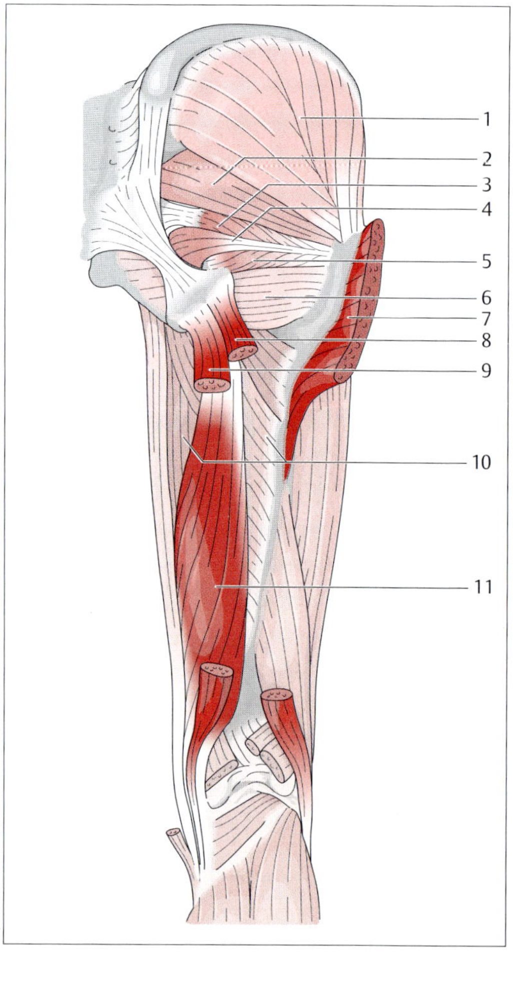

1 M. glutaeus medius	7 M. glutaeus maximus
2 M. piriformis	8 M. biceps femoris, caput longum
3 M. gemellus superior	9 M. semitendinosus
4 M. obturatorius internus	10 M. adductor magnus
5 M. gemellus inferior	11 M. semimembranosus
6 M. quadratus femoris	

Abb. 2.**152** Extensoren des Hüftgelenks.

2.8.5 Abduktoren des Hüftgelenks

M. glutaeus medius (Abb. 2.**153**)

- ventrale Fasern verlaufen schraubenartig nach dorsal und liegen am Trochanter major über den dorsalen Faseranteilen;
- dorsales Drittel wird vom M. glutaeus maximus überdeckt;
- Insertion nimmt die laterale Fläche des Trochanter major ein;
- zwischen Sehne und Trochanter major liegt die Bursa trochanterica m. glutaei medii superficialis.

M. glutaeus minimus (Abb. 2.**154**)

- wird vom M. glutaeus medius überdeckt;
- zieht ventral an den Trochanter major; hier befindet sich zwischen Sehne und Knochen die Bursa trochanterica m. glutaei minimi.

Funktionen

- Abduktion: Sie spielen eine wichtige Rolle bei der Körperbalance, da sie bei distalem Punctum fixum in der Standbeinphase das Absinken des Beckens zur Spielbeinseite verhindern. Dabei leisten sie exzentrische Arbeit. Beim Punctum fixum am Becken abduzieren sie das Bein.
- Beeinflussung der Beckenneigung (Abb. 2.**155**): Von lateral lassen sich gut die Verteilung der Faseranteile und das Verhältnis zur Flexions-Extensions-Achse feststellen. Befindet sich der Faserverlauf ventral der Achse = Flexion, bei Verlauf dorsal = Extension.
- Rotation: Die ventralen Fasern machen eine Innenrotation, die dorsalen eine Außenrotation.
- Die Größe des CCD-Winkels beeinflusst die Wirkung der Mm. gluataeus medius et minimus:
  - Die Coxa valga verändert den Muskelfaserverlauf, er wird steiler und damit ungünstiger für die Abduktions- und Stabilisationsfunktion, da das Kraftmoment sehr gering wird.
  - Bei Coxa vara ziehen die Muskeln fast horizontal. Dies bedeutet ein sehr gutes Kraftmoment, was jedoch aufgehoben wird, da sich durch die Absenkung des Schenkelhalses eine Annäherung des Ansatzes zum Ursprung ergibt.

  Innervation: N. glutaeus superior

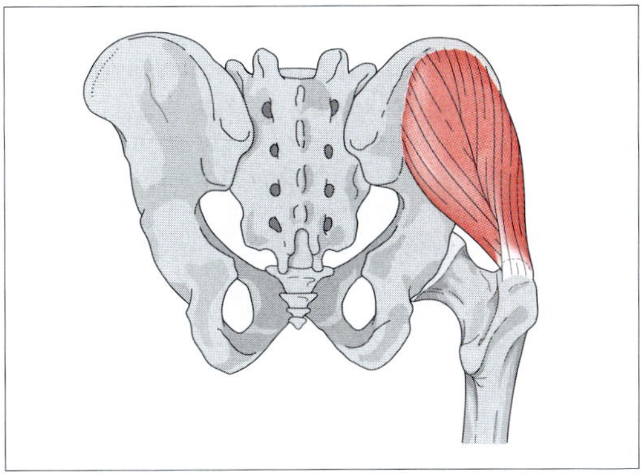

Abb. 2.**153** M. glutaeus medius.

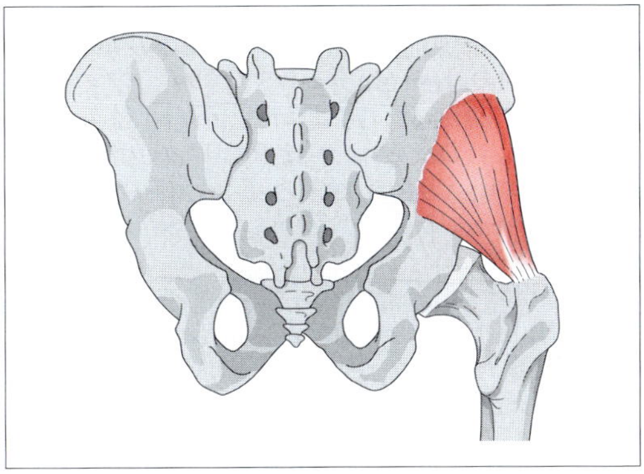

Abb. 2.**154** M. glutaeus minimus.

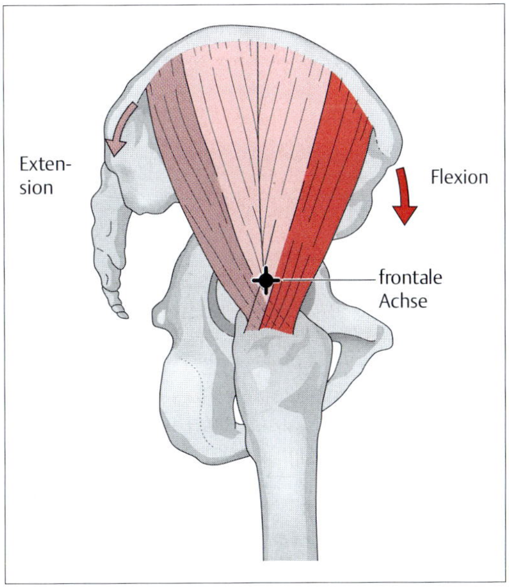

Abb. 2.**155** Beeinflussung der Beckenneigung durch den M. glutaeus medius.

M. piriformis (Abb. 2.**156**)

- zieht kaudal ventral über das Art. sacroiliaca;
- verläuft fast horizontal durch das Foramen ischiadicum majus und unterteilt es in ein Foramen supra- und infrapiriforme;
- *Foramen suprapiriforme* ist eine Lücke, durch die die A. und V. glutaea superiora und der N. glutaeus superior ziehen und die mit Bindegewebe ausgefüllt ist;
- durch das *Foramen infrapiriforme* ziehen die Vasa glutaea inferiora, der N. pudendus, der N. glutaeus inferior und im lateralen Teil der N. ischiadicus;
- hat eine Verbindung zum Lig. sacrotuberale.

Funktionen

- Abduktion; in Neutral-Null-Stellung macht er Flexion/Außenrotation.
- Bei 60° Hüftflexion findet eine *Funktionsumkehr* statt. Der Muskelverlauf ändert sich im Verhältnis zur Rotationsachse: in Extensionsstellung verläuft er dorsal, das bedeutet Außenrotation, in Flexionsstellung ventral davon, was Innenrotation bedeutet. Außerdem verändert er seinen Verlauf zur frontalen Achse: durch die Flexion von ca. 60° ist der Ansatz am Tuberculum majus deutlich nach kaudal verschoben, weshalb er in dieser Stellung extensorisch wirkt.
- Stabilisation des SIG: *siehe Kap. 2.4.8, Stabilisierende Strukturen.

Innervation: Plexus sacralis (L5–S2).

Pathologie

Piriformissyndrom

Das Piriformissyndrom, bei dem der Ischiasnerv irritiert wird, kann folgende Ursachen haben:

- Hämatom und dadurch bedingte Schwellung im Muskel- bzw. umgebenden Gewebe;
- Hypertonus des Muskels;
- Durch Wucherungen der Gefäße: die V. glutaea inferior liegt unter dem Muskel, Sie neigt zu Aussackungen und bildet ein großes Knäuel, das auf den N. ischiadicus drücken kann. Hält dies längere Zeit an, entsteht ein Neurom. Es dauert lange, bis es sich zurückbildet.

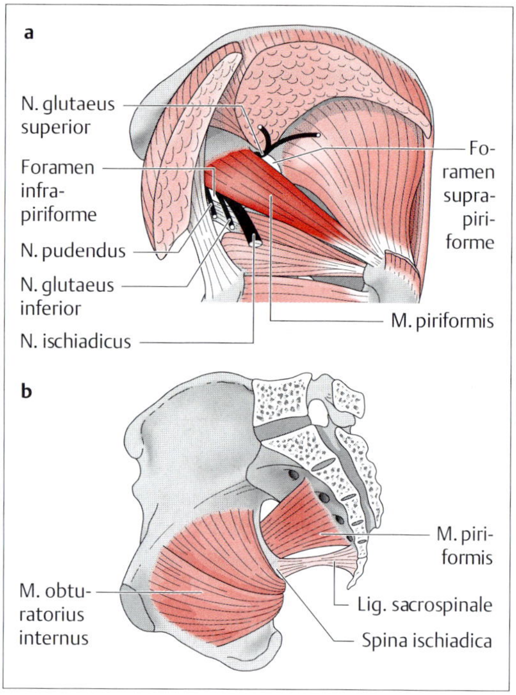

Abb. 2.**156a** u. **b** M. piriformis.
a Ansicht von dorsal.
b Ansicht von der Beckeninnenseite.

Praxistipp *Untersuchung und Behandlung des Piriformissyndroms*

Um festzustellen, ob der M. piriformis für die Ischiasbeschwerden verantwortlich ist, wird der SLR (Straight Leg Raising) vorsichtig und trotz Schmerzen in ca. 70° eingestellt. In dieser Stellung wird das Bein in Innenrotation und Abduktion gebracht. Der M. piriformis kann entspannen, der Schmerz nimmt ab und die Flexionsstellung lässt sich vergrößern. Eine Außenrotation/Adduktion dagegen wird den Schmerz verstärken.

Um den Raum für den N. ischiadicus zu erweitern, muss der Tonus des M. piriformis reduziert werden. Dies lässt sich durch Längsdehnung oder vorsichtige Druckinhibition erreichen. Auch die anschließende Mobilisation des N. ischiadicus sollte nicht vergessen werden. ■

Weitere abduzierende Muskeln:

- *M. tensor fasciae latae;*
- *M. glutaeus maximus (kraniale Anteile).*

Stabilisation des Beckens in der Frontalebene (Abb. 2.**157**)

In verschiedenen Flexionsstellungen des Hüftgelenks im Stand und beim Gehen wird die Stabilisation in der Frontalebene von unterschiedlichen Abduktoren gewährleistet. Sie verhindern das Absinkens des Beckens zur Spielbeinseite.

- Fällt die Last des Teilkörpergewichts hinter die transversale Achse, wird das Becken vom Lig. iliofemorale, dem M. tensor fasciae latae und den ventralen Anteilen des M. glutaeus medius stabilisiert.
- Geht das Lot durch das Drehzentrum, stabilisieren die Mm. glutaeus medius et minimus, ebenso wie in leichter Flexionsstellung.
- Bei zunehmende Flexion kommen dazu die kranialen Anteile des M. glutaeus maximus und der M. piriformis.

Pathologie Da die Übernahme des Körpergewichts und damit die Stabilisierung des Beckens beim Gehen in der Nähe der Neutral-Null-Stellung gefordert wird, macht sich vor allem eine Abschwächung der Mm. glutaeus medius et minimus bemerkbar. Sie können das Becken nicht mehr halten, und es sinkt zur Spielbeinseite ab = *Trendelenburg-Zeichen*.

* siehe Kap. 2.7.7, Biomechanik. ■

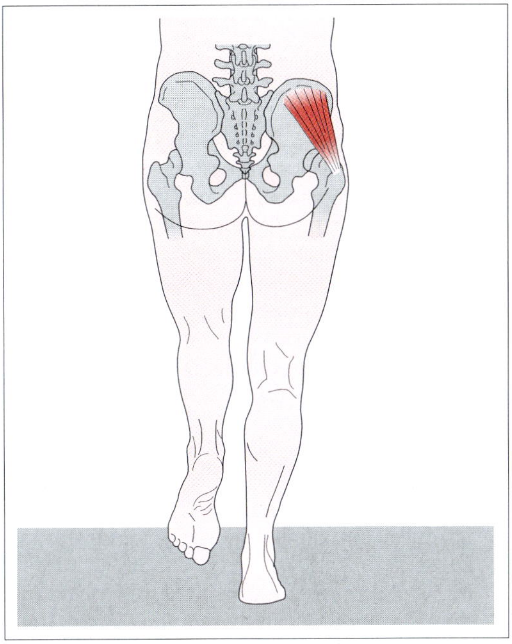

Abb. 2.**157** Stabilisation des Beckens in der Frontalebene in Neutral-Null-Stellung.

2.8.6 Adduktoren des Hüftgelenks

M. pectineus (Abb. 2.**158**)

- bildet zusammen mit dem M. iliopsoas eine v-förmige Grube, die *Fossa iliopectinea*, in der Gefäße nach distal ziehen;
- dorsale Fläche des Muskels hat Kontakt zu den ventralen Bändern des Hüftgelenks, dem M. adductor brevis und dem M. obturatorius externus;
- *Funktionen:* Adduktion/Flexion/Außenrotation;
- *Innervation:* N. femoralis, evtl. zusätzlich N. obturatorius.

M. adductor longus (Abb. 2.**158**)

- begrenzt den Eingang des *Canalis adductorius*, durch den die A. und die V. femoralis verlaufen;
- bildet zusammen mit dem M. sartorius und dem Lig. inguinale das *Trigonum femorale mediale*, eine v-förmige Lücke, durch die die A. femoralis, Venen und Lymphgefäße ziehen;
- *Funktionen*
  - Adduktion;
  - Flexion aus Neutral-Null-Stellung bis 70° Flexion, ab dann *Extension;*
  - Außenrotation: Diese Funktion ist erklärbar, wenn der Verlauf des Muskels bis zur Linea aspera im Verhältnis zur Rotationsachse betrachtet wird, von ventral-medial nach dorsal-lateral (Abb. 2.**159**);
- *Innervation:* R. anterior des N. obturatorius (L2–L4).

M. gracilis (Abb. 2.**158**)

- breiter Ursprungsbereich am R. inferior ossis pubis, dann schmaler werdend;
- zweigelenkig, da seine Insertion an der ventral-medialen Tibia liegt = Pes anserinus superficialis;
- *Funktionen:*
  - Adduktion/Hüftflexion bis 50° Flexionsstellung, ab dann Hüftextension;
  - Knieflexion und -innenrotation;
- *Innervation:* R. anterior des N. obturatorius (L2–L4).

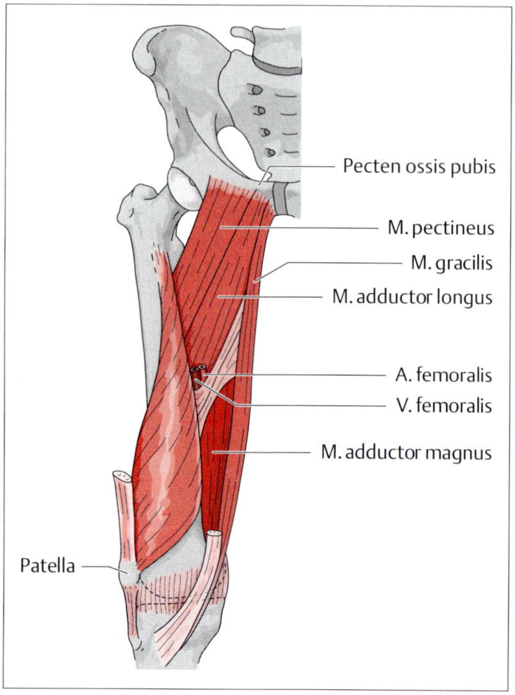

Abb. 2.**158** Adduktoren des Hüftgelenks: M. pectineus, adductor longus und gracilis (Ansicht von ventral-medial).

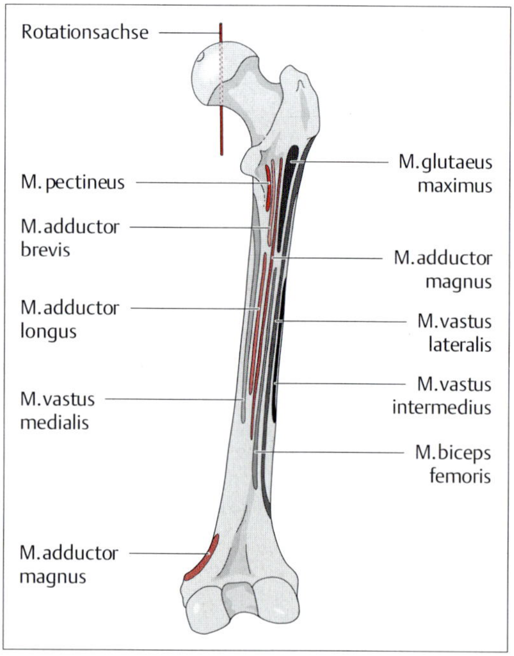

Abb. 2.**159** Ansätze der Adduktoren an der Linea aspera.

M. adductor brevis (Abb. 2.**160**)

- bildet zusammen mit dem M. adductor magnus die tiefe Schicht der Adduktoren;
- *Funktionen:* siehe M. adductor longus;
- *Innervation:* siehe M. adductor longus.

M. adductor magnus (Abb. 2.**161**)

- liegt am weitesten dorsal, seine Rückfläche hat Kontakt zur ischiokruralen Muskulatur;
- ist der kräftigster Adduktor;
- hat die Form eines ausgebreiteten Fächers;
- Unterteilung in drei Teile: Der *proximale Teil* verläuft quer und wird auch als M. adductor minimus bezeichnet; der *mittlere Teil* hat die breiteste Insertion, an der gesamten Linea aspera; der *distale Abschnitt* zieht zum Tuberculum adductorium, am medialen Femurkondylus;
- bildet mit dem M. vastus medialis die Membrana vastoadductoria, eine Schaltsehne, die zusammen mit dem Muskelansatz an der Linea aspera den kranialen Teil des *Canalis adductorius* darstellt; durch ihn ziehen Gefäße nach distal; der Kanal ist distal durch eine schlitzförmige Öffnung – dem *Hiatus tendineus adductus* – begrenzt, die sich zwischen der tiefen und der oberflächlichen Schicht des M. adductor magnus befindet;
- *Funktionen:*
  - Adduktion/kräftige Extension über den gesamten Bewegungsablauf, vor allem der suprakondyläre Teil; *Außenrotation* mit proximalen Anteilen; *Innenrotation* mit distalen Anteilen;
  - Für das Gleichgewicht des Beckens ist das Zusammenspiel von Abduktoren und Adduktoren von Bedeutung, da nur ein ausgewogenes Gleichgewicht beider Muskelgruppen das Becken stabil hält;
- *Innervation:* Doppelinnervation: kraniale Anteile des R. posterior des N. obturatorius (L3–L4), kaudale Anteile vom Pars tibialis des N. ischiadicus (L4–L5).

Weitere adduzierende Muskeln

- *Ischiokrurale Muskulatur;*
- *M. glutaeus maximus* (kaudale Fasern);
- *M. quadratus femoris.*

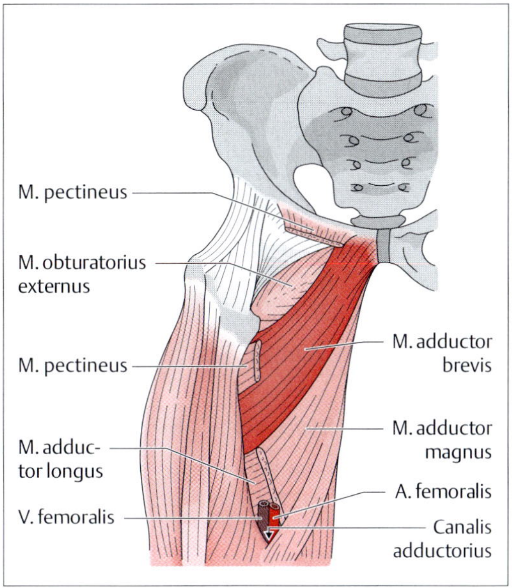

Abb. 2.**160** M. adductor brevis.

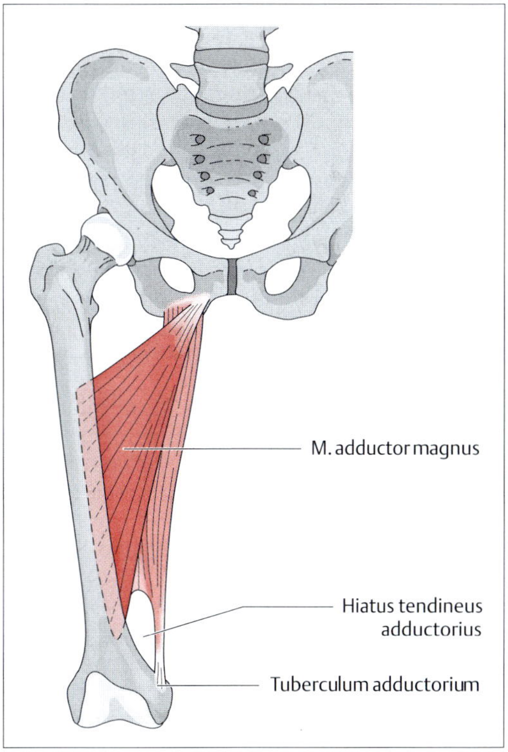

Abb. 2.**161** M. adductor magnus (Ansicht von ventral-medial).

2.8.7 Außenrotatoren des Hüftgelenks

Diese Muskulatur befindet sich im kaudalen Gesäßbereich und ist als pelvitrochantäre Muskulatur bekannt. Die Muskeln verlaufen dorsal der longitudinalen Achse, was sie zu Außenrotatoren macht.
Von kranial nach kaudal handelt es sich um die folgenden Muskeln:

M. piriformis (Abb. 2.**162**)

* siehe Kap. 2.8.5, Abduktoren des Hüftgelenks.

M. obturatorius internus (Abb. 2.**162**)

- besteht aus einem kurzen, breiten, muskulären Anteil und einer langen Endsehne;
- Innenseite der Membrana obturatoria dient ihm als Ursprung;
- verläuft mit einem spitzen Knick um die Incisura ischiadica minor; dabei benutzt er diese als Hypomochlion, weshalb die Stelle eine überknorpelte Fläche hat;
- hat eine Verbindung zum Diaphragma pelvis und zu den Mm. gemelli;
- bildet zusammen mit dem knöchernen Sulkus den Canalis abturatorius, der von kranial-lateral nach kaudal-medial verläuft; durch ihn laufen Gefäße und der N. obturatorius;
- *Funktionen:*
  - Außenrotation/Adduktion und Extension aus Neutral-Null-Stellung;
  - Abduktion: ab ca. 90° Hüftflexion;
- *Innervation:* variiert zwischen Plexus sacralis, N. glutaeus und eventuell N. pudendus.

Mm. gemelli (Abb. 2.**163**)

- gehören ursprünglich zum M. obturatorius internus, weshalb sie zusammen unter der Bezeichnung M. triceps coxae bekannt sind;
- verlaufen parallel kranial und kaudal des M. obturatorius internus; die Sehnen beider Muskeln strahlen in seine Endsehne ein;
- *Funktionen:*
  - Außenrotation/Adduktion und Extension aus Neutral-Null-Stellung;
  - Abduktion: ab ca. 90° Hüftflexion;
- *Innervation:* Sie variiert zwischen Plexus sacralis, N. glutaeus und eventuell N. pudendus.

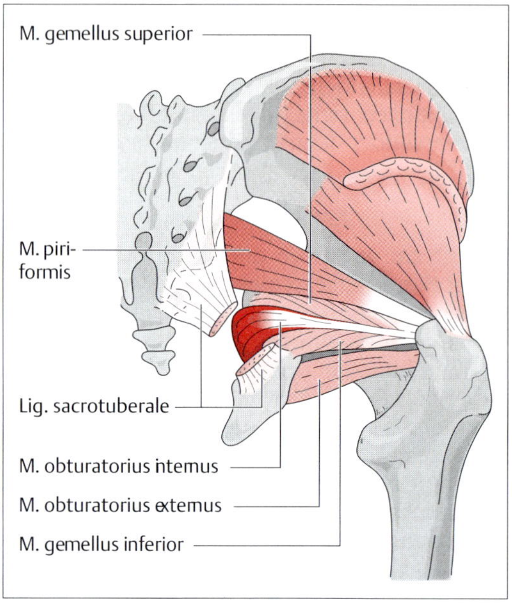

Abb. 2.**162** M. piriformis und obturatorius internus.

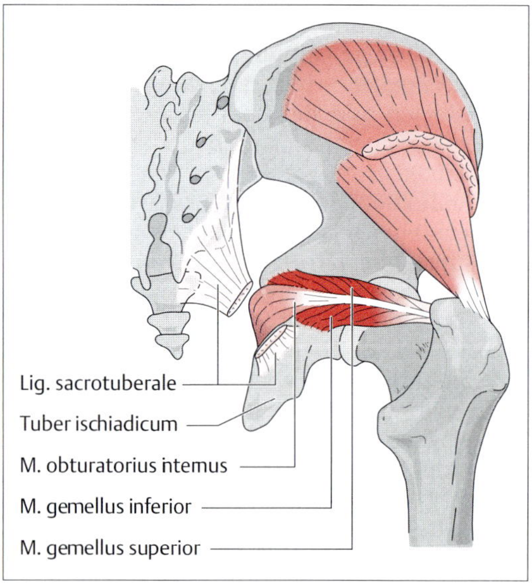

Abb. 2.**163** Mm. gemelli.

M. obturatorius externus (Abb. 2.**164**)

- Verbindung zur Außenfläche der Membrana obturatoria;
- gibt einige Fasern an die Zona orbicularis ab;
- bildet einen spiraligen Bogen um den Schenkelhals, wodurch zusammen mit dem Lig. ischiofemorale eine Achtertour zustande kommt, die das Collum femoris umfasst;
- wird vom M. quadratus femoris überdeckt;
- *Funktionen:* Außenrotation/schwache Adduktion und Flexion;
- *Innervation:* N. obturatorius (L3–L4).

M. quadratus femoris (Abb. 2.**165**)

- liegt unmittelbar kaudal des M. gemellus inferior und kann mit diesem verwachsen sein;
- *Funktionen:*
  - Außenrotation/Adduktion;
  - kann das Bein aus der Flexion in Extension bringen und umgekehrt;
- *Innervation:* N. glutaeus inferior und tibiale Anteile des N. ischiadicus.

Weitere Außenrotatoren

- *M. glutaeus maximus* ist der kräftigste Außenrotator; er erbringt etwa ein Drittel der Gesamtkraft;
- *Mm. glutaeus medius et minimus* (dorsaler Anteil);
- *einige Adduktoren*;
- *M. sartorius;*
- *ischiokrurale Muskulatur;*
- *M. iliopsoas.*

Die größte Kraftentfaltung in Richtung Außenrotation ist in ca. 60° Flexion zu erwarten. Werden die Kraftkomponenten der Außenrotatoren zerlegt, können folgende Unterschiede gefunden werden (Abb. 2.**166**):

- M. piriformis, M. obturatorius internus, M. glutaeus maximus sowie die Mm. glutaeus medius et minimus wirken vor allem in Richtung Außenrotation und besitzen eine kleine gelenkzentrierende Kraft.
- Beim M. pectineus, M. quadratus femoris und M. obliquus externus überwiegt die Gelenkschlusskomponente.

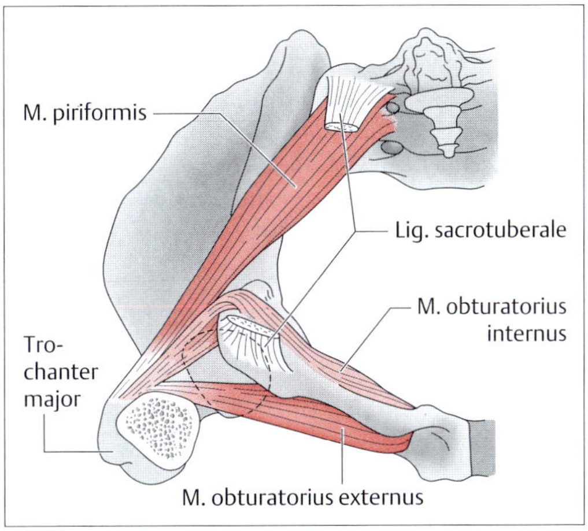

Abb. 2.**164** M. obturatorius externus (Ansicht von kaudal).

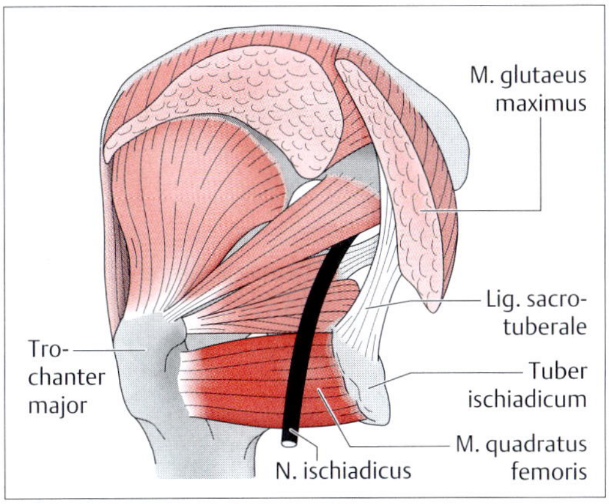

Abb. 2.**165** M. quadratus femoris.

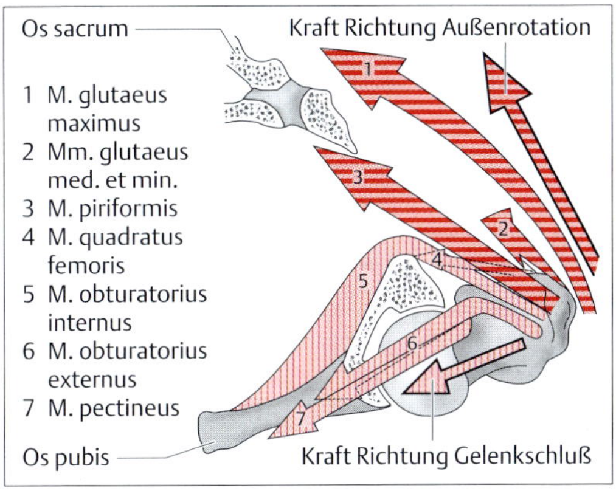

Abb. 2.**166** Kraftkomponenten der Außenrotatoren (Ansicht von kranial).

Muskelfunktionsumkehr (Abb. 2.**167**)

In Innenrotation kommt es zur Umkehrung der rotatorischen Muskelfunktion. In dieser Stellung können ein Teil der *Adduktoren*, der *M. obturatorius externus* und der *M. pectineus* aufgrund der Veränderung ihres Verlaufs zur Rotationsachse zu Innenrotatoren werden.

2.8.8 Innenrotatoren des Hüftgelenks (Abb. 2.168)

Es gibt sehr wenige Muskeln, die eine Innenrotation machen. Ihre Kraftentfaltung beträgt nur ein Drittel der Kraft der Außenrotatoren:

- *Mm. glutaeus medius et minimus* (ventrale Fasern);
- *M. tensor fasciae latae;*
- *M. adductor magnus* (distale Fasern).

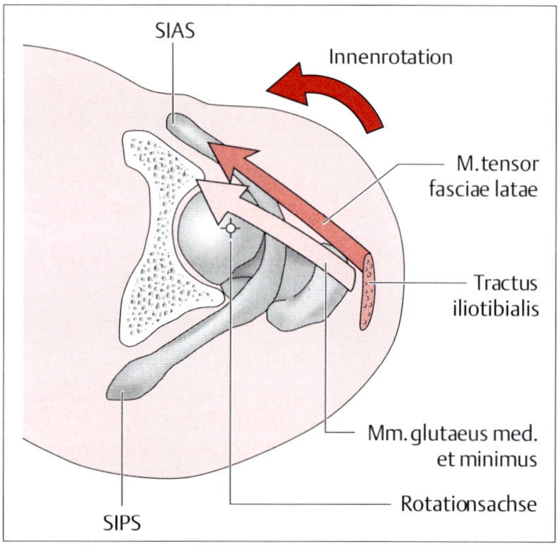

Abb. 2.**168** Mm. glutaeus medius et minimus und M. tensor fasciae latae (transversale Ansicht).

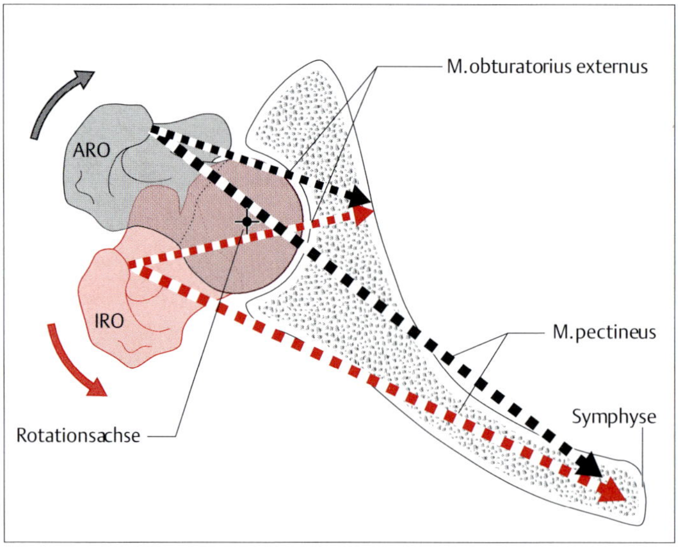

Abb. 2.**167** Muskelfunktionsumkehr von Mm. obturatorius externus und pectineus.

2.9 Neurale Strukturen im Becken-Hüft-Bereich

2.9.1 Plexus sacralis (Abb. 2.169a u. b)

- kann in einen Plexus ischiadicus (L4–S3) und einen Plexus pudendus (S2–S4) unterteilt werden;
- entsteht aus den Rr. ventrales von den 4. und 5. lumbalen und den oberen drei sakralen Nervenwurzeln;
- Rr. ventrales von L4 und L5 bilden den Truncus lumbosacralis, der in das kleine Becken zieht;
- Die Rami teilen sich in präaxiale, anterior verlaufende und postaxiale, posterior verlaufende Rami;
- Rr. anteriores bilden schon hier den tibialen Anteil des N. ischiadicus, die dorsalen den peronäalen Anteil;
- Verlauf des Plexus sacralis auf der ventralen Seite des M. piriformis;
- Vereinigung der Äste kurz vor Durchtritt durch das Foramen infrapiriforme.

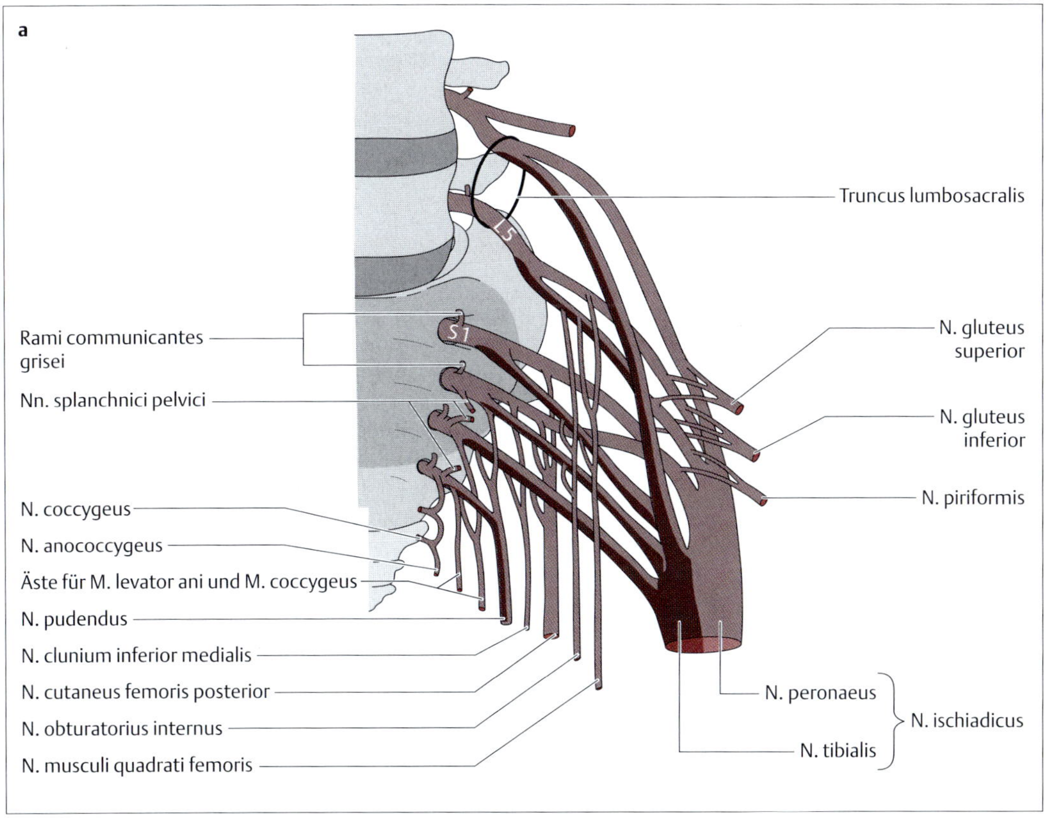

Abb. 2.169a Plexus sacralis. **a** Schemazeichnung von ventral.

Pathologie

Plexusparesen

- *Frakturen* des Os sacrum, vor allem mit Einbeziehung der Foramina sacralia, können zur Überdehnung, eventuell sogar zur Zerreißung von Plexusteilen und damit zu neurologischen Ausfällen führen.
- *Tumoren*: Uterus-, Protstata- und kolorektale Tumoren können Druck auf den Plexus ausüben.
- *Operationen* am Hüftgelenk: Bei einer Totalendoprothese wird der Prothesenkopf mit einer kräftigen Traktion und Innenrotation aus der Pfanne gehebelt. Dadurch kann es zu einer Überdehnung einzelner Plexusanteile kommen.
- Bei der *Gravidität* können der Kopf oder das Gesäß des Kindes so ungünstig liegen, dass der Plexus komprimiert wird.

Praxistipp Um eine Plexusläsion zu diagnostizieren, müssen sowohl Funktionsprüfungen der Fuß- und Unterschenkelmuskulatur als auch der Hüftextensoren und -abduktoren vorgenommen werden. Nur so ist eine Plexusparese von einer Ischiadikusläsion zu unterscheiden.

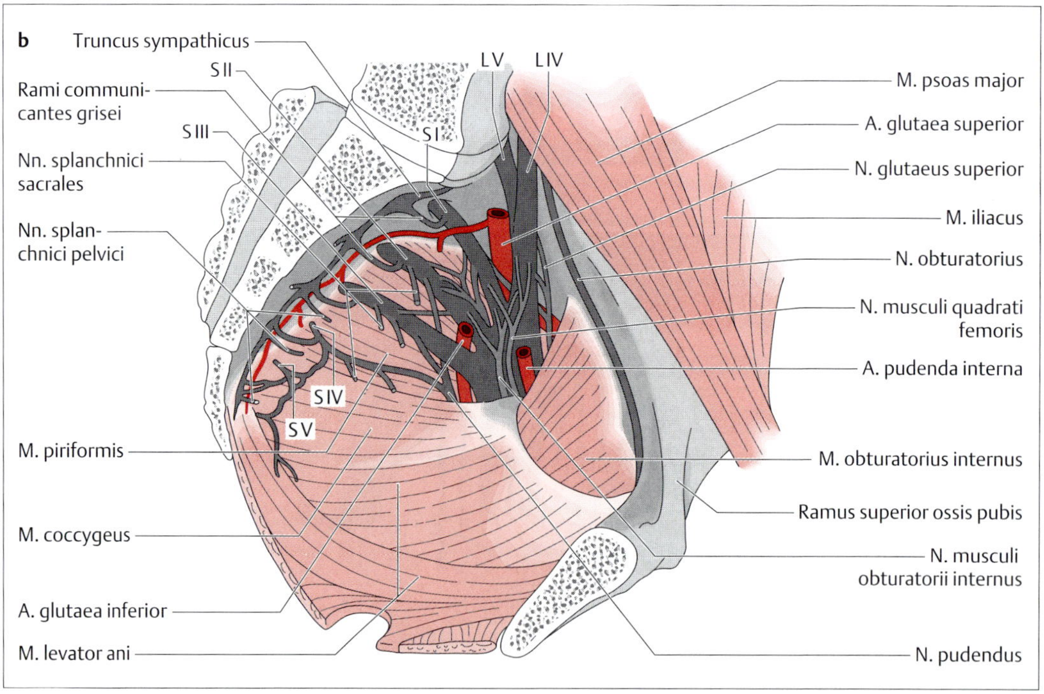

Abb. 2.**169b** Plexus sacralis. **b** Ansicht von der Beckeninnenseite.

Aufzweigungen des Plexus sacralis

N. glutaeus superior (L4–S1; Abb. 2.**170**)

- entsteht aus den posterioren Ästen der Rr. ventrales von L4–S1;
- zieht durch das Foramen suprapiriforme;
- verläuft dann in der Bindegewebsschicht zwischen dem M. glutaeus medius und minimus, dem *Spatium intergluteale;*
- innerviert die Mm. glutaeus medius et minimus, den M. tensor fasciae latae und Teile der Hüftgelenkkapsel.

N. glutaeus inferior (L5–S2; Abb. 2.170)

- entsteht aus den posterioren Ästen der Rr. ventrales von L5–S2;
- verlässt das Becken durch das Foramen infrapiriforme dorsal-medial des N. ischiadicus;
- innerviert mit mehreren Ästen den M. glutaeus maximus; einzelne Äste gehen zur Kapsel des Hüftgelenks.

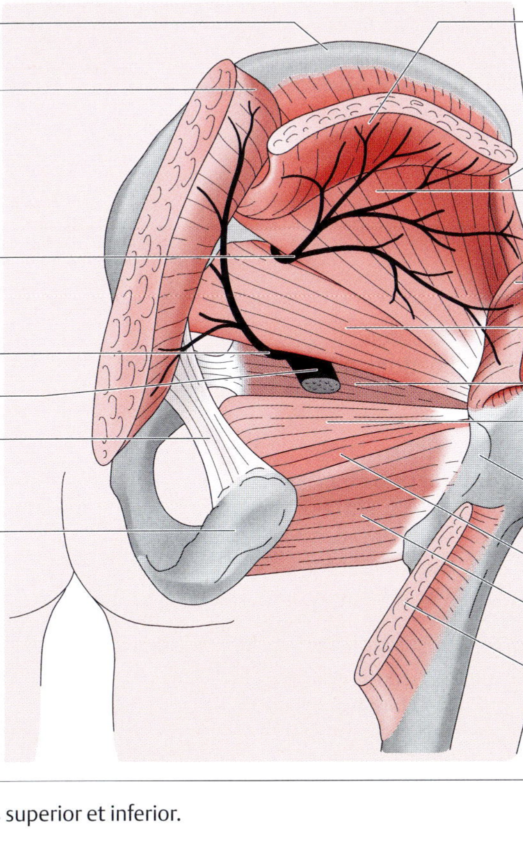

Abb. 2.**170** N. glutaeus superior et inferior.

N. ischiadicus (L4–S3; Abb. 2.**171**)

- längster und kräftigster peripherer Nerv;
- entsteht aus allen Anteilen des Plexus sacralis und verlässt das Becken durch das Foramen infrapiriforme;
- zieht nach lateral und überquert die Sehnen der Mm. obturatorius internus, gemelli und quadratus femoris;
- verläuft unter dem M. glutaeus maximus in einem mit Fettgewebe und Gefäßen ausgefüllten Raum, dem *Spatium subglutaeale;*
- im proximalen Drittel des Oberschenkels verläuft er in der Flexorenloge;
- in Höhe der Fossa poplitea – eventuell weiter proximal oder distal – teilt er sich in seine beiden Endäste, den N. tibialis und den N. peronaeus communis;
- innerviert motorisch die ischiokrurale Muskulatur und alle Muskeln des Unterschenkels und des Fußes.

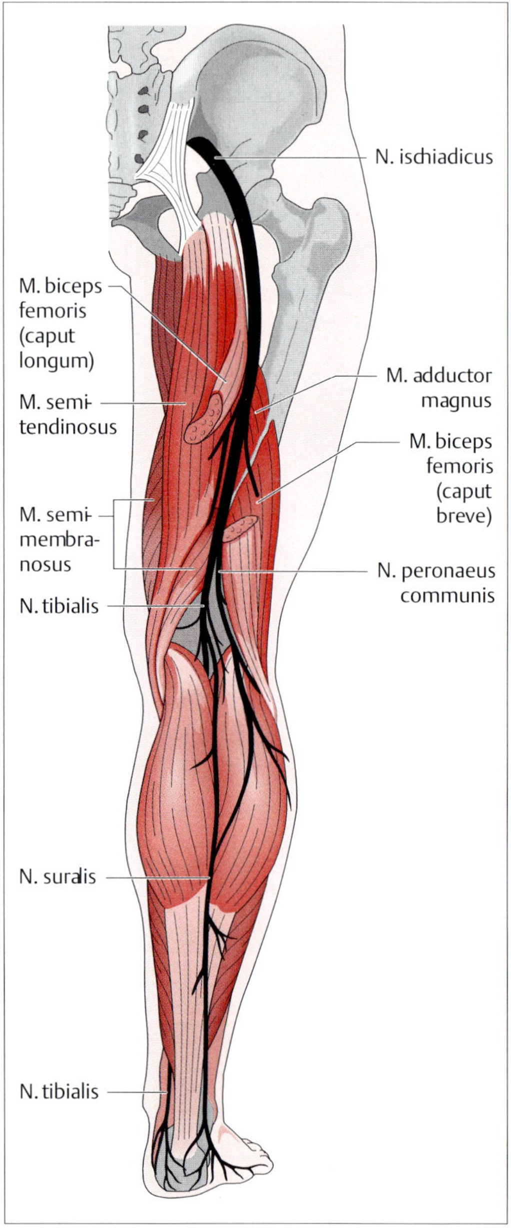

Abb. 2.**171** N. ischiadicus.

Pathologie

1. Läsion des N. ischiadicus

Die Ursachen sind vielfältig:

- *Operationen* in unmittelbarer Nähe;
- *Tumoren* und *Hämatome* nach Frakturen;
- *Entzündungen* können sich im Spatium subglutaeale ausbreiten.
- *Injektionsschäden*
  - Nervenkompression durch direktes Nadeltrauma mit anschließender Injektion einer Flüssigkeitsmenge. Es entsteht ein intraneuraler Druck, der die Durchblutung des Nervs beeinträchtigen kann. Die Patienten bemerken bereits beim Einstich brennende, ausstrahlende Schmerzen.
  - Nervenkompression durch ein Hämatom, da der Einstich in unmittelbarer Nähe des Nerven Gefäße verletzt hat. Das Hämatom kann den Nerven komprimieren. Zwischen Injektion und Symptombeginn liegen Stunden bis Tage.
  - Nervenirritation durch toxische Schädigung. Periphere Nerven reagieren toxisch, d.h. mit einer Entzündung, auf Analgetika, Antirheumatika und Antibiotika. Die Patienten beschreiben einen sofort auftretenden Schmerz mit sensomotorischen Ausfällen.

Praxistipp

Untersuchung

Beim vollständigen Ausfall des N. ischiadicus bleiben als Beuger im Kniegelenk nur die vom N. femoralis innervierten Muskeln, die Mm. sartorius und gracilis, funktionsfähig. Bei der Ganganalyse fällt eine fehlende Stabilität des Fußes auf, während Hüft- und Kniegelenk durch die von den Nn. glutaei und N. femoralis innervierten Muskeln stabilisiert werden können. ■

N. pudendus (S1–S4; Abb. 2.**172**)

- entsteht aus den Rr. anteriores von S1–S4;
- führt sympathische und parasympathische Fasern;
- tritt durch das Foramen infrapiriforme; zieht um die Spina ischiadica herum in das Foramen ischiadicum minor und dann in einer Duplikatur der Fascia obturatoria interna, dem *Alcock-Kanal*, nach ventral;
- innerviert das Diaphragma pelvis und urogenitale, den M. coccygeus sowie die Gesäß-, Anal- und Genitalregion.

Pathologie Bei Radfahrern können durch den Druck des Sattels einige medial verlaufende Äste komprimiert werden. Die Folge sind vorübergehende Sensibilitätsstörungen im zugehörigen Gebiet und Impotenz. ■

N. cutaneus femoris posterior (S1–S3; Abb. 2.**172**)

- entsteht aus den Rr. anteriores und posteriores von S1–S4;
- verläuft mit dem N. glutaeus inferior durch das Foramen infrapiriforme, dann weiter dorsal in der Mitte des Oberschenkels bis zur Fossa poplitea;
- gibt in der Nähe der Glutealfalte Äste zur Haut ab und versorgt im weiteren Verlauf bis zur Fossa poplitea den gesamten dorsalen Oberschenkelbereich.

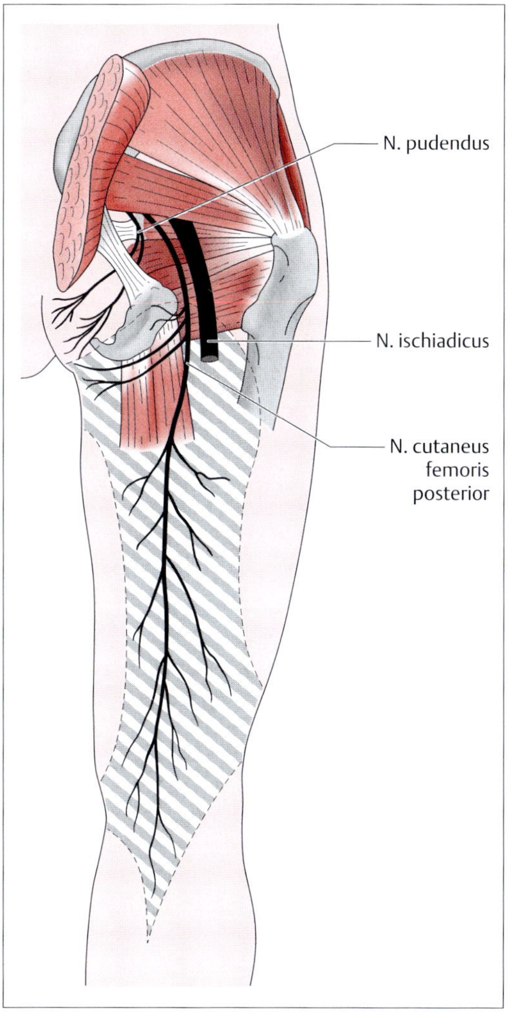

Abb. 2.**172** N. pudendus und N. cutaneus femoris posterior (Schraffierte Flächen = innervierte Hautareale).

3 Knie

3.1 Palpation Knieregion

Die Palpation wird in verschiedenen Ausgangsstellungen durchgeführt: Die ventrale und mediale Knieregion in Rückenlage mit einer kleinen Rolle unter dem Knie, der laterale Bereich in Seitlage und der dorsale in Bauchlage.

3.1.1 Palpation der ventralen Knieregion

Patella (Abb. 3.**1** u. 3.**2a** u. **b**)

Die Oberfläche wird abgetastet, da einige Fasern des M. rectus femoris über die Patella nach distal ziehen und die hier liegende kleine Bursa unter Umständen anschwellen kann.
An die Patellaränder ziehen viele Strukturen, die alle sorgfältig abpalpiert werden.
Die Sehne des M. rectus femoris zieht breitflächig an die ganze Basis der Patella heran. Als Palpationshilfe kann auf die Patellaspitze Druck in Richtung der Facies patellaris ausgeübt werden, damit sich die Basis abhebt und die Sehne mehr Spannung bekommt. Am oberen Patellarand wird quer zum Faserverlauf palpiert.
Die Sehnen der Mm. vastus medialis et lateralis ziehen an den kranial-medialen und kranial-lateralen Rand der Patella.
Besondere Beachtung verdient die Patellaspitze. Durch Druck auf die Patellabasis hebt sich die Spitze etwas ab, das hier abgehende Lig. patellae gerät unter Spannung, und der Insertionsbereich kann abpalpiert werden.

Lig. patellae (Abb. 3.**3**)

Von der Patellaspitze nach kaudal und etwas lateral kann das Band bis zum Ansatz verfolgt werden. Der mediale und der laterale Rand werden längs und auf dem Band quer zum Faserverlauf palpiert.

Tuberositas tibiae (Abb. 3.**4**)

An der Tuberositas endet das Lig. patellae. Sie ist eine deutlich palpierbare, knöcherne Erhebung an der Tibia und ca. 3–4 Querfinger kaudal der Patellaspitze zu finden.

Praxistipp Die Patella sollte nicht nur im Ruhezustand, sondern auch bei den Flexions- bzw. Extensionsbewegungen palpiert werden, um Kippungen und Abweichungen von der normalen Bahn, z.B. nach lateral zu fühlen. Ebenso lässt sich eine Krepitation feststellen. ■

Pathologie

1. Patellaspitzensyndrom (Jumpers Knee)

Der Ansatzbereich des Lig. patellae an der Patellaspitze ist äußerst druckempfindlich, und der Schmerz verstärkt sich bei Extension gegen Widerstand. Die Ursache ist vielseitig und liegt zum Teil an sportspezifischen Faktoren, wie z.B. abrupte Abbremsvorgänge, Beschaffenheit von Boden und Schuhwerk, zum Teil an konstitutionellen Faktoren, wie z.B. Achsenfehlstellungen und muskulären Dysbalancen. Alle diese Ursachen haben eine ungünstige Krafteinwirkung auf das Lig. patellae.

2. Morbus Osgood-Schlatter

Dabei handelt es sich um eine Ossifikationsstörung an der Tuberositas tibiae. Sie ist dick, gerötet und bei Palpation schmerzhaft. ■

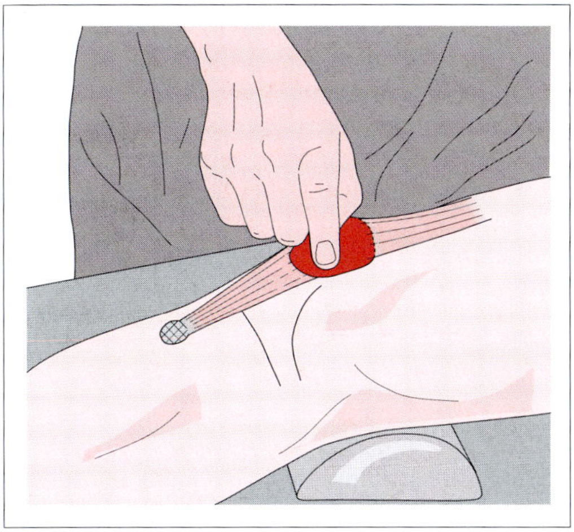

Abb. 3.**1** Palpation der Oberfläche der Patella.

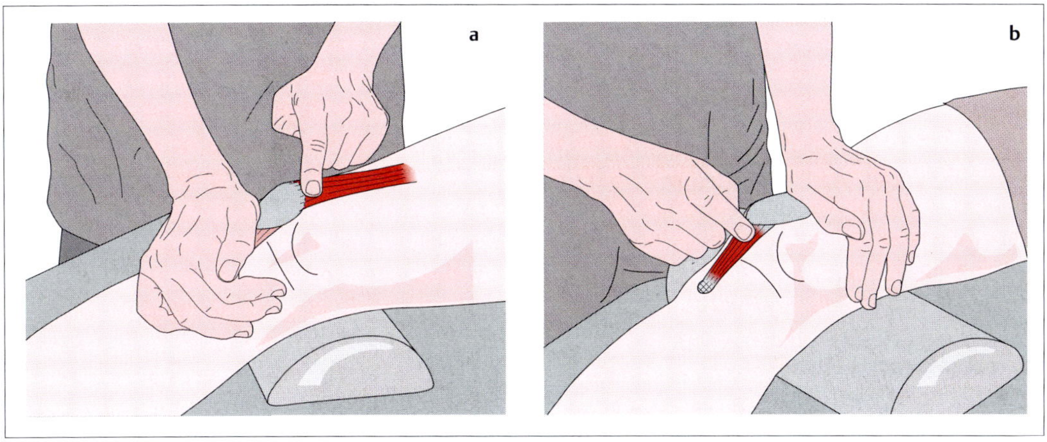

Abb. 3.**2a** u. **b** Palpation.
a Sehne des M. rectus femoris an der Basis patellae.
b Lig. patellae an der Apex patellae.

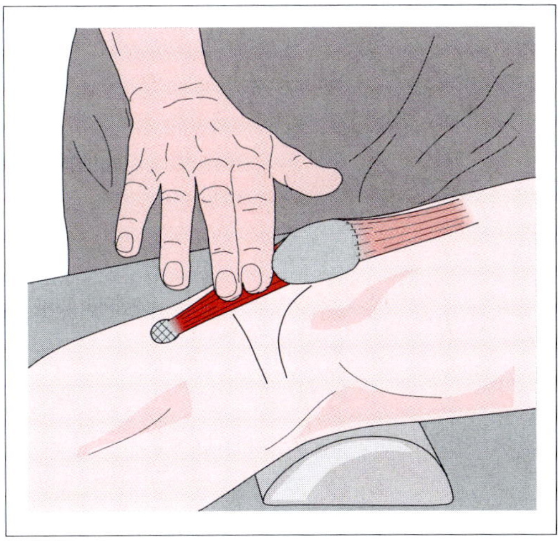

Abb. 3.**3** Palpation des Lig. patellae.

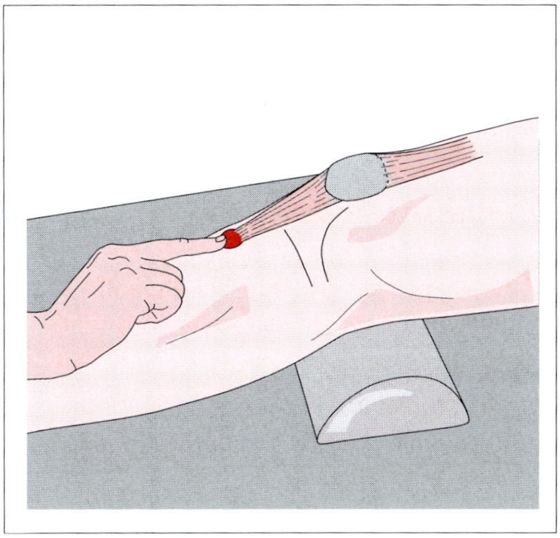

Abb. 3.**4** Palpation der Tuberositas tibiae.

Corpus adiposum infrapatellare (Abb. 3.**5a** u. **b**)

Jeweils seitlich des Lig. patellae sind in Flexionsstellung Grübchen und in der Tiefe der Gelenkspalt zu palpieren. In Extension wölben sich deutlich medial und lateral neben dem Band feste Strukturen hervor. Dabei handelt es sich um das Corpus adiposum, das bei Extension wegen Platzmangel im Gelenk nach ventral gedrückt wird.

Praxistipp

Hypertrophie des Corpus adiposum

In Extensionsstellung wölbt sich das Corpus bei allen Menschen deutlich hervor. Um eine Schwellung zu beurteilen, ist deshalb der Rechts/links-Vergleich sehr wichtig. Eine Hypertrophie ist ein Zeichen statischer Fehlbelastungen im Kniegelenk. ■

Recessus suprapatellaris (Abb. 3.**6**)

Ungefähr 8 cm kranial der Patellabasis wird durch die Sehne des M. rectus femoris hindurch in der Tiefe die Umschlagfalte des Recessus suprapatellaris palpiert. Die Palpationsrichtung geht von kaudal nach kranial, also quer zur Umschlagfalte. Sie ist als Verdickung fühlbar.

M. rectus femoris (Abb. 3.**7**)

Der Muskel ist bei Anspannung in Richtung Knieextension im mittleren Oberschenkelbereich als deutliche Muskelmasse zu palpieren. Der Muskelsehnenübergang befindet sich ca. 1–1½ Handbreiten oberhalb der Patellabasis. Dieser Übergang kann von kaudal kommend als deutlich erhobener Rand palpiert werden. Bestätigt wird dies durch Anspannung in Knieextension.

M. vastus lateralis (Abb. 3.**8**)

Dieser Muskel wird zum Teil vom Tractus iliotibialis überdeckt. Der Muskelsehnenübergang befindet sich ca. 2–3 Querfinger lateral-kranial von der Patella.
Die Endsehne ist durch einen kleinen Spalt vom lateralen Rand des M. rectus getrennt. Seine Insertion befindet sich ca. 1–1,5 cm breit am kranial-lateralen Patellarand.

Pathologie

Schwellungen

- Kapselschwellungen sind typische kranzförmige Ausdehnungen direkt oberhalb der Patella und sprechen für eine Reizerscheinung in der Membrana fibrosa. Diese Schwellung ist weich eindrückbar, aber nicht in das Gelenk verschiebbar.
- Bei einem *Gelenkerguss* hingegen kann die Ergussflüssigkeit innerhalb des Gelenks verschoben werden. *Tanzende Patella*: Durch Ausdrücken der ventralen Recessus und Extension des Kniegelenks sammelt sich die Flüssigkeit unter der Patella an. Durch Druck auf die Patella sinkt sie ein und federt beim Loslassen wieder in ihre vorherige Position. ■

* siehe Kap. 3.3 und Abb. 3.63.

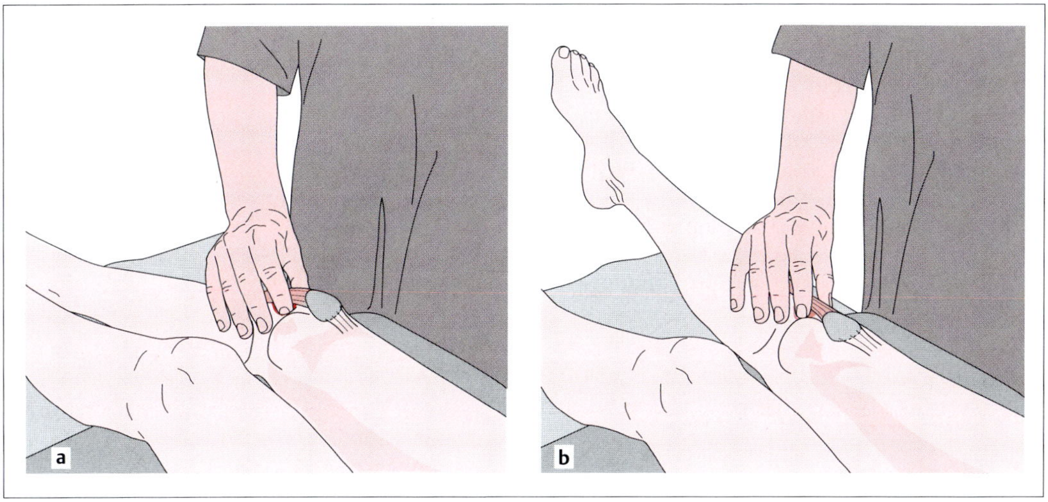

Abb. 3.**5** Palpation des Corpus adiposum.
a Flexionsstellung.
b Extensionsstellung.

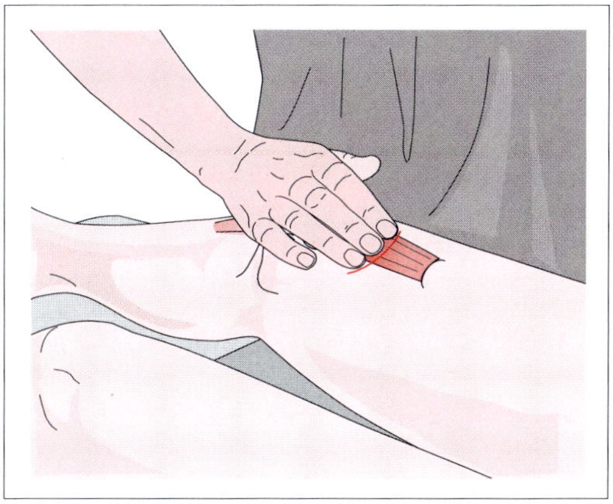

Abb. 3.**6** Palpation des kranialen Randes des Recessus suprapatellaris.

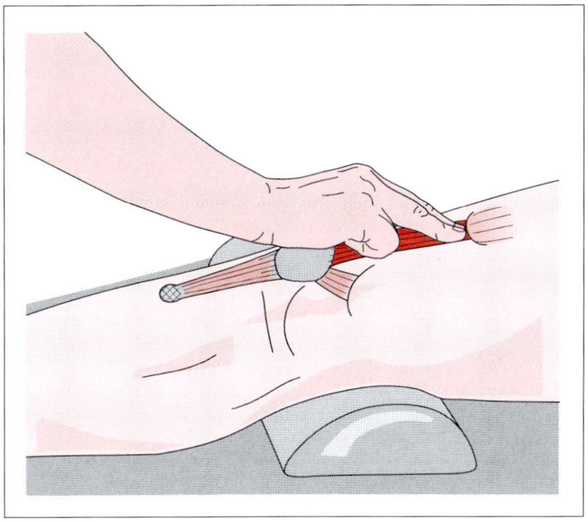

Abb. 3.**7** Palpation des Muskel-Sehnen-Übergangs des M. rectus femoris.

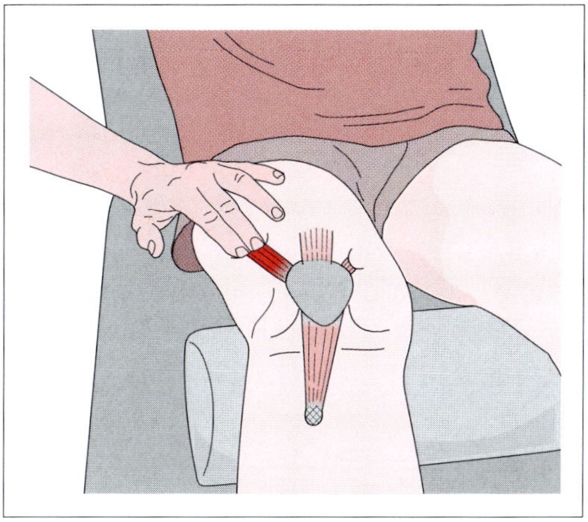

Abb. 3.**8** Palpation des Muskel-Sehnen-Übergangs des M. vastus lateralis.

M. vastus medialis (Abb. 3.9)

Medial am distalen Oberschenkel liegt der M. vastus medialis. In der Endstreckung kommt er wulstig hervor. Die unteren Fasern haben einen fast horizontalen Verlauf, sodass die Querpalpation des Muskels in kranial-kaudaler Richtung durchgeführt werden muss.
Seine Endsehne ist mit 0,5–1 cm die kürzeste und durch einen Spalt vom medialen Rand des M. rectus getrennt. Die Insertion befindet sich am kranial-medialen Patellarand.

Praxistipp Der M. rectus und der M. vastus lateralis haben einen größeren Anteil an tonischen Fasern und neigen zur Verkürzung, was sich bei der Palpation als erhöhter Tonus bemerkbar macht.
Der M. vastus medialis besitzt dagegen größere Anteile an phasischen Fasern, weshalb er zur Abschwächung neigt. Die typische Schonhaltung des Kniegelenks ist eine leichte Flexion. Da der M. vastus medialis vor allem bei der Endstreckung aktiv ist, atrophiert er sehr schnell. Dies ist sicht- und tastbar, da kranial-medial der Patella eine deutliche Kuhle entsteht. Beim Rechts/links-Vergleich wird bei der Palpation der Spannungsunterschied deutlich.
Diese Atrophie kann als erstes Zeichen einer Knieproblematik gewertet werden, auch wenn noch keine starken Beschwerden vorhanden sind. ■

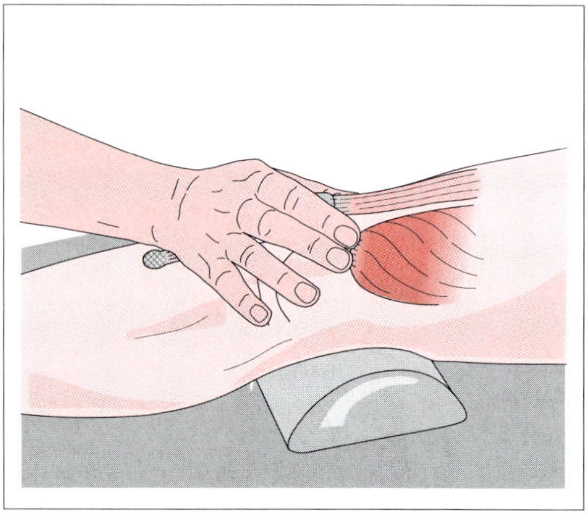

Abb. 3.9 Palpation des Muskel-Sehnen-Übergangs des M. vastus medialis.

3.1.2 Palpation der medialen Knieregion

Medialer Gelenkspalt (Abb. 3.**10**)

Unmittelbar medial des Lig. patellae befindet sich eine Grube. Ihre Begrenzungen sind nach kranial der Condylus femoris medialis und nach kaudal das Tibiaplateau. In der Tiefe liegt der Gelenkspalt. Er ist in diesem Bereich gut zu palpieren, da nur die Kapsel über das Gelenk zieht und das Meniskusvorderhorn weiter in Richtung Gelenkinneres liegt. Dies ändert sich weiter medial, da das Retinakulum und ein Band darüber ziehen, und der Meniskus den Spalt ausfüllt.
Zusätzlich sollte das Gelenk unter der Palpation (ruhender Finger) bewegt werden, um eine Beurteilung von Reibung oder Disharmonie bei der Bewegung abgeben zu können.

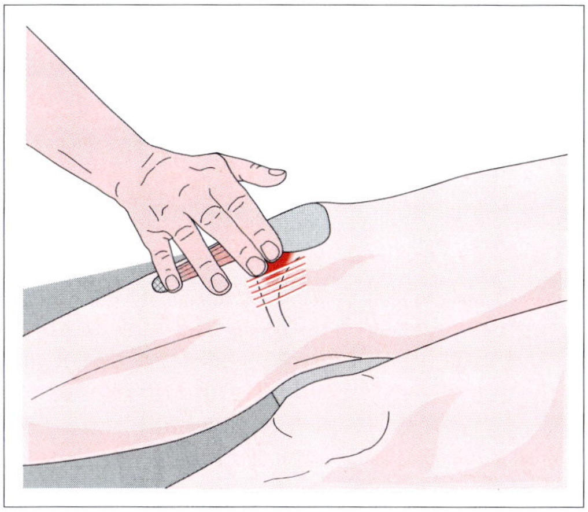

Abb. 3.**10** Palpation des medialen Gelenkspalts.

Meniscus medialis (Abb. 3.**11**)

In 90° Knieflexion wird durch die Schwere des Beines der Gelenkspalt etwas auseinander gezogen, wodurch er der Palpation besser zugänglich ist.
Mit einer Hand wird der Unterschenkel in Außen- und Innenrotation gedreht, während der Daumen oder Zeigefinger der anderen Hand im Gelenkspalt liegt und das Zurückziehen und Vorschieben des Meniskusvorderhorns fühlen kann. Bei Außenrotation der Tibia entfernt er sich vom Palpierfinger, bei der Innenrotation drückt er sich dagegen.

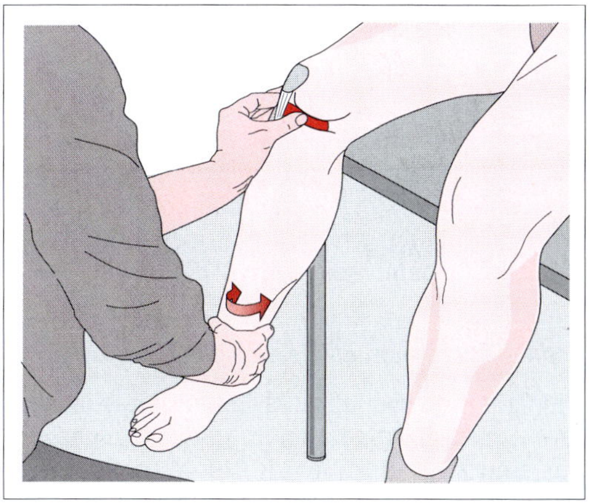

Abb. 3.**11** Palpation des Meniscus medialis.

Praxistipp Ein Druckschmerz im Gelenkspalt kann auf eine Meniskusläsion hinweisen. Dieser Schmerz findet sich jedoch auch bei frischen Kreuzbandrupturen. Deshalb müssen zur diagnostischen Abklärung weitere Meniskustests durchgeführt werden. ■

Retinacula

Die Retinacula sind flächige Strukturen, die aus tiefen und oberflächlich verlaufenden Fasern bestehen.

Retinaculum transversale mediale (Abb. 3.**12**)

- *Pars patellofemorale:* Vom medialen Patellarand aus wird das quer verlaufende Retinakulum bis zum Epicondylus medialis verfolgt. Die Insertion an der Patella kann durch das Kippen der Patella von der lateralen Seite aus unter Spannung gebracht werden, sodass eine bessere Unterscheidung von den umgebenden Strukturen möglich ist.
- *Pars patellotibiale:* Zieht schräg von der Patellaseite nach kaudal-medial und verläuft unter den longitudinalen Fasern, weshalb dieser Teil nicht immer deutlich zu palpieren ist.

Praxistipp Der *Patella-Gleittest* nach lateral sagt etwas über den Spannungszustand des transversalen Retinakulums aus. Mit beiden Daumen wird die Patella nach lateral verschoben und im Rechts/links-Vergleich beurteilt. Bedingung: der M. quadriceps muss vollständig entspannt sein (Abb. 3.**13**). ■

Retinaculum longitudinale mediale (Abb. 3.**14**)

Die Palpation des längs verlaufenden Retinakulums geht vom medialen Rand des Lig. patellae aus, und zwar in Höhe des Gelenkspalts. Ungefähr 1 cm weiter medial ist der Rand des Retinakulums zu erwarten. Er ist als kleiner Wulst zu fühlen; zwischen dem Band und dem Retinakulum ist nur die Kapsel zu palpieren, die wesentlich weicher ist.
Von dieser Stelle aus kann das Retinakulum – quer zum Faserverlauf – nach kranial in Richtung M. vastus medialis, nach kaudal zur Tibiakante und von dort ca. 1–1,5 cm weiter nach distal palpiert werden.
Über dem Gelenkspalt wird die Breite des Retinakulums weiter nach medial bis zum Kollateralband verfolgt.

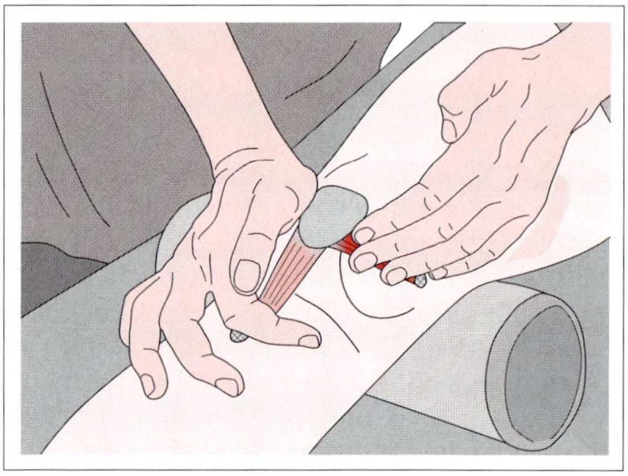

Abb. 3.**12** Palpation der Pars patellofemorale des Retinaculum transversale mediale.

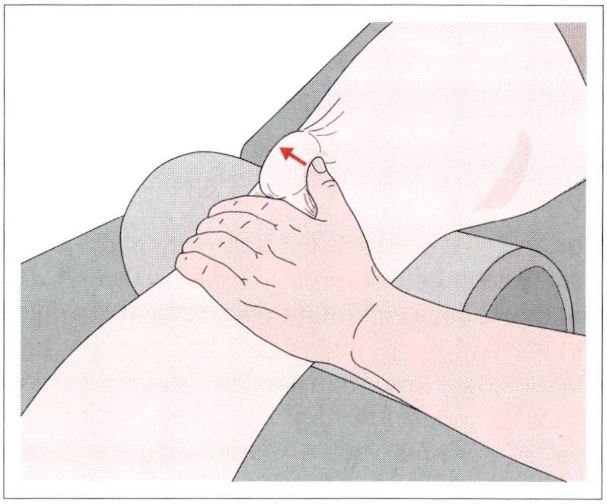

Abb. 3.**13** Patella-Gleittest.

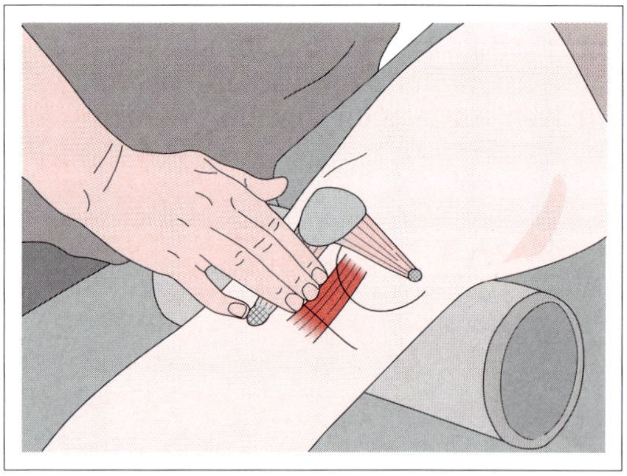

Abb. 3.**14** Palpation des ventralen Randes des Retinaculum longitudinale mediale.

Lig. collaterale mediale (Abb. 3.**15**)

Etwa 2 cm weiter medial des Retinakulumrandes kann wieder eine kleine Erhebung palpiert werden. Dieser Rand zieht schräg von dorsal-kranial nach ventral-medial über den Gelenkspalt. Es sind die longitudinalen Faserbündel des Kollateralbandes, die nach kranial bis zum Epicondylus femoris medialis und nach kaudal-ventral bis zur Tibia verfolgt werden können. Die Insertion an der Tibia wird vom Pes anserinus überdeckt.
In Höhe des Gelenkspalts wird weiter nach dorsal palpiert, um die kurzen Fasern zu identifizieren. Der dorsale Rand ist jedoch nur schwer auszumachen, da ihn Teile des Pes anserinus überdecken.

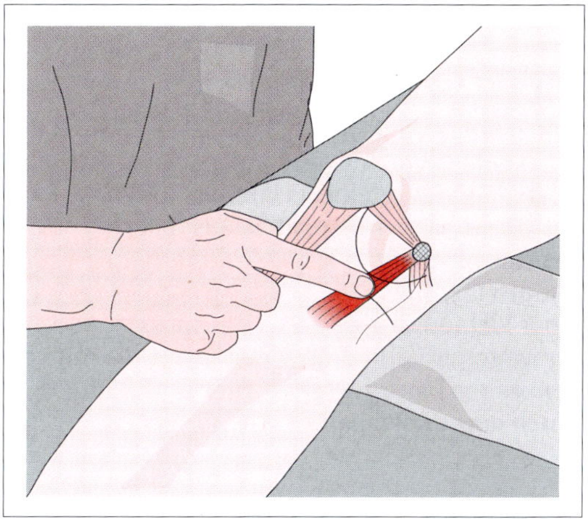

Abb. 3.**15** Palpation des Lig. collaterale mediale.

Pes anserinus superficialis (Abb. 3.**16**)

Als Orientierungshilfe kann die Tuberositas tibiae genommen werden, etwas kaudal-medial von ihr ist ein weiches Polster zu palpieren. Es hat das Ausmaß von 3 Querfingern von proximal nach distal und 2 Querfingern von medial nach lateral. Eine Hilfe zur Palpation stellt folgende Vorgehensweise dar: mit etwas Druck schiebt die flächig aufgelegte Hand am medialen Unterschenkel nach kranial. Im proximalen Drittel stößt die seitliche Zeigefingerkante auf eine deutliche Verdickung, die nach dorsal-kranial verläuft, dieses sind die Muskeln des Pes anserinus.
Die einzelnen Muskelinsertionen (M. sartorius, M. gracilis und M. semitendinosus) sind nicht zu identifizieren. Dies ist erst weiter in Richtung Kniekehle möglich.
Die Bursa anserina, die zwischen den Sehnen und der Tibia liegt, ist nur bei Schwellung palpierbar.

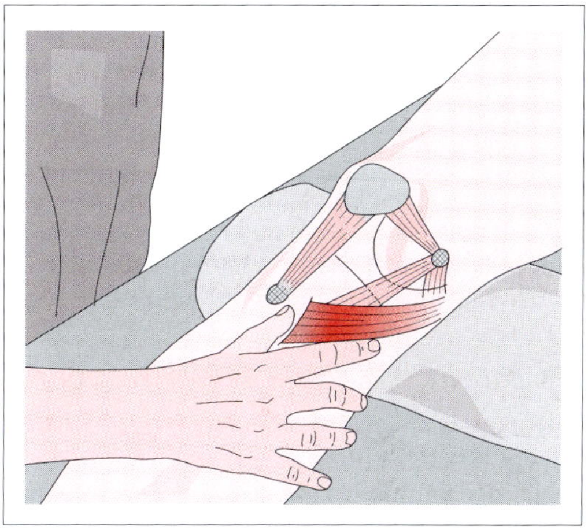

Abb. 3.**16** Palpationshilfe für den Pes anserinus superficialis.

Tuberculum adductorium (Abb. 3.**17**)

Am dorsalen Ende des Condylus femoris medialis liegt das Tuberculum adductorium. Vom ventralen Gelenkspalt aus wird der Kondylenrand bis nach kranial verfolgt. Ungefähr in Höhe der Patellabasis ist eine knöcherne Erhebung zu palpieren. Hier inseriert als fester runder Strang die Sehne des M. adductor magnus. Bei Anspannen in Richtung Hüftadduktion ist sie gut zu finden.

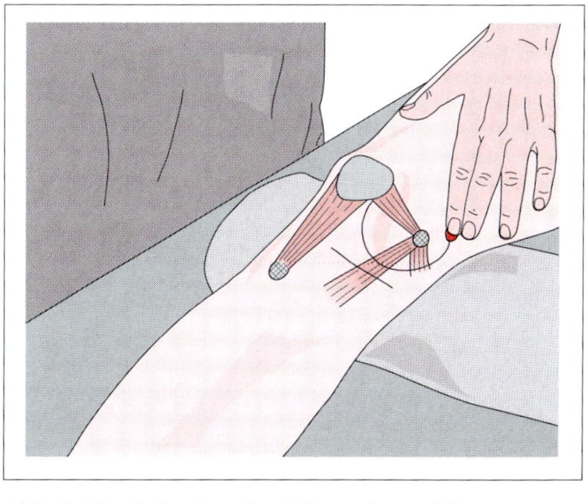

Abb. 3.**17** Palpation des Tuberculum adductorium.

3.1.3 Palpation der lateralen Knieregion

Lateraler Gelenkspalt (Abb. 3.**18**)

Eine Orientierungshilfe ist der laterale Rand des Lig. patellae. Von hier aus sind nach kranial-lateral der Condylus femoris lateralis und nach kaudal-lateral das Tibiaplateau als Begrenzungen des Gelenkspalts zu finden. Dieser befindet sich unmittelbar neben dem Lig. patellae in der Tiefe einer kleinen Grube.
Im weiteren Verlauf liegt der Meniskus mit seiner breiten Basis zwischen Tibia und Femur, wodurch dort die Palpation schwieriger ist.

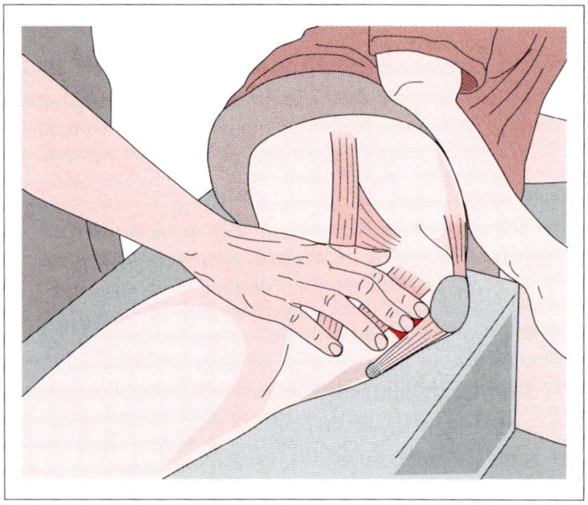

Abb. 3.**18** Palpation des lateralen Gelenkspalts.

Retinacula

Retinaculum transversale laterale (Abb. 3.**19**)

- Eine Verbindung vom lateralen Rand der Patella in Richtung Epicondylus lateralis stellt den Verlauf des *Pars patellofemorale* dar. Nur unmittelbar neben der Patella sind die quer verlaufenden Fasern gut zu palpieren, da sie weiter in Richtung Epicondylus unter dem longitudinalen Retinakulum liegen.
- Die *Pars patellotibiale* zieht schräg nach lateral-ventral und kann am lateral-kaudalen Patellarand am besten palpiert werden.

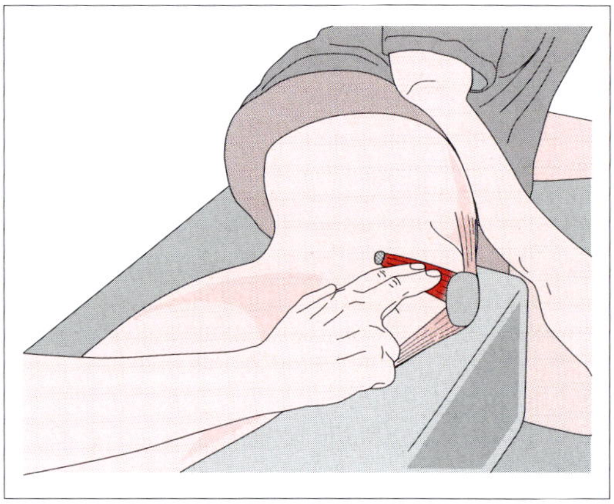

Abb. 3.**19** Palpation der Pars patellofemorale des Retinaculum transversale laterale.

Retinaculum longitudinale laterale (Abb. 3.**20**)

Ungefähr ½–1 Querfinger vom lateralen Rand des Lig. patellae entfernt ist in Höhe des Gelenkspalts der Rand des längs verlaufenden Retinakulums zu fühlen. Sein Rand ist weicher als der des Lig. patellae. Dazwischen liegt ein kleiner Spalt.
Quer zum Faserverlauf wird weiter in Höhe des Gelenkspalts mit leichtem Druck bis zum schräg verlaufenden Tractus iliotibialis palpiert. Hier verbinden sich die beiden Strukturen, weshalb dieser Retinakulumrand nicht zu finden ist.

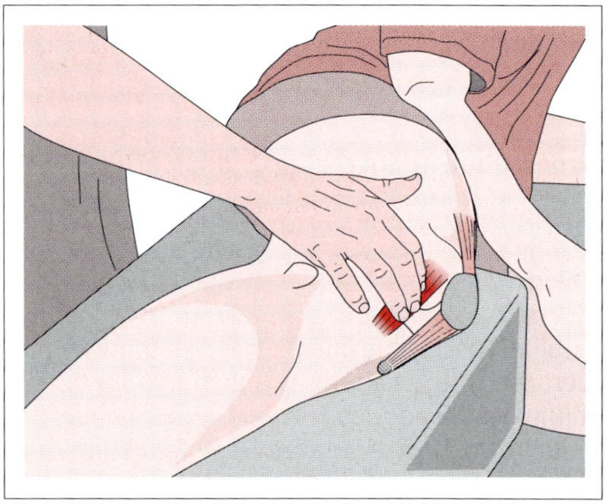

Abb. 3.**20** Palpation des ventralen Randes des Retinaculum longitudinale laterale.

Tractus iliotibialis (Abb. 3.**21a** u. **b**)

Ungefähr 1 Querfinger lateral des longitudinalen Retinakulums lässt sich der Rand des Traktus als gut abgrenzbare flächige Struktur palpieren. Seine Fasern verlaufen schräg von dorsal-lateral nach ventral-medial. Sie enden hauptsächlich am vorspringenden *Tuberculum Gerdy* (Tuberositas tractusiliotibialis), das sich ca. 2 Querfinger kranial und lateral der Tuberositas tibiae am lateralen Tibiakondylus befindet.
Die straffen Fasern können nach kranial bis zum M. tensor fasciae latae verfolgt werden.

Lig. collaterale laterale (Abb. 3.**22a** u. **b**)

Unmittelbar lateral des Traktus befindet sich das laterale Kollateralband. Es ist ein runder, bleistiftdicker Strang, der vom Epicondylus lateralis zum Caput fibulae verläuft, also schräg von kranial-ventral nach kaudal-dorsal.
Durch die Stellung Hüft- und Knieflexion mit maximaler Außenrotation (4er-Position) wird das Band stark gedehnt und ist deshalb sehr gut zu palpieren.

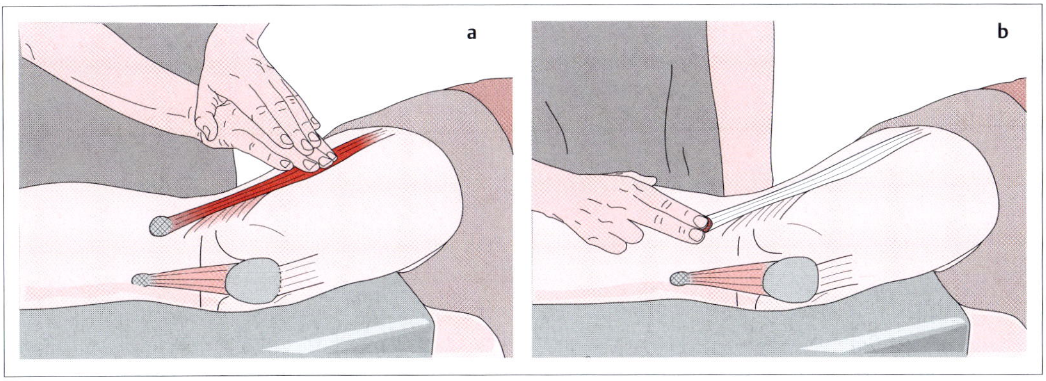

Abb. 3.**21** Palpation.
a Tractus iliotibialis.
b Tuberculum Gerdy.

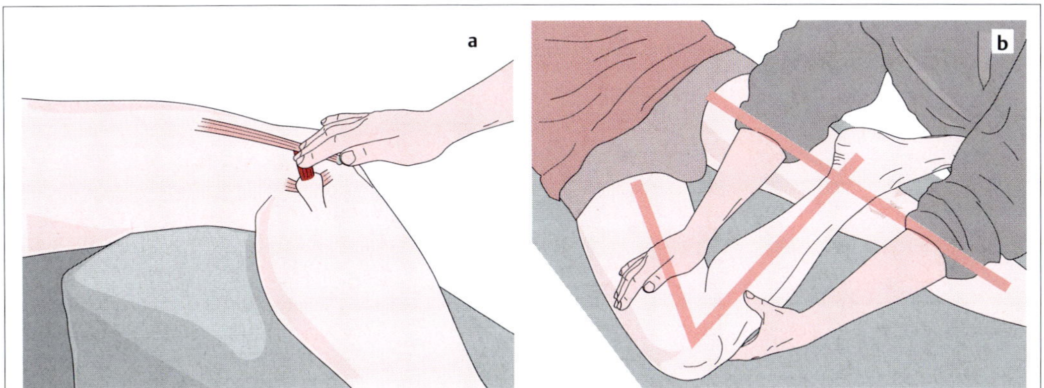

Abb. 3.**22** Palpation des Lig. collaterale laterale.
a Leichte Flexion.
b 4er-Position zur Dehnung des Bandes.

Caput fibulae (Abb. 3.23)

Ungefähr 2–3 Querfinger kaudal des dorsal-lateralen Kniegelenkspalts ist der knöcherne Umriss des Caput fibulae zu finden. Das Kollateralband zieht von ventral-kranial und der M. biceps femoris von dorsal-kranial heran, sodass diese beiden Strukturen ein *V* bilden.

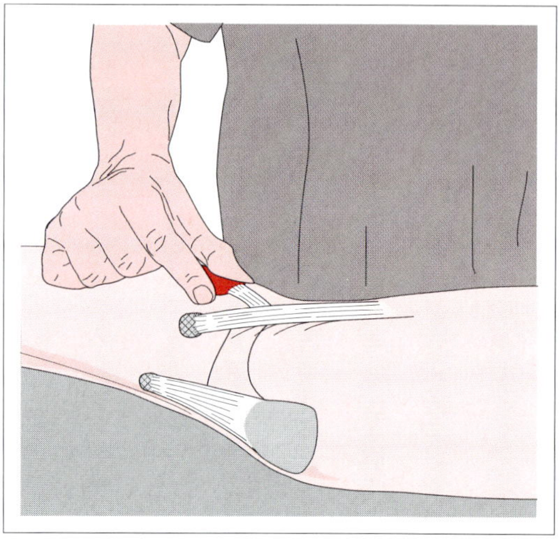

Abb. 3.23 Palpation des Caput fibulae.

Lig. capitis fibulae anterius (Abb. 3.24)

Dieses kurze Band verläuft horizontal vom Caput fibulae zur Tibia und ist quer zum Faserverlauf, unmittelbar ventral des Caput fibulae palpierbar.

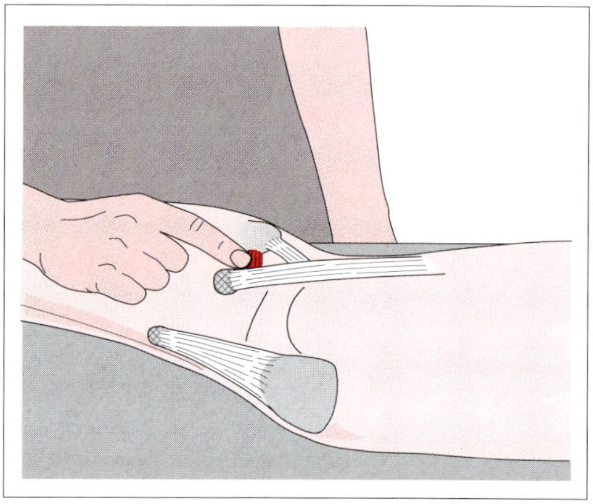

Abb. 3.24 Palpation des Lig. capitis fibulae anterius.

Lig. popliteum arcuatum (Abb. 3.25)

Vom dorsalen Rand des Caput fibulae ausgehend lässt sich das Band in der Tiefe Richtung kranial und etwas medial palpieren. Da es so tief liegt, ist nur der Abgangsbereich vom Fibulaköpfchen gut zu fühlen, der weitere Verlauf ist wegen der Überlagerung des lateralen Gastroknemiuskopfes nicht mehr zu finden.

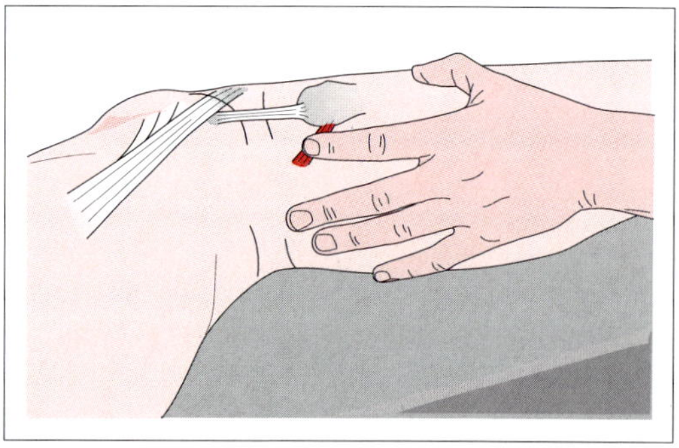

Abb. 3.25 Palpation des Lig. popliteum arcuatum.

M. popliteus (Abb. 3.**26**)

Der Ursprungsbereich liegt unmittelbar ventral-kaudal der Insertion des Kollateralbandes am Condylus femoris lateralis. Im weiteren Verlauf zieht er unter dem Kollateralband nach dorsal-kaudal und ist erst wieder direkt kaudal der Bizepssehne als breite Sehne zu fühlen. Die Gastroknemiusköpfe verhindern eine Palpation bis zum Ansatz.

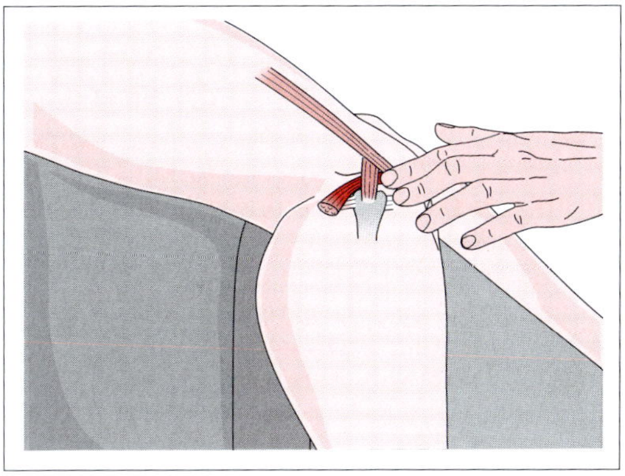

Abb. 3.**26** Palpation des Ursprungs des M. popliteus am Condylus lateralis femoris.

N. peronaeus communis (Abb. 3.**27**)

Am dorsalen Rand der Bizepssehne kann der Nerv in der Fossa poplitea als ein longitudinal verlaufender, sehr fester und dünner Strang palpiert werden. Er ist bis zum Caput fibulae und dann weiter mit oberflächlichem Verlauf um das Caput herum nach ventral zu verfolgen.

Pathologie Durch seinen oberflächlichen Verlauf um das Collum fibulae kann der N. peronaeus communis schnell komprimiert werden, z.B. durch einen festen Verband oder das Übereinanderschlagen der Beine. Dabei kommt es zu unangenehmen Empfindungen und einer vorübergehenden Fußheberschwäche.

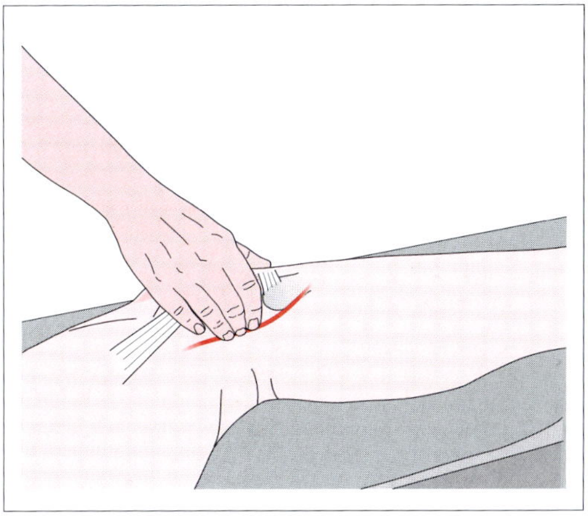

Abb. 3.**27** Palpation des N. peronaeus communis.

M. biceps femoris (Abb. 3.**28**)

Es ist eine deutlich zu palpierende Sehne im dorsal-lateralen Kniebereich. Besonders die Anteile, die zum Caput fibulae ziehen, sind leicht, die tibialen Anteile jedoch weniger gut zu identifizieren. Ein Anspannen in Richtung Knieflexion lässt die Sehne noch deutlicher hervortreten.

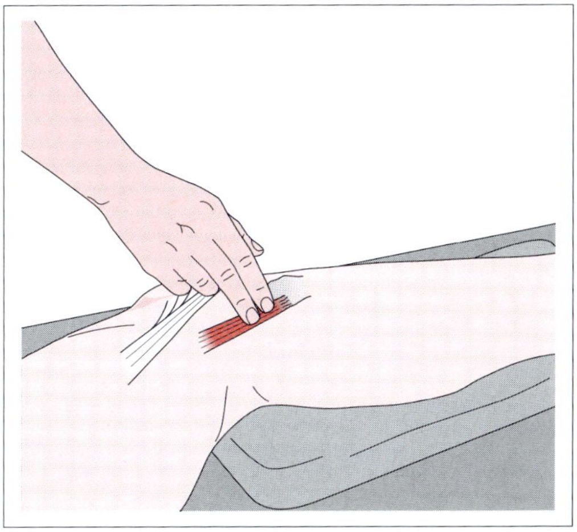

Abb. 3.**28** Palpation des M. biceps femoris.

Meniscus lateralis (Abb. 3.**29**)

Im ventralen Gelenkspalt, unmittelbar lateral des Lig. patellae werden Zeige- und Mittelfinger angelegt. Bei der passiven Bewegung des Unterschenkels in Richtung Innenrotation kann das Zurückziehen des Vorderhorns in das Gelenk palpiert werden.
Bei Außenrotation verschiebt er sich gegen die Palpierfinger. Eine Alternative ist das passive Bewegen in Richtung Extension und Flexion, da bei Extension das Vorderhorn gegen den Finger kommt und sich bei Flexion wieder in das Gelenk zurück zieht.

Praxistipp

Meniskusläsion

Ein Wandern des Schmerzes bei Extension nach ventral und bei Flexion nach dorsal deutet auf eine Meniskusläsion hin. Zur Sicherung der Diagnose sollten weitere Meniskustests durchgeführt werden.

3.1.4 Palpation der dorsalen Knieregion

M. semitendinosus (Abb. 3.**30**)

Bei Anspannung in Richtung Knieflexion springt die Sehne des M. semitendinosus im medialen Kniekehlenbereich als oberflächlicher Strang hervor. Er zieht nach ventral-medial und kann bis zum Ansatz an der ventralen Tibia palpiert werden.

M. semimembranosus (Abb. 3.**31**)

Dieser Muskel ist in der Fossa sowohl medial als auch lateral der Semitendinosussehne – jedoch tiefer – zu palpieren. Der mediale Rand (zur medialen Knieseite zeigend) ist schmal und fest, da es sich um den sehnigen Anteil handelt. Dagegen ist der laterale Rand (mit muskulärem Anteil) weich und breit. Der Muskel wird durch eine Anspannung in Richtung Knieflexion deutlicher hervortreten.

M. gracilis (Abb. 3.**32**)

Von der Sehne des M. semimembranosus weiter nach medial gehend, liegt die Sehne des M. gracilis in der Tiefe des medialen Kniegewebes. Er ist ein fester und dünner Strang, der weiter nach distal verfolgt werden kann.

M. sartorius (Abb. 3.**33**)

Die Sehne des M. sartorius ist breit und liegt oberflächlich. Sie ist als flächiger Strang medial-ventral der Gracilissehne zu palpieren.

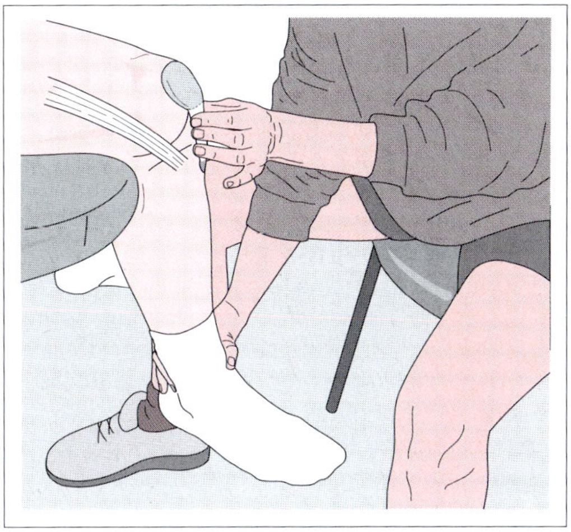

Abb. 3.**29** Palpation des Meniscus lateralis.

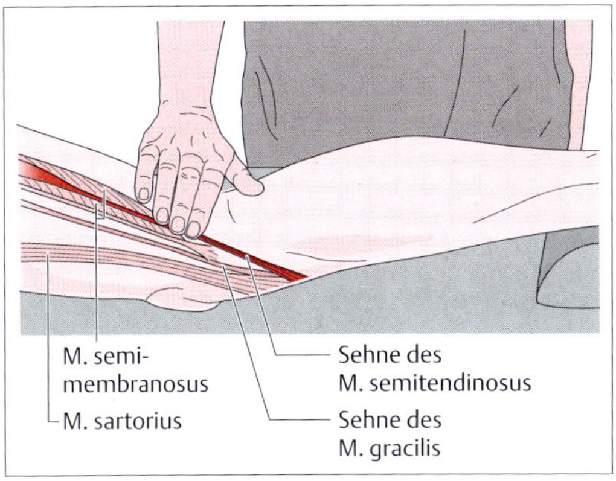

Abb. 3.**30** Palpation der Sehne des M. semitendinosus.

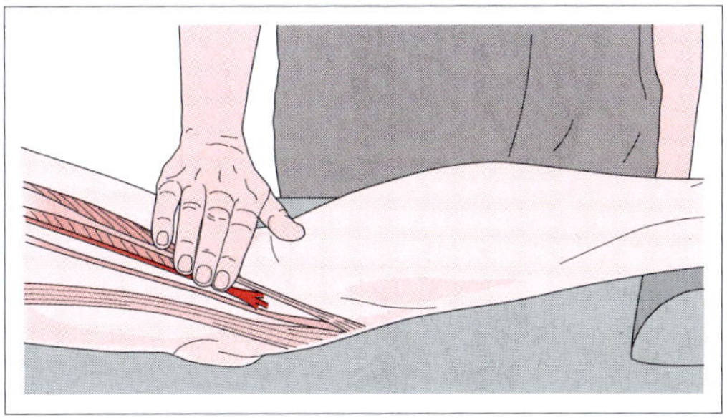

Abb. 3.**31** Palpation der Sehne des M. semimembranosus.

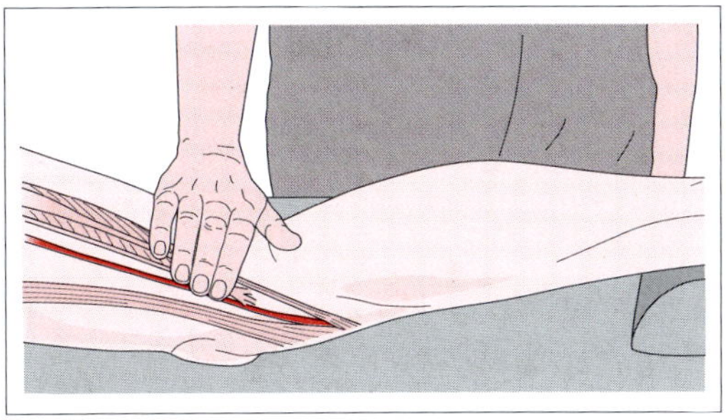

Abb. 3.**32** Palpation des M. gracilis.

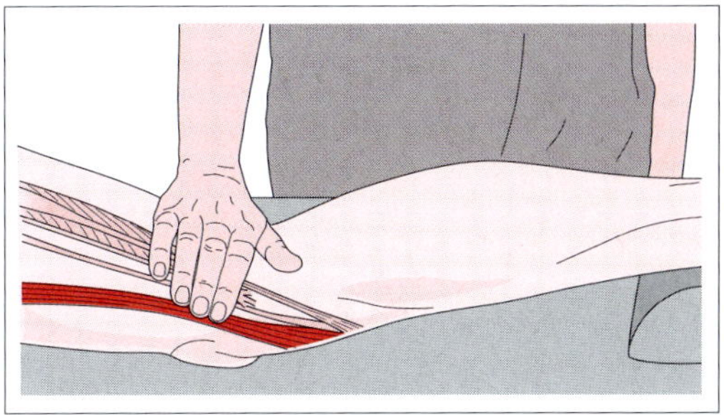

Abb. 3.**33** Palpation des M. sartorius.

M. gastrocnemius (Abb. 3.**34**)

Die beiden Gastroknemiusköpfe können nur bei deutlich flektiertem Knie palpiert werden, da in der Extensionsstellung die Faszie der Fossa poplitea gespannt ist.
Zeige- und Mittelfingerspitze werden in Höhe der Kniegelenkfalte und direkt neben der Sehne des M. biceps femoris angelegt, erst dann wird das Knie in maximale Flexion gebracht. Bei Anspannung des Fußes in Plantarflexion springt der fleischige Ursprungsbereich des lateralen Gastroknemiuskopfes direkt proximal des dorsal-lateralen Kondylus deutlich hervor. Um das Caput mediale zu finden, wird in gleicher Weise gesucht, nur neben der Semimembranosussehne.

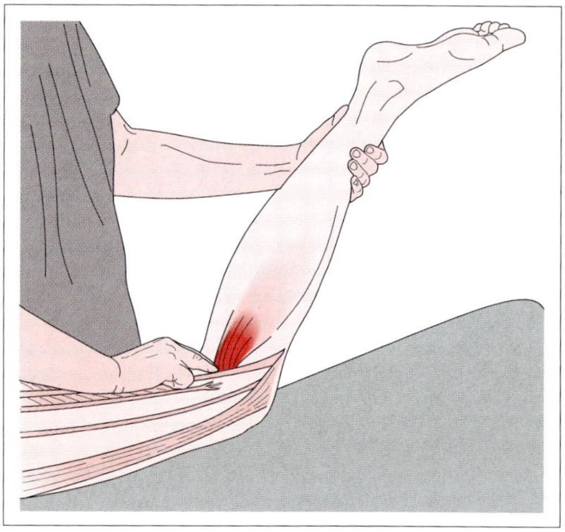

Abb. 3.**34** Palpation des Caput mediale des M. gastrocnemius.

N. tibialis (Abb. 3.**35**)

Der Nerv ist als strangförmige Struktur zentral in der Fossa poplitea zu fühlen. Auch für diese Untersuchung muss das Knie in Flexion eingestellt werden.

A. poplitea

Medial neben dem Nerv und tiefer liegt die Arterie. Um den Puls zu fühlen, muss das Knie mindestens 90° flektiert sein. Es ist eine tiefe Palpation erforderlich.

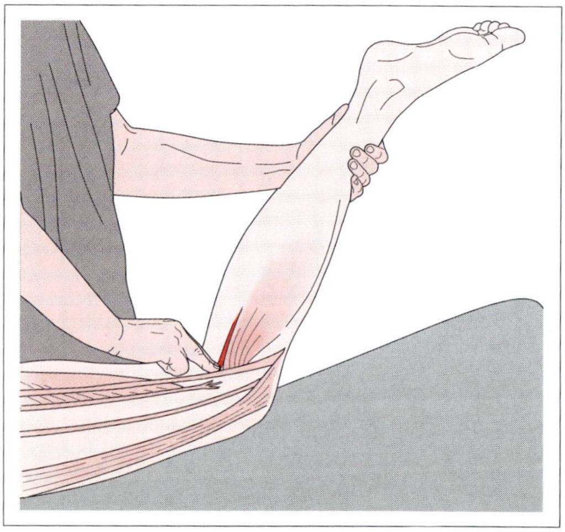

Abb. 3.**35** Palpation des N. tibialis und der A. poplitea in der Fossa poplitea.

3.2 Röntgenbild der Knieregion

3.2.1 Anterior-posteriore Aufnahme

Normen (Abb. 3.**36**)

- *Gelenkspaltbreite:* 3–5 mm, medialer Kniegelenkspalt minimal größer als der laterale;
- *lateraler Kondylus:* weist lateral eine kleine Rinne auf, in der die Sehne des M. popliteus verläuft;
- *Eminentia intercondylaris:* Tuberculum mediale ist höher als das laterale;
- *mediale tibiale Gelenkfläche:* insgesamt höher stehend als die laterale;
- *Caput fibulae:* zu etwa 1//3 vom Tibiakondylus verdeckt;
- *Patella:* Kontur als schwacher Schatten auf die Femurkondylen projiziert; sie ist in ihrer Form sehr unterschiedlich;
- Beurteilung der *Patellastellung:* mittig stehend = Norm, nach lateral verschoben = Subluxation;
- *Fabella:* Sesambein, das sich im lateralen Gastroknemiuskopf befindet und als verdichteter, runder Bezirk auf den lateralen Femurkondylus projiziert wird.

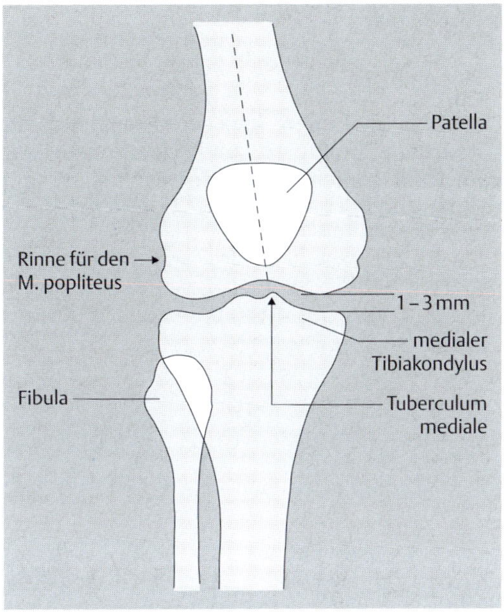

Abb. 3.**36** Röntgenbild: Anterior-posteriore Aufnahme.

Pathologie

1. Verletzungen

Es können Frakturen, knöcherne Bandausrisse, Osteochondrafrakturen und Luxationen, z.B. vom Fibulaköpfchen oder der Patella, erkannt werden.

2. Degenerative Veränderungen (Abb. 3.**37a** u. **b**)

- Randzacken und Exostosen;
- freie Gelenkkörper bei Osteochondrosis dissecans, mit Sklerosesaum am medialen Femurkondylus;
- Abflachung eines Kondylus mit leichter subchondraler Verdichtung als Zeichen einer Osteonekrose;
- Verkalkung im Ursprungsbereich der Bänder, Sehne des M. popliteus, Hoffa-Fettkörper, Recessus supra- und parapatellaris;
- Knochenzysten;
- Rauber-Zeichen: infolge einer Meniskusläsion entstandene periostale Ablagerung auf der entsprechenden Tibiaplateaukante oder Konsolenbildung mit Zacken.

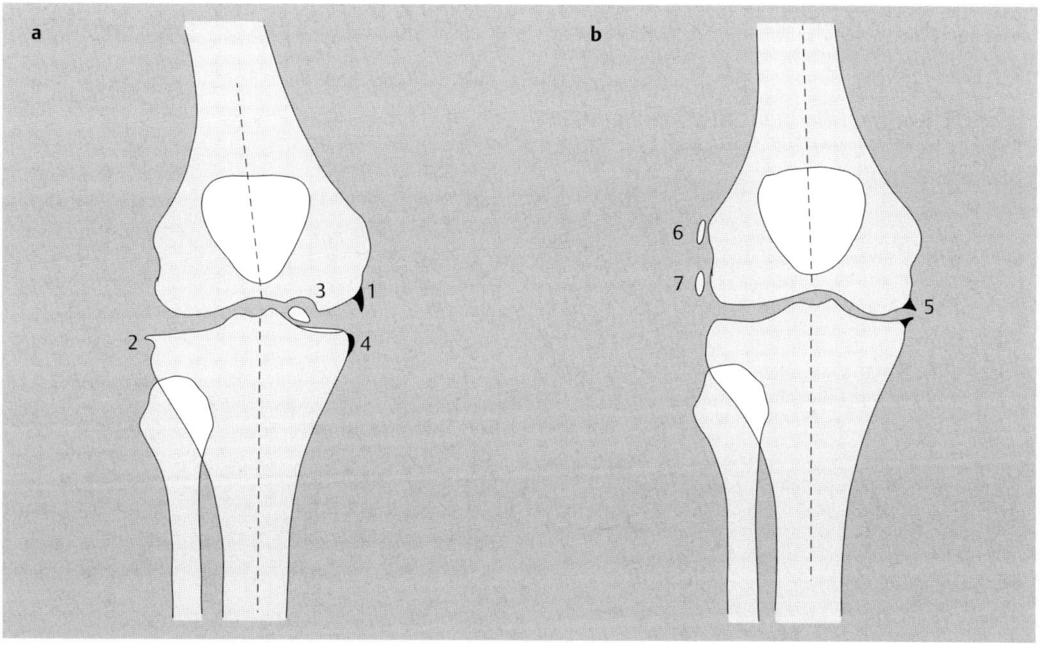

Abb. 3.**37** Röntgenbild: Degenerative Veränderungen in der a.-p.-Aufnahme.

1 Randzacke
2 Druckerosion mit sklerosiertem Rand am lat. Tibiaplateau
3 Osteochondrosis dissecans
4 Rauber-Zeichen
5 Osteophyten mit Gelenkspaltverschmälerung
6 Verkalkung im Lig. collaterale lat.
7 Verkalkung in der Sehne des M. popliteus

3.2.2 **Laterale Aufnahme** (Profilaufnahme; Abb. 3.**38**)

Ausgangsstellung: 30° Flexion in Seitlage, Aufnahme von lateral.

Normen

- kasettenferner *Kondylus* mit unscharfem Rand;
- *Grenzrinnen* des medialen und lateralen Kondylus als kleine gleichmäßige Delle zu sehen, die mediale steht im kranialen, die laterale im mittleren Drittel des Femurkondylus;
- konkave Form des *medialen Tibiaplateaus*, das Plateauende geht scharfkantig in die Tibiarückseite über;
- *laterales Tibiaplateau* verläuft mit einem konvexen Bogen in die Tibiarückseite aus;
- *Blumensaatlinie* (Dach der Fossa intercondylaris) als Verdichtungslinie erkennbar, steht in einer Neigung von 40° zur Femurschaftachse;
- *Patellaposition:* Apex patellae steht ungefähr in Höhe der Verlängerung der Blumensaatlinie;
- Gelenkspaltbreite des *Femoropatellargelenks:* 3–5 mm;
- *Facies femoris* der Patella konkav gewölbt, durch die Überlagerung des medialen und lateralen Facettenrandes sind zwei Begrenzungslinien erkennbar;

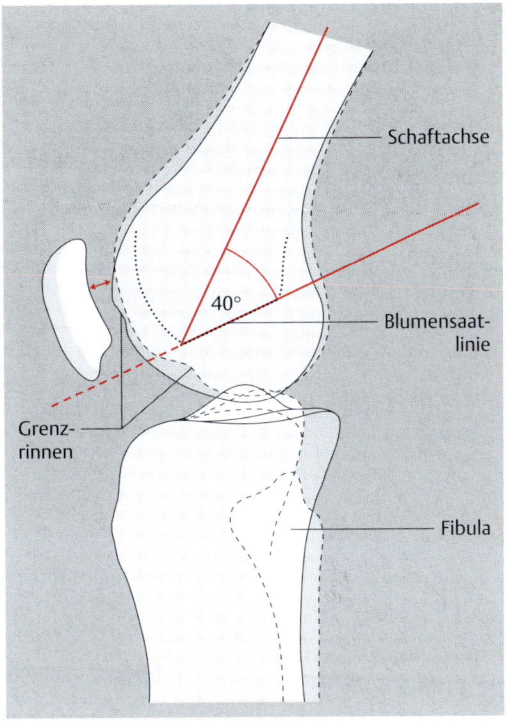

Pathologie (Abb. 3.**39**)

- *Ausgepräge Grenzrinnen* deuten auf eine Kreuzbandproblematik hin, da die normale Roll-Gleit-Bewegung gestört ist und es zu einer abrupten Ende der Bewegung, z.B. bei Extension, kommt.
- *Verkalkungen* in den verschiedenen Strukturen, z.B. Hoffa-Fettkörper, im Verlauf der Kreuzbänder, im Bereich der dorsalen Kapsel (Ligg. popliteum obliquum et arcuatum).
- *Fibroostose* an den Ansätzen der Quadrizepssehnen (oberer Patellasporn) des Lig. patellae am Apex patellae (unterer Patellasporn) und an der Tuberositas tibiae = Morbus Osgood-Schlatter.

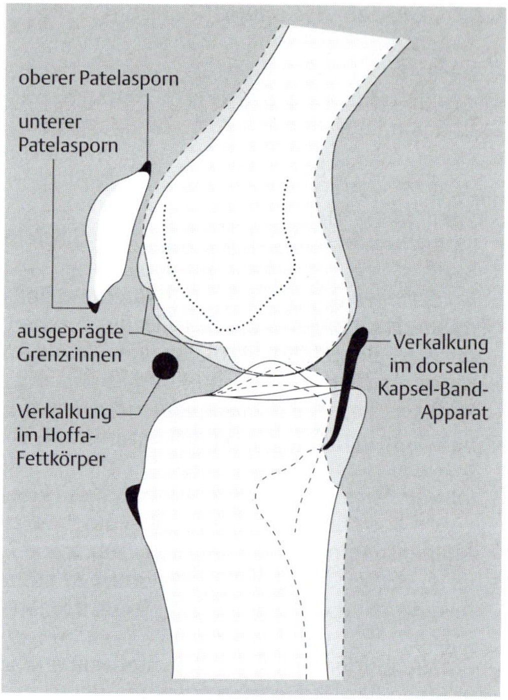

Abb. 3.**39** Röntgenbild: Degenerativer Veränderungen in seitlicher Aufnahme.

3.2.3 Tangentiale Aufnahme

Die tangentiale Aufnahme (Defiléaufnahme) zeigt die Patella und ihr femorales Gleitlager in einer horizontalen Schnittebene. Beurteilt werden Dysplasien, Zentrierung der Patella und arthrotische Veränderungen.
Ausgangsstellung: Rückenlage, 60° Knieflexion, Röntgenstrahl parallel zur Patellarückfläche von kaudal nach kranial.

Beurteilung der Patella

Normen (Abb. 3.**40**)

- laterale Facette ist länger als die mediale und verläuft flacher, genaue Messung durch Feststellen des *Patella-Gelenkflächen-Index nach Brattström:* laterale im Verhältnis zur medialen Facettenlänge: 1,7 : 1;
- Tiefe der Patella durch Messung des *Patella-Tiefen-Index nach Ficat:* Strecke AB: CD = 3,5–4,3;
- Facettenwinkel: 130° ± 10°.

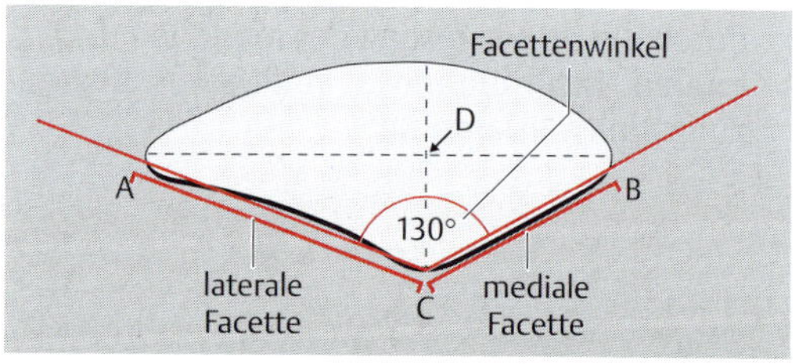

Abb. 3.**40** Röntgenbild: Patella in tangentialer Aufnahme.

Beurteilung der Trochlea

Normen (Abb. 3.**41**)

- laterale Kondyle etwas höher als die mediale;
- *Sulcus intercondylaris* ist mittig bis minimal nach medial verlagert und rinnenförmig ausgebildet;
- *Sulkuswinkel* nach Brattström: 140° ± 5°;
- Tiefe des Sulkus durch Messen des Kondylen-Tiefen-Index nach Ficat: Strecke EF: GH = 5,3 ± 1,2.

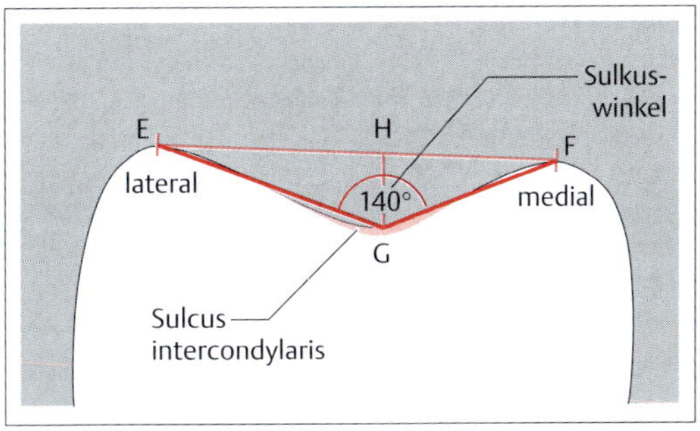

Abb. 3.**41** Röntgenbild: Trochlea femoris in tangentialer Aufnahme.

Beurteilung der Patella im Verhältnis zur Trochlea

Normen (Abb. 3.**42**)

- Patella bildet mit den seitlichen Kondylenwangen einen harmonischen Bogen: *femoropatellarer Bogen;*
- symmetrischer Abstand der Patellafacetten zur Trochlea.

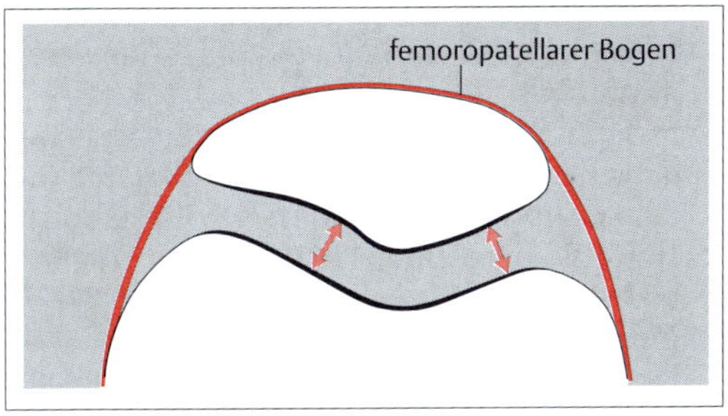

Abb. 3.**42** Röntgenbild: Stellung der Patella zur Trochlea in tangentialer Aufnahme.

Pathologie (Abb. 3.**43a** u. **b**)

1. Degenerative Veränderungen

- Verschmälerung eines Gelenkspaltteils;
- vermehrte subchondrale Sklerosierung als Folge einer Mehrbelastung.

2. Hypoplasien und Dysplasien

- Abflachung des Sulcus *intercondylaris* und der lateralen Kondylenwange als Hypoplasie der Trochlea; evtl. sogar Fehlen des Sulkus.
- Dezentrierung der Patella nach lateral als Folge eines zu flachen Gleitlagers der lateralen Trochlea femoris und damit Unterbrechung des femoropatellaren Bogens. Diese Dezentrierung kann das Ausmaß einer Patellaluxation annehmen.
- *Patelladysplasie*, z.B. Jägerhut-Patella mit sehr steiler medialer Facette oder Patella bipartita, die Zweiteilung der Patella.
- Mediale *Hypoplasie* der Patella, z.B. mit sehr kurzer und konvexer medialer Facette und der Facettenwinkel beträgt 90–100°. ■

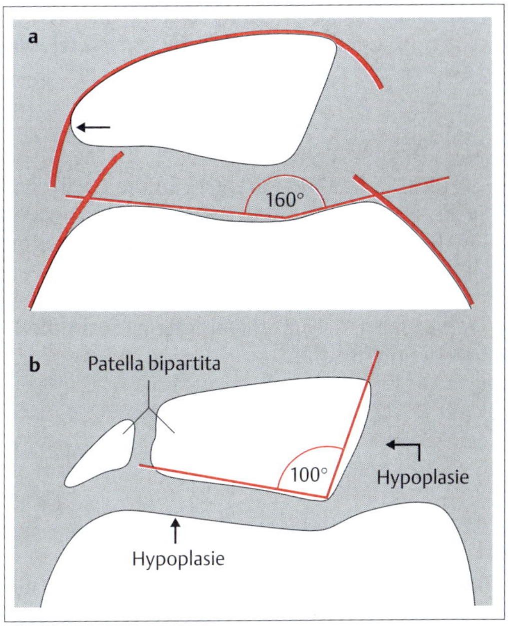

Abb. 3.**43a** u. **b** Röntgenbild: Pathologische Veränderungen.
a Jägerhutpatella mit Dezentrierung nach lateral.
b Hypoplasie des Condylus femoris lateralis, der medialen Patellafacette und Patella bipartita.

3.3 Articulatio genus

3.3.1 Knöcherne Strukturen und Gelenkflächen

Femur (Abb. 3.**44a** u. **b** u. Abb. 3.**45**)

Condylus medialis et lateralis

- distales Femurende verbreitert sich zu den Kondylen, Condylus femoris medialis et lateralis;
- dorsaler Umfang größer, Trennung durch eine tiefe breite Rinne, die *Fossa intercondylaris*;
- an den seitlichen Flächen der Kondylen befinden sich kleine Vorsprünge, *Epicondylus medialis et lateralis*;
- am Ende des medialen Kondylus sitzt das *Tuberculum adductorium*, die Insertionsstelle des M. adductor magnus;
- in der frontalen Ansicht ist der mediale etwas länger als der laterale Kondylus; dadurch findet im Stand ein Ausgleich des Winkels von 6° statt, die der Femurschaft mit der Traglinie bildet;
- in der transversalen Ansicht ist der laterale Kondylus kürzer und breiter als der mediale.

Facies poplitea

- gebildet vom Labium mediale et laterale der Linea aspera, die Richtung Epikondylen v-förmig auseinander weichen;
- kaudale Grenze ist eine Leiste, die die Kondylen miteinander verbindet, die *Linea intercondylaris.*

Trochlea femoris

- ventral laufen die Kondylen in die *Facies patellaris* aus, die in der transversalen Ansicht etwa Herzform mit einer vertikalen breiten Rinne in der Mitte hat;
- die seitlichen Begrenzungen werden *Kondylenwange* genannt; die laterale ist prominenter als die mediale.

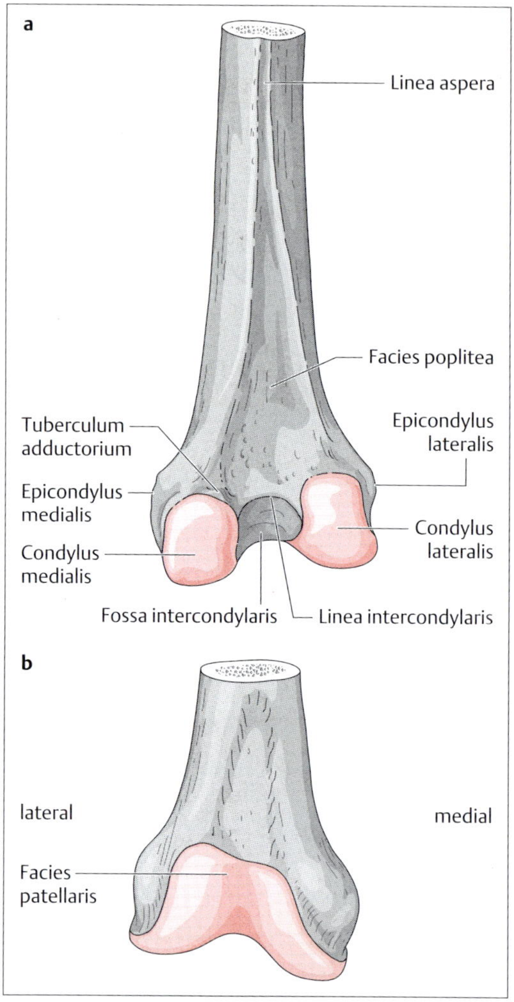

Abb. 3.**44a** u. **b** Distales Femurende.
a Dorsale Ansicht.
b Ventrale Ansicht.

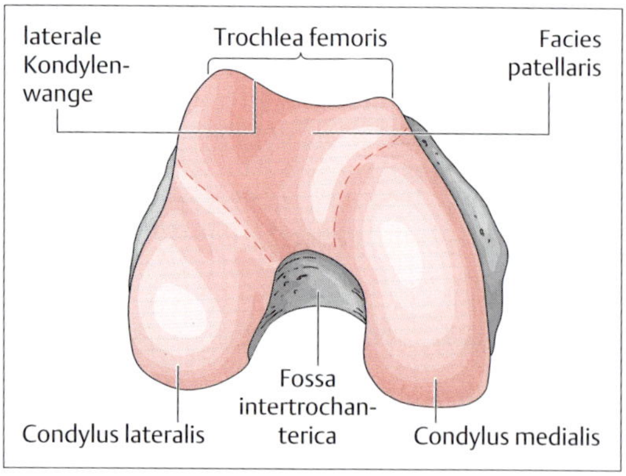

Abb. 3.**45** Distales Femurende (transversale Ansicht).

Evolute (Abb. 3.**46**)

Eine Darstellung der Kondylen im Profil zeigt, dass sich der Durchmesser ihrer Krümmung nach dorsal hin verringert. So nimmt z.B. der Radius am medialen Kondylus von ventral mit 38 mm, nach dorsal mit 17 mm und beim lateralen von 60 mm auf 12 mm ab.
Die Konturlinie der Kondylen gleicht einer Spirale, jedoch mit mehreren Zentren. Die von den Krümmungszentren gebildete bogenförmige Linie wird als Evolute bezeichnet. Die Epikondylen decken sich ungefähr mit dem ventralen Ende der Evolute, während das dorsale Ende in Höhe der Fossa intercondylaris liegt.

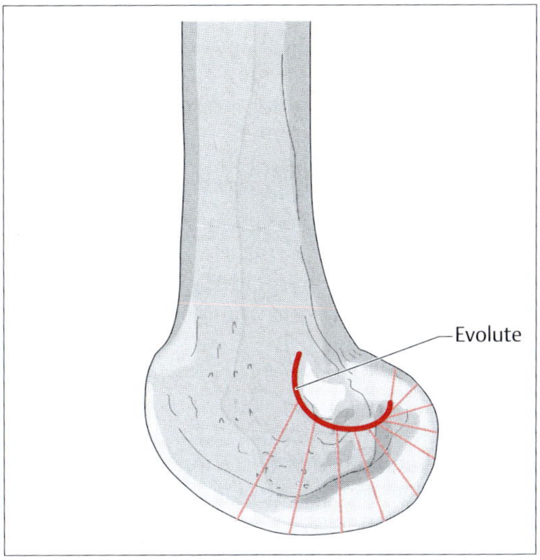

Abb. 3.**46** Evolute.

Überknorpelte Gelenkflächen (Abb. 3.**47**)

Beide Kondylen haben einen gleich dicken Knorpelüberzug von 5–7 mm.
Die Facies patellaris bildet das Gleitlager für die Patella. Am Übergang von den Kondylen zur Facies patellaris sind kleine Erhebungen erkennbar, die ***Linea condylopatellaris medialis et lateralis***. Sie werden auch als Grenzrinnen bezeichnet und entstehen durch den randständigen Druck der Meniskusvorderhörner bei maximaler Extension. Die Linea condylopatellaris medialis verläuft proximaler als die Linea condylopatellaris lateralis.

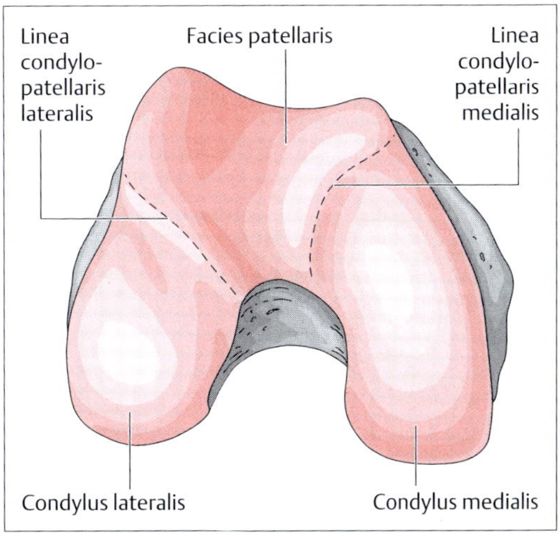

Abb. 3.**47** Überknorpelte Gelenkflächen am distalen Femur.

Pathologie

Osteochondrosis dissecans

Dabei handelt es sich um die aseptische Nekrose des subchondralen Knorpels, die besonders an der Innenseite des medialen Kondylus stattfindet.
Es kommt zur Erweichung und eventuellen Ablösung eines Knochen-Knorpel-Stückchens (Dissekat). Dieses hinterlässt am Femurkondylus einen entsprechenden Defekt. Unter Umständen kann das Dissekat Einklemmungserscheinungen verursachen.
Die Ursache der Osteochondrosis dissecans liegt zum Teil in einer erhöhten biomechanischen Belastung des Kniegelenks. Diese Mehrbelastung können rezidivierende Mikrotraumen und Achsenfehlstellungen sein. Als weitere Ursachen stehen genetische und hormonelle Faktoren zur Diskussion. ■

Tibia

Tibiaplateau (Abb. 3.**48** u. 3.**49**)

- nach kranial gerichteter Teil der Tibia wird als Tibiaplateau bezeichnet;
- um 9° nach dorsal geneigt;
- *Facies articularis superior* ist die Gelenkfläche auf dem Plateau, die in eine laterale und mediale Gelenkfacette unterteilt wird;
- sind durch einen nichtüberknorpelten Bereich, die *Eminentia intercondylaris*, voneinander getrennt;
- die Eminentia intercondylaris ist eine deutliche Erhebung, nach ventral und dorsal wird es flacher: *Area intercondylaris anterior* und *Area intercondylaris posterior;*
- Erhebung am Übergang der Facette zur Eminentia besonders ausgeprägt: *Tuberculum intercondylare mediale et laterale;*
- beide Gelenkfacetten haben eine ovale Form; medial: bikonkav in der Sagittal- und Frontalebene, lateral: im Frontalschnitt konkav, im Sagittalschnitt konvex.

Condylus medialis et lateralis (Abb. 3.**50**)

- proximale Tibia bildet die Kondylen auf der medialen und lateralen Seite aus;
- ventral am Condylus lateralis befindet sich das deutlich vorstehende *Tuberculum Gerdy*, der Ansatzbereich des Tractus iliotibialis;
- vom Tuberculum Gerdy weiter zur Tibiamitte und kaudaler liegt die *Tuberositas tibiae*, die Ansatzstelle für das Lig. patellae;
- dorsal-lateral unter dem lateralen Tibiakondylus ist die *Facies articularis fibularis* zu finden, eine leicht konvex geformte Gelenkfläche für das Fibulaköpfchen.

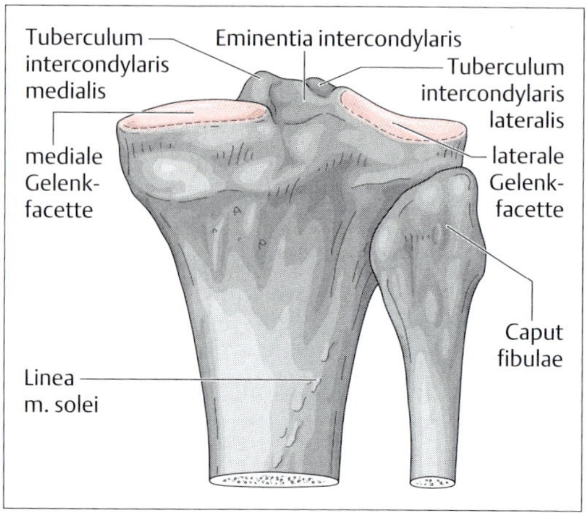

Abb. 3.**48** Proximales Tibiaende (dorsale Ansicht).

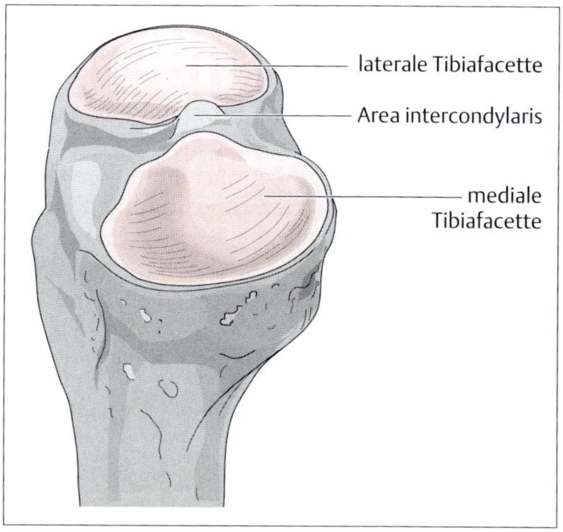

Abb. 3.**49** Gelenkfacetten der Tibia (mediale Ansicht).

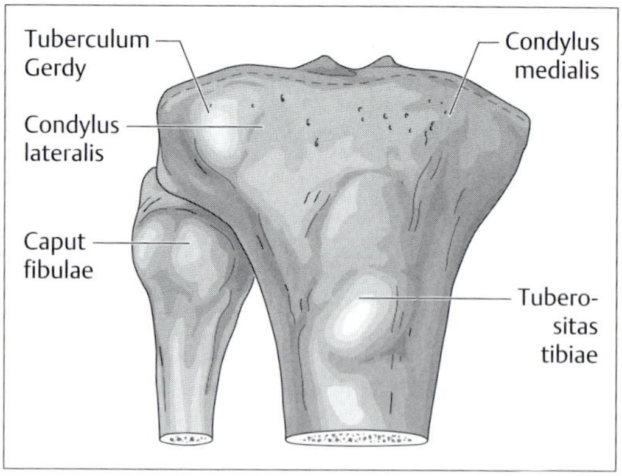

Abb. 3.**50** Proximales Tibiaende (ventrale Ansicht).

Überknorpelte Gelenkflächen an der Tibia (Abb. 3.**51**)

Die *Facies articularis tibiae* auf dem Tibiaplateau ist bis zu 5 mm dick. Die laterale Facette besitzt einen etwas dickeren Knorpelüberzug als die mediale.

Nach dorsal setzt sich der Gelenkknorpel leicht nach distal-dorsal über die Plateaukante fort. Verschiebt sich der laterale Meniskus bei Knieflexion nach dorsal, gleitet das Hinterhorn über diesen Teil des Plateaus.

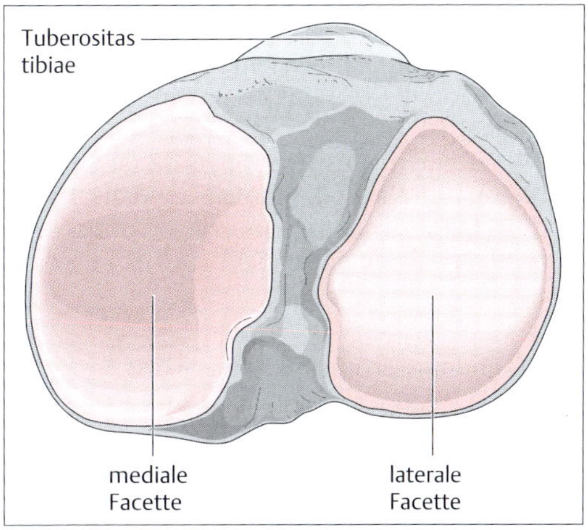

Abb. 3.**51** Überknorpelte Gelenkflächen an der Tibia (kraniale Ansicht).

Patella (Abb. 3.**52**)

- das größte Sesambein des menschlichen Skeletts;
- sehr unterschiedliche Form von oval bis rund und herzförmig;
- ist proximal breiter *(Basis patellae);* und läuft in der Regel nach kaudal hin spitz zu *(Apex patella)*;
- von proximal zieht der M. quadriceps an die Basis und mit einigen langen Fasern über sie hinweg; seine Fortsetzung ist das *Lig. patellae*, das von der Apex patellae zur Tuberositas tibiae zieht.

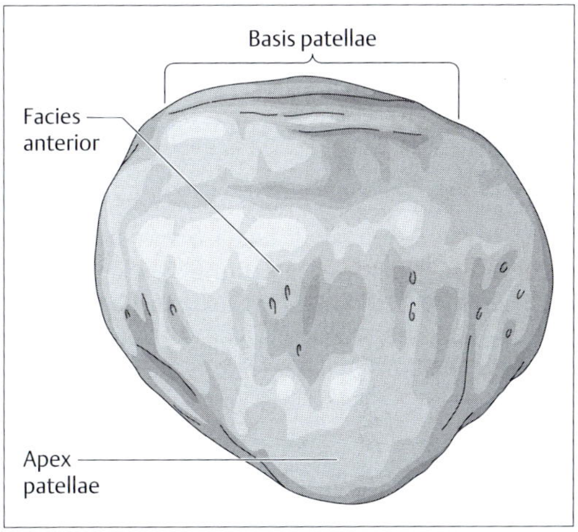

Abb. 3.**52** Patella: Facies anterior patellae.

Facies anterior patellae

- Ventralfläche ist in allen Ebenen leicht konvex;
- raue Fläche mit vertikal verlaufenden Vertiefungen, die durch Einstrahlungen der Rektussehne gebildet werden; außerdem von vielen Gefäßkanälen durchzogen.

Facies articularis patellae (Abb. 3.**53**)

- auch retropatellare Gelenkfläche genannt;
- ist die patellare Gelenkfläche für das Femoropatellargelenk;
- besitzt einen vertikalen First, der sie in eine breite laterale und schmale mediale Hälfte unterteilt; die *laterale Facette* ist konkav, die *mediale* konkav oder leicht konvex ausgebildet

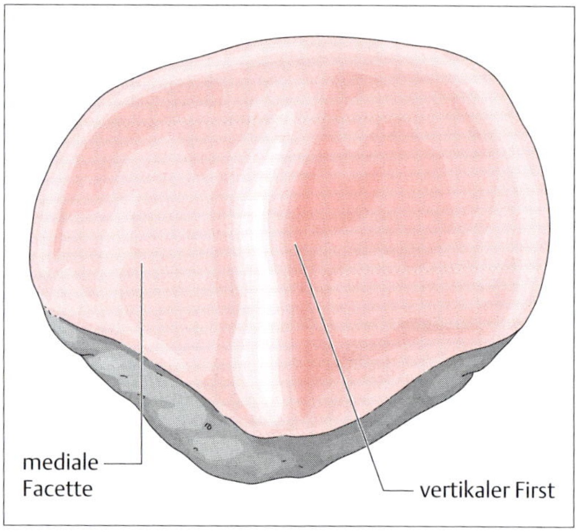

Abb. 3.**53** Patella: Facies articularis patellae.

Patella im Transversalschnitt (Abb. 3.**54**)

- dreieckige Form, wobei die Spitze in das Gelenk zeigt;
- seitliche Ränder unterschiedlich dick, medialer Rand deutlich stärker ausgebildet als der laterale; der laterale Anteil ist jedoch länger ausgezogen;
- Winkel zwischen medialer und lateraler Facette *(Facettenwinkel* bzw. *Patellaöffnungswinkel)* beträgt 120°–140°;
- Zentrierung der Patella ist gut, wenn die Spitze der Patellarückfläche in der Rinne der Facies patellaris liegt.

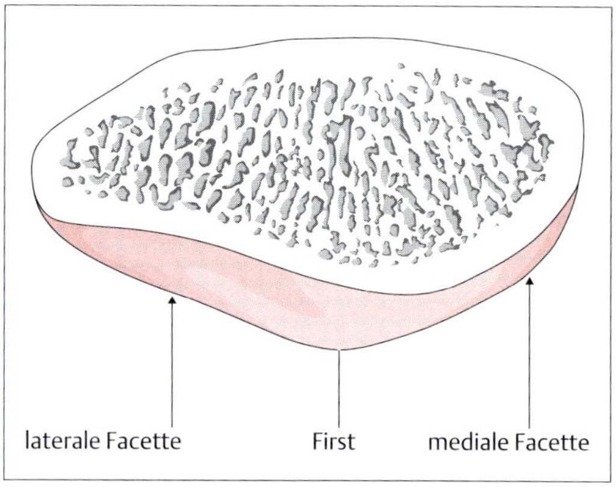

Abb. 3.**54** Patella im Transversalschnitt.

Überknorpelte Gelenkflächen

Der mittlere Bereich hat mit ca. 6 mm die dickste hyaline Knorpelschicht, wohingegen die Spitze nicht überknorpelt ist. Die retropatellare Fläche bildet zusammen mit der Facies patellae am Femur das *Femoropatellargelenk*.

Pathologie

Patellaluxation

Eine Dysplasie der Patella und der Facies patellaris führen zur Patellainstabilität mit wiederholten Subluxationen oder Luxationen der Patella nach lateral. Die Folge sind eine Drucküberlastung der Knorpelflächen des lateralen Gleitlagers und später eine femoropatellare Arthrose.
Die Patienten beschreiben eine Giving-way-Symptomatik bei rasch ausgeführten Bewegungen. Häufig kommt es direkt nach der Luxation zu einer spontanen Reposition.
Therapie: Verbesserung der Patellabalance im femoralen Gleitlager, um das Fortschreiten der degenerativen Veränderungen zu verhindern. So sollte beispielsweise eine bestehende muskuläre Imbalance beseitigt werden. Als Operation wird eine Spaltung des lateralen Retinakulums mit einer medialen Kapselraffung durchgeführt. ■

Spongiosaarchitektur

Distales Femurende (Abb. 3.**55**)

Es sind 2 Spongiosabälkchenzüge zu erkennen: einige Drucktrabekel ziehen fast senkrecht auf die Kompakta der Kondylen zu. Sie werden von schwächer ausgebildeten Zugtrabekeln gekreuzt, die von medial nach lateral verlaufen.

Proximale Tibia (Abb. 3.**55**)

Im Bereich des Tibiaplateaus ziehen Drucktrabekel vertikal vom Tibiaplateau nach kaudal. Außerdem erstrecken sich einige von der Eminentia intercondylaris leicht bogenförmig nach kaudal.
Sie werden von horizontal verlaufenden Zugtrabekeln gekreuzt, die vom medialen zum lateralen Tibiakondylus verlaufen. Diese sind wesentlich schwächer ausgebildet als die Drucktrabekel.

Patella (Abb. 3.**56a** u. **b**)

Im Sagittalschnitt bilden sich der Zugrichtung der Quadrizepssehne entsprechende kräftige bogenförmige Zugbündel aus. Außerdem sind auf die retropatellare Gelenkfläche zulaufende Drucktrabekel zu erkennen.
Im Transversalschnitt werden transversal ausgerichtete Zugtrabekel und senkrecht zum Femoropatellargelenk ziehende Druckbündel sichtbar.

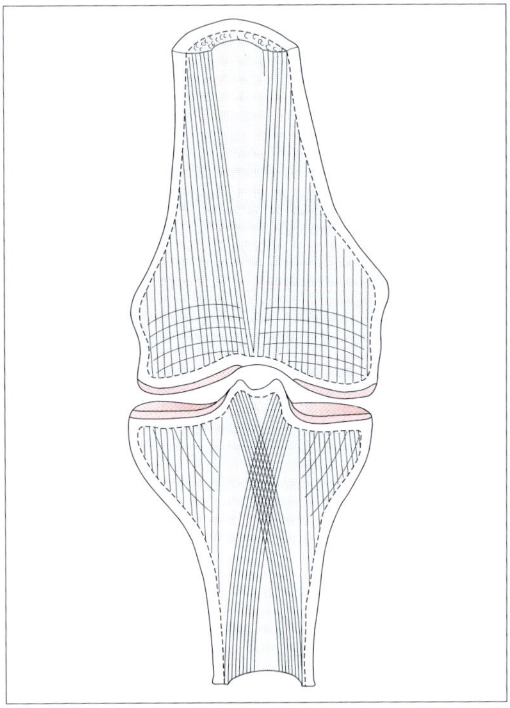

Abb. 3.**55** Spongiosaarchitektur des Femurs und der Tibia im Frontalschnitt.

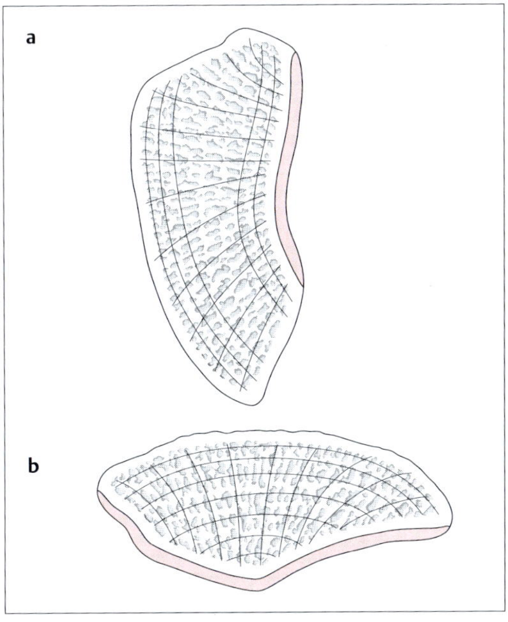

Abb. 3.**56a** u. **b** Spongiosaarchitektur der Patella.
a Sagittalschnitt.
b Horizontalschnitt.

3.3.2 Gelenkkapsel

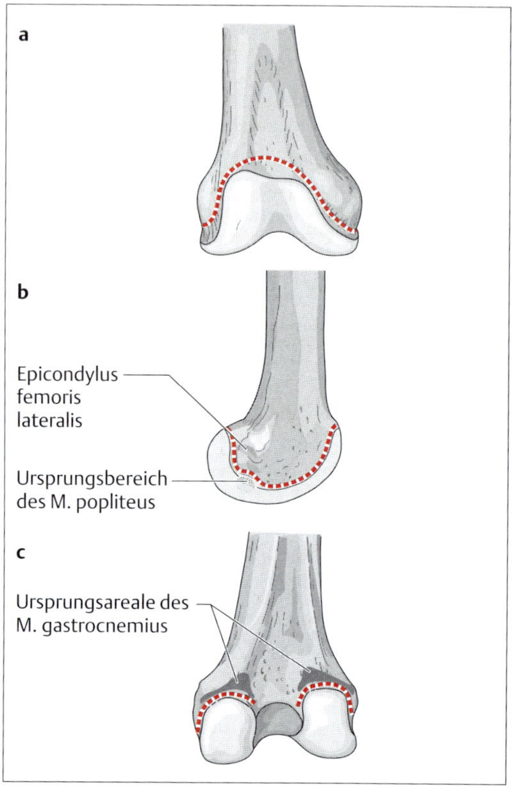

Abb. 3.**57a–c** Insertionen der Membrana synovialis am Femur.
a Ventraler Femurbereich.
b Lateraler Femurbereich.
c Dorsaler Femurbereich.

Membrana synovialis (Abb. 3.**57a–c** u. 3.**58**)

Die Membrana synovialis ist reich vaskularisiert und zeigt zahlreiche Recessus.
Am *Femur* liegt die Insertion nahe der Knochen-Knorpel-Grenze. Ventral-kranial inseriert sie etwa 1 cm proximal der Facies patellaris und bildet den *Recessus suprapatellaris*. Von dort zieht die Kapsel zum Oberrand der Patella. Von der Knochen-Knorpel-Grenze der medialen und lateralen Kondylen läuft die Membrana synovialis an die seitlichen Ränder der Patella. Vom unteren Patellarand erstreckt sie sich über den Fettkörper zum oberen Rand der Meniskusvorderhörner.
Dorsal verläuft die Insertionslinie um den proximalen Rand der Kondylen gleich unterhalb der Ursprünge des M. gastrocnemius und bildet Recessus, die so genannten *Polkappen*.
An der *Tibia* setzt die Membrana synovialis medial, lateral und ventral an der Knochen-Knorpel-Grenze des Tibiaplateaus an. Dorsal setzt sich die Insertionslinie entlang der Knochen-Knorpel-Grenze der medialen und lateralen Tibiafacette nach ventral fort und biegt um die Area intercondylaris herum. Da die Kreuzbänder entwicklungsgeschichtlich von dorsal in das Kniegelenk gewandert sind, werden sie nur ventral von der Membrana synovialis überzogen. Sie liegen daher extrasynovial.
Vom Tibiaplateau zieht die Membran zum Unterrand der Menisken, setzt sich vom Meniskusoberrand nach proximal fort und inseriert an den Femurkondylen.

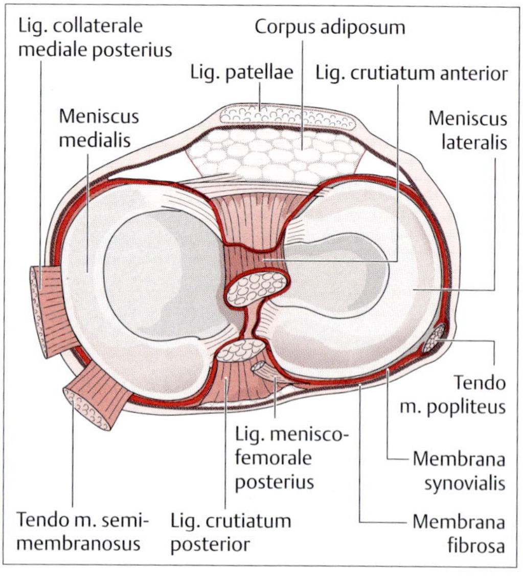

Abb. 3.**58** Verlauf der Gelenkkapsel am Tibiaplateau.
rote Linie: Membrana synovialis
braune Linie: Membrana fibrosa

Membrana fibrosa (Abb. 3.**59**)

In fast allen Bereichen inseriert die fibröse Kapselschicht zusammen mit der Membrana synovialis. Ausnahmen:

- Am Tibiaplateau verläuft die Insertionslinie etwa 1 cm distal der Plateaukante.
- Dorsal überbrückt sie die Area intercondylaris, folgt also nicht der Synovialmembran nach ventral.
- Von der Insertion an den seitlichen Kondylen ziehen die Fasern der Membrana fibrosa an den oberen, äußeren Rand der Meniskusbasen, von der Tibiainsertion verlaufen sie von kaudal an den unteren äußeren Rand, sodass die Menisken in die Membrana fibrosa eingelassen sind.

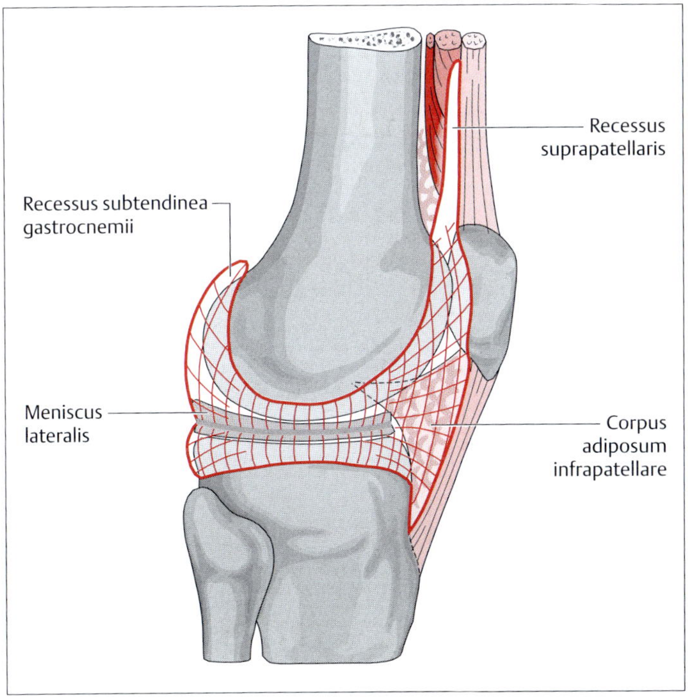

Abb. 3.**59** Insertionen der Membrana fibrosa (laterale Ansicht).

Recessus (Abb. 3.**60**)

Die Kapsel bildet an verschiedenen Stellen Recessus. Dabei handelt es sich um Reserveräume für die Kapsel zur Durchführung maximaler Bewegungen, ohne dass Kapselanteile zerreißen.

Recessus parapatellaris

Zwischen den seitlichen Knochen-Knorpel-Grenzen am Femur und den Patellaseitenflächen bildet die Kapsel kleine Recessus.

Recessus subpopliteus

Unter der Ursprungssehne des M. popliteus polstert eine Bursa diese gegen die Knochenkanten ab. Die Bursa kommuniziert immer mit der Gelenkhöhle und wird deshalb als Recessus bezeichnet.

Recessus subtendinea gastrocnemii

Die Kapsel bildet zwischen den Gastroknemiusköpfen und den Kondylen des Femurs Aussackungen, die Polkappen genannt werden.

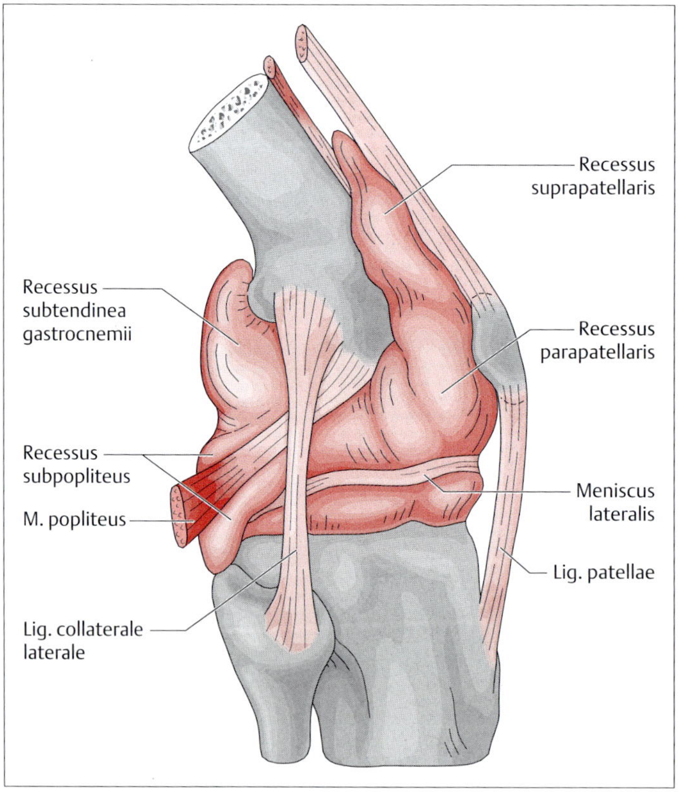

Abb. 3.**60** Recessus der Gelenkkapsel (Kniegelenk aufgeblasen, laterale Ansicht).

Recessus suprapatellaris (Abb. 3.**61**)

Die Kapsel bildet ventral-kranial der Patella den größten Recessus. Beginnend am proximalen Teil der Facies patellae zieht das tiefe Blatt des Recessus nach kranial. Ungefähr 10–12 cm oberhalb der Patellabasis schlägt es nach kaudal um und bildet dann das oberflächliche Blatt, das an der Patellabasis fixiert ist.

Der Recessus liegt direkt unter der Rektussehne und ist mit ihr verwachsen. Im distalen Abschnitt befindet sich zwischen unterem Blatt und Femur fettreiches Bindegewebe. Proximal davon ziehen die Fasern des M. articularis genus, eine Abspaltung des M. quadriceps, in den Recessus hinein. Das bedeutet, der Quadriceps hat eine direkte Bewegungseinwirkung auf den Recessus, da bei Kontraktion bzw. Dehnung die beiden Blätter gegeneinander verschoben werden.

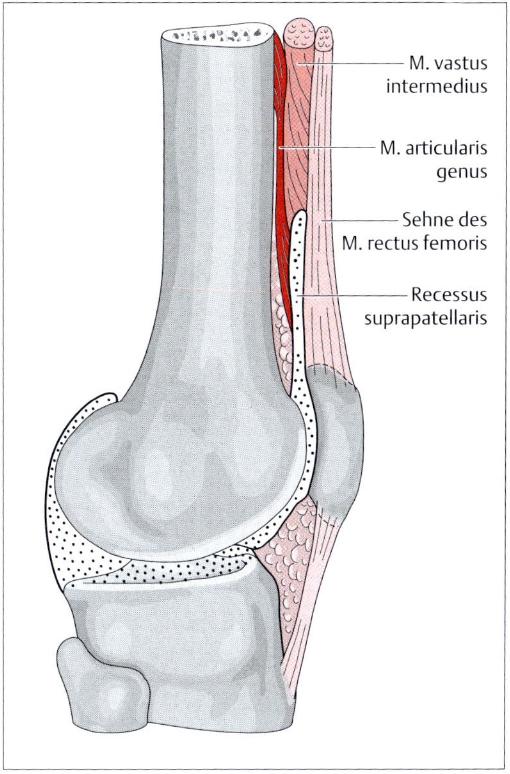

Abb. 3.**61** Recessus suprapatellaris.

Die Entfaltung des Recessus suprapatellaris (Abb. 3.**62a–c**)

Bis zu 80° Flexion verändert sich am Spannungszustand des Recessus nicht viel. Ab dann ist jedoch eine deutliche Gleitfähigkeit des oberen gegen das untere Blatt erforderlich, d.h. er muss vollständig entfaltbar sein, um eine maximale Beweglichkeit zu erreichen.

Pathologie

Gelenkerguss

Aufgrund von Fehlbelastungen und anderen Entzündungsreizen produziert die Synovialmembran mehr Flüssigkeit, wodurch sich ein Gelenkerguss bildet. Die Folgen eines Ergusses sind die Überdehnung der Kapsel und eine dadurch bedingte Kompression der Gelenkkapillaren. Außerdem treten als Folge der Synovialitis Leukozyten in das Gelenk und setzen lysosomale Enzyme frei, die den Knorpel angreifen. Es entsteht eine Knorpeldestruktion.

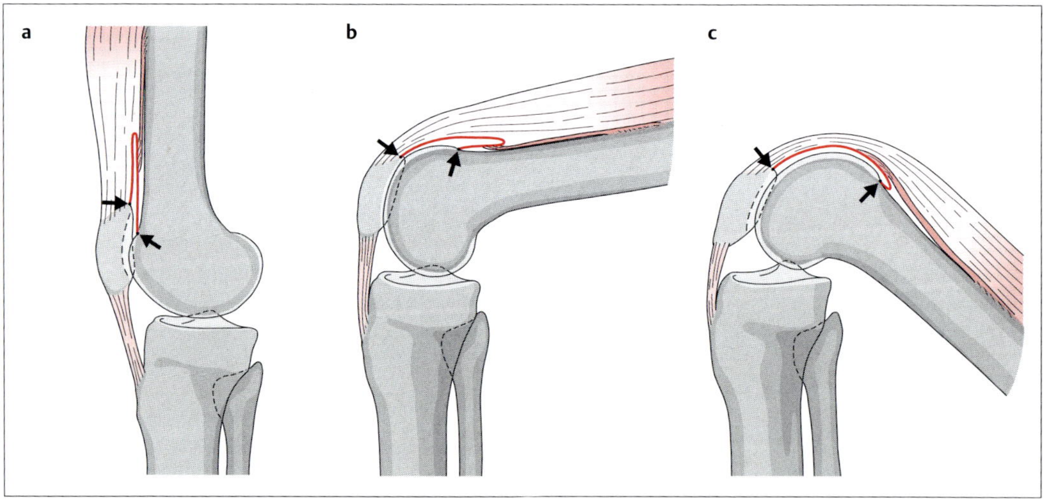

Abb. 3.**62a–c** Entfaltung des Recessus suprapatellaris bei Flexion.
a In Neutral-Null-Stellung befindet sich die Fixierung des Recessus an der Knochen-Knorpel-Grenze gegenüber dem proximalen Drittel der Patella.
b Während der ersten 80° der Flexion entfernt sich dieser Fixpunkt nur wenig von der proximalen Patellagrenze, und der Recessus muss sich kaum entfalten.
c Bei einer weiteren Flexion bis 135° entfernt sich dieser Punkt deutlich von der proximalen Patellaabgrenzung, sodass sich der Recessus in seiner vollen Länge ausdehnen muss.

Praxistipp

1. Inspektion

Bei einem Erguss wird das Bein in leichter Flexionsstellung gehalten, um die Kapsel zu entspannen, wodurch die intraartikuläre Flüssigkeit dem geringsten Druck ausgesetzt wird. Beim Bewegen verlagert sich die Flüssigkeit, wobei sie abhängig von der Stellung des Kniegelenks ist. Bei Extension werden die Polkappen durch passive Dehnung der Gastroknemiusköpfe ausgepresst, die Flüssigkeit wird nach ventral in die Recessus prae- und parapatellaris gedrängt. In Flexionsstellung verlagert sich die Flüssigkeit nach dorsal, da durch die Dehnung des M. quadriceps der Recessus suprapatellaris ausgestrichen wird.

2. Tanzende Patella (Abb. 3.**63**)

Das Wandern der Gelenkflüssigkeit wird genutzt, um zu prüfen, ob ein Erguss vorliegt. Das Bein wird in maximale Extension gedrückt und dann die Flüssigkeit von kranial und kaudal aus den Recessus unter die Patella verschoben. Dabei hebt sich die Patella ab. Durch Druck mit der Zeigefingerspitze auf die Patella wird sie in die Flüssigkeit gedrückt und federt beim Loslassen des Fingers in ihre vorherige Position zurück (tanzende Patella).
siehe Palpation.

3. Bewegungseinschränkung

Eine deutliche Entfaltung des Recessus wird erst ab 80° benötigt. Deshalb ist bei einem verklebten Recessus die Bewegungseinschränkung ab 80° Flexion zu erwarten.
Frühe postoperative Bewegungen sind ein Mittel, um das Verkleben des ventralen mit dem dorsalen Recessusblatt zu verhindern oder zumindest zu erschweren.

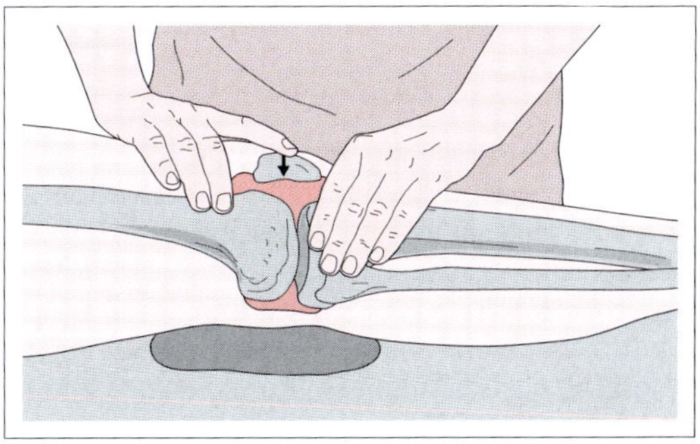

Abb. 3.**63** Test der tanzenden Patella.

4. Wirkungen des M. quadriceps

Durch Anspannungsübungen des M. quadriceps wird das tiefe Blatt des Recessus über den M. articularis genus gegen das oberflächliche Blatt verschoben und verhindert dadurch ein Verkleben.
Außerdem übt der M. quadriceps Druck von außen auf den mit Flüssigkeit gefüllten Recessus aus. Durch den Pumpeffekt kommt es zu einer Flüssigkeitsverschiebung in die umgebenden Weichteile und dort zu einer schnelleren Resorption der Flüssigkeit.

3.3.3 Zentraler Funktionskomplex

Menisken (Abb. 3.**64** u. 3.**65**)

Bei den Menisken handelt es sich um c- bzw. fast ringförmige Faserknorpelkeile, deren äußeren Bereiche dick sind und nach innen schmaler werden. Ein Meniskus wird unterteilt in ein Vorder- und Hinterhorn, einen inneren Abschnitt im Cavum articulare und die Basis, die nach außen zeigt. Die nach kranial gerichtete Fläche ist konkav und steht in Kontakt mit den Femurkondylen, die kaudale Fläche ist annähernd plan und liegt dem jeweiligen Tibiaplateau auf. Durch sie wird das Gelenk zwischen Femur und Tibia in ein femoromeniskales und ein meniskotibiales Gelenk geteilt.
Beide Meniskusvorderhörner stellen durch die *Lig. patellomeniscalia* eine Verbindung zu den Seitenflächen der Patella her.
Das *Lig. transversum genus* verbindet die Vorderhörner und zieht außerdem zum infrapatellaren Fettkörper.

Medialer Meniskus

Der mediale Meniskus ist c-förmig. Sein Vorderhorn ist durch das *Lig. meniscotibiale anterior* an der Area intercondylaris anterior und das Hinterhorn durch das *Lig. meniscotibiale posterior* an der Area intercondylaris posterior fixiert.
Im mittleren Drittel ziehen *Kapselzüge* von kranial und kaudal kommend an die Meniskusbasis und verflechten sich dort mit der äußersten Schicht. Das *Lig. collaterale mediale posterius* zieht im dorsal-medialen Bereich in den Meniskus und der *M. semimembranosus* in das Hinterhorn.

Lateraler Meniskus

Der laterale Meniskus ist ringförmig. Sein Vorder- und Hinterhorn sind – wie beim medialen Meniskus – durch die *Ligg. meniscotibiale anterius et posterius* annähernd in der Mitte des Tibiaplateaus fixiert. Auch hier gibt es Kapselzüge, die an die Basis ziehen.
Vom Hinterhorn des lateralen Meniskus zieht ein Band, das *Lig. meniscofemorale posterius*, zur Innenseite des medialen Kondylus und verläuft damit parallel zum hinteren Kreuzband. Der *M. popliteus* stellt eine Verbindung zum Hinterhorn her.

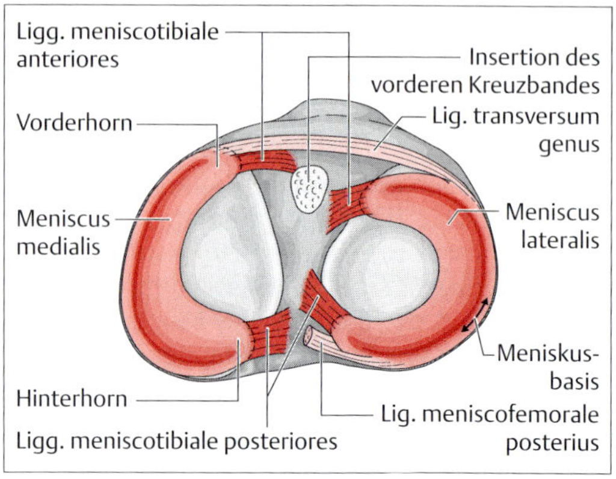

Abb. 3.**64** Medialer und lateraler Meniskus.

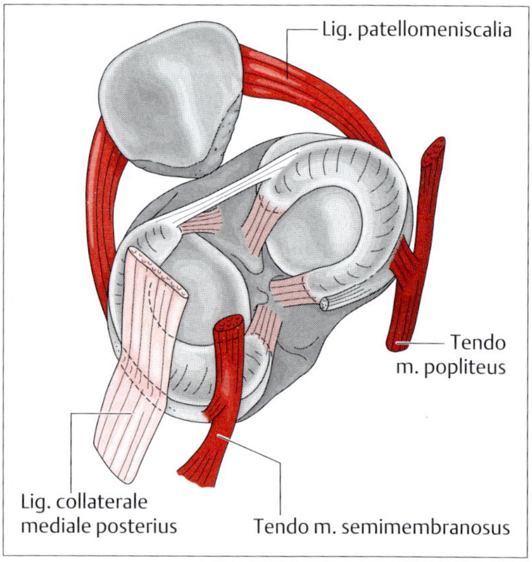

Abb. 3.**65** Verbindungen der Menisken.

Histologie (Abb. 3.**66**)

Die Menisken bestehen hauptsächlich aus kollagenen Fasern vom Typ I und nur sehr wenigen elastischen Fasern. Zwischen den Kollagenfibrillen sind Knorpelzellen eingelagert.
In der rasterelektronenmikroskopischen Darstellung können die folgenden 3 Schichten unterschieden werden:

- 1. Schicht: Die Meniskusoberfläche wird von einem Netzwerk dünner Fibrillen bedeckt.
- 2. Schicht: Die Anordnung der lamellenartigen Faserbündel ist gitterartig, die Fasern überkreuzen sich in unterschiedlichen Winkeln.
- 3. Schicht: Die dickste Schicht besteht aus zirkulär angeordneten Fibrillenbündeln. An der Meniskusbasis zieht Bindegewebe von der Gelenkkapsel in die 3. Schicht und verflechtet sich mit ihr.

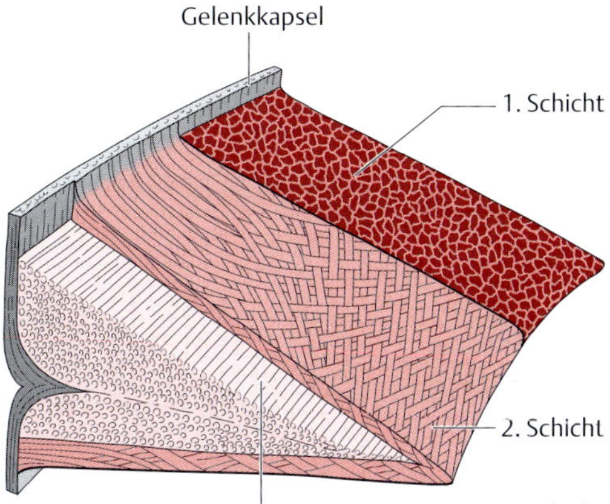

Abb. 3.**66** Histologischer Aufbau des Meniskus.

Ernährung der Menisken (Abb. 3.**67**)

Hinsichtlich der Ernährungssituation sind die Menisken in drei verschiedene Zonen zu unterteilen:

- 2/3 des Meniskus (innerer Anteil) werden durch die Synovialflüssigkeit mithilfe der Diffusion ernährt.
- Die Meniskusbasis wird über Gefäße versorgt, die aus der Membrana fibrosa kommen. Beim medialen Meniskus gelangen weitere Gefäße über das Lig. collaterale mediale posterior in die Basis.
  Die Gefäße aus den umgebenden Strukturen ziehen etwa 2 mm in den Randsaum ein. Die Gefäßdichte im Meniskus ist deutlich geringer als z.B. in der Kapsel.
  Sowohl das Vorder- als auch das Hinterhorn erhalten eine Vaskularisierung über die Ligg. meniscotibiale am Tibiaplateau.
- Zentrale Meniskusanteile liegen am weitesten entfernt von den Ernährungsquellen und haben damit die schlechteste Ernährungslage. Aus diesem Grund treten dort die meisten Störungen auf.

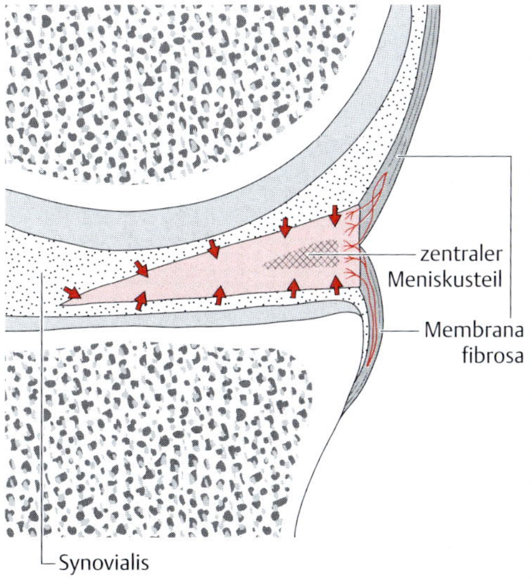

Abb. 3.**67** Blutversorgung der Menisken.

Rezeptoren in den Menisken

Im basisnahen Drittel und an den Vorder- und Hinterhörnern der Menisken befinden sich Propriozeptoren und freie Nervenendigungen. Eine hohe Dichte von Propriozeptoren tritt vor allem in den Hinterhörnern auf.

Die *Vater-Pacini-Körperchen* sind für die Weiterleitung von Bewegung und Geschwindigkeiten verantwortlich. Die *Golgi-Organe* leiten Spannungsveränderungen weiter. Sie lösen Ib-Afferenzen aus, die die Motoneuronen hemmen, um für einen gleichmäßig gesteuerten Bewegungsablauf zu sorgen.
Die *freien Nervenendigungen* nehmen chemische Reize wahr. Um eine Reaktion zu bewirken, muss dabei der chemische Signalstoff, wie er z.B. bei einer Entzündung freigesetzt wird, sehr hoch sein.

Verlagerung der Menisken bei Bewegung

Flexion (Abb. 3.**68**)

Die Menisken werden durch die Femurkondylen nach dorsal geschoben. Aktive Faktoren bei der Bewegung sind der M. semimembranosus auf der medialen und der M. popliteus auf der lateralen Seite.

Extension

Sie werden durch die Femurkondylen auf dem Tibiaplateau nach ventral geschoben.
Insgesamt legt der mediale Meniskus einen Weg von 6 mm, der laterale – als der weniger fixierte – etwa die doppelte Wegstrecke zurück. Bedingt durch die Fixierung der Hörner und Beweglichkeit der übrigen Anteile verformen sie sich bei der Bewegung.

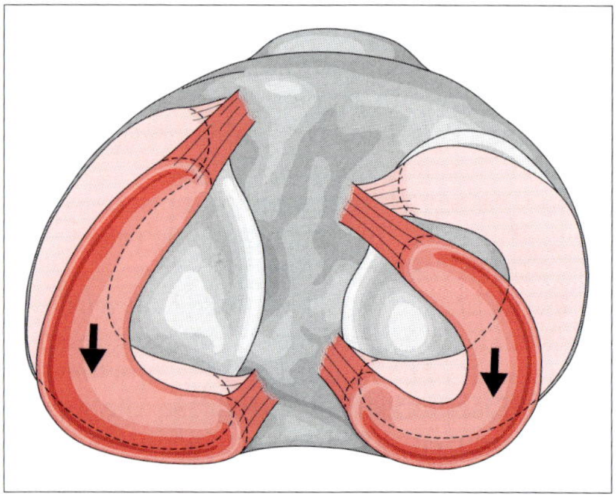

Abb. 3.**68** Verlagerung der Menisken bei Flexion.

Pathologie

Blockierung der Extension

Ein häufiges Symptom von Meniskusverletzungen ist die schmerzhafte Streckhemmung. Dabei klemmt sich ein abgerissener Meniskusteil im femorotibialen Gelenkspalt ein und verursacht eine Gelenksperre. Das Ausmaß des Streckdefizits ist unterschiedlich. Die Beseitigung der Einklemmung gelingt häufig durch Schütteln oder Bewegen.
Eine andere Ursache für eine Blockierung der Extension kann an den Mm. semimembranosus und popliteus liegen, da sie bei dieser Bewegung nachgeben müssen, damit sich die Menisken nach ventral verschieben können.

Rotation (Abb. 3.**69**)

Die Menisken folgen den Bewegungen der Femurkondylen. So verschiebt sich z.B. bei Innenrotation der Tibia der mediale Meniskus auf dem Tibiaplateau nach ventral, der laterale nach dorsal. Bei Außenrotation der Tibia ist es umgekehrt.

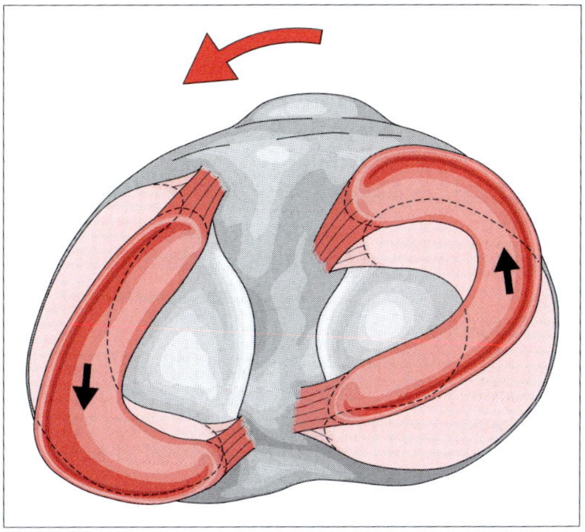

Abb. 3.**69** Verlagerung der Menisken bei Außenrotation der Tibia.

Funktionen der Menisken

- Die Menisken gleichen die Inkongruenz zwischen Kondylen und Tibiaplateau aus und erhöhen die Stabilität des Gelenks.
- Sie fangen Belastungsspitzen durch Verminderung des punktuellen Kontaktstresses auf und wandeln Druckkräfte in zirkuläre Zugspannungen um, d.h. sie absorbieren Stöße.
- Die Meniskusvorder- und -hinterhörner begrenzen extreme Flexion und Extension und bremsen Rotationsbewegungen ab.
- Sie verteilen die Synovialflüssigkeit und verbessern damit die Ernährung des Gelenkknorpels.
- Über ihre Propriozeptoren nehmen sie Einfluss auf Muskelspannungen.

Pathologie

1. Meniskusganglion

An der Meniskusbasis bilden sich aufgrund von Ernährungsstörungen oder Überbeanspruchung ganglionartige Gebilde, die nach außen wachsen können und palpierbar sind. Der laterale Meniskus ist häufiger betroffen als der mediale. Therapie: Ganglionausschälung, unter Umständen Entfernung eines Meniskusteils, um Rezidiven vorzubeugen.

2. Meniskusverletzung (Abb. 3.**70a–c**)

Es gibt zahlreiche Meniskustests, die auf eine Läsion hinweisen. Sie sind aber alleine nicht genau genug, erst die Kombination mehrerer Untersuchungen lässt eine sichere Diagnose zu.
Es gibt verschiedene Rissformen bei Meniskusverletzungen, wie *Längs-, Horizontal- und Radiärruptur;* andere werden nach ihrer Lokalisation bezeichnet, wie z.B. *Vorderhorn- oder Hinterhornlappenriss.*

- Korbhenkelriss: Die kritische Belastungszone liegt am Übergang des mittleren Drittels des Meniskus zum Hinterhorn und muss bei Verlagerungen nach dorsal sehr viel Druck aufnehmen. Hier entwickelt sich ein Längsriss, der sich nach ventral ausdehnen kann. Es entsteht ein großes Loch im Meniskus, sodass der innere Anteil (Korbhenkel) luxieren kann.
- Hinterhornlappenriss: Auch dieser entwickelt sich aus einem Längsriss in der kritischen Zone und reißt in Richtung Gelenkinneres weiter.

3. Meniskektomie

Da die Funktionen der Menisken inzwischen als sehr wichtig erkannt sind, stehen die Meniskus erhaltenden Verfahrenstechniken, wie z.B. die Meniskusnaht oder eine partielle Resektion, im Vordergrund. Dabei ist in den vaskularisierten Zonen die Heilungsprognose am besten. Zahlreiche Studien belegen außerdem, dass nach einer partiellen Meniskektomie weniger oft eine Arthrose folgt als bei einer Totalresektion.

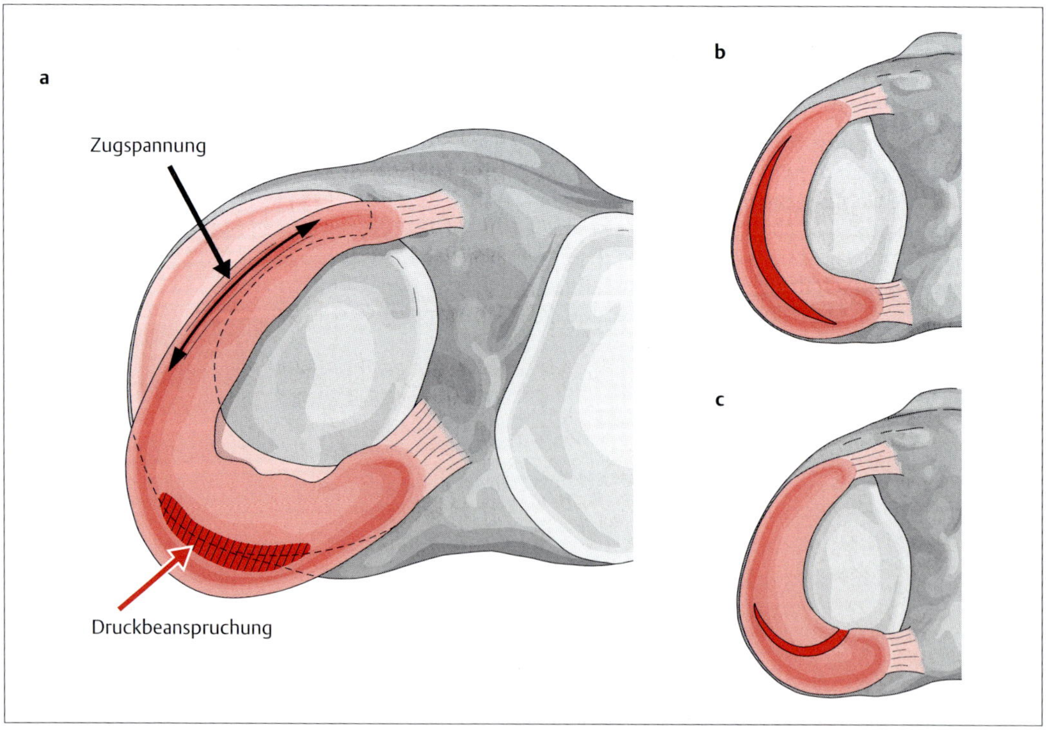

Abb. 3.**70a–c** **a** Kritische Zonen des medialen Meniskus bei Verletzungen. **b** Korbhenkelriss. **c** Hinterhornlappenriss

Lig. crutiatum anterius (Abb. 3.**71a** u. **b** u. 3.**72**)

Das vordere Kreuzband (VKB) hat am dorsalen, inneren Condylus lateralis femoris einen etwa 1,5–2 cm langen, ovalen Ursprungsbereich. Es zieht nach distal-ventral-medial und verläuft parallel zum Dach der Fossa intercondylaris. Zur Insertion hin wird es immer breiter, sodass der dreieckige Ansatzbereich – kurz vor dem Tuberculum intercondylaris medialis der Area intercondylaris tibialis anterior – breiter als der sonstige Querschnitt des Kreuzbands ist.

Die Fasern des Bandes sind unterschiedlich lang und stark. Funktionell werden 2 Faserzüge unterschieden, das *anteromediale* und das *posterolaterale Bündel.* Das anteromediale Bündel entspringt am weitesten kranial und inseriert ventral medial am Tibiaplateau, die posterolateralen Anteile entspringen kaudal und inserieren dorsal. Die Faserbündel sind miteinander verwachsen und verwringen sich umeinander. Die posterolateralen Fasern sind kürzer als die anteromedialen. Ventrale Faseranteile verbinden sich mit dem Lig. meniscotibiale anterius des medialen Meniskus.

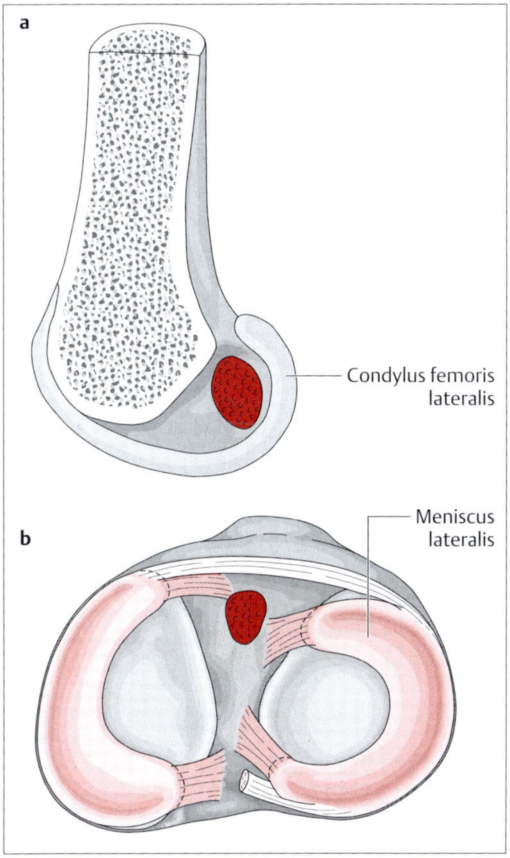

Abb. 3.**71a** u. **b** Insertionen des vorderen Kreuzbands.
a Lateraler Femurkondylus (Ansicht von innen).
b Tibiaplateau.

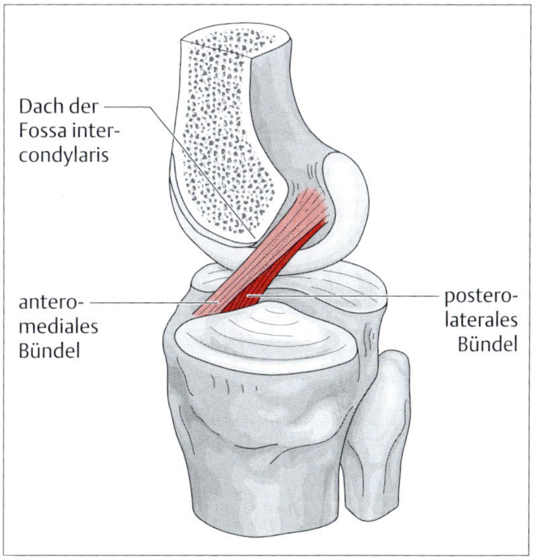

Abb. 3.**72** Verlauf des vorderen Kreuzbands.

Funktionen

1. Begrenzungen von Bewegungen (Abb. 3.**73a** u. **b**)

Das anteromediale Bündel ist in Extension gespannt, da es gegen das knöcherne Dach der Fossa intercondylaris (Notch) gepresst wird.
In deutlicher Flexion verdrehen sich die Fasern umeinander, da sich die posterolateralen Fasern unter dem anteromedialen Bündel nach ventral verlagern, weil der Insertionsbereich dieser Fasern am Femur durch die Flexionsbewegung nach ventral-kranial verschoben wird. Durch diese Verwringung der Kreuzbandfasern entsteht aus der vorher flachen und gefächerten Faseranordnung ein runder Strang, und das Band gerät unter Spannung.
Außerdem wird das vordere Kreuzband bei Innenrotation gespannt, da es sich um das hintere Kreuzband schlingt. Durch Anstoßen an das interkondyläre Dach wird es auch bei maximaler Außenrotation gedehnt.

2. Stabilisation

Das Band verhindert die Subluxation der Tibia nach ventral bzw. das Dorsalgleiten des Femurs auf der Tibia. Zusammen mit dem hinteren Kreuzband unterstützt es als sekundärer Stabilisator die mediale und laterale Stabilität, wenn die primären Stabilisatoren, die Kollateralbänder, ausfallen.

3. Koordination der Roll-Gleit-Bewegung

Gemeinsam mit dem hinteren Kreuzband ist es an der Koordination der Roll-Gleit-Bewegung beteiligt (Kap. 3.3.10).

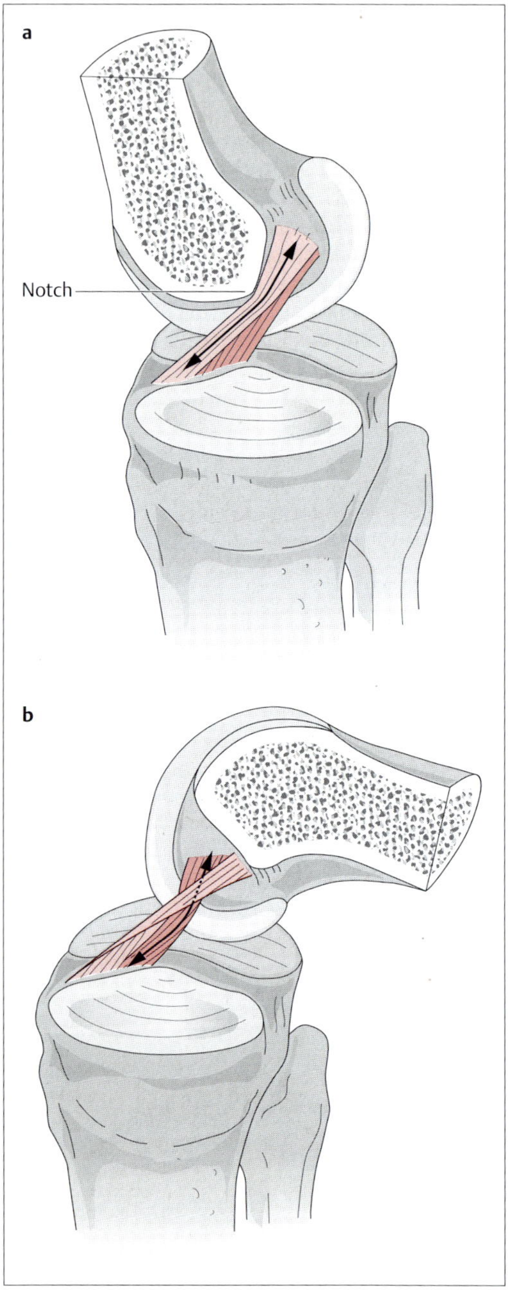

Abb. 3.**73a** u. **b** Vorderes Kreuzband.
a Extensionsstellung.
b Flexionsstellung.

Pathologie

Verletzung des vorderen Kreuzbands und die Folgen (Abb. 3.**74**)

Der Riss des vorderen Kreuzbands hat eine Instabilität zur Folge, die vordere Schublade genannt wird, da die Tibia einen Vorschub nach ventral zeigt. Das bedeutet, die Roll-Gleit-Bewegung verändert sich. Aufgrund des Überwiegens der Rollbewegung kommt es zu einer Desintegration dieser Bewegung, was sowohl medial als auch lateral zu einer pathologischen Rückverlagerung des Femurauflagepunkts führt. Die Gleitbewegung des Femurs nach ventral findet nicht mehr im Zusammenspiel mit der Rollbewegung statt, sondern wird ruckartig nachgeholt. Die Meniskushinterhörner werden zur Abbremsung der Rollbewegung eingesetzt und sind auf Dauer überfordert.

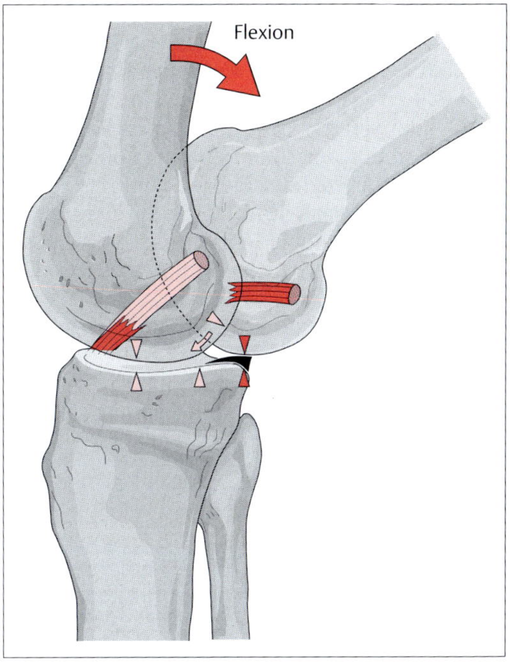

Abb. 3.**74** Desintegration der Roll-Gleit-Bewegung bei Ruptur des vorderen Kreuzbands.

Praxistipp

Tests bei Ruptur des vorderen Kreuzbands

- *Lachmann-Test* (Abb. 3.**75**): Er wird zur Überprüfung der Instabilität des vorderen Kreuzbands durchgeführt. In geringer Flexionsstellung kann die Tibia deutlich nach ventral verschoben werden (vordere Schublade).

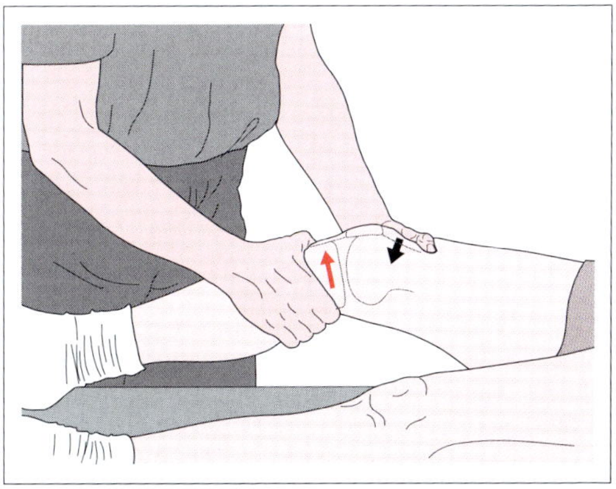

Abb. 3.**75** Lachmann-Test.

– *Lateraler Pivot-shift-Test* (Abb. 3.**76a–c**): Dabei wird das Missverhältnis von Rollen und Gleiten bei vorderer Kreuzbandinsuffizienz deutlich:
  - In der Neutral-Null-Stellung ist keine Verschiebung der Tibia sichtbar (Abb. 3.**76a**).
  - Mit zunehmender Flexion rollt das Femur vermehrt nach dorsal und die Tibia steht in vorderer Schubladenposition. Der Tractus iliotibialis verläuft ventral der queren Flexionsachse (Abb. 3.**76b**).
  - Bei ca. 40° Flexion rutscht der Traktus hinter die Flexionsachse und zieht die Tibia ruckartig aus ihrer Vorschubposition in die normale Position zum Femur zurück (Abb. 3.**76c**).

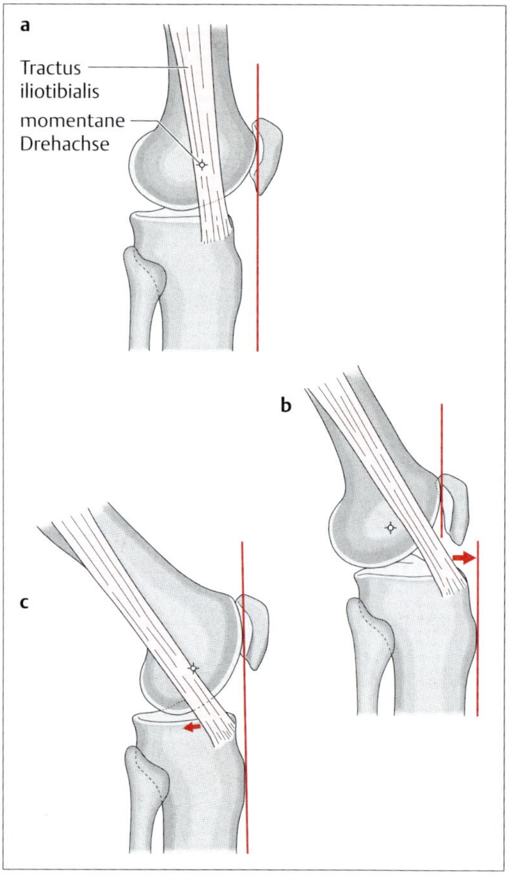

Abb. 3.**76a–c** Stabilitätstest für das vordere Kreuzband: Lateraler Pivot-Shift.
a Neutral-Null-Stellung.
b 20° Flexion.
c 40° Flexion.

Pathologie

1. Kreuzbandoperation (Abb. 3.**77**)

Rekonstruktionen des vorderen Kreuzbands werden häufig mit dem mittleren Patellarsehnendrittel vorgenommen. Voraussetzung für eine optimale Funktion des Bandes hinsichtlich der Gelenkstabilität und -beweglichkeit ist die Berechnung der Insertionspunkte. Dies ist am besten möglich, wenn noch Anteile des Bandes vorhanden sind, da der Verlauf den anatomischen Gegebenheiten entsprechen muss. Nur eine kleine Veränderung des Bohrkanals im femoralen Bereich hat wesentlichen Einfluss auf den Spannungszustand des vorderen Kreuzbands.

2. Notchplastik

Je nach Positionierung des Bohrkanals wird eine Abmeißelung am Dach der Fossa intercondylaris (Notch) notwendig, um ein Impingement des Transplantats am Dach zu verhindern. In der Regel ist eine sehr gute Reißfestigkeit direkt nach der Operation zu erwarten. Durch Umbauvorgänge nimmt sie jedoch nach ca. 6 Wochen deutlich ab, und erst nach einem Jahr werden 90% der Belastungsfähigkeit eines normalen vorderen Kreuzbands erreicht.

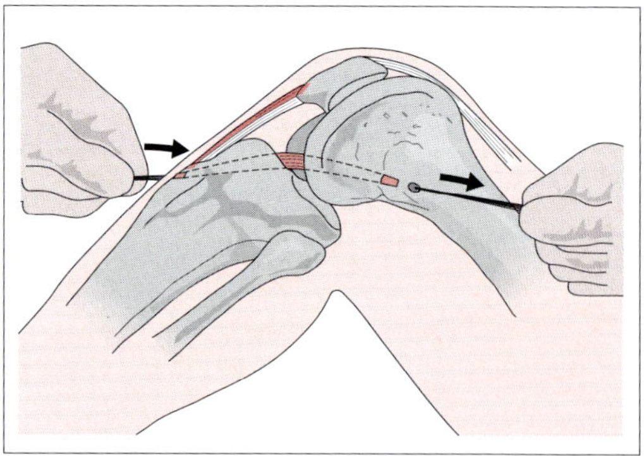

Abb. 3.**77** Kreuzbandplastik mit dem mittleren Drittel der Patellarsehne.

Lig. crutiatum posterius (Abb. 3.**78a** u. **b** u. 3.**79**)

Das hintere Kreuzband (HKB) entspringt an der Innenfläche des Condylus medialis femoris, sein Ursprungsbereich hat in Neutral-Null-Stellung eine horizontale Ausrichtung. Es verläuft schräg nach distal-lateral-dorsal und setzt an der Area intercondylaris tibiae posterior und der dorsalen Tibiakante an. In einem Winkel von 90° kreuzt es das vordere Kreuzband. Seine Länge entspricht nur etwa 3/5 der Länge des vorderen Kreuzbands. Es ist das kräftigste Band des Kniegelenks und wird als „zentraler Stabilisator des Kniegelenks" bezeichnet.

Das hintere Kreuzband besteht aus 2 Hauptzügen, einem *posteromedialen* und einem *anterolateralen* Bündel. Das posteromediale Bündel inseriert am weitesten dorsal in der Area intercondylaris anterior der Tibia, das anterolaterale inseriert lateral in der Area intercondylaris, nahe dem lateralen Meniskus.

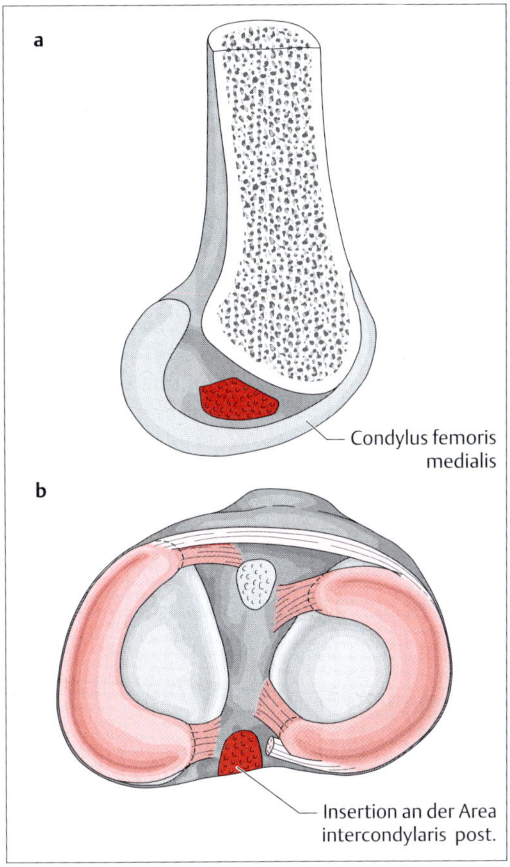

Abb. 3.**78a** u. **b** Insertionen des hinteren Kreuzbands.
a Medialer Femurkondylus (Ansicht von innen).
b Tibiaplateau.

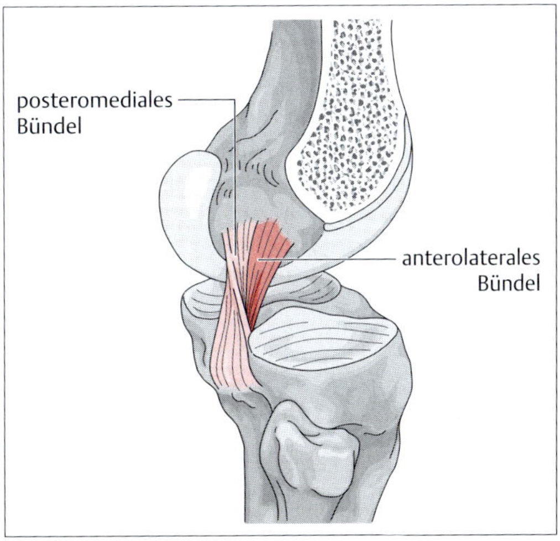

Abb. 3.**79** Verlauf des hinteren Kreuzbands.

Funktionen

1. Begrenzung von Bewegungen

Es bestehen Spannungsunterschiede der beiden Faserbündel: das posteromediale Bündel gerät vor allem bei Extension unter Spannung. Bei Flexion verwringen sich die Fasern umeinander, was zu einer Zunahme der Spannung führt (Abb. 3.**80**). Zusammen mit dem vorderen Kreuzband begrenzt es die Innenrotation.

2. Stabilisierung

Das hintere Kreuzband verhindert eine Verschiebung des Tibiaplateaus nach dorsal. Umgekehrt verhindert es das Ventralgleiten des Femurs gegenüber der festgestellten Tibia während der Standbeinphase.

3. Koordination

Es hilft bei der Koordinierung der Roll-Gleit-Bewegung.

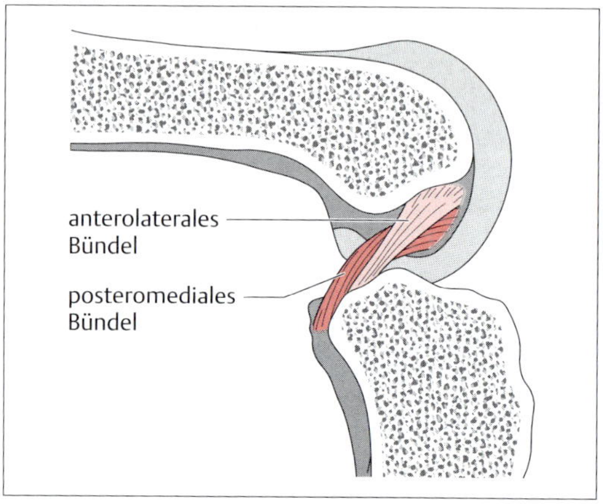

Abb. 3.**80** Hinteres Kreuzband in Flexionsstellung.

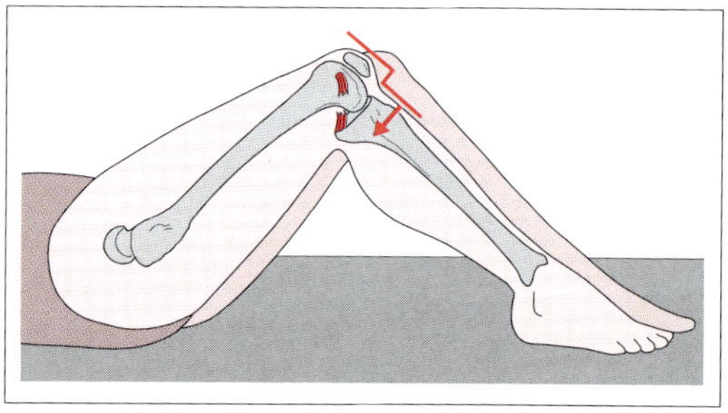

Abb. 3.**81** Stabilitätstest für das hintere Kreuzband: Gravity sign.

Praxistipp

1. Ruptur des hinteren Kreuzbands

Ein Riss des hinteren Kreuzbands führt zu einer *hinteren Schublade*, die z.B. beim Sitzen durch Zug der ischiokruralen Muskulatur ausgelöst werden kann. Die Tibia ist dezentriert. Die Folge ist ein frühes Beenden der Extension durch harten Kontakt an den Meniskusvorderhörnern und ein eingeschränktes Verschieben der Menisken nach ventral.
Der *Gravity-sign-Test* (Abb. 3.**81**) gibt Auskunft über die Stabilität des hinteren Kreuzbands. Dabei liegt der Patient auf dem Rücken, beide Knie sind 90° flektiert und die Füße aufgestellt. Es entsteht eine spontane hintere Schublade, was im Vergleich der beiden Tuberositas-tibiae-Stellungen erkennbar ist, da das Tibiaplateau auf der betroffenen Seite leicht zurückgesunken ist. In diesem Fall kann ein begründeter Verdacht auf eine Ruptur des hinteren Kreuzbands bestehen.

2. Konsequenzen einer Verletzung des hinteren Kreuzbands

Für das vordere Kreuzband kann das ventral stehende Femur Konsequenzen haben: Es gerät vom femoralen Ansatz her in Annäherung und kann aus der Extension nicht mehr optimal die Roll-Gleit-Bewegung erfüllen, da ihm die Spannung fehlt.
Durch die ventrale Position des Femurs können durch eine ständige Spannung, die auf das laterale Kollateralband ausgeübt wird, Schmerzen am Fibulaköpfchen auftreten. Eine Provokationsuntersuchung des Bandes kann dies bestätigen. Unter Umständen kann die Fibula durch den Zug des Bandes nach ventral verschoben sein.

Verlauf der Kreuzbänder

Sagittale Ansicht (Abb. 3.**82a** u. **b**)

Die beiden Kreuzbänder haben einen unterschiedlich geneigten Verlauf:

- In Extension sind sie nur gering zu einer Horizontalen geneigt. Das vordere Kreuzband zeigt in Bezug zur Horizontalen einen Neigungswinkel von ca. 40°, das hintere Kreuzband von ca. 20°.
- In Flexion verändert sich die Ausrichtung des hinteren Kreuzbands sehr deutlich. Es steht vertikal, während das vordere Kreuzband nur unwesentlich steiler steht.

Frontale Ansicht

Beim Betrachten des Knies in Extension und Rotationsmittelstellung in frontaler Ansicht, überkreuzen sich die Bänder. Dies wird bei Innenrotation der Tibia noch deutlicher, da sie sich regelrecht umeinander wickeln und gespannt werden. Dadurch nähern sich auch die tibialen und femoralen Gelenkflächen.
In Außenrotationsstellung dagegen verlaufen sie parallel zueinander.

Horizontale Ansicht (Abb. 3.**83**)

Im Horizontalschnitt verlaufen die Kreuzbänder parallel zueinander.
Die tibialen Fixierungen der Kreuzbänder liegen in einer sagittalen, die femoralen annähernd in einer frontalen Ebene.

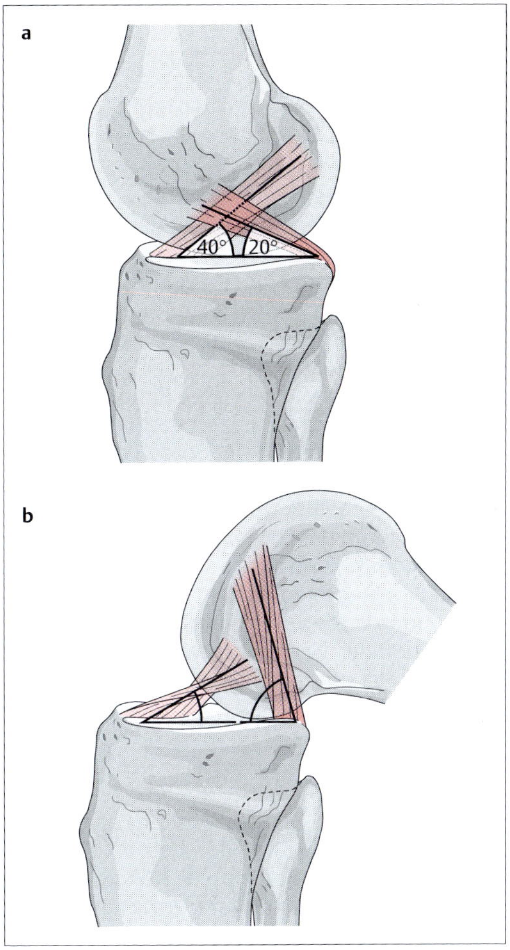

Abb. 3.**82a** u. **b** Verlauf der Kreuzbänder in sagittaler Ansicht.
a Extensionsstellung.
b Flexionsstellung.

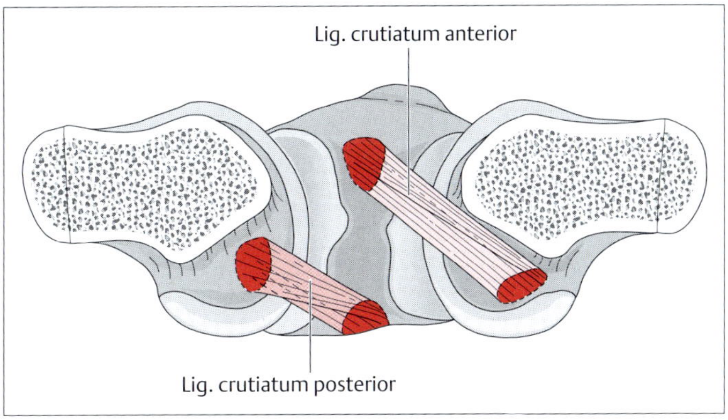

Abb. 3.**83** Verlauf der Kreuzbänder in horizontaler Ansicht (distales Femur längs geteilt und auseinander geklappt).

3.3.4 Ventraler Funktionskomplex

Patella (Abb. 3.**84**)

Viele Strukturen gehen eine Verbindung mit der Patella ein und bestimmen damit ihre Position.

- Von kranial zieht der M. rectus femoris an die Patellabasis und mit einigen Fasern über die Patella. Sie finden ihre Fortsetzung im Lig. patellae, dessen Hauptteil eine Verbindung zwischen der Tuberositas tibiae und der Patellaspitze herstellt.
- Kranial-medial und kranial-lateral ziehen die Mm. vasti an die Patella.
- Vom lateralen und medialen Rand ziehen die Retinacula transversaria zu den Epikondylen und zur Tibia. Lateral finden sich dazu Fasern des Tractus iliotibialis.
- Als zweite, tiefere Schicht stellen unter dem Retinakulum die Ligg. patellomeniscalia eine Verbindung zwischen den Patellarändern und den Menisken her.

Die Summe dieses Verspannungssystems macht die Position der Patella aus, weil nur eine zentrierte Patella optimale Bewegungen ausführen kann.

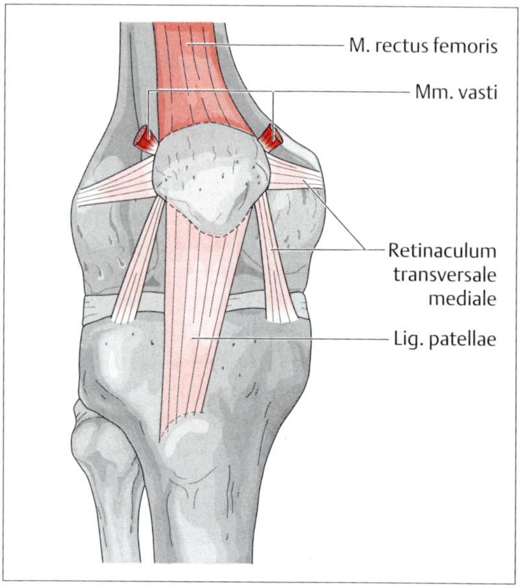

Abb. 3.**84** Verbindungen der Patella.

Funktionen (Abb. 3.**85**)

Sie hat eine stabilisierende Wirkung, da sie den Vorschub der Femurkondylen bei Flexion reduziert und dadurch das hintere Kreuzband und die dorsalen Kapselstrukturen entlastet.

Durch ihre Lage verbessert sie im Streckapparat das Drehmoment, indem sie den Hebelarm des M. quadriceps und damit auch sein Drehmoment vergrößert. Das wird vor allem deutlich, wenn die Hebelveränderung durch eine Patellektomie berechnet wird. Außerdem schützt sie die Rektussehne vor zu großer Reibung.

Durch die dicke hyaline Knorpelschicht in Verbindung mit der Schmierfunktion der Synovialflüssigkeit wird die Reibung im Femoropatellargelenk wesentlich reduziert.

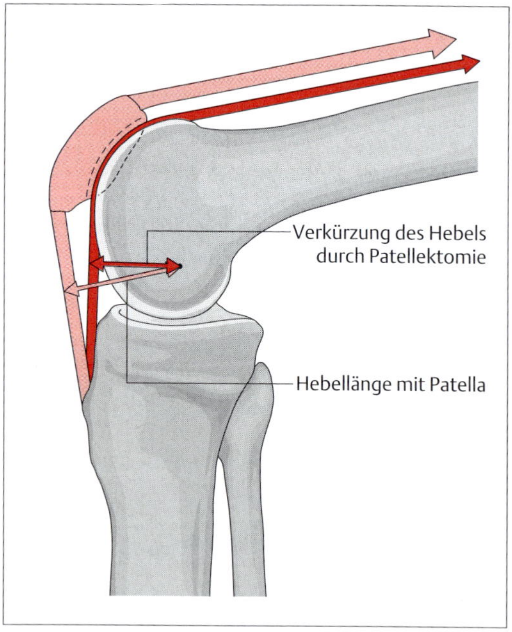

Abb. 3.**85** Veränderungen des Hebelarms des M. quadriceps durch Patellektomie.

Lig. patellae (Abb. 3.**86**)

Das Band zieht von der Patellaspitze zur *Tuberositas tibiae*, einem deutlichen Knochenvorsprung, der sich etwa 3–4 Querfingerbreit distal der Apex patellae befindet.
Es ist ca. 5 mm dick, die Breite beträgt proximal 3 cm und distal 2 cm. Das Band zieht schräg von proximal-medial nach distal-lateral. Die lateralen Faseranteile setzen etwa 2 cm tiefer an als die medialen.
Zwischen dem Lig. patellae und der Tibia und dem Hoffa-Fettkörper liegt die *Bursa infrapatellaris profunda*. Eine weitere Bursa, die *Bursa infrapatellare superficialis*, liegt ventral auf dem Band.

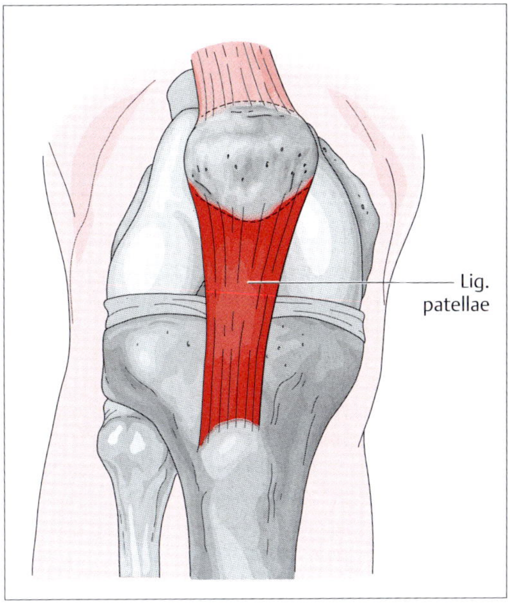

Abb. 3.**86** Lig. patellae.

Pathologie

1. M. Osgood-Schlatter

Die aseptische Knochennekrose baut Knochensubstanz im Bereich der Tuberositas tibiae auf, die deutlich dicker wird.
Meist sind es Jungen, die über belastungsabhängige Schmerzen klagen, vor allem nach Treppensteigen und ähnlichen Belastungen für das Kniegelenk.

2. Laterales Hyperkompressionssyndrom

Dabei kommt es zu einem lateralen Patellashift. Die Ursache liegt meist an einer muskulären Dysbalance, z.B. eine hohe Spannung im Tractus iliotibialis und Atrophie des M. vastus medialis. Die Patienten geben Schmerzen beim Bergabgehen und nach längerem Sitzen an.

Praxistipp Zur Therapie des lateralen Hyperkompressionssyndrom muss die muskuläre Dysbalance beseitigt werden, z.B. durch Dehnung der lateralen Strukturen und Auftrainieren des M. vastus medialis. Außerdem kann die Patella mithilfe des Mc-Connell-Tapes medialisiert werden.

M. quadriceps femoris (Abb. 3.**87** u. 3.**88**)

Auf der Ventralseite bedeckt der M. quadriceps mit seinen folgenden 5 Anteilen den gesamten Oberschenkel.

M. rectus femoris

Durch seinen Ursprungsbereich stellt dieser Teil eine Verbindung zwischen Becken und Kniegelenk her. Er liegt in einer Rinne auf dem M. vastus intermedius, seitlich wird er von den anderen Vasti eingerahmt.
Seine Endsehne ist sehr flach und die längste dieses Komplexes. Der größte Sehnenanteil zieht an die Patellabasis, einige oberflächliche Fasern verlaufen über die Patella und finden ihre Fortsetzung bis zur Tuberositas tibiae.
Das ventrale Blatt des Recessus suprapatellaris ist mit der Rektussehne verwachsen und verschiebt sich bei Dehnung oder Kontraktion des Muskels.
Er ist ein Muskel mit Ausdauerleistung zur Sicherung der Tragsäule Bein und einer Dominanz an ST-Fasern. Er neigt zur „Verkürzung".

M. vastus intermedius

Dieser Teil bildet die tiefste Schicht des Quadrizepskomplexes. Faseranteile sind mit dem tiefen Blatt des Recessus suprapatellaris verbunden, die anderen Anteile ziehen zusammen mit der Rektussehne an die Patellabasis.

M. articularis genus

Dieser Muskel ist mit dem tiefen Blatt des Recessus suprapatellaris verwachsen. Seine Fasern sind Teile des M. vastus intermedius, teilweise eigenständige Fasern, mit ihrem Ursprung am ventralen Femur, einige Zentimeter oberhalb der Kapselumschlagfalte (Abb. 3.61).

M. vastus lateralis

Er ist der größte der Quadrizepsanteile. An seinem Ursprungsbereich am Labium laterale der Linea aspera verbindet er sich mit Fasern des M. glutaeus maximus und bildet mit diesem die *Vastoglutealschlinge.* Außerdem entspringen Fasern aus dem Tractus iliotibialis, der ihn seitlich überdeckt.
Seine Endsehne beginnt ca. 4 Querfinger kranial-lateral der Patellabasis. Die meisten Fasern enden an diesem Patellarand, andere Faseranteile ziehen in das Retinaculum longitudinale laterale. Eine dritte Faserabspaltung zieht weiter nach medial-distal, überkreuzt die Patella und Fasern des M. vastus medialis und setzt am medialen Tibiakondylus an.

M. vastus medialis

Hierbei handelt es sich um einen Muskel mit Schnellkraftfunktion und Überwiegen der FT-Fasern. Er neigt zur „Abschwächung".
Der Muskel wird hauptsächlich von steil nach distal ziehenden Muskelfasern gebildet, die am kranialen medialen Patellarand ansetzen. Einige Fasern ziehen in das Retinaculum patellae, wodurch er eine Verbindung bis zum medialen Tibiakondylus besitzt. Einige dünnere Faseranteile ziehen schräg, teilweise über die Patella nach lateral bis zum Ansatzbereich des Tractus iliotibialis.
Die untersten quer verlaufenden Faserbündel werden als *M. vastus medialis obliquus* bezeichnet. Sie haben keine extensorische Funktion, sondern ziehen die Patella nach medial und zentrieren sie damit im Gleitlager gegen die nach lateral gerichteten Kräfte. Jede Atrophie des M. vastus medialis vermindert die Patellazügelung mit der Folge eines Übergewichts des M. vastus lateralis und verstärkter Lateralisation der Patella.
Außerdem gibt der M. vastus medialis einige Fasern an die Gelenkkapsel ab.

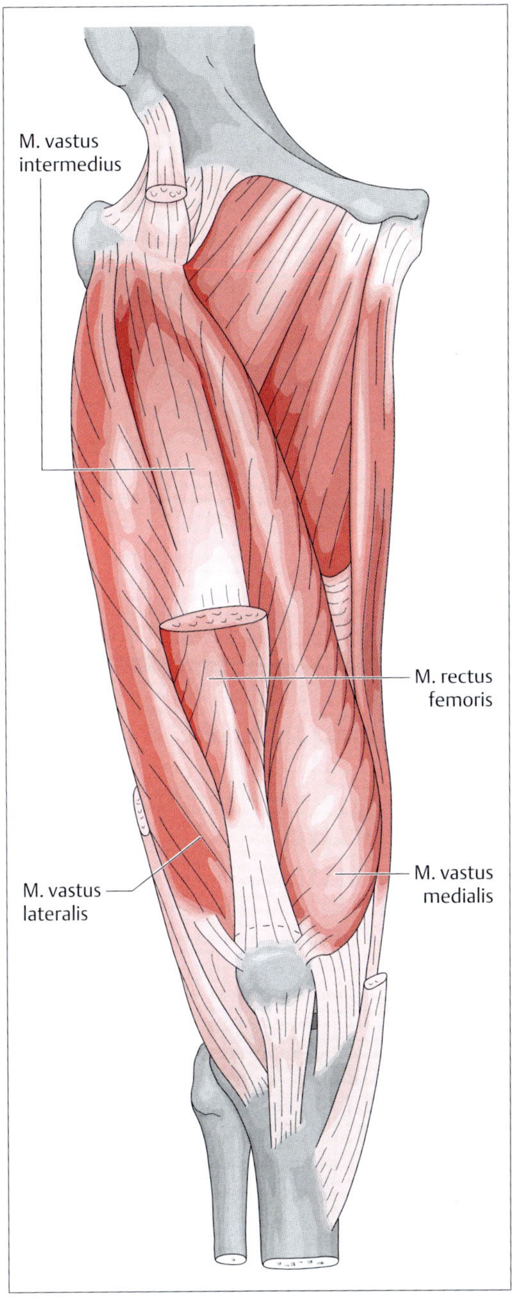

Abb. 3.**87** M. quadriceps femoris.

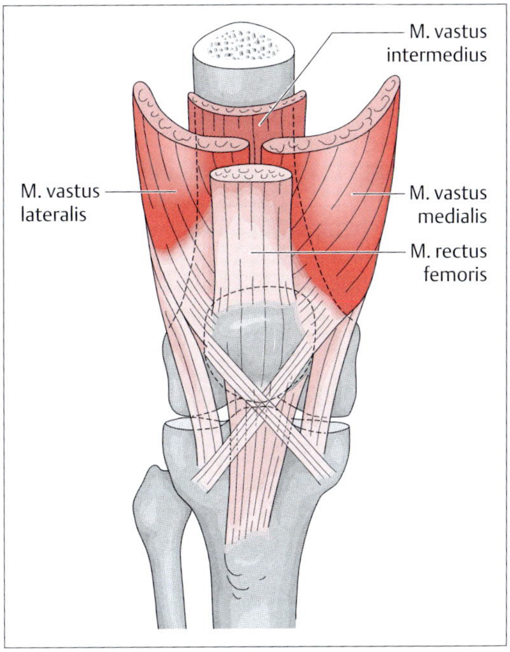

Abb. 3.**88** Verbindungen der Mm. vasti.

Funktionen

Ist die Funktionskette offen, bewegt er den Hebel Tibia nach ventral, was einer Extensionsbewegung entspricht. Außerdem bewirkt er ein ventrales Gleiten der Tibia.
Ist die Funktionskette geschlossen, bremst er durch exzentrische Kontraktion die Knieflexion, z.B. bei Kniebeugen im Stand, und verhindert damit ein Einknicken.
Bei zunehmender Flexion im Einbeinstand gleiten die Femurkondylen durch die Hangabtriebskraft nach ventral-kaudal, da sich das Tibiaplateau schräg nach kaudal eingestellt hat und damit einer schiefen Ebene entspricht. Dieser Schubtendenz wirkt der M. quadriceps entgegen, seine resultierende Kraft schiebt die Femurkondylen nach dorsal. Außerdem wird die Patella in ihr Gleitlager gepresst. Dieser Anpressdruck ist in Flexionsstellung besonders hoch (Abb. 3.**89**).
Innervation: N. femoralis.

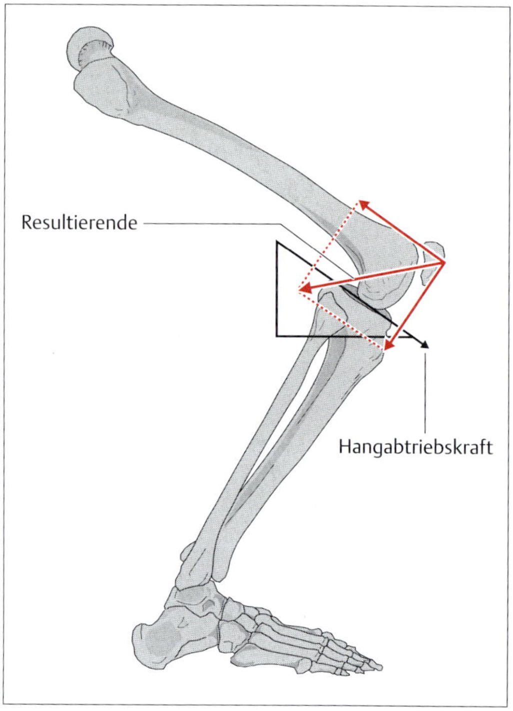

Abb. 3.**89** Wirkung des M. quadriceps in Flexionsstellung.

Praxistipp

1. Inspektion

Bei Verletzungen, die schon länger zurückliegen, ist immer noch eine Atrophie des M. quadriceps sichtbar, auch wenn keine Beschwerden mehr vorhanden sind. Sie ist das Zeichen für eine Störung des propriozeptiven Feedbackmechanismus und für die Schonung des Gelenks.
Zur Zeit der Gelenkschonung ist eine Hemmung dieser Muskulatur sicherlich sinnvoll, da durch die Aktivität des M. quadriceps das Gelenk belastet wird, z.B. dadurch, dass er die Tibia bei ca. 40° Flexion nach ventral zieht. Dies sollte vor allem nach Läsionen des vorderen Kreuzbands vermieden werden.

2. Quadrizepstraining

Ein koordinatives Training in der geschlossenen kinematischen Kette hat großen Einfluss auf die Propriozeptoren und damit auf Stellungs-, Bewegungs- und Kraftsinn.
Die Bewegung wird limitiert, um z.B. ein Transplantat oder einen operierten Meniskus zu schonen. In der geschlossenen Kette (Punctum fixum ist distal) können unter anderem folgende Übungen durchgeführt werden: Kniedips bis 30° Flexion mit unterschiedlicher Oberkörperneigung unter Verwendung von 2 Waagen zur Beurteilung der Gewichtsverteilung, Stabilisationsübungen auf 2 kleinen Schaukelbrettern, Sportkreisel, Posteromed, etc.
Die Informationen durch das Üben in geschlossener Kette sind gangtypisch und damit auch an die Belastungen des täglichen Lebens angepasst.

Q-Winkel (nach Brattström 1964; Abb. 3.**90**)

Der Winkel wird von einer Geraden, die die Spina iliaca anterior inferior mit der Patellamitte verbindet und weiter nach kaudal verlängert wird, und der Geraden von der Patellamitte zur Tuberositas tibiae gebildet. Bei Männern entsteht ein Winkel von ca. 10°, bei Frauen von 15° ± 5°.
Durch diesen Winkel hat die Patella die Tendenz, nach außen zu luxieren. Dagegen wirken die prominentere laterale Wange des Patellagleitlagers und die Zugrichtung des M. vastus medialis obliquus.

Pathologie Bei einem Genu valgum steht die Tuberositas tibiae weiter lateral, und der Q-Winkel wird größer. Durch diese Veränderung vergrößert sich die nach lateral gerichtete Komponente, und die Beanspruchung der lateralen Kondylenwange nimmt zu.

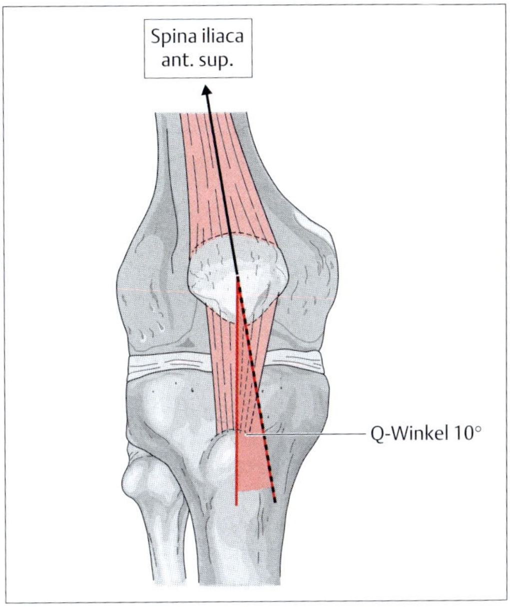

Abb. 3.**90** Q-Winkel.

Corpus adiposum und Plicae synoviales (Abb. 3.**91**)

Corpus adiposum infrapatellare

Der Raum zwischen Area intercondylaris anterior und der Innenseite des Lig. patellae wird von einem großen Fettkörper eingenommen. Dieser Korpus, auch Hoffa-Fettkörper genannt, hat die Gestalt einer vierseitigen Pyramide mit der Basis an der Innenseite des Lig. patellae. An der dem Gelenk zugewandten Seite weist der Corpus adiposum einen synovialen Überzug auf.
Der Fettkörper besteht aus Fettballen mit lockeren Bindegewebszügen. Er ist gut durchblutet und seine Gefäße sorgen gemeinsam mit denen des Retinakulums für die Durchblutung des Lig. patellae und des vorderen Kreuzbands. Daher spielt er für die Revaskularisierung eines autologen Transplantats bei Bandrekonstruktion eine Rolle. Er besitzt Propriozeptoren und ist damit in die Funktion der Steuerung des Kniegelenks integriert. Außerdem dient er dem Druckausgleich im Kniebinnenraum.

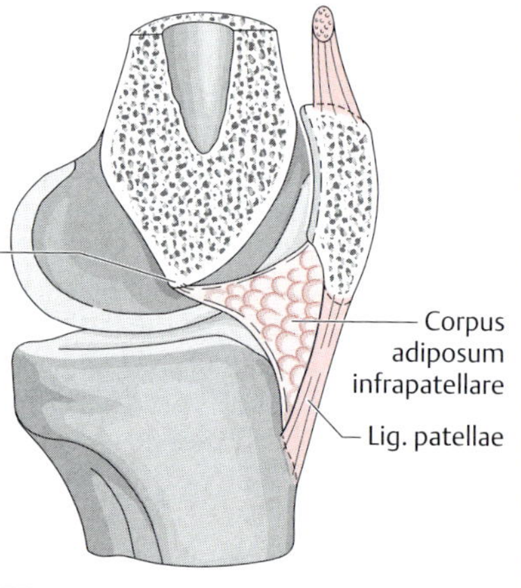

Abb. 3.**91** Corpus adiposum infrapatellare.

Pathologie

Hoffa-Krankheit

Eine Vergrößerung des Fettkörpers kommt als Begleiterscheinung bei verschiedenen Kniegelenkerkrankungen vor, z.B. Meniskusverletzung oder Entzündung. In der Regel bildet sich die Schwellung zurück, wenn die Grunderkrankung ausgeheilt ist.
Bei Immobilisierung des Kniegelenks ist mit einer Proliferation des Fettkörpers zu rechnen. Dieser kann fibrosieren und vernarben und büßt damit seine Verschieb- und Verformbarkeit ein. Da sich eine totale Entfernung wegen der wichtigen Funktionen des Fettkörpers sehr ungünstig auf das Gelenk auswirkt, wird eine partielle Resektion einer totalen Ausräumung vorgezogen.

Praxistipp

Befund bei Hypertrophie des Hoffa-Fettkörpers

Die Patienten beschreiben therapieresistente Schmerzen, Überstreckschmerz und Einklemmungserscheinungen. Die Vorwölbung neben dem Lig. patellae ist auch in Flexionsstellung sichtbar und kann bei Druck schmerzhaft sein.

Plicae synoviales (Abb. 3.**92**)

Die Plicae sind Rudimente der fetalen Teilungssepten des Kniegelenks. Es handelt sich um Septen der Synovialis, die den Fettkörper umgeben.

Plica suprapatellaris

Eine Synovialfalte, die am oberen Patellarand einen sichelförmigen Verlauf von medial nach lateral zeigt. Sie kann als Septum den Recessus suprapatellaris vom übrigen Gelenkraum abtrennen; dann endet die Gelenkkapsel etwa 2 cm oberhalb der Patellabasis.

Plica mediopatellaris

Eine an der Medialseite der Patella senkrecht verlaufende Synovialfalte, die eine meniskoide Funktion für das Femoropatellargelenk besitzt und in den Synovialüberzug des infrapatellaren Fettkörpers übergeht.

Plica infrapatellaris

Die Oberfläche des Fettkörpers verstärkend, zieht von der Apex patellae ein fibröser Strang in die Tiefe der Fossa intercondylaris und ist dort fixiert. Ventral ist er mit der Synovialmembran der Kreuzbänder verwachsen.

Plicae alares

Sie haben ihren Ursprung an den Seitenflächen der Patella und grenzen den Fettkörper seitlich ab.

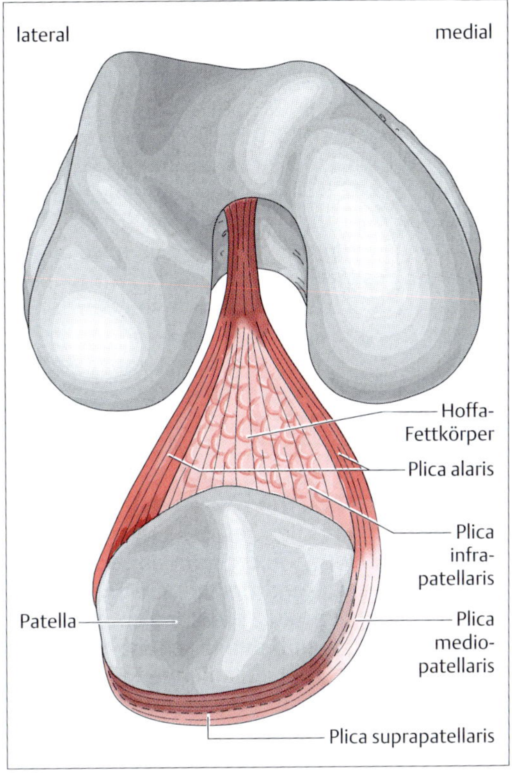

Abb. 3.**92** Plicae synoviales.

Pathologie

Plikasyndrom

Eine Hypertrophie der Synovialfalten wird als Plikasyndrom oder *Medial-shelf-Syndrom* bezeichnet. Es tritt gehäuft bei Leistungsschwimmern auf, weshalb es auch unter dem Namen „Breaststroker Knee" bekannt ist. Die Betroffenen beanspruchen durch ihren Beinschlag vor allem den medialen Kniekomplex, was zu einer Verdickung und Vernarbung der Strukturen führt. Beispielsweise kann sich die Plica mediopatellaris bei Knieflexion wie eine Bogensehne spannen und unter der medialen Facette der Patella eingeklemmt werden. Die Folgen sind Druckschäden am Knorpel. Die Patienten klagen über ein schmerzhaftes Schnappen bei den Bewegungen. Die Therapie besteht in der arthroskopischen Durchtrennung der Plika oder Resektion. ■

3.3.5 Medialer Funktionskomplex

Lig. collaterale mediale (Abb. 3.**93**)

Das Band besitzt unterschiedlich lange Fasern, die in verschiedene Richtungen verlaufen.
Ein longitudinales Faserbündel kommt vom Epicondylus medialis und zieht schräg nach distal-ventral an die Facies medialis der Tibia. Es ist 9–11 cm lang und wird im Ansatzbereich an der Tibia vom Pes anserinus superficialis überdeckt. Ventral verbinden sich die Fasern mit dem longitudinalen Retinakulum.
Unter den langen Fasern verlaufen kurze Anteile des Bandes, die vom Epicondylus zum medialen Meniskus und vom Meniskus zur Tibia ziehen. Dementsprechend werden sie als *Pars meniscofemorale* und *Pars meniscotibiale* bezeichnet.
Außerdem gehören zum Kollateralband Faserzüge, die vom dorsalen Teil des Epicondylus femoris – dicht beim Tuberculum adductorium – schräg nach distal und dorsal zum Hinterhorn des medialen Meniskus und zur Kapsel ziehen. Von kaudal kommend, stellen schräg von der Tibia nach proximal dorsal laufende Fasern ebenfalls eine Verbindung zum Meniskus und zur Kapsel her. Diese Anteile sind unter dem Namen *Lig. collaterale mediale posterius* bekannt. Sie stellen eine Verbindung zur Sehne des M. semimembranosus her und sind am Lig. popliteum obliquum beteiligt.
Am Ursprungsbereich ziehen Fasern des M. adductor magnus in das Kollateralband.

Funktionen

Das Band ist ein wichtiger Stabilisator und wirkt gegen Valgus- und Außenrotationsstress. In Extension sind alle Anteile gespannt. Bei Flexion entspannen sich die ventralen langen Fasern, während das Lig. collaterale mediale posterius seine Spannung behält. Dies geschieht aufgrund seiner Verbindungen zum Meniskus, der sich nach dorsal verlagert, und zur Sehne des M. semimembranosus, der bei Flexion am Meniskus zieht.
Die meniskofemoralen und -tibialen Anteile entspannen sich erst bei Flexion. Bei zunehmender Flexion geraten sie jedoch unter Spannung, da sich der Ursprung vom Ansatz entfernt und der Meniskus nach dorsal verschiebt.
Es wird vor allem in Extension durch die Pes-anserinus-Gruppe und den M. semimembranosus in seiner stabilisierenden Funktion unterstützt.

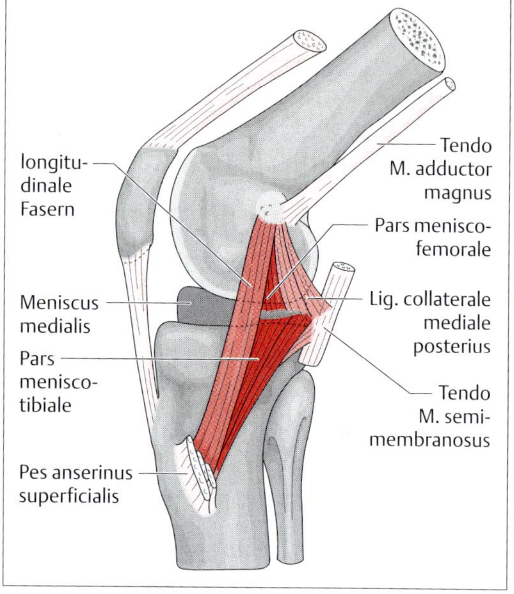

Abb. 3.**93** Lig. collaterale mediale.

Praxistipp

1. Untersuchung der Stabilität des Bandes

Bei Valgusstress in Knieextension sollte keine mediale Aufklappbarkeit möglich sein.

2. Untersuchung des Bandes bei Extensionseinschränkung

Bei Valgusstress in ca. 20° Knieflexion und etwas Außenrotation muss eine elastische Aufklappbarkeit vorliegen. Ist dies nicht der Fall, kann der Grund der Extensionseinschränkung in der verminderten Dehnfähigkeit des Bandes liegen. ■

Retinaculum patellae mediale (Abb. 3.**94**)

- Es werden eine oberflächliche, longitudinal verlaufende und eine tiefer liegende, transversale Faserschicht unterschieden:
  - Das *Retinaculum longitudinale mediale* ist der distale Ausläufer der Aponeurose des M. vastus medialis. Die Fasern setzen am medialen Tibiakondylus an und ziehen teilweise bis unter das Pes anserinus. Sie verstärken die ventrale Kapsel zwischen dem Lig. patellae und dem Kollateralband.
  - Das *Retinaculum transversale mediale* teilt sich in das *Lig. patellofemorale mediale*, das zum Epicondylus medialis zieht, und in das *Lig. patellotibiale mediale*, das zur Vorderfläche des medialen Tibiakondylus zieht und Fasern zum medialen Meniskusvorderhorn abgibt.
- *Funktionen:* Es liegt vor der Flexions-Extensions-Achse und wirkt deshalb als ventraler Stabilisator; allerdings ist seine Stabilisationskraft nicht sehr ausgeprägt.

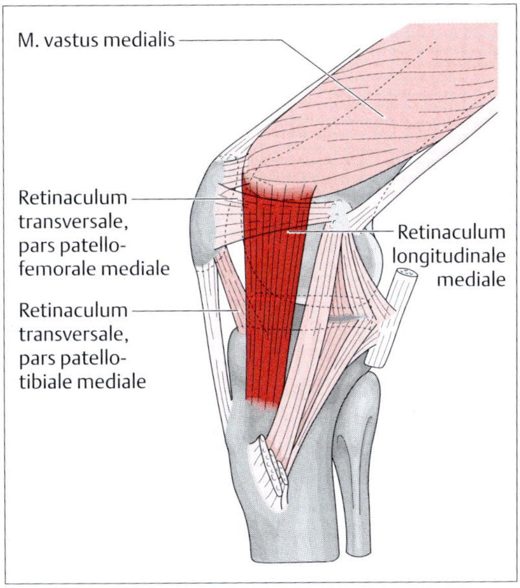

Abb. 3.**94** Retinaculum patellae mediale.

Pes anserinus (Abb. 3.**95**)

M. sartorius

- bildet im Ansatzbereich den oberflächlichen Teil der Pes-anserinus-Gruppe;
- zwischen seinem Ansatz und denen der anderen Sehnen liegt die *Bursa subtendinea M. sartorii*;
- Innervation: N. femoralis.

M. gracilis

- die Sehne liegt zwischen dem M. sartorius und dem M. semitendinosus;
- sein Muskel-Sehnen-Übergang befindet sich in Höhe des unteren Oberschenkeldrittels;
- Innervation: N. obturatorius.

M. semitendinosus

- verläuft in einer Rinne, die vom M. semimembranosus gebildet wird;
- sein Muskel-Sehnen-Übergang befindet sich in der Oberschenkelmitte;
- am Ansatzbereich bildet er den tiefsten Anteil des Pes anserinus;
- Innervation: N. tibialis.

Zwischen dem Pes anserinus und dem medialen Kollateralband liegt die *Bursa anserina*. Einige Fasern des Pes anserinus strahlen in die Fascia cruris ein.

Funktionen des Pes anserinus (Abb. 3.**96a** u. **b**)

- Flexion im Kniegelenk/Innenrotation der Tibia;
- Stabilisation: in Neutral-Null-Stellung liegen die Sehnen direkt auf dem Kollateralband und können bei valgisierendem Stress den Bänderhalt verstärken. In Flexion verändern sie ihren Verlauf und ziehen fast rechtwinklig auf die Tibia zu. Dadurch bewegen sie die mediale Tibia nach dorsal, wenn das Punctum fixum am Becken liegt. Auf diese Weise entlasten sie das vordere Kreuzband. Außerdem stabilisieren Sie die Außenrotation der Tibia.

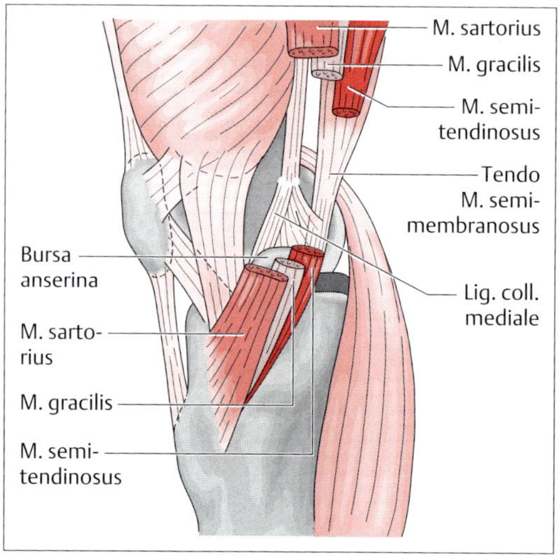

Abb. 3.**95** Pes anserinus superficialis.

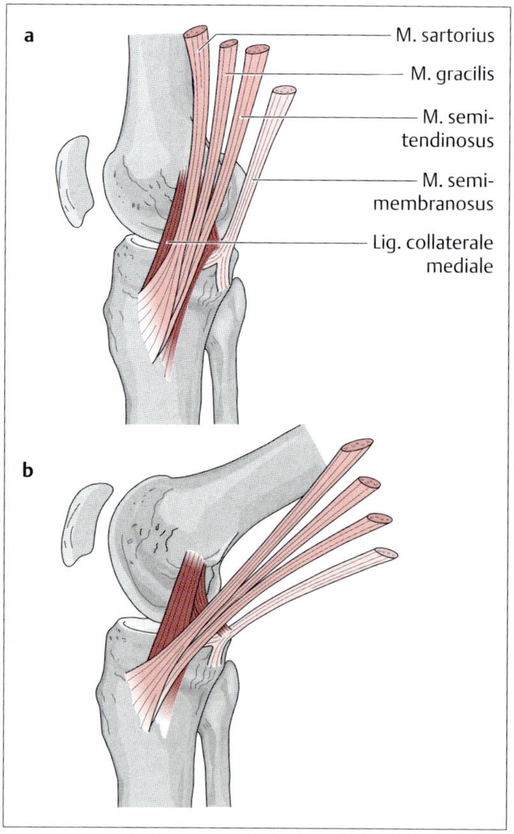

Abb. 3.**96a** u. **b** Verlauf der Sehnen des Pes anserinus.
a Extensionsstellung.
b Flexionsstellung.

M. semimembranosus (Abb. 3.**97**)

- sein Ansatzbereich wird als Pes anserinus profundus bezeichnet;
- teilt sich in fünf Züge auf:
  1 Fasern, die zur dorsalen Kapsel, zum medialen Meniskushinterhorn und zum medialen Kapselband ziehen;
  2 Fasern mit direktem Ansatz an der medialen Tibiakante;
  3 Faserverlauf parallel zu den langen Fasern des Kollateralbands, die nach ventral-kaudal zur Tibia ziehen;
  4 Ausstrahlungen in die Aponeurose des M. popliteus;
  5 ein nach lateral ziehender Ansatz, der an der Bildung des Lig. popliteum obliquum beteiligt ist.
- *Funktionen:* Die Hauptfunktion besteht in der Stabilisation:
  - ist das Knie gestreckt, verläuft der größte Sehnenanteil parallel zum Kollateralband und der Pes-anserinus-Gruppe; deshalb ist er ein Stabilisierungsmuskel der posteromedialen Ecke;
  - durch seine Einstrahlungen in das Kollateralband und den medialen Meniskus spannt er den posteromedialen Gelenkabschnitt in verschiedenen Flexionsstellungen, auch dann, wenn das Kollateralband entspannt ist;
  - in Flexion verläuft er im rechten Winkel zur Tibia und verhindert eine extreme Außenrotation;
  - ist ein Synergist zum vorderen Kreuzband, da er die Tibia dorsal hält;
- Bewegungen: Flexion/Innenrotation;
- *Innervation:* N. tibialis.

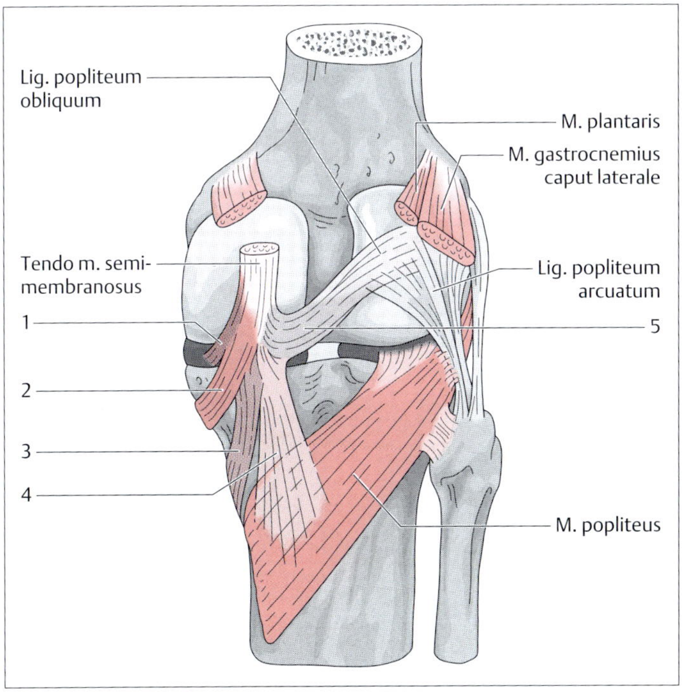

Abb. 3.**97** Insertionen des M. semimembranosus.

3.3.6 Lateraler Funktionskomplex

Lig. collaterale laterale (Abb. 3.**98**)

Das Band zieht vom Epicondylus lateralis femoris nach distal-dorsal zum Caput fibulae. Zwischen Band und Kapsel liegt ein etwa 1 cm breiter Spalt, der mit Bindegewebe, Blutgefäßen, der Sehne des M. popliteus und einer kleinen Bursa ausgefüllt ist.
Dorsale Faseranteile können sich mit dem Lig. popliteum arcuatum verbinden und werden als kurzes fibulares Kollateralband bezeichnet.

Funktionen

Gemeinsam mit dem Tractus iliotibialis, der Popliteussehne, Teile der Bizepssehne und dem Lig. popliteum arcuatum verhindert es eine Varusinstabilität.
In Extension steht es unter Spannung. Ab etwa 20° Flexion entspannt es sich, und die dynamischen Stabilisatoren gewinnen zunehmend an Bedeutung.

Verlauf der Kollateralbänder hinsichtlich ihrer rotatorische Stabilisierung (Abb. 3.**99a** u. **b**)

In Neutral-Null-Stellung ziehen die longitudinalen Fasern des medialen Kollateralbands nach kaudal-ventral, das laterale Kollateralband nach kaudal und etwas dorsal, sodass sie sich von der Seite gesehen überkreuzen.
Durch die Außenrotation der Tibia entfernen sich die dortigen Insertionen von denen am Femur, und die Bänder werden gespannt. Das bedeutet, die Kollateralbänder sorgen in einer Stellung, in der die Kreuzbänder entspannt sind, für eine Rotationsstabilität.
Bei Innenrotation ist der Verlauf der Bänder fast parallel. Sie sind entspannt, und die Stabilisierung liegt bei den Kreuzbändern.

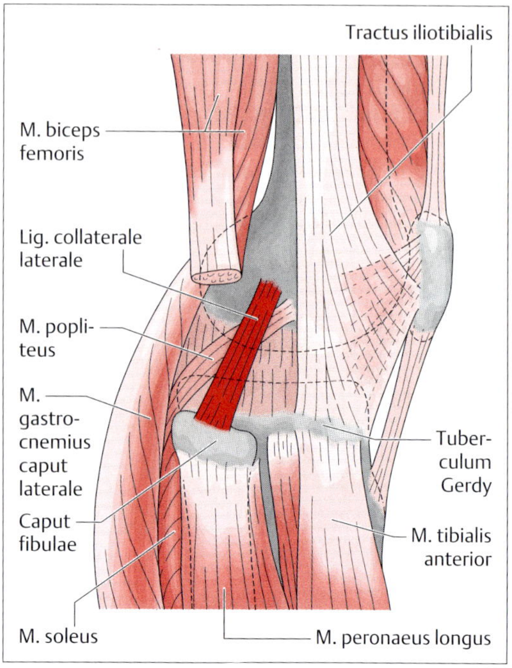

Abb. 3.**98** Lig. collaterale laterale.

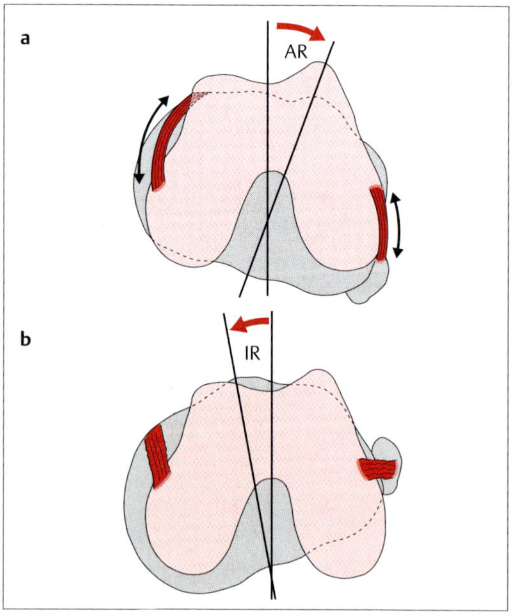

Abb. 3.**99a** u. **b** Verlauf der Kollateralbänder in horizontaler Ansicht.
a Außenrotation.
b Innenrotation.

Retinaculum patellae laterale (Abb. 3.**100**)

- Es besteht aus einer oberflächlichen und einer tiefen Faserschicht:
  - Das *Retinaculum longitudinale laterale* setzt sich aus Fasern des M. vastus lateralis und des Tractus iliotibialis zusammen. Die Insertion liegt am ventralen lateralen Tibiakondylus, neben dem Tuberculum Gerdy.
  - Das *Retinaculum transversale laterale* setzt sich aus dem *Lig. patellofemorale laterale*, das von der lateralen Patella zum Epikondylus zieht, und dem *Lig. patellotibiale laterale* zusammen. Dieses verläuft nach kaudal-lateral zum ventralen Tibiakondylus und setzt unmittelbar unter und neben den longitudinalen Fasern an. Einige Fasern ziehen zum lateralen Meniskusvorderhorn.
- *Funktionen:* hilft bei der anterolateralen Stabilisierung des Kniegelenks.

Pathologie

Lateralisation der Patella

Die lateral liegenden Strukturen neigen zu vermehrter Spannung und durch ihre Verbindung zur Patella ziehen sie diese nach lateral. Durch die Fehlstellung wird die Patella gegen die laterale Kondylenwange gepresst, wodurch sich der retropatellare Druck erhöht. Auf Dauer kommt es zu Knorpelschädigungen. Lässt sich diese Dysbalance nicht physiotherapeutisch beseitigen, wird der laterale Bereich operativ entlastet, z.B. durch eine Spaltung des longitudinalen Retinakulums (Lateral release).

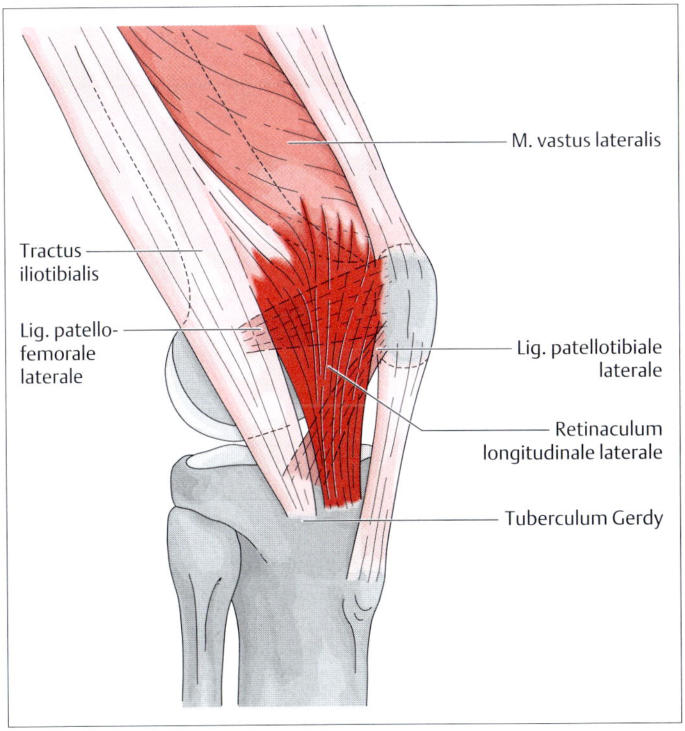

Abb. 3.**100** Retinaculum patellae laterale.

Tractus iliotibialis (Abb. 3.**101**)

Der Traktus gibt Fasern zur lateralen Kapsel ab. Nach ventral ist er breitflächig mit der Aponeurose des M. vastus lateralis und dem lateralen Retinakulum, nach dorsal mit dem M. biceps femoris verbunden.
Die meisten Fasern ziehen zum *Tuberculum Gerdy* (Tuberositas tractus iliotibialis). Von dort verlaufen einige weiter in die Aponeurose des M. tibialis anterior. Andere Fasern ziehen in Höhe der Patellabasis in das longitudinale Retinakulum und an den lateralen Patellarand.

Funktionen

Der Tractus iliotibialis ist ein wichtiger Stabilisator im anterolateralen Bereich. Bei einer Stellung von 0°–40° liegt er vor der Flexions-Extensions-Achse und verhindert eine Flexion. Bei weiterer Flexion verlagert er sich hinter die Achse und unterbindet eine ventrale Verschiebung der Tibia. Außerdem verhindert er, dass sich das laterale Tibiaplateau nach ventral verschiebt. Er stabilisiert also die Innenrotation.

M. biceps femoris (Abb. 3.**101**)

- sein Ansatzbereich teilt sich in folgende 3 Teile auf:
  - mit seinem oberflächlichen Anteil liegt das Hauptinsertionsgebiet am Caput fibulae;
  - die mittlere Schicht verläuft unmittelbar über dem Kollateralband nach ventral zum Condylus lateralis tibiae;
  - die tiefe Schicht besteht aus kurzen Fasern, die dorsal-medial vom Kollateralband an die Tibia ziehen;
- unmittelbar am medialen Rand des Muskels verläuft der N. peronaeus communis (Kap. 3.4).
- *Funktionen:*
  - stabilisiert den posterolateralen Kniebereich und verhindert eine ventrale Verlagerung der Tibia; damit arbeitet er synergistisch zum vorderen Kreuzband;
  - hemmt die Innenrotation;
  - dynamisch bewirkt er eine Flexion und Außenrotation im Kniegelenk.
- Innervation: tibialer Anteil des N. ischiadicus.

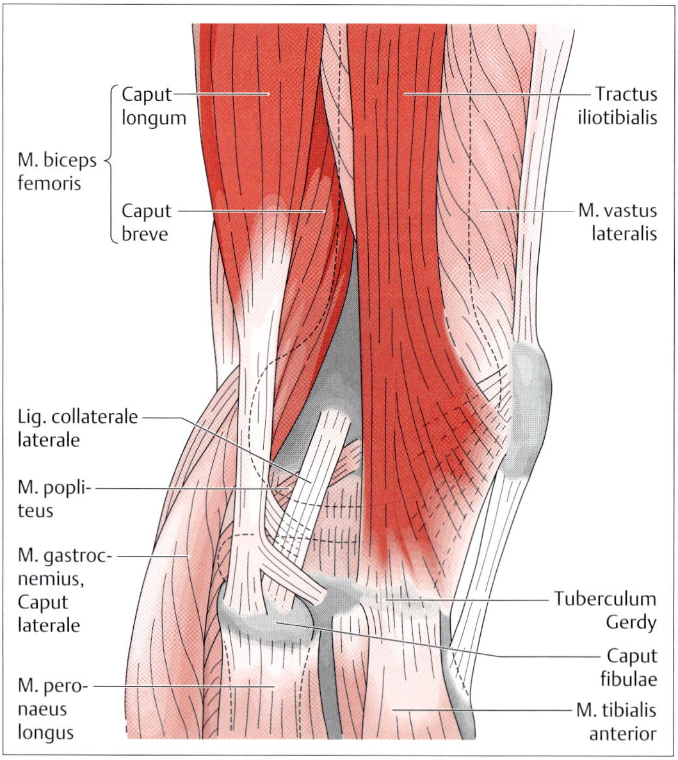

Abb. 3.**101** Verlauf des Tractus iliotibialis und M. biceps femoris.

3.3.7 Dorsaler Funktionskomplex

Lig. popliteum obliquum (Abb. 3.102)

Das Band zieht vom medialen Ansatzzipfel des M. semimembranosus zur Innenseite des lateralen Femurkondylus. Einige Fasern verlaufen schräg nach kranial bis unter den Ursprungsbereich des M. gastrocnemius.
Das Ligamentum hat zahlreiche Durchtrittslöcher für Gefäße und Nerven. Es ist eine wichtige Verstärkung der dorsalen Kapsel und an vielen Stellen mit dieser verwachsen. In Extension wird es gespannt, in Flexion entspannt.

Lig. popliteum arcuatum (Abb. 3.102)

Es spannt sich zweigeteilt im dorsal-lateralen Gelenkbereich aus, zieht vom Caput fibulae über die Sehne des M. popliteus zur posteolateralen Kapsel und verflechtet sich mit dem Lig. popliteum obliquum.
Ist eine Fabella (Sesambein) vorhanden, das im Ursprungsbereich des lateralen Gastroknemiuskopfes in der kondylären Kapsel liegt, gibt es eine schmale Abspaltung des Lig. popliteum arcuatum zu diesem Sesambein und dem Kapselteil, das *Lig. fabellofibulare*.
Das Band stabilisiert den posterolateralen Kniebereich und schützt ihn vor allem vor Hyperextension.

Pathologie

Genu recurvatum

Ein überstrecktes Knie beansprucht den dorsalen Kapsel-Band-Apparat auf Zug. Dagegen werden die Vorderhörner der Menisken auf Druck belastet. Die Ursache kann in einer allgemeinen Bänderschwäche liegen.
Ist jedoch nur ein Gelenk überstreckbar, sollten weitere Stabilitätstests, z.B. für das hintere Kreuzband durchgeführt werden, da seine Ruptur für ein Genu recurvatum verantwortlich sein kann.

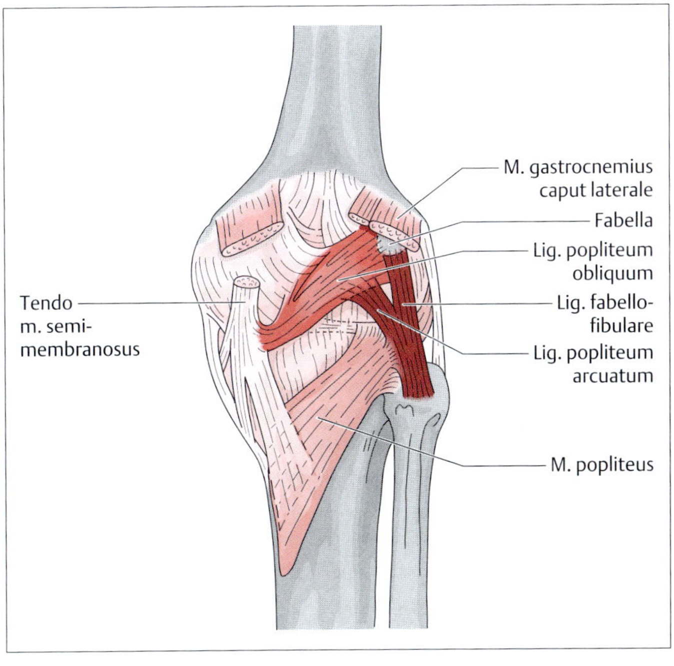

Abb. 3.**102** Ligg. popliteum obliquum et arcuatum.

M. popliteus (Abb. 3.**103** u. 3.**104**)

- *Tendo m. poplitei:*
  - Ursprungsbereich kaudal-ventral der Insertion des lateralen Kollateralbands am Epicondylus femoris;
  - Verbindung zur Gelenkkapsel; der Ursprungsbereich liegt teilweise innerhalb der Kapsel;
  - Verlauf in einer Rinne um den lateralen Kondylus herum, unterkreuzt das laterale Kollateralband; zwischen Band und Sehne befindet sich eine kleine Bursa;
  - zieht über die Tibiakante nach kaudal-medial;
  - zwischen Sehne und Condylus tibialis liegt eine Bursa, die mit dem Gelenk kommuniziert, der *Recessus subpopliteus*
- *Popliteomeniskale Fasern:*
  - Verbindung der Aponeurose des M. popliteus zum lateralen Meniskus;
  - 2–2,5 cm breit;
  - größter Teil zieht zur Gelenkkapsel und zum Hinterhorn;
  - eine kleine Abspaltung verläuft ventral der Sehne des M. popliteus zur lateralen Basis des Meniskus;
  - zwischen beiden Anteilen befindet sich die Verbindung zwischen der Gelenkkapsel und dem Recessus subpopliteus.
- *Popliteofibulare Fasern:*
  - 2 cm lang und breit;
  - teilt sich in 2 Anteile: ein Teil inseriert am posteromedialen Caput fibulae und liegt hier unter dem Lig. popliteum arcuatum;
  - der größere Teil verläuft nach ventral, inseriert medial am Fibulaköpfchen und zieht mit einigen Fasern an die Tibia;
- minimal distal des Gelenks hat er eine Verbindung zum Lig. popliteum arcuatum;
- verläuft schräg nach distal-medial in der Tiefe der Kniekehle und wird vom M. gastrocnemius bedeckt.
- *Funktionen:*
  - ist der wichtigste posterolaterale Stabilisator des Kniegelenks, da er ein Ventralgleiten des Femurs bei Flexion und die varische Aufklappbarkeit verhindert;
  - begrenzt die Außenrotation der Tibia, indem er bei fixiertem Oberschenkel und frei spielendem Unterschenkel die Tibia nach innen rotiert; bei feststehender Tibia mit Verankerung des Fußes am Boden dreht er das Femur nach außen;
  - verhindert die Hyperextension.
- *Innervation:* N. tibialis.

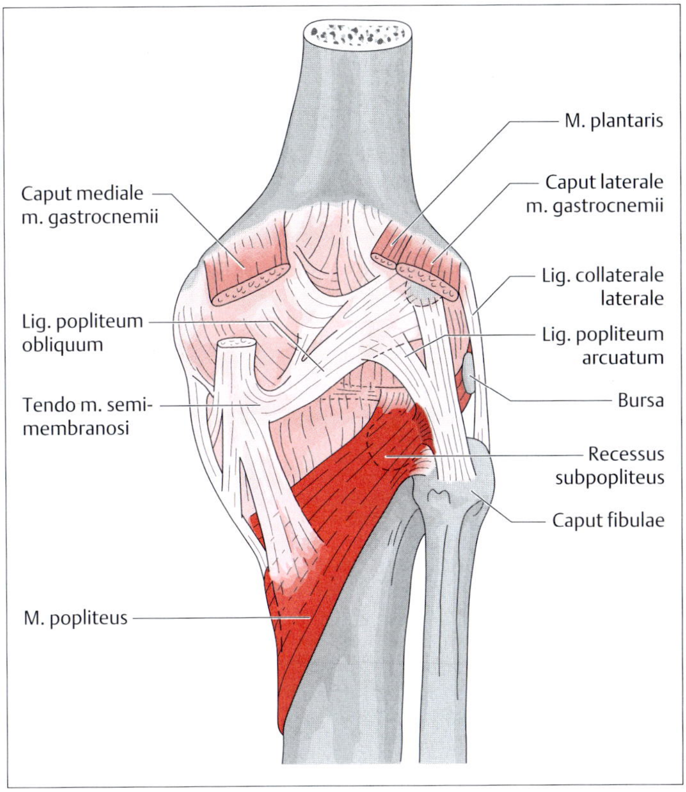

Abb. 3.**103** M. popliteus.

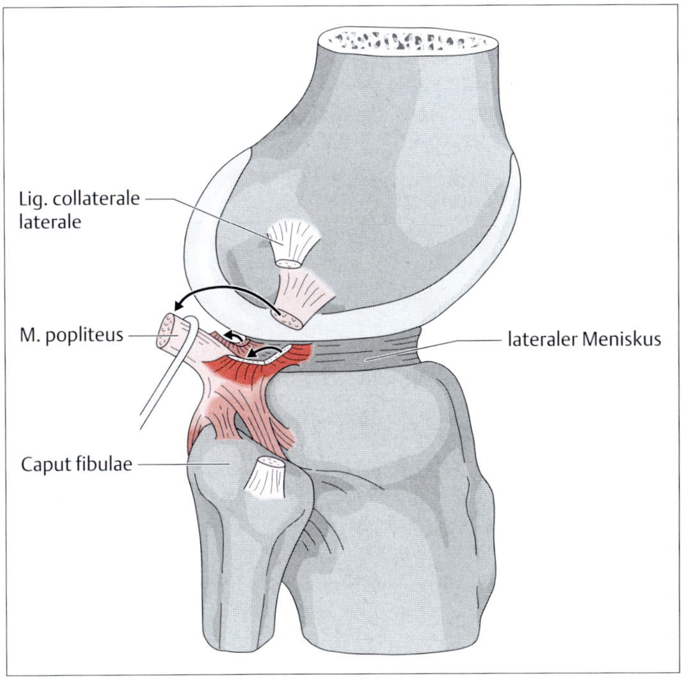

Abb. 3.**104** Verbindungen des M. popliteus im posterolateralen Eck (Zurückklappen der Sehne mittels Haken durch schwarze Pfeile dargestellt).

M. gastrocnemius (Abb. 3.**105**)

- besteht aus 2 Köpfen, dem Caput laterale et mediale;
- ist im Ursprungsbereich proximal der dorsalen Femurkondylen mit der Kapsel verwachsen;
- beide Köpfe vereinigen sich zusammen mit dem M. soleus sowie dem M. plantaris zum M. triceps surae und enden mit der Achillessehne am Kalkaneus;
- der Muskel-Sehnen-Übergang befindet sich etwa in der Mitte des Unterschenkels, das Caput mediale etwas tiefer als das Caput laterale.
- *Funktionen:*
  - Stabilisation: verspannt die dorsale Kapsel und ist damit ein wichtiger Stabilisator der Kniekehle; zusammen mit dem M. popliteus verhindert er eine Überstreckung;
  - Kniegelenk: Flexion;
  - Oberes Sprunggelenk: Plantarflexion; bei Punctum fixum am Vorfuß kann er im Stand mithilfe des M. soleus die Ferse anheben;
- Kennmuskel für das Rückenmarksegment S1;
- *Innervation:* N. tibialis.

Fabella

Dabei handelt es sich um ein Sesambein unmittelbar unter der Ursprungssehne des lateralen M. gastrocnemius, das bei 1/5 aller Kniegelenke vorkommt, und zwar besonders bei Frauen mit überstreckten Kniegelenken. Als Stabilisator für die Extension ist der M. gastrocnemius durch den ungünstigen Hebelarm in dieser Funktion gestört. Die Fabella verbessert den Hebelarm.

M. plantaris (Abb. 3.**105**)

- kurzer, schmaler Muskelbauch, der schon im Kniekehlenbereich in seine lange Endsehne übergeht;
- *Funktionen:*
  - Flexion;
  - verhindert, dass sich die Gefäße bei Flexion einklemmen bzw. zu stark abknicken.
- Innervation: N. tibialis.

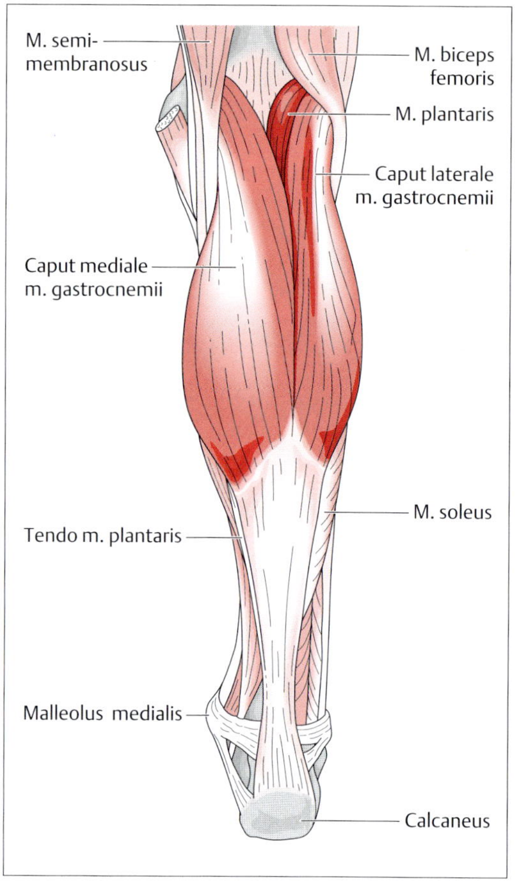

Abb. 3.**105** M. gastrocnemius.

3.3.8 Gefäßversorgung

A. poplitea (Abb. 3.**106** u. 3.**107**)

- die Fortsetzung der A. femoralis ab dem Hiatus adductorius ist die A. poplitea;
- sie gibt bei ihrem Verlauf durch die Fossa poplitea folgende 5 größere Äste für das Kniegelenk ab:
  - *Aa. articulares mediales superior et inferior;*
  - *Aa. articulares laterales superior et inferior;*
  - *A. genus media;*
- die Aa. articulares mediales et laterales bilden die Rete infrapatellare und patellae zur Versorgung des Lig. patellae und der Patella;
- die A. genus media teilt sich in den *R. anterius et posterius*, die in das Innere des Gelenks ziehen und die Vorder- und Hinterhörner sowie die Insertionen der Menisken und die Insertionsbereiche der Kreuzbänder am Tibiaplateau versorgen.

Alle Gefäße des Kniegelenks sind durch zahlreiche Anastomosen verbunden. Diese bilden Gefäßnetze, die die ausreichende Durchblutung der Kapsel-Band-Strukturen garantieren. Andererseits sind trotz zahlreicher kleinster Anastomosen manche Arterienäste als funktionelle Endarterien anzusehen, was eine verminderte Versorgung und damit schlechte Heilungschancen bedeutet. Beispielsweise versorgen Endäste der A. genus media das vordere Kreuzband, sodass bei einer Läsion eine primäre Rekonstruktion des Bandes schwierig ist.

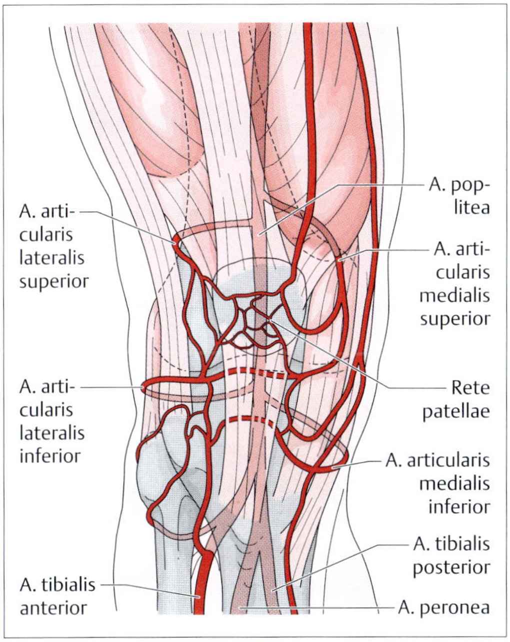

Abb. 3.**106** Gefäßversorgung der Knieregion (ventrale Ansichtl).

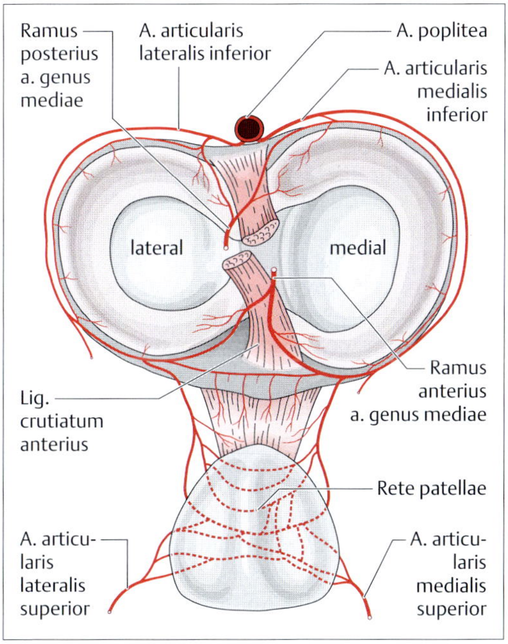

Abb. 3.**107** Gefäßversorgung der Knieregion (horizontale Ansicht, Patella nach unten geklappt).

Aufzweigungen der A. poplitea in der Fossa poplitea (Abb. 3.**108**)

- Verlauf in der Tiefe der Fossa poplitea, begleitet von den Vv. popliteae über der Kapsel und dem M. popliteus;
- Aufteilung in die *A. tibialis anterior, A. fibularis (A. peronaea) und A. tibialis posterior* unmittelbar distal des Durchtritts durch den Arcus tendineus m. solei;
- weiterer Verlauf der *A. tibialis anterior* in der Extensorenloge, in Höhe der Malleoli Übergang in die A. dorsalis pedis;
- Verlauf der *A. fibularis* in der tiefen Flexorenloge Richtung Fuß, distal des Retinaculum peronaeum superius Aufteilung in die Rr. calcanei;
- weiterer Verlauf der *A. tibialis posterior:* dorsal der Tibia und unter dem M. triceps surae, hinter dem medialen Malleolus Aufzweigung in die Aa. plantares.

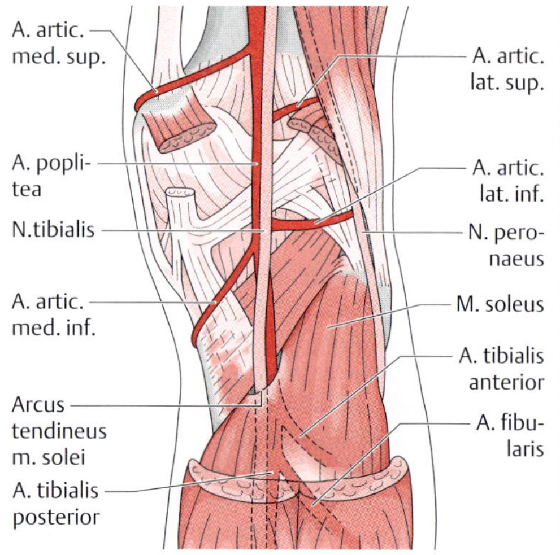

Abb. 3.**108** Aufzweigungen der A. poplitea in der Fossa poplitea.

Verlauf der Gefäße und Nerven in den Faszienlogen im Unterschenkelbereich (Abb. 3.**109**)

Lateral zieht die Fascia cruris mit den beiden *Septi musculare anterius et posterius* in die Tiefe, die jeweils an der Fibula fixiert sind. So entstehen 4 osteofibröse Logen:

- 1. Loge für die Mm. peronei und den N. peronaeus superficialis.
- 2. Loge ist die Extensorenloge, in der die Vasa tibialia anteriora und der N. peronaeus profundus verlaufen. Sie liegen direkt auf der Membrana interossea, zwischen dem M. tibialis anterior und dem M. extensor hallucis longus.
- 3. Loge ist die oberflächliche Flexorenloge für den M. triceps surae.
- 4. Loge ist die tiefe Flexorenloge, sie wird durch einen Teil der Fascia cruris von der oberflächlichen getrennt. In ihr verlaufen die Vasa peronaea, Vasa tibialia posteriora sowie der N. tibialis. In dieser Loge liegen die Mm. flexor digitorum et hallucis lougus und M. tibialis posterior.

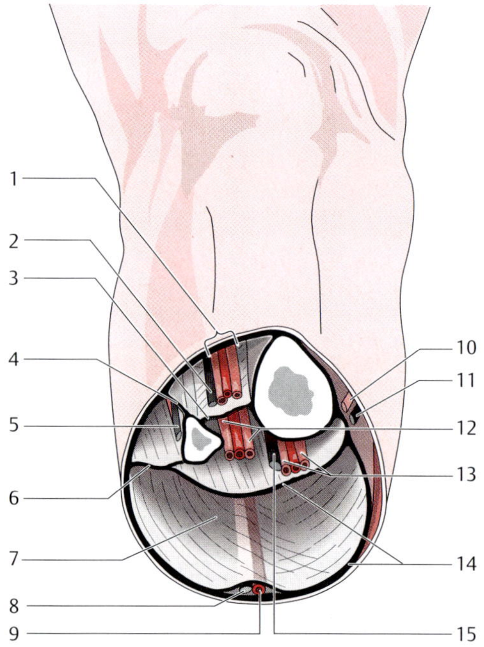

1 Vasa tibialia anteriora
2 N. peronaeus profundus
3 Membrana interossea
4 Septum intermusculare anterius
5 N. peronaeus superficialis
6 Septum intermusculare posterius
7 Loge für den M. triceps surae
8 N. suralis
9 V. saphena parva
10 V. saphena magna
11 N. saphenus
12 Vasa peronaea
13 Vasa tibialia posteriora
14 Fascia cruris
15 N. tibialis

Abb. 3.**109** Gefäß- und Nervenverläufe in den Faszienlogen des proximalen Unterschenkelbereichs.

3.3.9 Innervation

Gelenkäste (Abb. 3.**110** u. 3.**111**)

- R. articularis aus dem R. posterior des *N. obturatorius;*
- Rr. articulares des *N. tibialis:* mehrere Äste versorgen den medial-kaudalen Kniebereich und mit 2 Ästen den dorsalen Kapsel-Band-Apparat. Plexusartige Verzweigungen für die Versorgung der medialen Knieregion;
- Rr. articulares des *N. peronaeus communis:* einige Äste versorgen den dorsal-lateralen, einige den ventral-lateralen Kniebereich;
- Rr. articulares aus dem *N. femoralis* für das Periost der Patella und die ventralen, medialen und lateralen Kapsel-Band-Anteile;
- ein kleiner R. articularis aus dem N. saphenus versorgt den medialen Kapselbereich.

Sensorische Versorgung des Kniebereichs

Ruffini-Körperchen

Sie signalisieren Ausmaß und Geschwindigkeit der Bewegungen und intrakapsuläre Druckerhöhungen und befinden sich vorwiegend in der Membrana fibrosa.

Vater-Pacini-Körper

Sie nehmen schnell Informationen auf und leiten sie weiter, z.B. wenn Bewegungen verzögert oder beschleunigt werden. Die Körper befinden sich vor allem in der Membrana fibrosa, dem Corpus adiposum und den vaskularisierten Bereichen der Menisken.

Golgi-Organe

Sie messen die Spannung im Gewebe und schützen betroffene Strukturen, indem sie Motoneuronen hemmen und dadurch einen weiteren Spannungsaufbau verhindern. Die Golgi-Organe finden sich in den Menisken und Bändern und an den Stellen, wo Bänder und Sehnen eine Verbindung zur Kapsel besitzen.

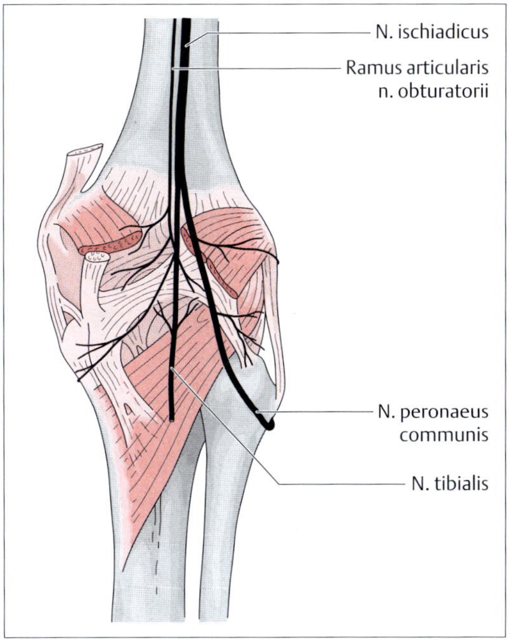

Abb. 3.**110** Innervation der dorsalen Knieregion.

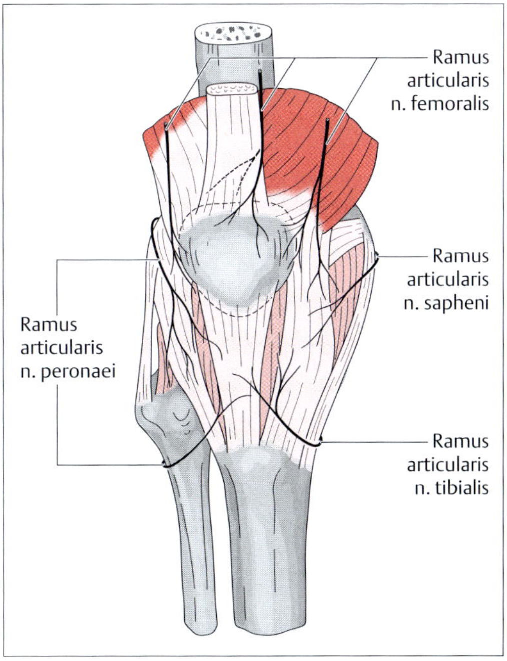

Abb. 3.**111** Innervation der ventralen Knieregion.

3.3.10 Bewegungsachsen und Bewegungen

Achsen

Für die Flexion/Extension (Abb. 3.**112**)

Um die frontale Achse finden Flexions- und Extensionsbewegungen statt. Sie entspricht dem momentanen Kreuzungspunkt der Kreuz- und Kollateralbänder und ist nicht konstant, sondern verlagert sich bei der Bewegung. In Extension befindet sie sich ca. 1 Querfinger kaudal des Epicondylus medialis femoris und wandert bei Flexion bogenförmig nach dorsal.

Für die Rotationen (Abb. 3.**113**)

Diese Achse verläuft durch das Tuberculum mediale der Eminentia intercondylaris.

Bewegungen im Kniegelenk

Flexion/Extension (Abb. 3.**114–3.116**)

aktiv: 140–0-10;
passiv: 160–0-15
Die Knieflexion zeigt mehr Bewegungsausmaß in Kombination mit der Hüftflexion als mit der -extension. Der M. rectus femoris wird durch die Knieflexion gedehnt, lässt aber maximale Bewegungen zu. Kommt eine weitere Dehnung dieses Muskels durch die Hüftextension hinzu, wird das Bewegungsausmaß im Kniegelenk geringer. Das bedeutet, dass bei einer Funktionsuntersuchung der Flexion in Rücken- und Bauchlage ein unterschiedliches Bewegungsausmaß zu erwarten ist.

Am Bewegungsende sind jeweils leichte rotatorische Komponenten erkennbar; Flexion bedingt zwangsläufig eine Innenrotation, Extension eine Außenrotation des Unterschenkels. Das bedeutet, für maximale Flexions- und Extensionsbewegungen muss auch die Rotationsfreiheit gewährleistet sein.

Roll-Gleit-Bewegung (Abb. 3.**117**)

Bei den Flexions- und Extensionsbewegungen unterliegt das Kniegelenk einem Bewegungsablauf, der durch das Zusammenwirken von Kreuz- und Kollateralbändern in einer Roll-Gleit-Bewegung gesteuert wird.
Bei einer Flexionsbewegung gibt es an beiden Gelenkflächen gleich viele Kontaktpunkte. Sie wandern mit zunehmender Flexion nach dorsal. Da die Strecke am Femur deutlich größer ist als an der Tibia, muss es außer der Roll- auch eine Gleitbewegung geben. Deshalb sind die Abstände der Kontaktpunkte am Femur größer als an der Tibia. Zu Beginn der Flexion entspricht das Roll-Gleiten einem Verhältnis von 2:1, d.h. der Weg am Femur ist nahezu doppelt so lang wie an der Tibia. Gegen Ende der Flexionsbewegung ist der Weg am Femur etwa 4-mal größer als derjenige an der Tibia, was einem Verhältnis von 4:1 entspricht.

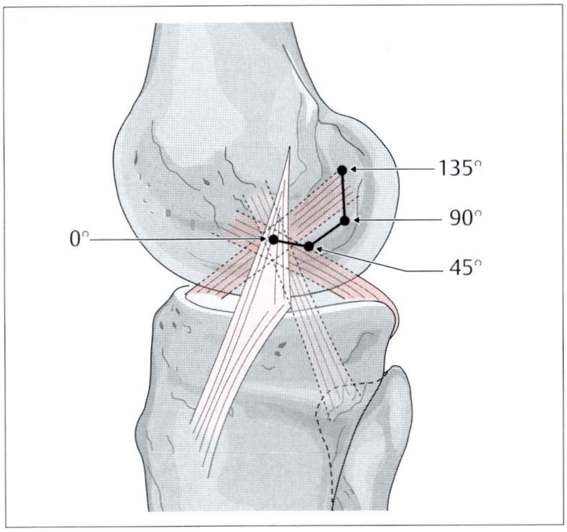

Abb. 3.**112** Sagittale Achse in verschiedenen Kniegelenkstellungen.

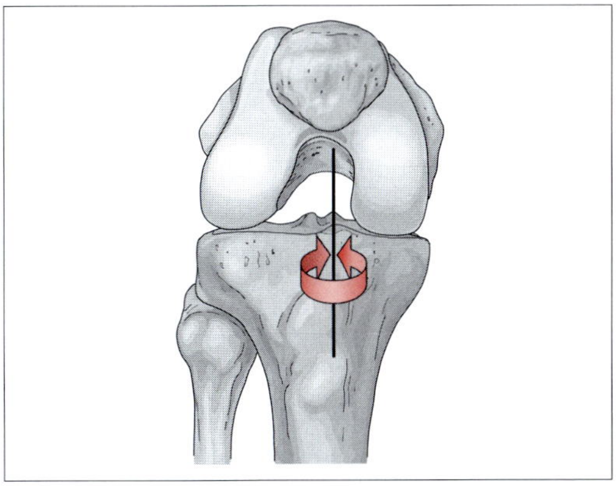

Abb. 3.**113** Rotationsachse.

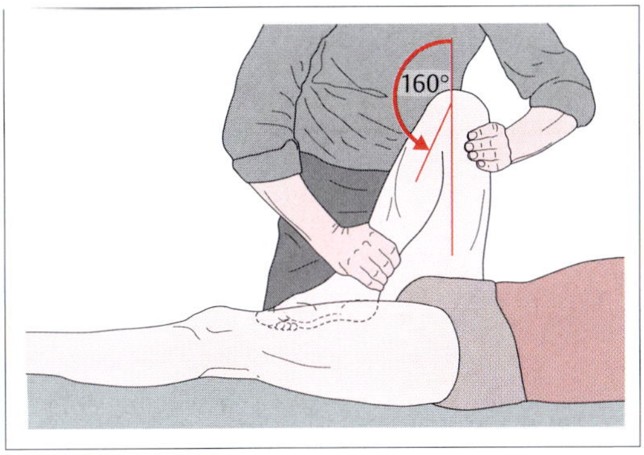

Abb. 3.**114** Passive Flexion in Rückenlage.

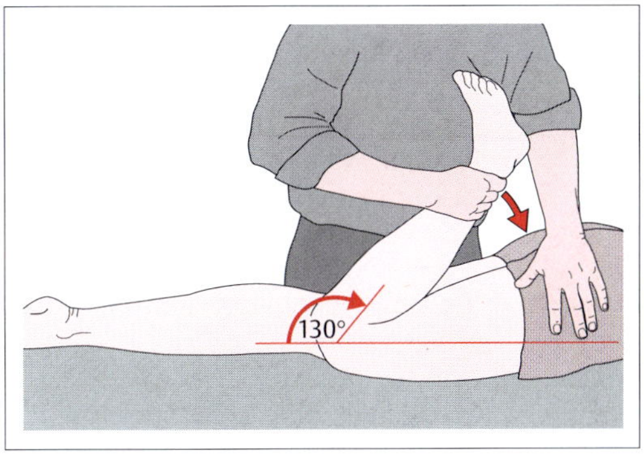

Abb. 3.**115** Passive Flexion in Bauchlage.

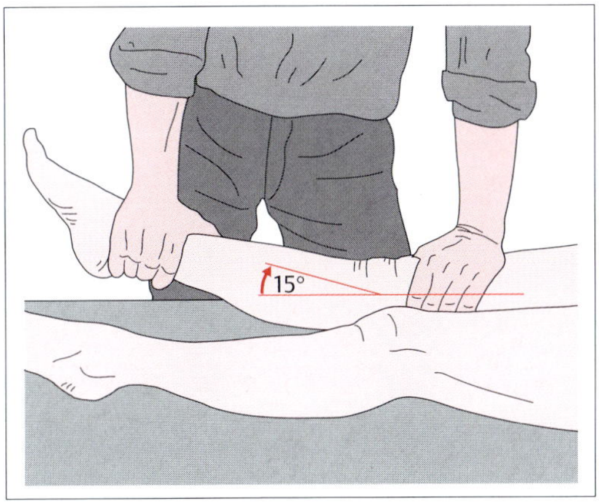

Abb. 3.**116** Passive Extension.

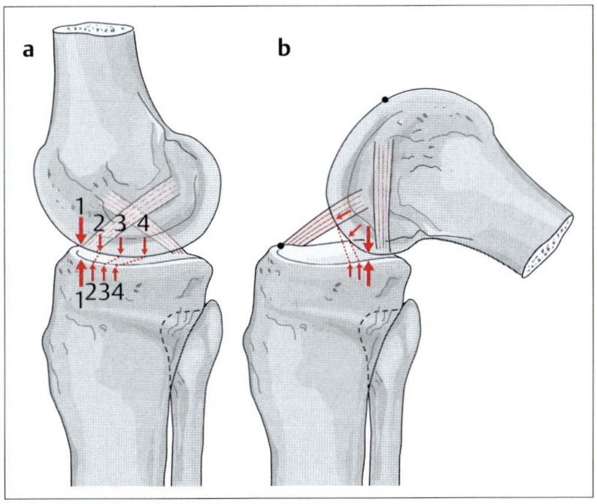

Abb. 3.**117a** u. **b** Roll-Gleit-Bewegung.
a Zu Beginn der Flexion.
b Am Ende der Flexion.

Außen-/Innenrotation (Abb. 3.**118a** u. **b**)

aktiv: 45–0-30;
passiv: 50–0-35.
Die Rotationsbewegungen im Kniegelenk sind nur in Flexionsstellung möglich. Grund dafür ist vor allem die Kapsel-Band-Spannung in Extension. Die Rotationen spielen sich überwiegend in den Art. meniscotibiales ab. Die Hemmung der Bewegung erfolgt bei Außenrotation über die Kollateralbänder, wobei das mediale mehr als das laterale hemmt. Die Innenrotation wird vor allem durch die Kreuzbänder begrenzt.
Der laterale Kondylus legt bei der Rotation den längeren Weg zurück, da der laterale Meniskus beweglicher ist. Bei Außenrotation bewegt sich der Condylus lateralis tibiae unter dem Meniskus nach dorsal, der Condylus medialis verlagert sich um eine geringere Strecke nach ventral. Der Grund der verringerten Verlagerung liegt auch darin, dass das Tuberculum mediale der Eminentia höher ist und dadurch eine Art Prellbock für die Bewegung des medialen Kondylus darstellt.
Bei den Rotationen wird die Patella in ihrer Gleitbahn gehalten, während sich die Tuberositas tibiae deutlich in die Rotationsrichtung verlagert.
Die Rotation ist eine wichtige Bewegung zur Anpassung an Bodenunebenheiten und die Erhaltung des Gleichgewichts.

Schlussrotation (Abb. 3.**119a** u. **b**)

Die Schlussrotation findet automatisch am Ende der Extension statt. Dabei dreht sich die Tibia bei fest stehendem Femur um etwa 5° nach außen. Sie läuft um eine Rotationsachse ab, die etwa durch den Ansatz des vorderen Kreuzbands am medialen interkondylären Bereich geht. Um diese Achse dreht sich der Condylus lateralis deutlich nach ventral, der Condylus medialis nur gering nach dorsal.
Die Schlussrotation ist unter anderem durch die Formunterschiede der artikulierenden Gelenkflächen bedingt, da der mediale Kondylus länger ist als der laterale, und durch die Spannung des anteromedialen Bündels des vorderen Kreuzbands. Dadurch wird das mediale Tibiaplateau zum lateralen Femurkondylus gezogen (Außenrotation des Unterschenkels).

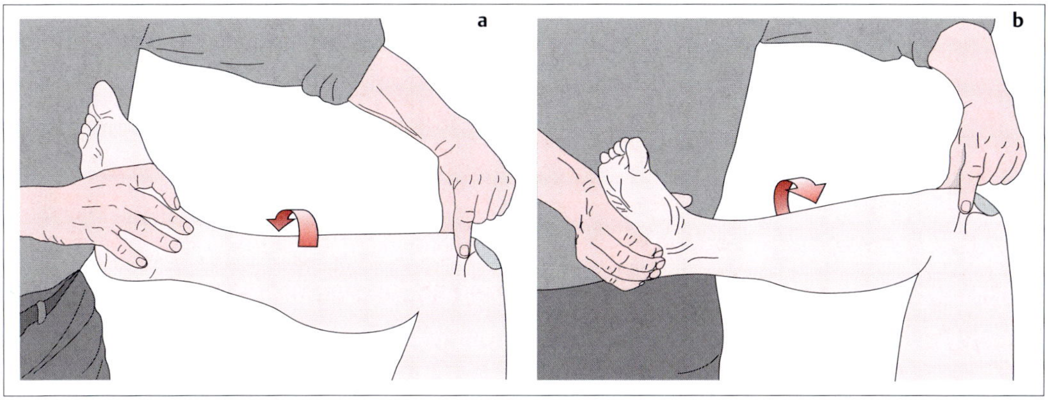

Abb. 3.**118a** u. **b** Passive Bewegungsprüfung.
a Außenrotation.
b Innenrotation.

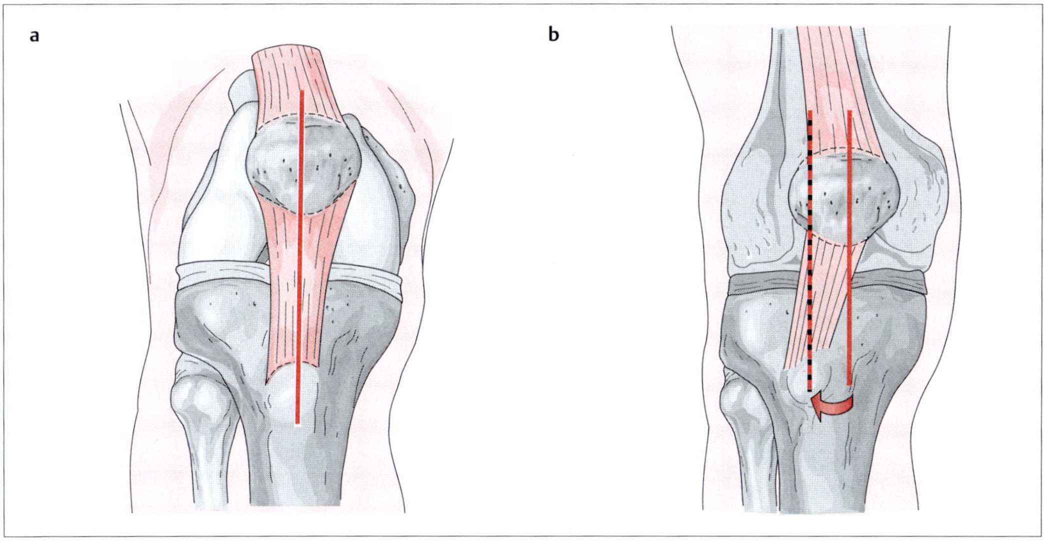

Abb. 3.**119a** u. **b** Vertikale Linie durch die Tuberositas tibiae.
a In Flexion.
b Verlagerung der Tuberositas tibiae in Extension = Schlussrotation.

Bewegungen im femoropatellaren Gelenk

Die Patella bewegt sich in 6 verschiedenen Freiheitsgraden und ist Punctum mobile, während das Femur Punctum fixum ist. Die Bewegungen werden in translatorische und rotatorische Bewegungen eingeteilt.

Translatorische Bewegungen (Abb. 3.**120a** u. **b**)

Bei den translatorischen Bewegungen geht es um Verschiebungen nach kranial/kaudal, z.B. steht in Extension die Patella bei entspanntem M. quadriceps tief. Bei Anspannung des Quadriceps verlagert sie sich um etwa 1–1,5 cm nach kranial.
Die anderen Verschiebungen gehen nach medial/lateral und anterior/posterior.
Das Ausmaß der translatorischen Verschiebungen, die passiv getestet werden, ist individuell unterschiedlich, weshalb die gesunde Seite im Vergleich als Norm angenommen werden sollte. Durchschnittswerte: Verschiebung nach kranial: 1 cm, kaudal: 2–3 cm, medial: 1 cm, lateral: 2 cm, anterior: 0,5 cm. Der Test nach posterior wird beim Bewegen oder als Kompressionstest gegen die Facies patellaris durchgeführt.

Rotatorische Bewegungen (Abb. 3.**121a–c**)

Bei den rotatorischen Bewegungen finden Bewegung um die *sagittale Achse* statt, die mitten durch die Patella geht. Um sie dreht sich die Patellabasis nach medial und gleichzeitig die Apex nach lateral und umgekehrt.
Die 2. Achse hat einen *longitudinalen* Verlauf, um die sich die Patella nach dorsal-lateral und dorsal-medial dreht.
Die 3. Achse ist die *frontale Achse*, um die sich die Patellabasis nach dorsal und gleichzeitig die Patellaspitze nach ventral und umgekehrt bewegt. Das Ausmaß der rotatorischen Bewegungen ist gering. Die Untersuchung dieser Bewegungen erfolgt bei Flexions- und Extensionsbewegungen des Kniegelenks.
Diese Bewegungen treten nicht isoliert, sondern als gekoppelte Bewegungen auf. Bei der Flexion gleitet die Patella in der Facies patellaris nach distal bis zwischen die Kondylen und legt einen Weg von ca. 8 cm zurück. Dieser Weg setzt eine Entfaltung der Recessus supra- und parapatellaris voraus. Zusätzlich findet eine geringe Lateralisation und Drehung um die sagittale Achse statt, und die Patellabasis nähert sich der Trochlea.

Praxistipp

Funktionsprüfung (Abb. 3.**122a** u. **b**)

Die Bewegungen der Patella werden bei Flexions- und Extensionsbewegungen des Kniegelenks palpiert. Dabei wird auf Ausweichbewegungen, wie abnormale Translations- und Rotationsbewegungen geachtet. Die Translation gegenüber der Facies patellaris wird nach proximal und distal, nach medial und lateral und nach anterior und posterior geprüft. Diese Tests sagen sowohl etwas über die Gleitfähigkeit als auch über den Spannungszustand der an der Patella ansetzenden Muskeln und Bänder aus, da sie die Patellastellung und damit auch ihre Bewegungsqualität beeinflussen können. ■

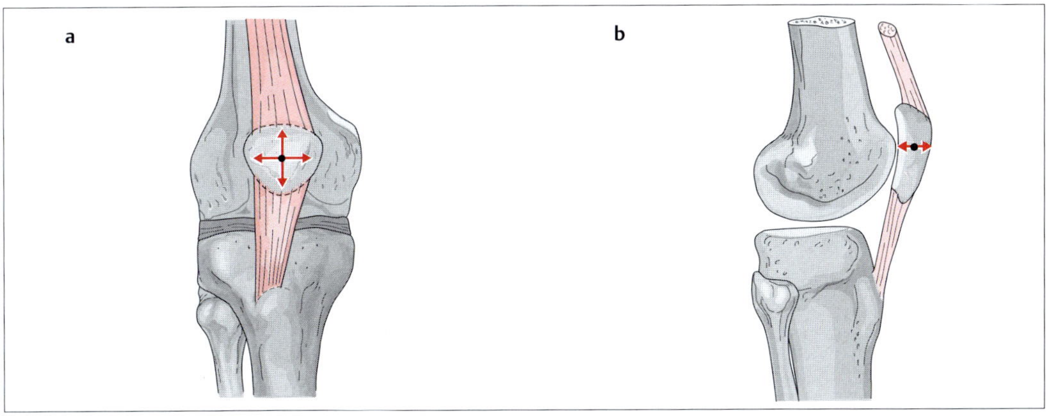

Abb. 3.**120a** u. **b** Translatorische Bewegungen der Patella.
a Verschiebungen nach kranial-kaudal und medial-lateral.
b Verschiebungen nach anterior und posterior.

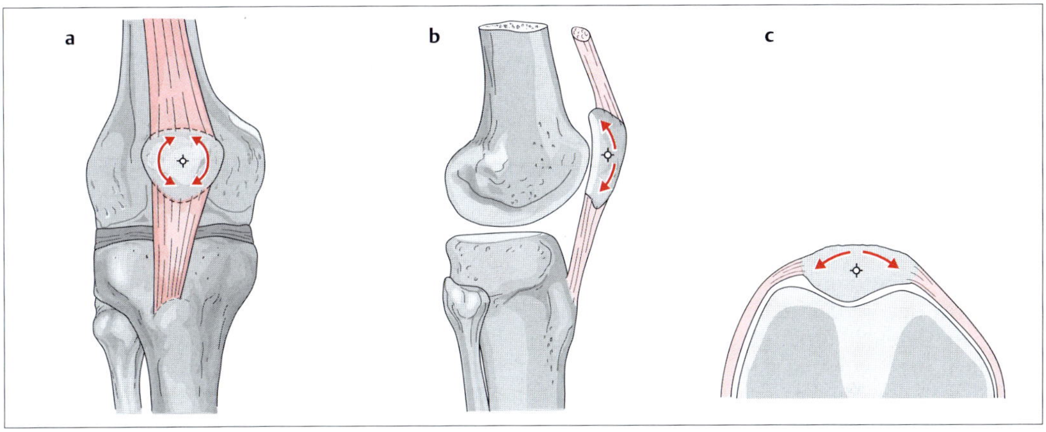

Abb. 3.**121a–c** Rotatorische Bewegungen der Patella.
a Sagittale Achse.
b Frontale Achse.
c Longitudinale Achse.

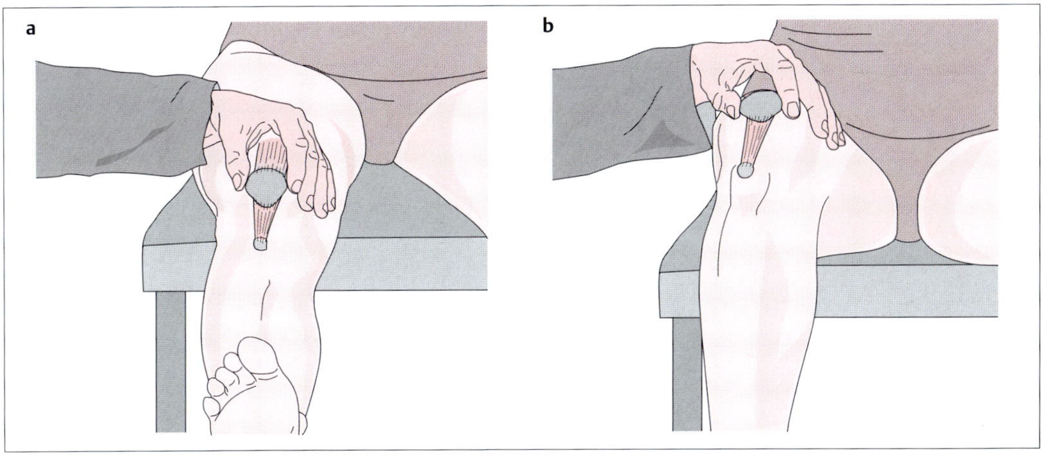

Abb. 3.**122a** u. **b** Palpation der Patellabewegungen.
a Aus maximaler Extension.
b Bis in maximale Flexion.

3.3.11 Biomechanik

Beinachsen

In der Sagittalebene

Die Schwerkraftlinie verläuft durch die Mitte des Trochanter major (Trochanterpunkt), minimal dorsal der Kniegelenkmitte und dicht ventral des oberen Sprunggelenks.

Pathologie

Genu recurvatum

Die Schwerkraftlinie ist nach ventral verlagert. Die Femurkondylen zeigen in der Endstellung eine erhöhte Gleitkomponente nach dorsal, was einer Instabilität Richtung ventrale Schublade der Tibia entspricht.

In der Frontalebene (Abb. 3.**123**)

Die Traglinie des Beines verläuft durch die Zentren von Hüft-, Knie- und oberem Sprunggelenk. Die Schaftachse des Femurs weicht um 6° von der Traglinie nach lateral ab. Am Unterschenkel stimmen Traglinie und Schaftachse überein.
Die Schaftachse von Femur und Tibia bilden einen Winkel *(Femorotibialwinkel)* von 174°.
Entspricht der Verlauf der Traglinie der Norm, wird der Gelenkknorpel gleichmäßig belastet, und auch die Spannung der Bänder entspricht der Norm. Außerdem befindet sich die stabilisierende Muskulatur im Gleichgewicht.

Pathologie

1. Genu varum (Abb. 3.**124a**)

Das Kniegelenk liegt lateral von der Traglinie, und der Femorotibialwinkel wird größer. Der mediale Gelenkkomplex wird komprimiert, was eine Zerstörung der medialen Gelenkflächen zur Folge hat. Im lateralen Gelenkkomplex gibt es keinen Kondylenschluss mehr, das laterale Kollateralband und Kapselanteile geraten unter Stress. Der Tractus iliotibialis und der M. biceps femoris werden auf Dehnung belastet. Die Schwerkraftlinie fällt auf den medialen Fußrand, was ein Absinken des Fußgewölbes nach sich zieht.

2. Genu valgum (Abb. 3.**124b**)

Das Kniegelenk liegt medial der Traglinie, und der Femorotibialwinkel wird kleiner. Der laterale Gelenkkomplex wird stark belastet. Das mediale Kollateralband, Kapselanteile und die Pes-anserinus-Gruppe werden gedehnt. Die Schwerkraftlinie fällt auf den lateralen Fußrand, wodurch dort eine Überbelastung entsteht.

Praxistipp Das Hauptprinzip der Behandlung eines Genu varum besteht darin, durch Auftrainieren des M. tensor fasciae latae und des M. biceps femoris das Kniegelenk Richtung Belastungslinie, also nach medial zu verschieben. Außerdem hat die Veränderung des Fußgewölbes eine erhebliche Bedeutung, da eine vermehrte Innenfußbelastung beispielsweise mehr Druck im medialen Kniebereich ausübt. Die Korrektur dieser Fehlstellungen ist daher von proximal und distal anzugehen.

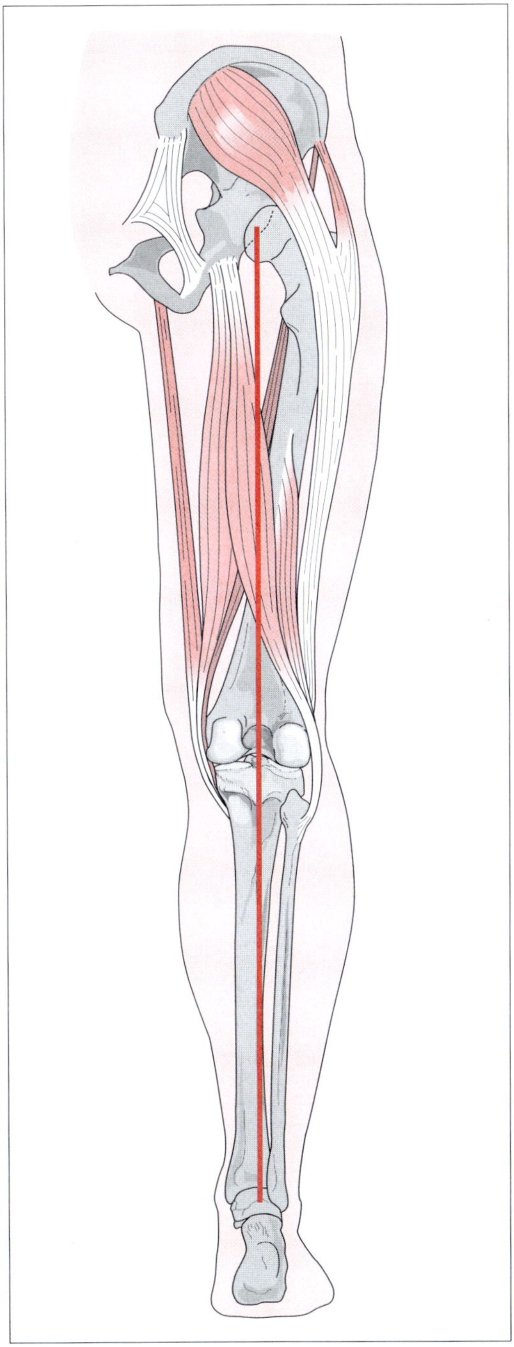

Abb. 3.**123** Normaler Verlauf der Traglinie des Beines.

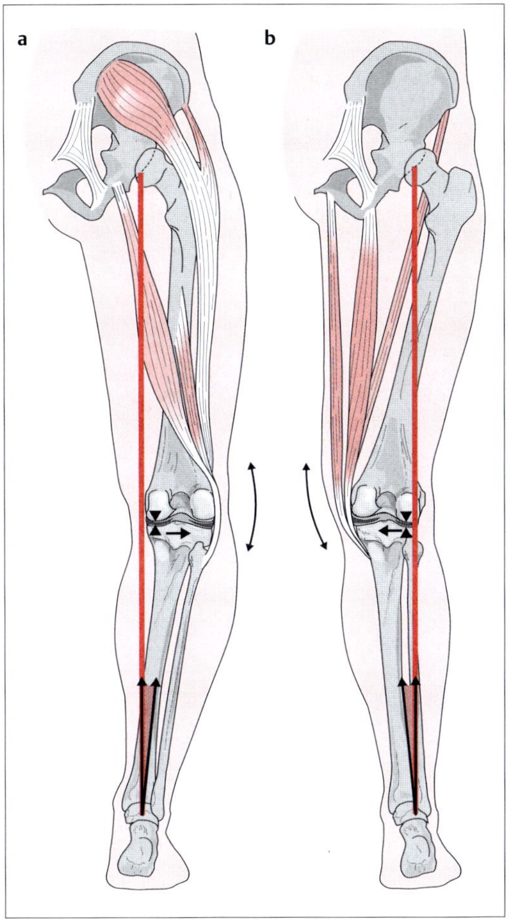

Abb. 3.**124a** u. **b** Abweichungen von der normalen Traglinie.
a Genu varum.
b Genu valgum.

In der Transversalebene (Abb. 3.**125**)

Die queren Achsen der proximalen und distalen Tibia werden durch ihr Verhältnis zueinander beurteilt. Sie bilden einen Winkel von 30°. Dies kann am Fuß beobachtet werden, wo die anatomische Fußlängsachse um ca. 30° von der Sagittalebene nach außen verläuft. Dieser Winkel entsteht durch die Tibiatorsion, die nach außen gerichtet ist und am meisten im proximalen Tibiaabschnitt stattfindet.

Praxistipp Eine zu hohe Tibiatorsion bedingt eine ausgeprägte Ausrichtung der funktionellen Fußlängsachse nach außen. Das Gangbild der Betroffenen erscheint sehr stark außenrotiert. Wird die Stellung der Patella berücksichtigt und zeigt diese nach ventral, kann eine vermehrte Tibiatorsion die Ursache sein. Der Abrollvorgang des Fußes geschieht über den medialen Großzehenrand, was diesen auf Dauer stark belastet und schmerzt.

Eine typische Kompensation geschieht durch Innenrotation des Hüftgelenks. Dies belastet wiederum das Kniegelenk auf Scherung, da der Oberschenkel nach innen und der Unterschenkel nach außen gedreht wird. Auch hier sind Überlastungen und Schmerzhaftigkeit die Folge.

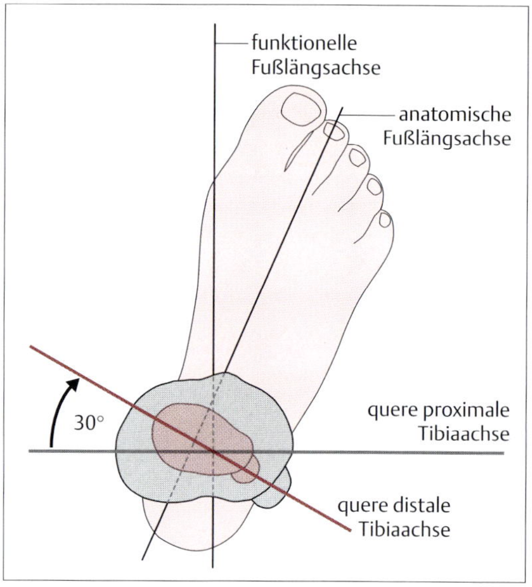

Abb. 3.**125** Tibiatorsion: Verhältnis der queren Tibiaachsen zueinander.

Retropatellarer Druck

Die Belastung des Femoropatellargelenks erfolgt durch die Vektorsumme aus Muskel-Band-Kraft und Schwerkraft. Das bedeutet, neben dem Körpergewicht spielen die Hebelarme der verschiedenen Kräfte sowie vertikale und horizontale Zugkräfte eine Rolle. Damit haben alle an der Patella angreifenden Strukturen Einfluss auf den Gelenkdruck.

Bei Bewegungen (Abb. 3.**126**)

Der Anpressdruck der Patella an der Facies patellaris ist bei Extension gering und nimmt bei Flexion zu.
Beim In-die-Hocke-Gehen spielt sich Folgendes ab:

- Bei geringen Flexionsgraden (10°–50°) verläuft der retropatellare Kraftanstieg steil, der Druck erreicht jedoch noch keine Spitzenwerte.
- Mit zunehmender Flexion wird der Druck größer. Liegt der Körperschwerpunkt sehr weit dorsal, verlängert sich der Lastarm, die aufzuwendende Kraft wird größer, und der Druck kann das 10fache des Körpergewichts betragen.
- Durch die Ventralverlagerung des Körperschwerpunkts tritt ein deutlicher Entlastungseffekt ein, da sich der Lastarm verkürzt.

Bei einer Flexion von 50° kann der Druck mit dorsaler Einwirkung des Schwerpunkts z.B. 2.400 N betragen. Sobald der Schwerpunkt nach ventral verlagert wird, reduziert er sich auf 860 N.
Eine gesunde Patella kann einen derart hohen Druck ertragen. Formvarianten der Patella, ungünstige Höheneinstellung und Zugrichtungsänderungen der an der Patella ansetzenden Strukturen können den Druck jedoch ungünstig beeinflussen.

Pathologie

1. Femoropatellares Schmerzsyndrom

Anatomische Veränderungen der Patella, wie z.B. Dysplasien, Beinachsenfehlstellungen, Bandlaxität und muskuläre Dysbalancen, können zu einer überproportionalen Belastung im Femoropatellargelenk führen. Die Symptome sind Palpationsschmerz an der Patellafacette, Schmerzen tief im Gelenk, vor allem beim Treppensteigen, in der Hockstellung und nach längerem Sitzen und das *Giving-way-Symptom*, bei dem das Knie in Belastungssituationen wegknicken kann.

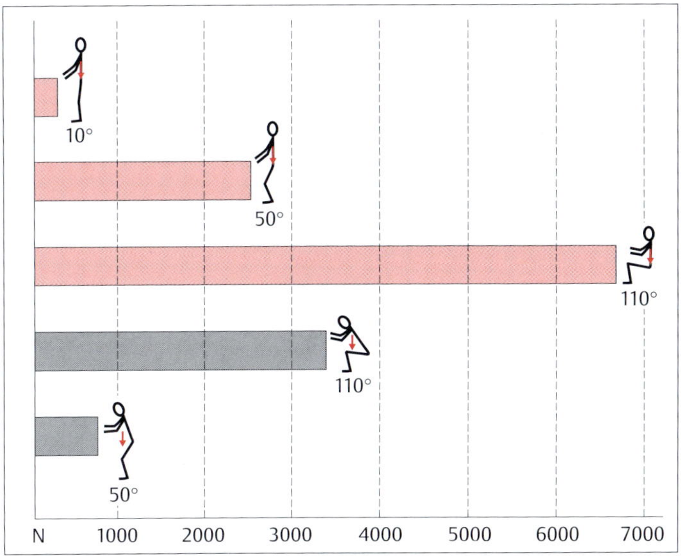

Abb. 3.**126** Veränderungen des retropatellaren Druckes.
Rote Balken: Schwerpunkteinwirkung dorsal.
Graue Balken: Schwerpunkteinwirkung ventral.

2. Chondromalazie

Knorpelverschleiß, der nicht behandelt wird und bei dem keine Belastungsminderung zu erwarten ist, kann zu einer Chondromalazie führen. Zu den beschriebenen Symptomen des femoropatellaren Schmerzsyndroms kommen jetzt rezidivierende Gelenkergüsse hinzu, da Zerfallsprodukte der Knorpelnekrose eine Synovialitis erzeugen. Dabei tritt folgender Circulus vitiosus ein: ungünstiger Druckanstieg → Knorpelaufweichung → Zerfallprodukte der Knorpelnekrose im Gelenk → Synovialitis chronica → Änderung der Zusammensetzung der Gelenkflüssigkeit → Störung der Knorpelernährung → Absterben von Chondrozyten. ■

Kraft aufnehmende Flächen (Abb. 3.**127a–c**)

Für die Kraftaufnahme steht sowohl an der Patella als auch am Patellagleitlager ein Teil der Gelenkfläche zur Verfügung. Die Kraft aufnehmende Fläche ist etwas kleiner als die eigentliche Kontaktfläche. Welcher Bereich der Gelenkfläche für die Kraftübertragung in Anspruch genommen wird, hängt von der Gelenkstellung ab.

Kontaktflächen bei Bewegung

- In Neutral-Null-Stellung hat nur ein kleiner distaler Teil minimal proximal der Patellaspitze Kontakt zur Facies patellaris.
- Mit zunehmender Flexion wandert die retropatellare Kontaktfläche nach kranial, die am Femur nach kaudal. In 90° Flexion befindet sich dieser Kontakt quer über der Patellabasis und am Femur am distalen Ende der Facies patellaris.
- Ab 90° Flexion überbrückt die Patella die Fossa intercondylaris. Nur die äußersten Facettenteile der Patella haben Kontakt zu den Kondylen, und der First ragt in die Fossa intercondylaris hinein.

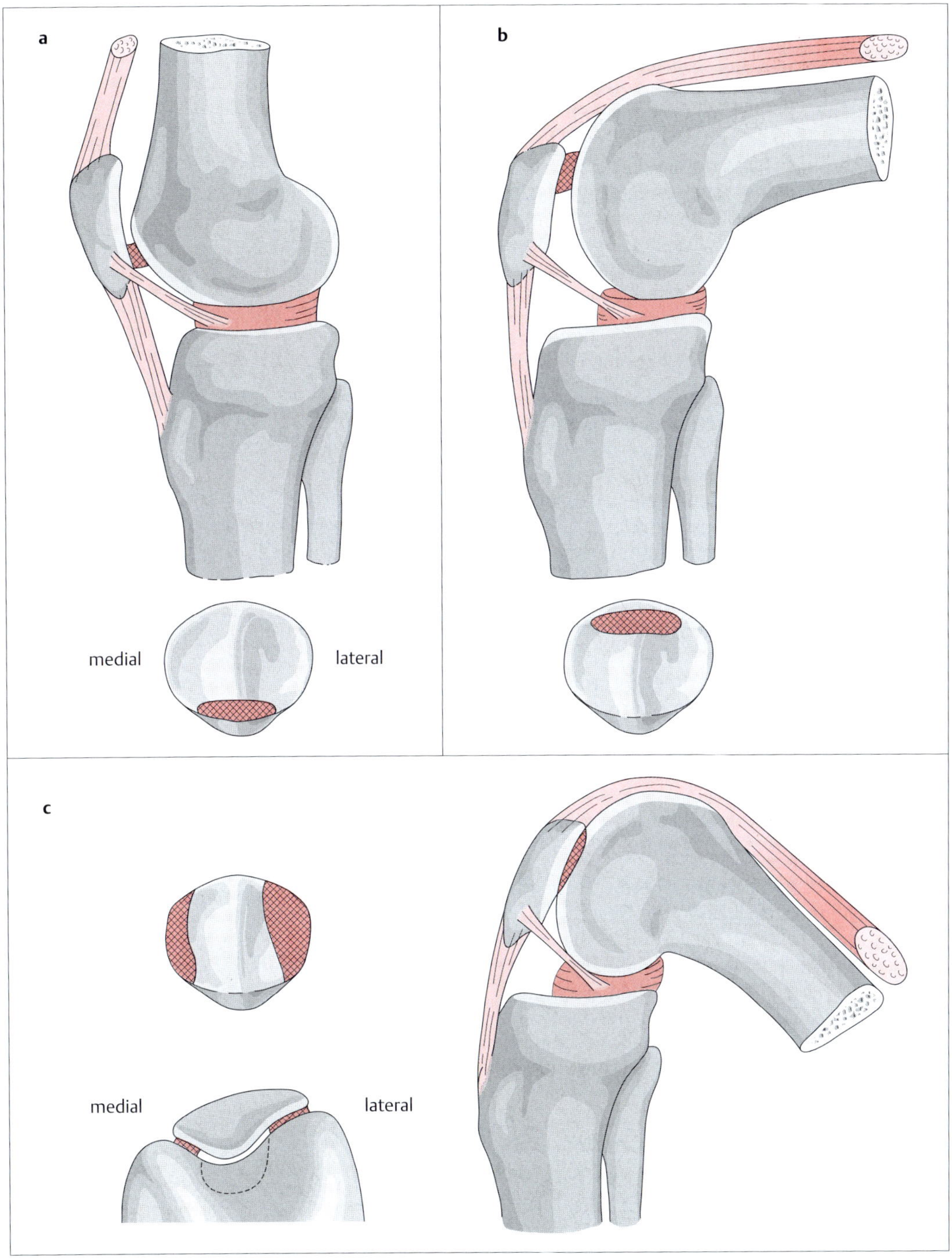

Abb. 3.**127a–c** Kraft aufnehmende retropatellare Flächen. (Schraffierte rote Flächenkontaktflächen)
a Neutral-Null-Stellung.
b 90° Flexion.
c 120° Flexion.

3.4 Neurale Strukturen

3.4.1 Endäste des N. ischiadicus

- Im kranialen Bereich der Fossa poplitea verläuft der N. ischiadicus zwischen dem M. semimembranosus und dem M. biceps.
- In der Fossa teilt er sich endgültig in seine beiden Endäste, den N. peronaeus communis und den N. tibialis, obwohl beide weit proximal im Nervenstamm des N. ischiadicus bereits gebündelt sind.

N. peronaeus communis (L4-S2; Abb. 3.**128**)

- zieht am medialen Rand des M. biceps nach distal und oberflächlich um das Caput fibulae herum nach ventral;
- nach der Biegung zieht er in die Peronäusloge, die sich zwischen den beiden Ursprüngen des M. peronaeus longus befindet;
- die Loge wird durch ein Septum intermusculare posterius cruris gegen die Flexorengruppe, durch ein Septum intermusculare anterius cruris gegen die Extensorengruppe abgegrenzt;
- innerhalb dieser Loge erfolgt die Aufteilung in einen N. peronaeus profundus et superficialis.

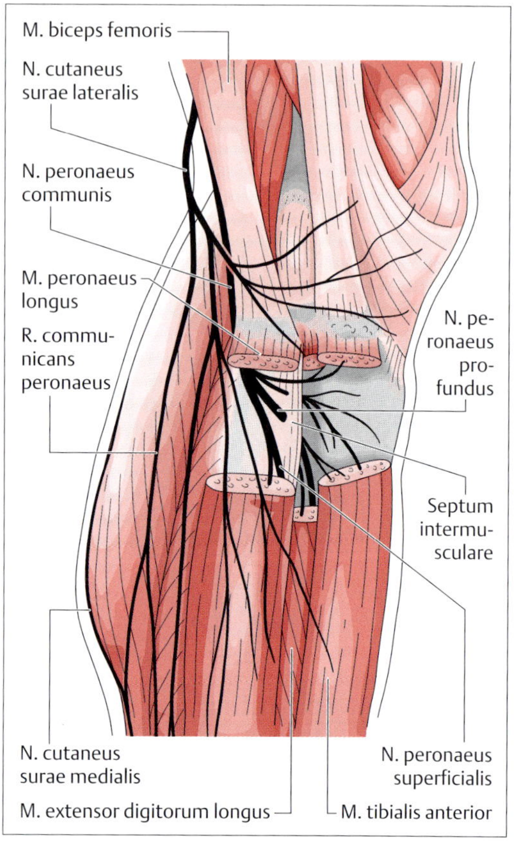

Abb. 3.**128** Aufzweigungen des N. peronaeus communis.

Pathologie

Peronäusparese durch Druckschädigungen

Die häufigste Ursache einer isolierten Peronäuslähmung ist eine Druckläsion des Nerven am Fibulaköpfchen. Er liegt hier unmittelbar dem Knochen auf und kann deshalb leicht geschädigt werden. Das Übereinanderschlagen der Beine, die ungeschickte Lagerung eines Bewusstlosen oder Bewegungsbehinderten, die Lagerung auf dem Operationstisch oder der Druck durch Schienen oder einen Gipsverband genügen.

Bei der Peronäusparese ist die Sensibilität an der lateralen Unterschenkelseite und am Fußrücken gestört. Motorisch sind alle Dorsalextensoren des Fußes und die langen Zehenextensoren sowie die Mm. peronaei ausgefallen. Der Fuß hängt, und da er nicht mehr aktiv hochgezogen werden kann, entwickelt sich der *Steppergang*.

N. peronaeus profundus (Abb. 3.**129** u. 3.**130**)

- ein motorischer Nerv für die Extensorengruppe des Unterschenkels, die er nach dem Durchbohren des Septum intermusculare anterius erreicht;
- zwischen dem M. tibialis anterior und dem M. extensor hallucis longus zieht er auf der Membrana interossea distalwärts;
- verläuft unter dem Retinaculum mm. extensorum superius und teilt sich hier in einen lateralen und einen medialen Ast;
- innerviert die Zehen- und Fußextensoren und nur ein kleines Hautareal zwischen Großzehe und 2. Zehe.

N. peronaeus superficialis (Abb. 3.**129** u. 3.**130**)

- verläuft zwischen dem M. extensor digitorum longus und dem M. peronaeus longus;
- teilt sich eine Handbreit oberhalb des lateralen Malleolus in den *N. cutaneus dorsalis medialis*, der in Richtung des medialen Fußrückens verläuft, und den *N. cutaneus dorsalis intermedius*, der zum lateralen Fußrücken zieht;
- innerviert die Mm. peronaei und große Hautareale am ventralen Unterschenkel und auf dem Fußrücken.

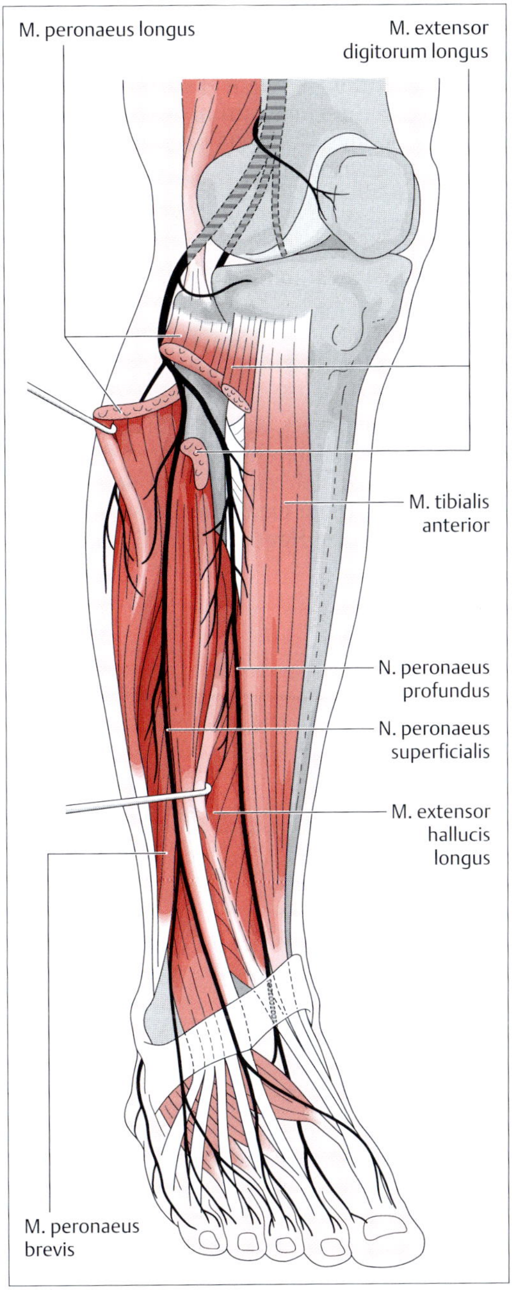

Abb. 3.**129** Verlauf des N. peronaeus superficialis und des N. peronaeus profundus.

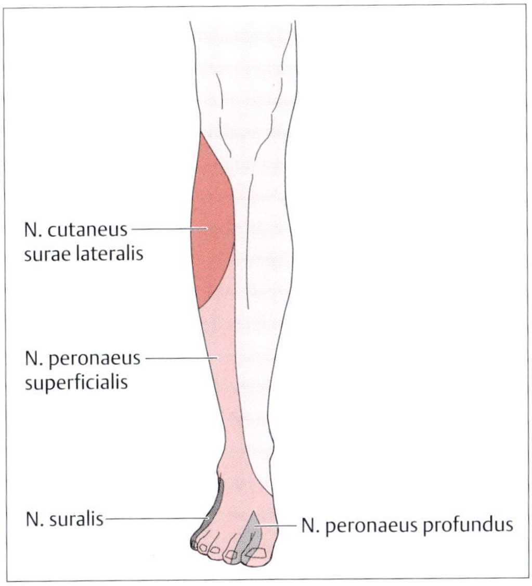

Abb. 3.**130** Hautinnervation der Nn. peronaei.

N. tibialis (L4-S3; Abb. 3.**131**)

- zieht longitudinal durch die Fossa poplitea;
- innerhalb der Fossa teilt er sich in die Rr. musculares für die Innervation des M. gastrocnemius und des M. soleus und in den *N. cutaneus surae medialis;*
- weiterer Verlauf unter den Gastroknemiusköpfen bis zum Arcus tendineus m. solei, dort Übergang in die tiefe Flexorenloge, wo er zwischen M. flexor digitorum longus und M. flexor hallucis longus verläuft;
- zieht mit diesen Sehnen weiter in Richtung Malleolus medialis und biegt dorsal um diesen herum;
- teilt sich distal des Malleolus in einen medialen und einen lateralen plantaren Teil;
- innerviert den M. triceps surae, den M. tibialis posterior und die beiden langen Flexoren ebenso wie die Hautareale im Fersenbereich und einen großen Teil der Fußsohle.

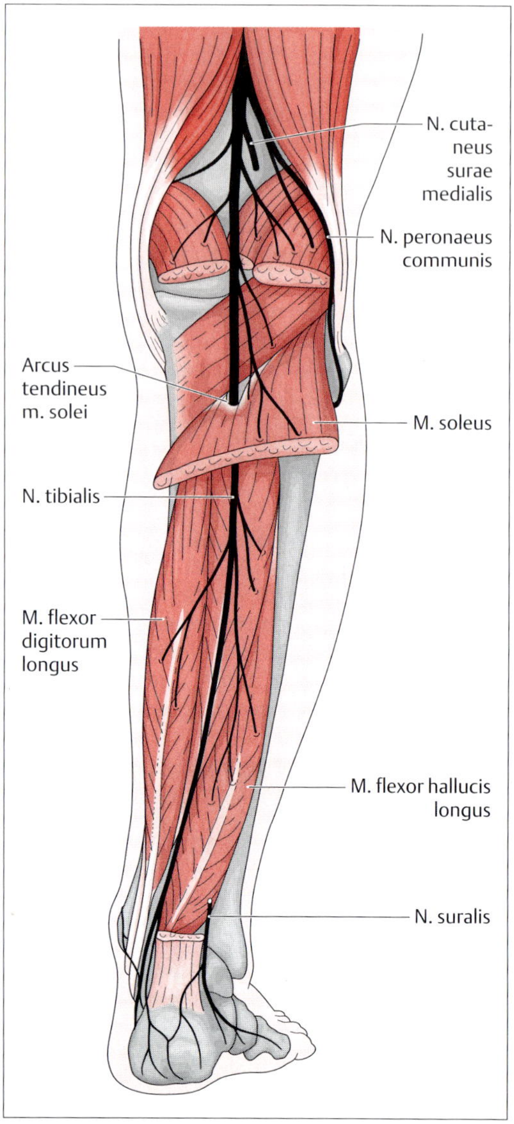

Abb. 3.**131** Verlauf des N. tibialis.

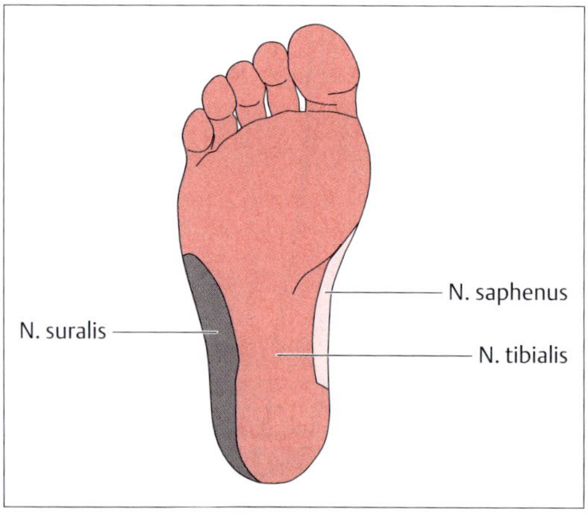

Abb. 3.**132** Verlauf des N. suralis.

N. suralis (Abb. 3.**132** u. 3.**133**)

- in der Fossa poplitea gibt der N. tibialis einen sensiblen Ast ab, den *N. cutaneus surae medialis*, der oberflächlich zwischen den beiden Gastroknemiusköpfen nach distal verläuft;
- in der Fossa poplitea gibt der N. peronaeus communis den *N. cutaneus surae lateralis* ab, der entlang der lateralen Fläche des Unterschenkels bis zum Malleolus lateralis zieht;
- über einen *R. communicans peronaeus* vereinigt sich der N. cutaneus surae lateralis in Höhe der Achillessehne mit dem N. cutaneus surae medialis zum *N. suralis;*
- weiter verläuft er am lateralen Achillessehnenrand entlang zum lateralen Fußrand;
- innerviert Hautareale am dorsal-lateralen Unterschenkelbereich und am lateralen Fußrand.

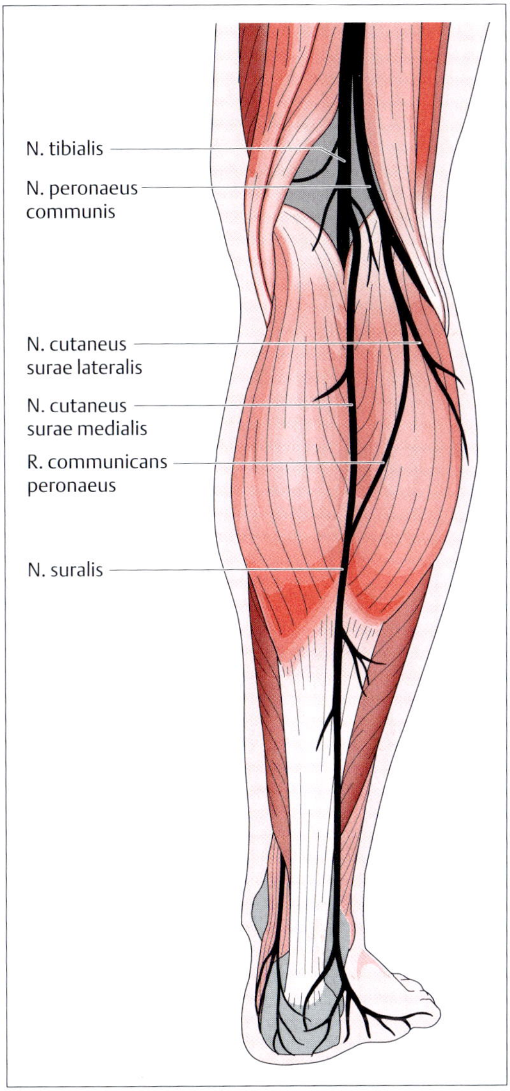

Abb. 3.**133** Verlauf des N. suralis.

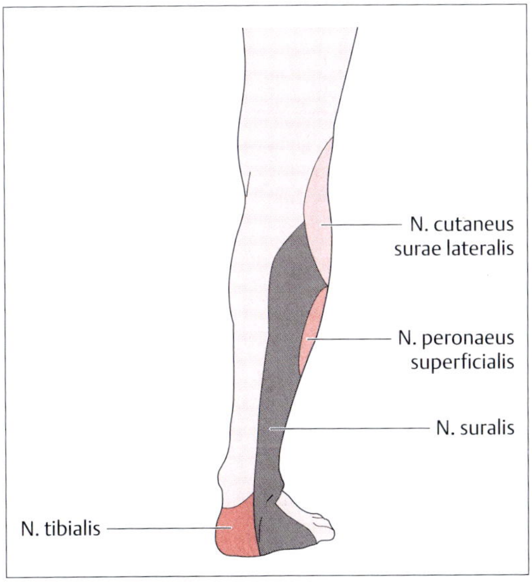

Abb. 3.**134** Hautinnervation des N. suralis.

4 Fuß

4.1 Palpation Fußregion

4.1.1 Mediale Fußregion

Malleolus medialis

Er ist der am deutlichsten vorspringende Knochenpunkt im medialen Fußbereich und dient als wichtige Orientierungshilfe beim Auffinden der zu palpierenden Strukturen.

Sustentaculum tali (Abb. 4.1)

Etwa 1 1/2 Querfinger unterhalb der Malleolenspitze liegt das Sustentaculum tali des Kalkaneus. Am Oberrand befindet sich der Gelenkspalt zum Talus. Durch passive Kippungen nach medial und lateral kann der Gelenkspalt besser lokalisiert werden, da der Spalt bei der lateralen Kippung klafft. Das Sustentaculum tali besitzt eine längs verlaufende Rinne, in der die Sehne des M. flexor digitorum longus liegt.

Os naviculare (Abb. 4.2)

Vom Sustentakulum ausgehend nach distal und plantar ist ein deutlicher Höcker zu palpieren, die *Tuberositas ossis navicularis*. Die Sehne des M. tibialis posterior zieht von kranial-dorsal kommend darauf zu. Deshalb kann sie als Orientierungshilfe benutzt werden. Das Os naviculare ist ungefähr ein Querfinger breit.

Art. talonaviculare (Abb. 4.3)

Zwischen der Sehne des M. tibialis anterior und dem medialen Malleolus und gut einen Querfinger ventral des Unterschenkels lässt sich der proximale Rand des Os naviculare palpieren. Bei passiven In- und Eversionsbewegungen ist der Gelenkspalt deutlich zu fühlen.

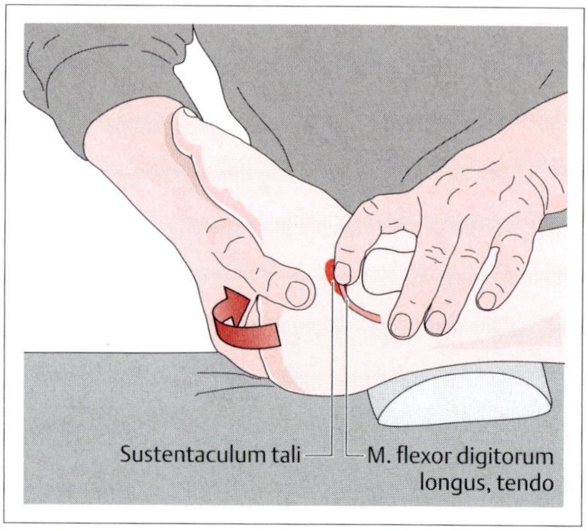

Abb. 4.1 Palpation: Sustentaculum talare.

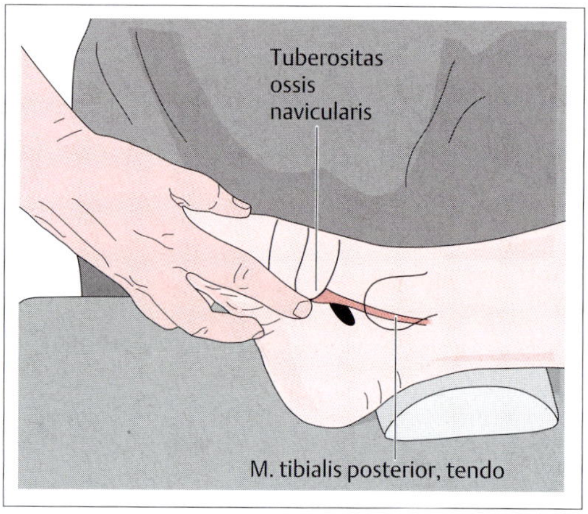

Abb. 4.2 Palpation: Tuberositas ossis navicularis.

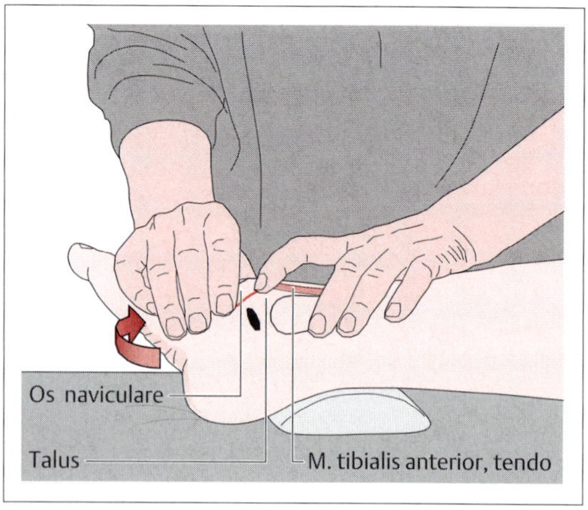

Abb. 4.3 Palpation: Gelenkspalt zwischen Os naviculare und Caput tali.

Art. cuneonavicularis (Abb. 4.**4**)

Am distalen Rand des Os naviculare befindet sich der Gelenkspalt zum Os cuneiforme mediale. Am besten wird von plantar-medial palpiert, bei gleichzeitigen medialen Aufklappbewegungen vom Os cuneiforme her.

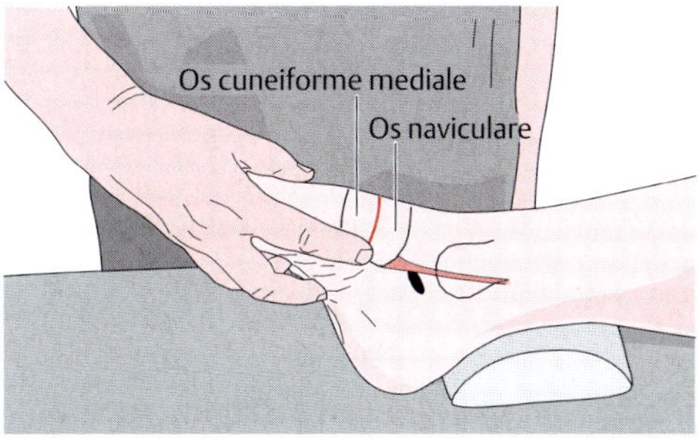

Abb. 4.**4** Palpation: Gelenkspalt zwischen Os naviculare und Os cuneiforme I.

Art. tarsometatarsale I (Abb. 4.**5**)

Die Basis ossis metatarsalis I ist der nächste vorspringende Punkt bei der Orientierung nach distal. Der Gelenkspalt zum Os cuneiforme mediale befindet sich proximal davon. Bei Traktion der Metatarsale I wird der Gelenkspalt breiter und lässt sich besser palpieren.
Eine Hilfe zur Palpation stellt der Verlauf der Sehne des M. tibialis anterior dar, da sie genau auf den Gelenkspalt zu läuft.

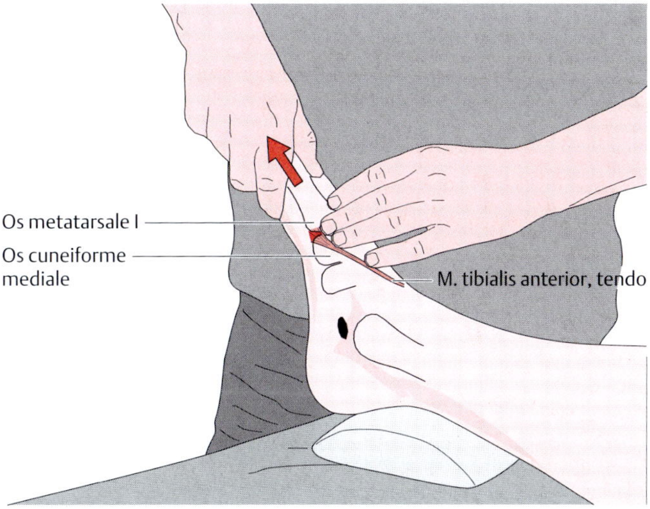

Abb. 4.**5** Palpation: Gelenkspalt zwischen Os cuneiforme I und Basis ossis metatarsalis I.

Art. metatarsophalangea I (Abb. 4.**6**)

Der Gelenkspalt zwischen Os metatarsale I und der Grundphalanx I ist ca. 1 cm proximal der Zehenfurche zu tasten.
Indem der Zeh distal gefasst und eine Traktion durchgeführt wird kann der breiter werdende Gelenkspalt zwischen den beiden Gelenkpartnern identifiziert werden.

Orientierungshilfe für den medialen Tarsus (Abb. 4.**7**)

Der Fuß wird passiv in maximale Dorsalextension gebracht, dann werden Zeige-, Mittel- und Ringfinger quer über den Fußrücken dicht vor die Malleolengabel gelegt. Der Ringfinger entspricht der Breite des Taluskopfes, der Mittelfinger dem Os naviculare und der Zeigefinger dem Os cuneiforme I.

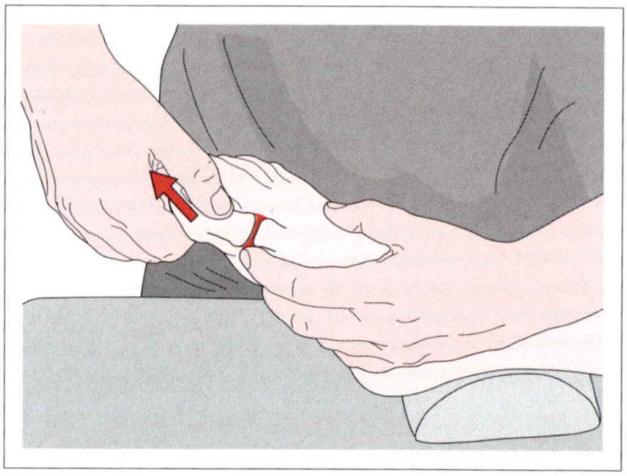

Abb. 4.**6** Palpation: Gelenkspalt zwischen Os metatarsale I und Grundphalanx I.

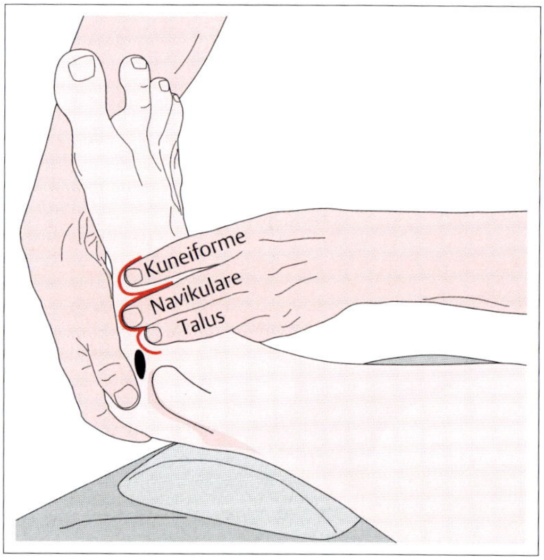

Abb. 4.**7** Palpation: Orientierungshilfe für die medialen Tarsalknochen.

Lig. calcaneonaviculare plantare (Abb. 4.**8**)

Das Band zieht vom Sustentaculum nach ventral zum Unterrand des Os naviculare und wird als *Pfannenband* bezeichnet. Nur der feste mediale Rand kann palpiert werden.

Lig. deltoideum (Abb. 4.**9**)

Das Band hat eine fächerförmige Ausbreitung und ist durch seine Lage unter dem Retinakulum nur teilweise gut zu palpieren. Es besteht aus 4 Anteilen, von denen 2 zum Talus ziehen und je einer eine Verbindung zum Os naviculare und Kalkaneus herstellt.

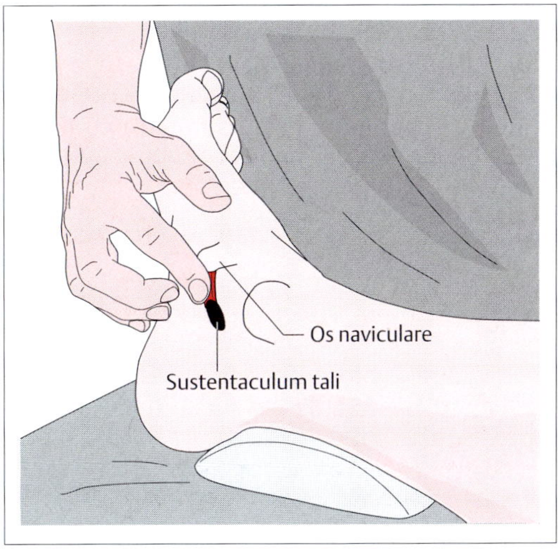

Abb. 4.**8** Palpation: Lig. calcaneonaviculare plantare.

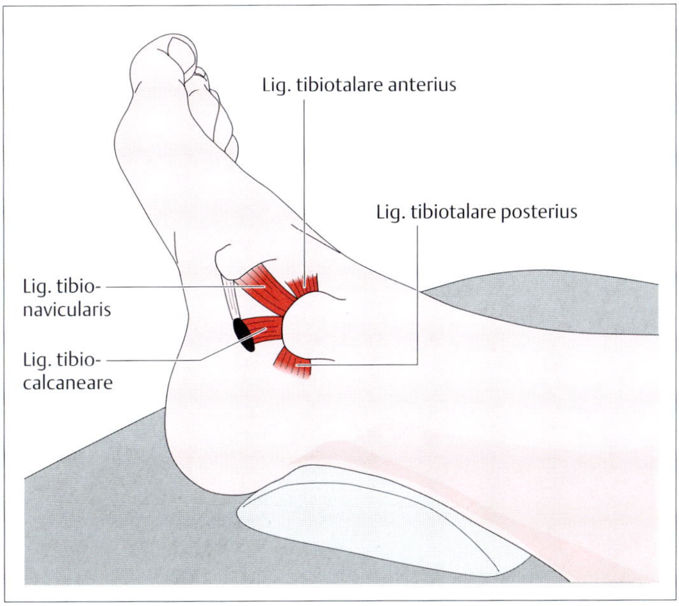

Abb. 4.**9** Palpation: Lig. deltoideum.

Lig. tibiotalare anterius (Abb. 4.**10**)

Dieses Band zieht vom Malleolus nach ventral zum Collum tali und wird durch passive Plantarflexion gespannt, um es zu straffen und damit die Palpation zu erleichtern.

Lig. tibionavicularis (Abb. 4.**11**)

Dieser Teil zieht zur dorsalen Navikularfläche sowie in Richtung Tuberositas ossis navicularis und liegt direkt unter dem M. tibialis posterior. Die Palpation wird durch passive Eversionsbewegung erleichtert, da das Band in dieser Stellung gestrafft wird.

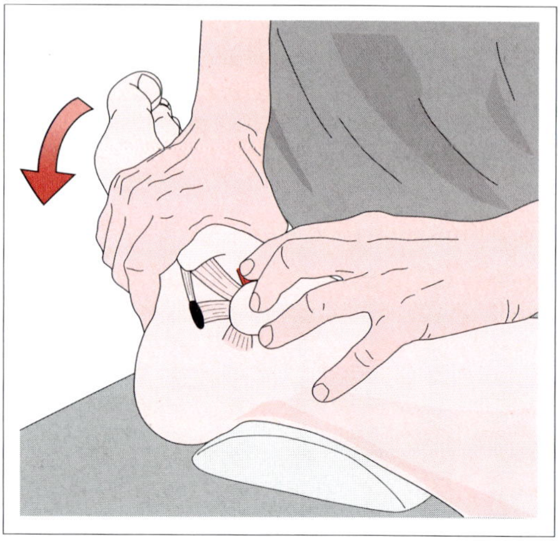

Abb. 4.**10** Palpation: Lig. tibiotalare anterius.

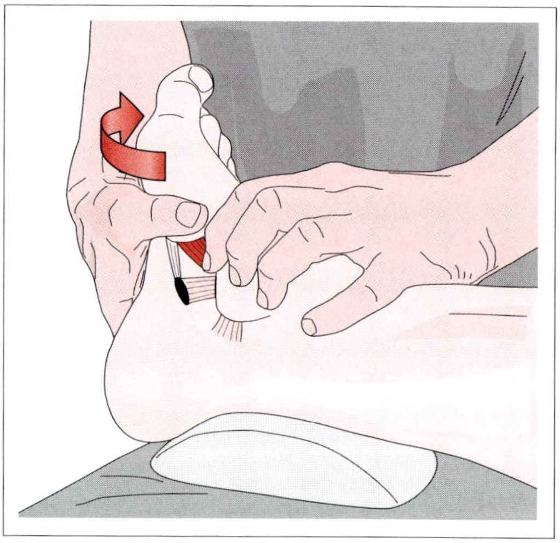

Abb. 4.**11** Palpation: Lig. tibionavicularis.

Lig. tibiocalcaneare (Abb. 4.**12**)

Das Band zieht zum Sustentaculum tali und ist vollständig vom Retinaculum flexorum bedeckt. Durch passive Eversion wird es gestrafft und ist damit besser für die Palpation zugänglich.

Lig. tibiotalare posterius (Abb. 4.**13**)

Der dorsale Teil des Lig. deltoideum zieht zum Tuberculum mediale des Proc. posterior tali. Es hat einen fast horizontalen Verlauf und ist kurz. Durch passive Dorsalextension wird es gestrafft.

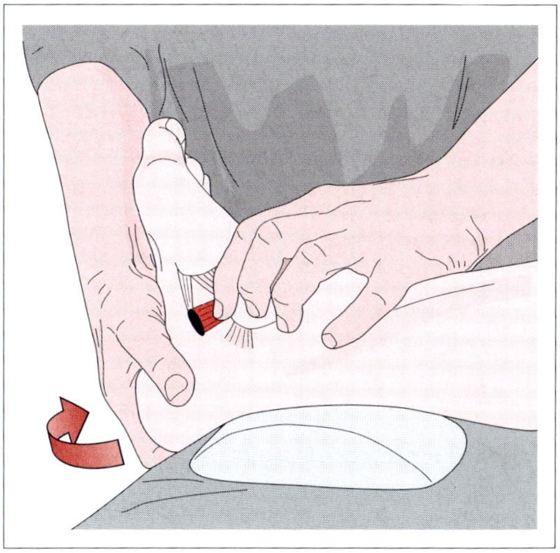

Abb. 4.**12** Palpation: Lig. tibiocalcaneare.

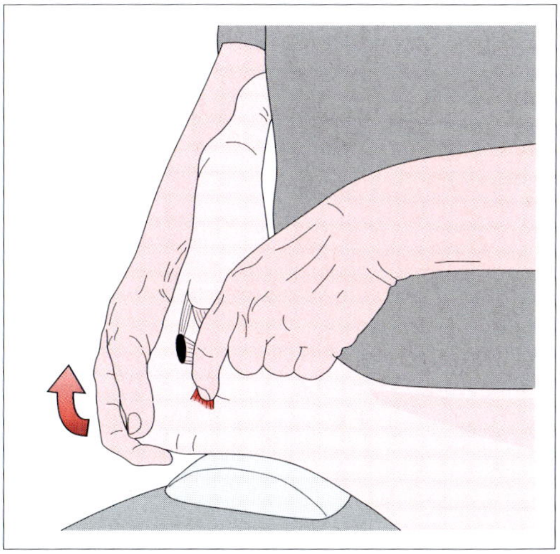

Abb. 4.**13** Palpation: Lig. tibiotalare posterius.

M. tibialis posterior (Abb. 4.14)

Die Sehne des Muskels liegt auf dem posterioren Anteil des Malleolus medialis und biegt von dort nach ventral ab. Sie verläuft kranial des Sustentakulums in Richtung Tuberositas ossis navicularis. Durch Anspannung in Richtung Plantarflexion mit Supination kommt die Sehne sehr deutlich hervor und ist damit der Palpation gut zugänglich.
Der weitere Verlauf im Fußsohlenbereich kann nicht verfolgt werden, da andere Strukturen darüber ziehen.

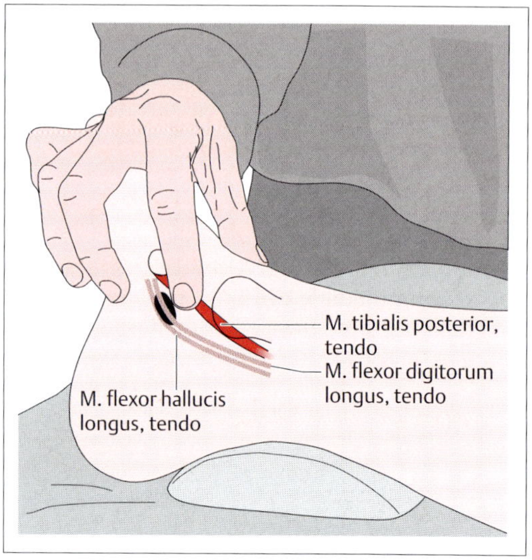

Abb. 4.14 Palpation: M. tibialis posterior.

M. flexor digitorum longus (Abb. 4.15)

Die Sehne verläuft hinter dem Malleolus und biegt unterhalb davon nach ventral um. Das Sustentakulum besitzt eine längs verlaufende Rinne für die Sehne. Bei Anspannung der Zehen in Richtung Flexion kann sie gut identifiziert werden.
Da der Sehnenverlauf im Fußsohlenbereich tiefer liegt, kann eine weitere Palpation nach distal diese Struktur nicht identifizieren.

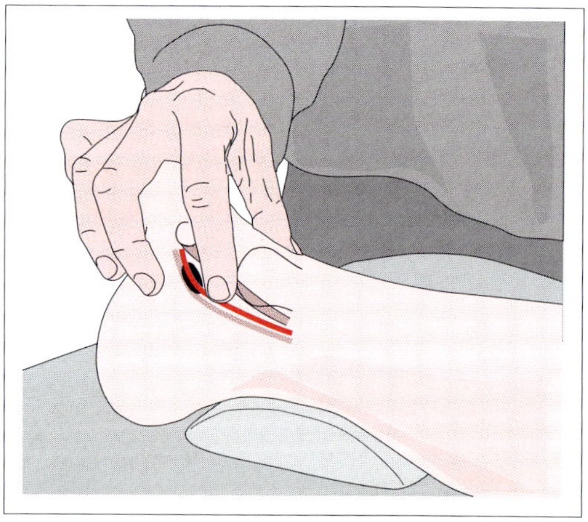

Abb. 4.15 Palpation: M. flexor digitorum longus.

M. flexor hallucis longus

Unter dem Sustentakulum und in der Tiefe verläuft die Sehne des M. flexor hallucis longus. Deshalb ist sie in diesem Bereich nur schwer palpierbar.
Eine bessere Palpation ist in Höhe des Malleolus möglich. Durch die Anspannung des Großzehs in Richtung Flexion lässt sich die Sehne als die am weitesten dorsal verlaufende Struktur identifizieren.

A. tibialis posterior

Retromalleolär ist der Puls der A. tibialis posterior zwischen dorsaler Malleoluskante und Achillessehne zu palpieren. Die Arterie verläuft zwischen den Sehnen von M. flexor digitorum und M. hallucis longus.
Hilfestellung, um sich die Reihenfolge der Sehnen von ventral nach dorsal im Malleolusbereich zu merken (nach Dos-Winkel; Abb. 4.**16**):

- *Tom* = M. **t**ibialis p**o**sterior;
- *Dick* = M. flexor **di**gitorum longus;
- *van* = **V**ene, **A.** tibialis posterior, **N**ervus tibialis;
- *Harry* = M. flexor **ha**llucis longus.

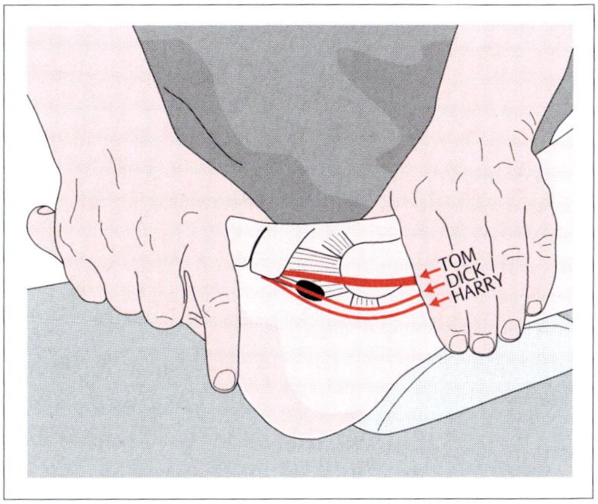

Abb. 4.**16** Palpation: Hilfestellung zum Erlernen der Sehnenverläufe im Malleolusbereich.

4.1.2 Fußrücken

Gelenkspalt des oberen Sprunggelenks
(Abb. 4.**17**)

Indem die Finger von proximal kommend direkt vor die Tibiakante gelegt werden, kommt bei passivem Bewegen in Richtung Plantarflexion die breite Trochlea deutlich gegen die Palpierfinger und verschwindet bei Dorsalextension wieder.

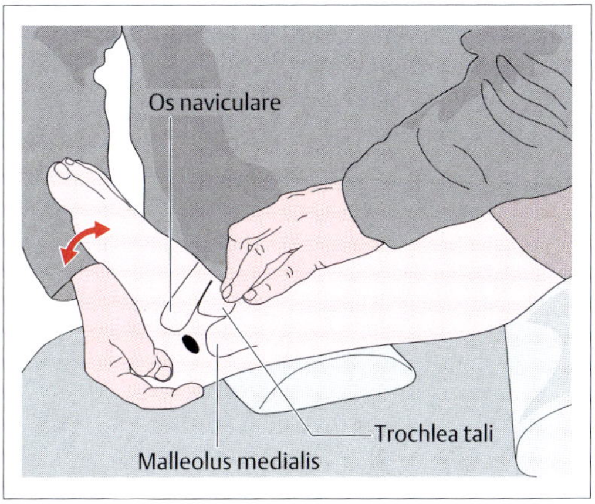

Abb. 4.**17** Palpation: Gelenkspalt des oberen Sprunggelenks.

M. tibialis anterior (Abb. 4.18)

Sie ist die am deutlichsten vorspringende Sehne am medialen Fußrücken, die auf den Gelenkspalt des Tarsometatarsalgelenks I zu zieht und sich sehr gut identifizieren lässt. Die Anspannung in Richtung Dorsalextension und Supination bringt sie für die Palpation deutlich hervor.

M. extensor hallucis longus (Abb. 4.19)

Seine Sehne kann unmittelbar lateral der Sehne des M. tibialis anterior palpiert werden. Sie ist bei Anspannung in Richtung Großzehenextension sehr gut sicht- und palpierbar.

A. dorsalis pedis (Abb. 4.20)

Die Arterie liegt zwischen den Sehnen des M. extensor hallucis longus und M. extensor digitorum longus. Sie liegt subkutan, deshalb ist der Puls gut zu tasten.
Sie kann bei 12–15% der Fälle fehlen.

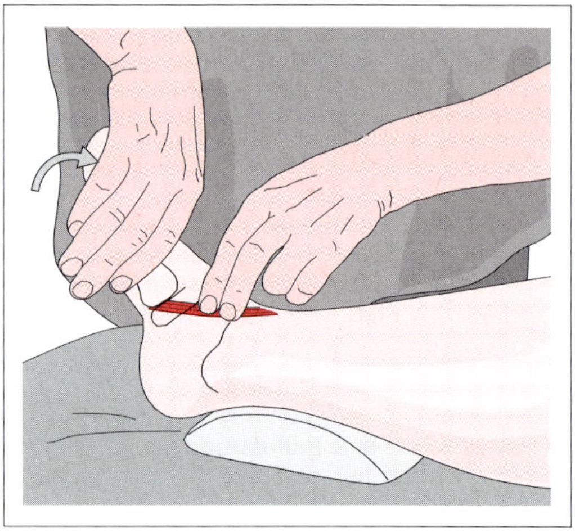

Abb. 4.18 Palpation: Sehne des M. tibialis anterior.

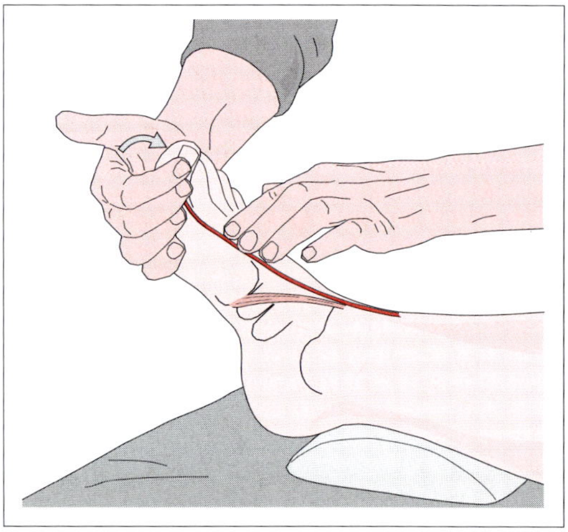

Abb. 4.19 Palpation: Sehne des M. extensor hallucis longus.

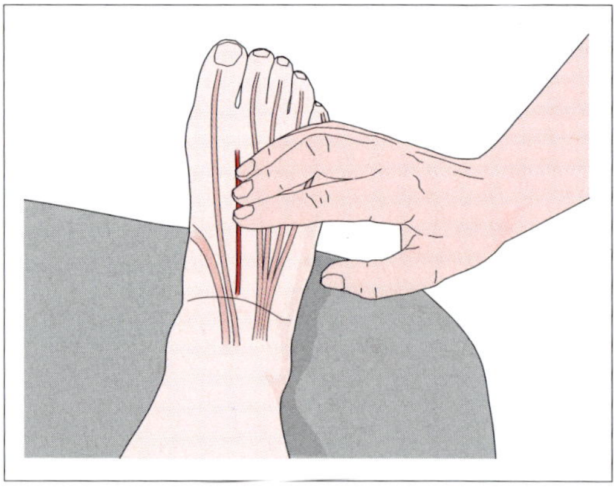

Abb. 4.20 Palpation: Art. dorsalis pedis.

M. extensor digitorum longus (Abb. 4.**21**)

Seine Sehne liegt am weitesten lateral und teilt sich unter dem Retinaculum extensorum in seine 4 Zügel zu den distalen Phalangen auf. Wird Widerstand an den Zehen gegeben, treten die einzelnen Anteile deutlich hervor.

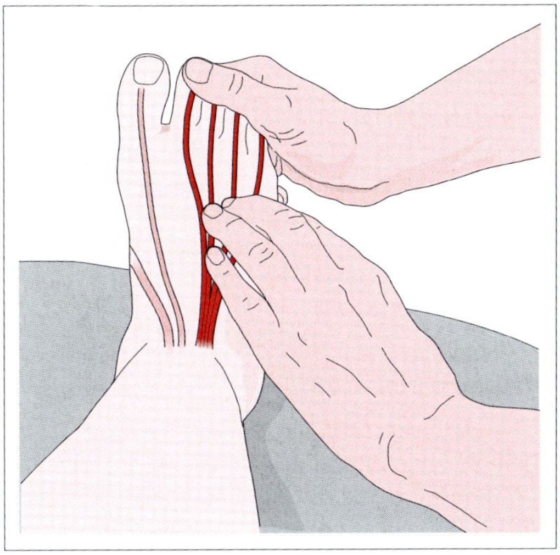

Abb. 4.**21** Palpation: Sehnen des M. extensor digitorum longus.

Weitere Gelenkverbindungen (Abb. 4.**22**)

Die Gelenkverbindungen im Bereich des Fußrückens sind nur sehr schwer palpierbar. Deshalb sind Orientierungshilfen nötig:

- Die gelenkige Verbindung zwischen Os cuneiforme I und II ist zu finden, indem der Metatarsalraum zwischen I und II nach proximal verfolgt wird. Das Os cuneiforme II ist wesentlich kleiner als I und III, da das Os metatarsale II länger ist.
- Zum Auffinden der Verbindung von Os cuneiforme II zu III dient der Zwischenraum von Metatarsale II und III als Hilfe.
- In der Verlängerung des Metatarsalraums III/IV findet sich der Gelenkspalt zwischen Os naviculare und Os cuboideum sowie zwischen Os cuneiforme III und Os cuboideum.
- Die Tarsometatarsalgelenke sind über die von distal kommende Palpation entlang der Metatarsalen zu finden. Der Gelenkspalt zum Tarsus liegt unmittelbar proximal der vorspringenden Basen. Eine Traktion an der Metatarsale macht den Gelenkspalt breiter und ist damit der Palpation besser zugänglich.

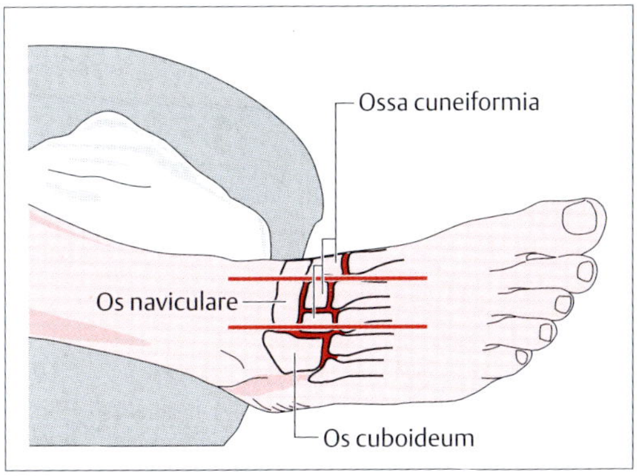

Abb. 4.**22** Palpation: Gelenkverbindungen im Mittelfußbereich.

4.1.3 Laterale Fußregion

Malleolus lateralis

Der laterale Malleolus steht weiter dorsal als der mediale und endet weiter distal. Dadurch bewirkt er eine Neigung der Malleolengabel von 15° nach lateral-kaudal. Dies wird besonders deutlich, wenn die beiden Malleoli mit Daumen und Zeigefinger gegriffen und eine Linie durch beide gezogen wird.

Sinus tarsi (Abb. 4.23)

Es handelt sich um eine Mulde, die ventral des Malleolus und lateral des Talushalses liegt.
Der Sinus ist distal mit dem M. extensor digitorum brevis ausgefüllt. Proximal davon ist der Kalkaneus gut zu tasten. Kaudal und etwas distaler verläuft die Gelenklinie zwischen Kalkaneus und Kuboid.
Im dorsalen Gelenkspaltbereich zieht ein Teil des Lig. bifurcatum darüber (Abb. 4.24). Durch Aufklappen über das Os cuboideum kann es gestrafft werden und ist besser palpierbar. Der andere Teil des Bandes zieht zum Os naviculare, sodass der Palpierfinger nur etwas Richtung medialen Fußrücken versetzt werden muss.
Medial befindet sich die Lateralseite des Talushalses. In der Tiefe ist das Lig. talocalcaneum interosseum nur sehr schwer zu palpieren.

Os cuboideum

Es befindet sich proximal der Metatarsale IV und V. Dabei sollte beachtet werden, dass die Basis ossis metatarsalis V sehr weit nach lateral ragt und nur ca. 1/3 Kontakt zum Kuboid hat. Eine andere Hilfe ist das Sehnengleitlager der kurzen Zehenextensoren, da es als deutliche Verdickung auf dem lateralen Fußrücken zu sehen ist und häufig bläulich schimmert. Unter diesem Polster befindet sich das Kuboid.

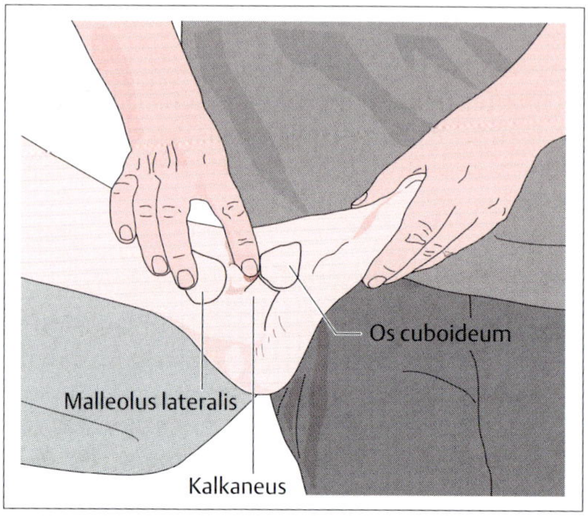

Abb. 4.23 Palpation: Sinus tarsi.

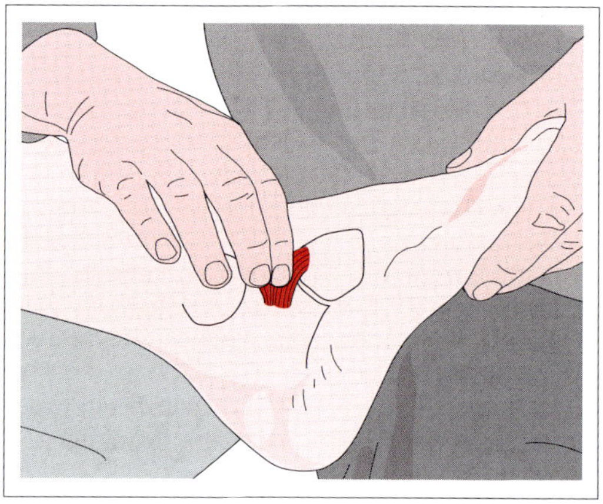

Abb. 4.24 Palpation: Lig. bifurcatum.

Lig. talofibulare anterius (Abb. 4.**25**)

Das Band kann unmittelbar ventral des lateralen Malleolus palpiert werden. Es zieht zum Collum tali, wird durch Plantarflexion gekoppelt mit Inversion gestrafft und dadurch auch besser palpierbar.

Lig. calcaneofibulare (Abb. 4.**26**)

Kaudal von der Malleolenspitze zieht das Band nach posterior und leicht kaudalwärts zum Kalkaneus. Durch passive Inversionsbewegungen gerät es unter Spannung.

Lig. talofibulare posterius (Abb. 4.**27**)

Das Band zieht vom Malleolus mit horizontalem Verlauf zum Tuberculum laterale des Proc. posterior tali und wird durch passive Dorsalextension in Kombination mit Inversion unter Spannung gebracht.

Praxistipp Bei der Untersuchung dieser Bandstrukturen durch Straffung ist ein instabiles Band durch zu große Aufklappbarkeit auffällig. Außerdem fehlt die Straffheit bei der Palpation. Dagegen wird bei einem Riss vergeblich nach einer Struktur gesucht, die den Malleolus mit dem entsprechenden Tarsalknochen verbindet. ■

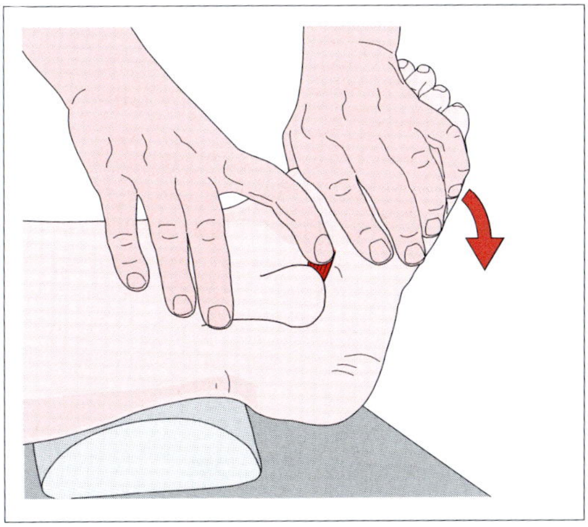

Abb. 4.**25** Palpation: Lig. talofibulare anterius.

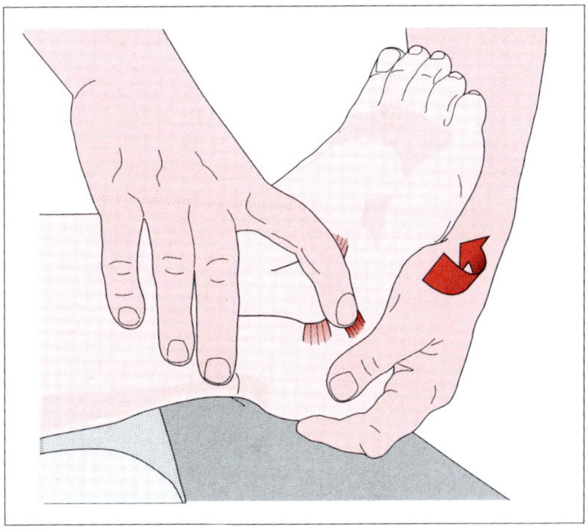

Abb. 4.**26** Palpation: Lig. calcaneofibulare.

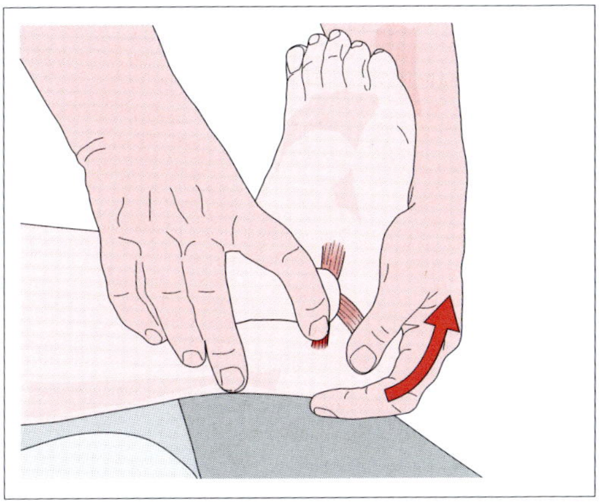

Abb. 4.**27** Palpation: Lig. talofibulare posterius.

Trochlea peronaealis (Abb. 4.**28**)

Kaudal und etwas ventral von der lateralen Malleolusspitze lässt sich auf dem Kalkaneus eine Knochenerhebung palpieren.
Sie trennt die beiden Peronäussehnen. Die Sehne des M. peronaeus brevis verläuft oberhalb, die des M. peronaeus longus unterhalb der Trochlea. Ein Retinakulum hält sie an der Trochlea, und außerdem werden sie von einer Sehnenscheide umhüllt. Deshalb sind die Sehnen in diesem Bereich nicht so gut palpierbar wie davor und danach.

M. peronaeus brevis (Abb. 4.**29**)

Im Bereich des Malleolus verläuft die Sehne des M. peronaeus brevis in einer Rinne und benutzt ihn als Hypomochlion, da sie hier nach ventral umbiegt. Ab da ist der weitere Verlauf oberflächlich in Richtung Tuberositas ossis metatarsalis V.

M. peronaeus longus (Abb. 4.**30**)

Im Verlauf um den Malleolus herum liegt die Sehne dorsal des M. peronaeus brevis. Der weitere Verlauf kaudal der Trochlea und die Umbiegung unter das Os cuboideum zur Fußsohle sind gut palpierbar. Die Palpation der Ansätze an den plantaren Basen der Metatarsale sowie am Os cuneiforme ist durch die Überlagerung von Weichteilen nicht möglich.

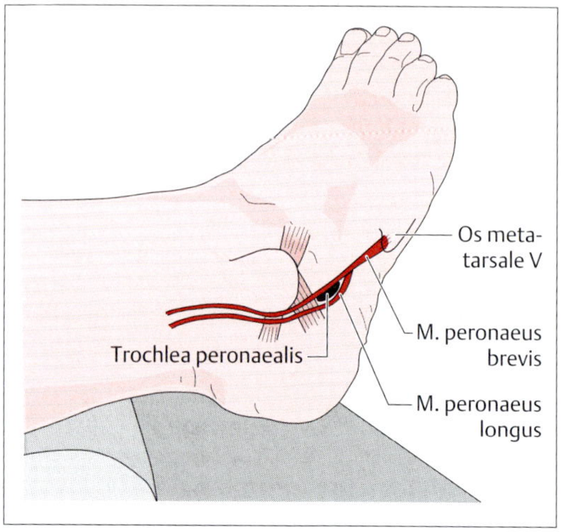

Abb. 4.**28** Palpation: Trochlea peronaealis und Sehnenverläufe der Mm. peronaei.

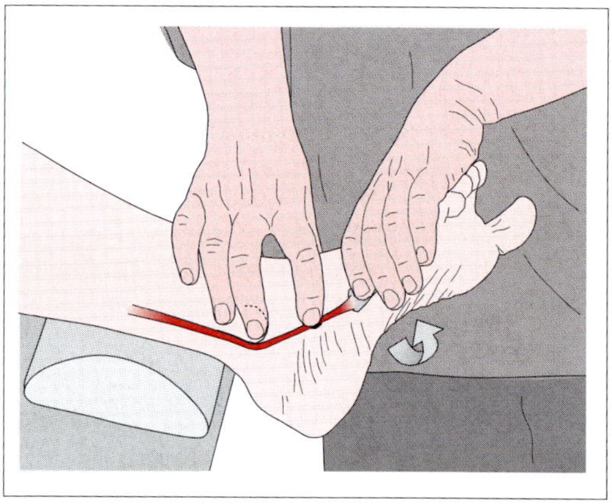

Abb. 4.**29** Palpation: Sehne des M. peronaeus brevis.

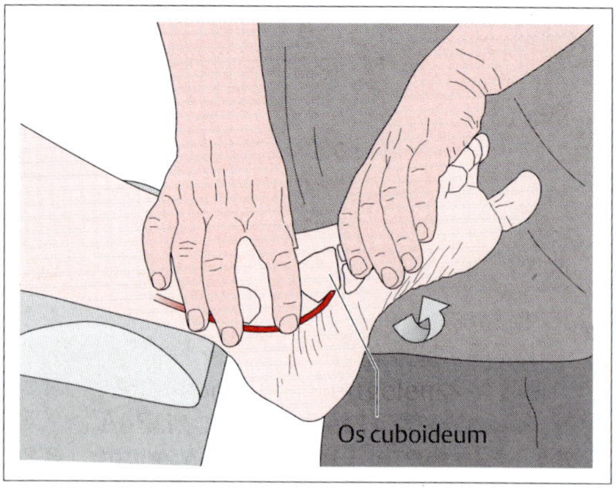

Abb. 4.**30** Palpation: Sehne des M. peronaeus longus.

4.1.4 Ferse

Achillessehne (Abb. 4.**31** u. 4.**32**)

Die Achillessehne wird an unterschiedlichen Stellen palpiert:

- Die Palpation beginnt proximal am Muskel-Sehnen-Übergang ungefähr in der Unterschenkelmitte. Dieser Teil wird quer zum Faserverlauf palpiert, die Anspannung in Richtung Plantarflexion macht den Übergangsbereich deutlicher.
- Die nächste Palpationsstelle befindet sich etwa 2–3 Querfinger proximal der Insertion am Tuber calcanei. Es wird quer zum Faserverlauf und in Längsrichtung des Sehnengewebes hinsichtlich Rauigkeiten, Vertiefungen und Schmerzhaftigkeit untersucht. Hier liegt die prädisponierte Rissstelle der Achillessehne.

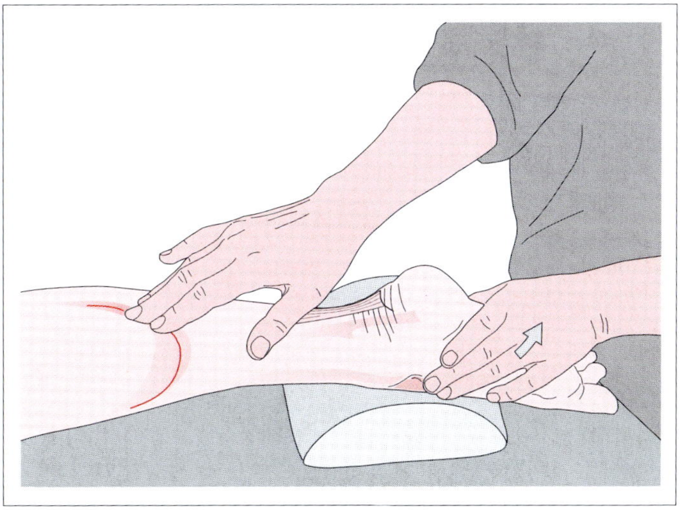

Abb. 4.**31** Palpation: Muskel-Sehnen-Übergang des M. gastrocnemius.

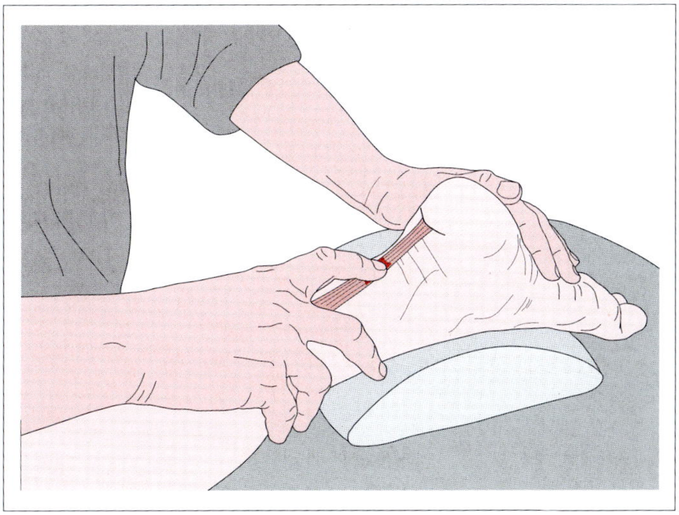

Abb. 4.**32** Palpation: Prädilektionsstelle für Risse an der Achillessehne.

- Die Ränder der Achillessehne werden medial und lateral der Länge nach abgetastet (Abb. 4.**33**).
- Die Insertion am Tuber calcanei wird dagegen quer zum Faserverlauf palpiert.

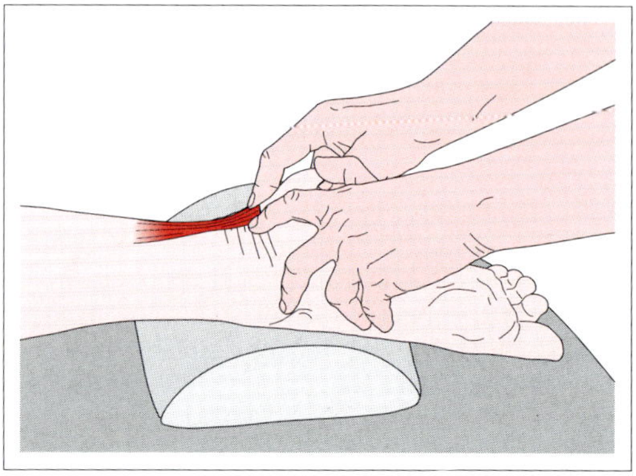

Abb. 4.**33** Palpation: Seitliche Ränder der Achillessehne.

Praxistipp

Ruptur

Bei der Teil- oder Totalruptur der Achillessehne liegen meist keine glatten Rissflächen vor, vielmehr ist eine deutliche Auffaserung der Sehnenanteile zu palpieren. Außerdem ist der Defekt bei der Palpation schmerzhaft.
Patienten mit einer Totalruptur beschreiben diese als einen Schlag in die Wade, verbunden mit Schmerzen und einem knallenden Geräusch. Auffällig ist der sofortige Ausfall der Wadenmuskulatur.

Bursae calcanea

In unmittelbarer Nähe der Insertion befinden sich 2 Bursae:
Die *Bursa tendinis calcanei* liegt zwischen der Achillessehne und dem Kalkaneus, die *Bursa subcutanea calcanea* zwischen Haut und Sehne.

Pathologie

Bursitis

Die beiden Bursae können sich durch zu enge Schuhe, harte Fersenkappen, Trittverletzungen o.Ä. entzünden.

4.1.5 Fußsohle (Abb. 4.34)

Die Beschwielung einer Fußsohle zeigt an, ob ein Mensch den Fuß normal oder weniger normal abrollt.
Bei der Inspektion sind diese Verschwielungen sichtbar, bei der Palpation ergeben sich derbe Verhärtungen in der Haut.

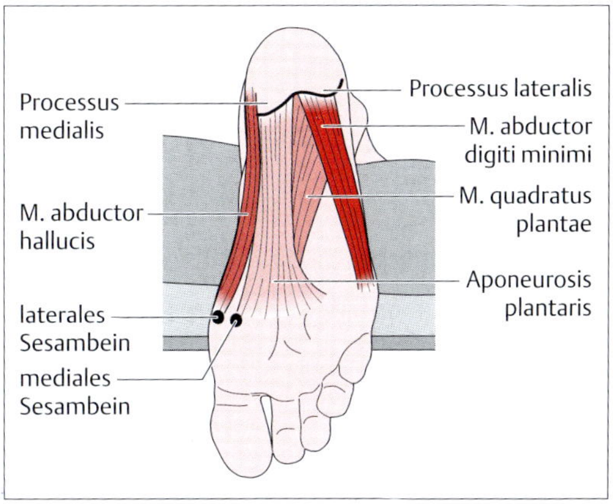

Abb. 4.34 Palpation: Fußsohle.

Tuber calcanei

An der Plantarseite des Tuber calcanei befinden sich 2 Knochenvorsprünge, die Procc. medialis und lateralis tuberis calcanei. Sie werden abpalpiert, da sich hier die Ursprünge der Plantaraponeurose und der Zehenabduktoren befinden.

Aponeurosis plantaris (Abb. 4.35)

Es handelt sich um eine Sehnenplatte, die in der Fußsohlenmitte sehr fest anzufühlen ist und nach medial und lateral hin weicher wird. Sie breitet sich v-förmig zu den Zehen hin aus.
Um Warzen, Unebenheiten oder Schmerzpunkte festzustellen, wird die ganze Fläche längs und quer abpalpiert. Ebenso werden Veränderungen des Spannungszustands sowohl in entspannter als auch gedehnter Stellung beurteilt.

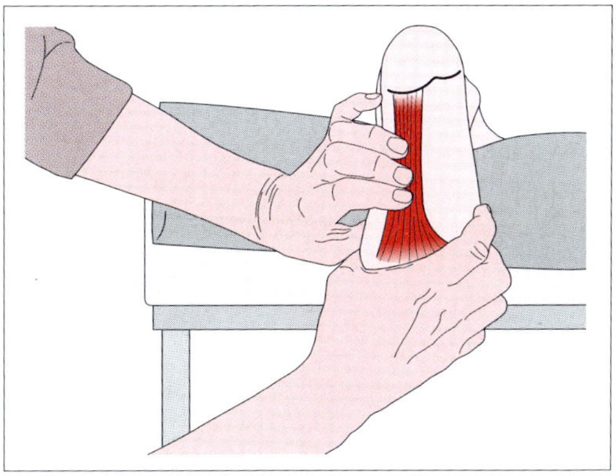

Abb. 4.35 Palpation: Plantaraponeurose.

Pathologie

Warzen

Sohlenwarzen sind als kleine umschriebene, stecknadelkopfgroße verhornte Areale zu palpieren. Sie entstehen bevorzugt an den vermehrt belasteten Fußsohlenregionen. Bei Belastung sind sie sehr schmerzhaft.

M. abductor hallucis (Abb. 4.36)

Der Bauch des Muskels ist am medialen Fußrand, direkt neben der Plantaraponeurose palpierbar, vor allem bei Abduktion des Großzehs gegen Widerstand.

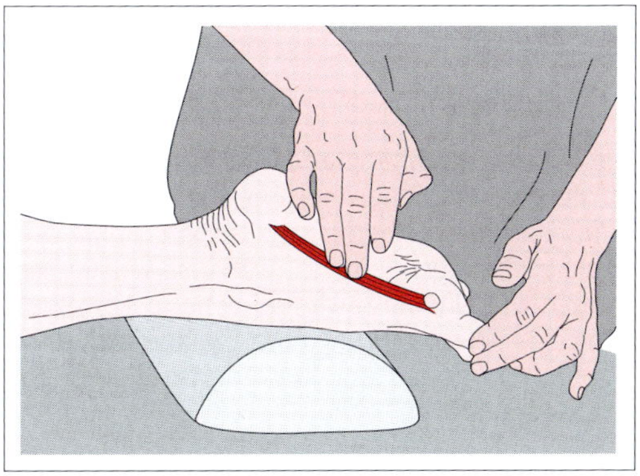

Abb. 4.36 Palpation: M. abductor hallucis.

M. abductor digiti minimi (Abb. 4.37)

Er begrenzt den lateralen Fußrand und verläuft direkt neben der Plantaraponeurose. Beim Auseinanderspreizen der Zehen ist der schmale Muskelbauch gut zu finden.

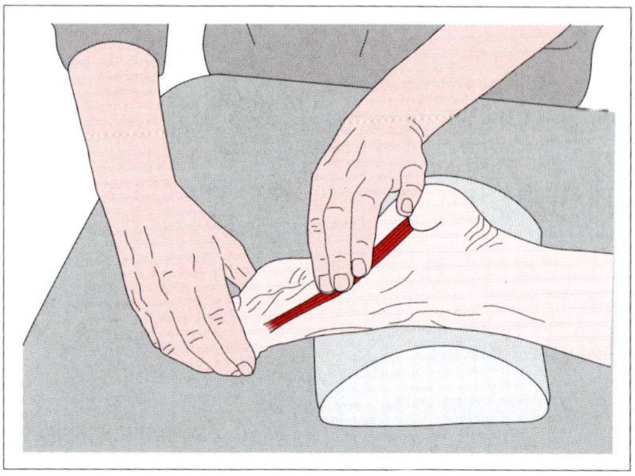

Abb. 4.37 Palpation: M. abductor digiti minimi.

Metatarsalköpfchen (Abb. 4.38)

Die Metatarsalköpfchen werden im plantaren Bereich hinsichtlich der Beschwielung und Schmerzhaftigkeit beurteilt.

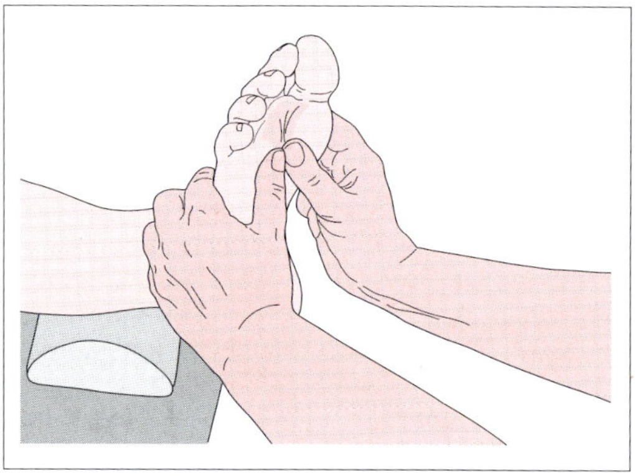

Abb. 4.38 Palpation: Caput metatarsale II und III.

Pathologie

Spreizfuß

Bei einem Spreizfuß kann am Metatarsalköpfchen II und III eine deutliche Verdickung und Verhärtung palpiert werden. Durch Absinken des Quergewölbes erhalten die Köpfchen zu viel Bodenkontakt und damit Druck, sodass sich Verschwielungen ausbilden.
Das Gebiet um das auffälligste Metatarsalköpfchen I und das Metatarsophalangealgelenk I ist Sitz des Hallux valgus.

Sesambeine

Verdickungen im Bereich der plantaren Metatarsalköpfchen I entsprechen der Norm. Es handelt sich um die beiden Sesambeine, die in das Caput mediale und et laterale des M. flexor hallucis brevis eingelagert sind.

Pathologie

1. Sesamoiditis

Die belastungsabhängige Druckempfindlichkeit an den Sesambeinen spricht für eine Erkrankung, die durch Überlastung der an die Sesambeine ziehenden Sehnen ausgelöst wurde (Sesamoiditis). Um die Sesambeine beim Abrollvorgang zu entlasten, wird eine Einlage mit abgepolsterter Aussparung des empfindlichen Bereichs angefertigt.

2. Spreizfuß

Durch das Auseinanderweichen der Metatarsale kann sich auf der Medialseite des Metatarsalköpfchens eine Schwellung ausbilden. Als Folge von Druck und Reibung kann sich hier eine Bursitis entwickeln, die äußerst schmerzhaft ist.

3. Morton-Metatarsalgie (Abb. 4.**39**)

Hierbei handelt es sich um eine narbige Verdickung des 3. sensiblen Interdigitalnerven, der zwischen den beiden Metatarsalköpfchen III und IV eingeklemmt wird. Durch den Druck kommt es zur Mikrotraumatisierung des Nerven. Als Reaktion auf die wiederholten Läsionen entwickelt sich ein Neurinom. Die Beschwerden treten vor allem beim Gehen in engem Schuhwerk auf, weil dabei die Metatarsalköpfchen zusammengedrückt werden. Beim Provokationstest werden die stechenden Schmerzen durch queres Zusammendrücken des Vorfußes ausgelöst (Kap. 4.15). ■

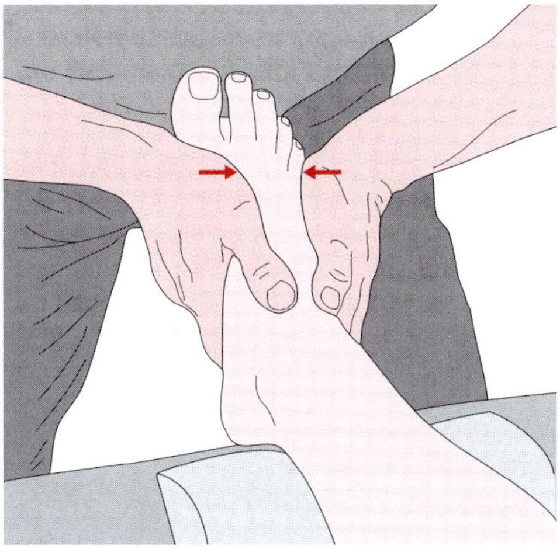

Abb. 4.**39** Kompression der Metatarsalköpfchen bei Verdacht auf Morton-Metatarsalgie.

4.2 Röntgenbild

4.2.1 Anterior-posteriore Aufnahme (Abb. 4.**40**)

Die Standardröntgenaufnahmen werden in Neutral-Null-Stellung durchgeführt, d.h. im Stehen oder Sitzen mit aufgestelltem Fuß.
Die a.-p.-Aufnahme gewährt einen guten Überblick über die Stellung des Talus in der Malleolengabel. Durch die Überlagerung der subtalaren Knochen ist weiter distal keine Beurteilung möglich.
Zur Beurteilung der Gelenkstellung werden folgende Winkel bestimmt:

- *Tibiaachse-Gelenkspalt-Winkel:* ca. 92°. Die Tibiaschaftachse und eine Linie, die auf die Oberkante der Trochlea tali gelegt wird, bilden einen medialen, fast rechten Winkel.
- *Tibiawinkel:* 50°–65°. Die Trochlealinie und eine Linie entlang der malleolaren tibialen Gelenkfläche bilden einen nach kaudal offenen Winkel.

Weitere Beurteilungen

- *Gelenkspaltbreite* des oberen Sprunggelenks: gleichmäßige Weite von ca. 3 mm;
- Konfiguration der Malleolengabel: Fibulaspitze ragt ca. 1–1,5 cm weiter nach distal als die der Tibia;
- Gelenk bildende Flächen sind glatt und scharf abgegrenzt;
- normale Anordnung der Spongiosabälkchen.

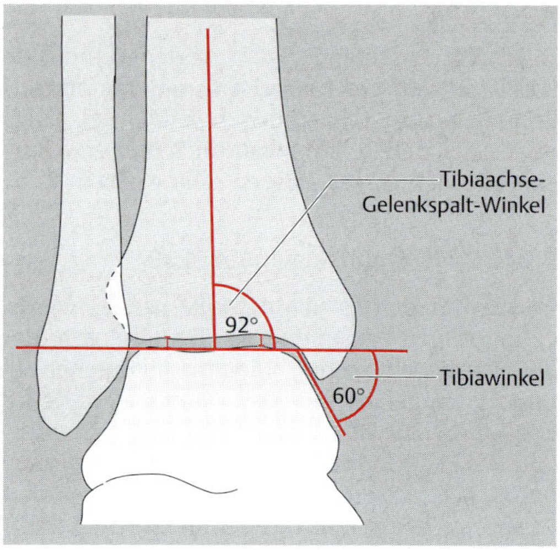

Abb. 4.**40** Röntgenbild: Anterior-posteriore Aufnahme.

4.2.2 Seitliche Aufnahme (Abb. 4.**41**)

Beurteilungen

- *Im oberen Sprunggelenk:*
  - Gelenkspaltweite: 3–4 mm;
  - Konturen der Trochlea tali und der distalen Tibia: glatt und gleichmäßig.
- *Stellung des Talus:* Talus-Boden-Winkel: 20°–25°. Die Längsachse durch den Talushals und den -kopf wird nach ventral bis zum Boden gezogen und bildet mit diesem einen nach dorsal offenen Winkel.
- *Im unteren Sprunggelenk:*
  - Einblick in den Canalis tarsi: runde bzw. ovale Form;
  - Gelenkspalt zwischen Talus und Os naviculare: ca. 2 mm.
- *Stellung des Kalkaneus:*
  - Kalkaneus-Boden-Winkel: ca. 40°. Die Längsachse des Kalkaneus bildet zum Boden einen nach ventral offenen Winkel.
  - Tuber-Gelenk-Winkel: 30°–40°. Eine Tangente, die auf die Oberkante des Tuber calcanei gelegt wird, sowie eine Linie, die durch die hintere Sprunggelenkkammer geht, werden miteinander verbunden und der dabei gebildete dorsale Winkel gemessen.

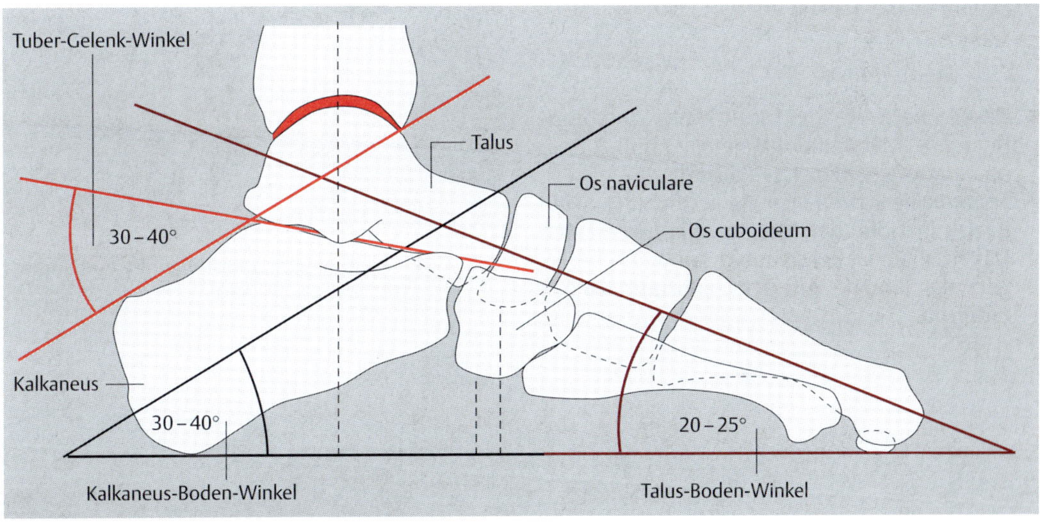

Abb. 4.**41** Röntgenbild: Seitliche Aufnahme.

4.2.3 Dorsal-plantare Aufnahme (Abb. 4.42)

Diese Ansicht stellt den Mittelfuß- und Zehenbereich gut dar.
Folgende Winkel geben Auskunft über die Stellungen der Knochen zueinander:

- Winkel zwischen *Talus- und Kalkaneusachse:* 20°–30°. Die Talushalsachse zeigt mit der Kalkaneuslängsachse einen nach distal offenen Winkel.
- *Intermetatarsalwinkel:* unter 8°. Longitudinale Achsen durch die Metatarsale I und II ergeben zusammen einen Winkel, der nicht größer als 8° sein darf (Abb. 4.147).
- *Großzehengrundvalgität:* kleiner als 20°. Eine longitudinale Achse durch die Metatarsale I, die nach distal verlängert wird, und die longitudinale Achse durch die Grundphalanx I zeigen einen nach distal offenen Winkel.

Weitere Beurteilungen

- *Gelenkspaltweiten* der Inter-, Meta-, Tarsometatarsal-, Metatarsophalangeal- und Interphalangealgelenke: 1,5–2,5 mm;
- *Sesambeine* stellen sich als verdichtete ovale Bezirk in Höhe der Metatarsalköpfchen dar. Das mediale ist etwas mehr zur Mitte verlagert, das laterale von der Longitudinalachse entfernt.

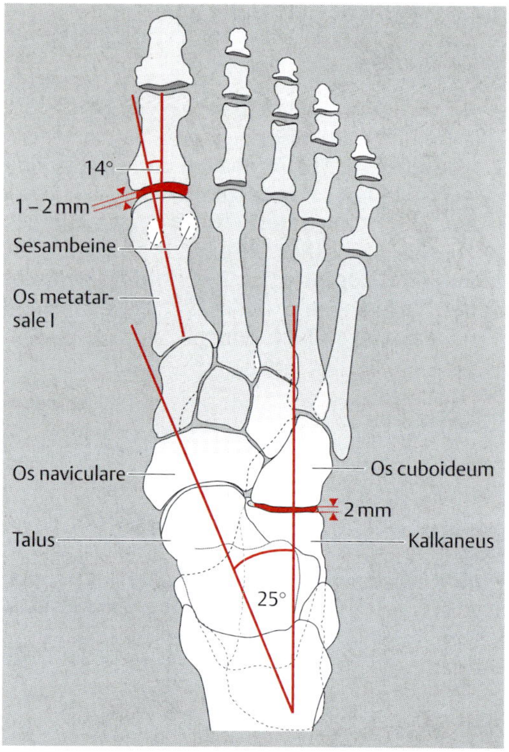

Abb. 4.42 Röntgenbild: Dorsal-plantare Aufnahme.

4.2.4 Gehaltene Aufnahmen (Abb. 4.**43** u. 4.**44**)

Bei Verdacht auf eine Bandruptur wird die Aufklappbarkeit des oberen Sprunggelenks anhand der gehaltenen Aufnahme ermittelt.
Bei der Auswahl der bildgebenden Verfahren wird sie inzwischen immer seltener zu Rate gezogen, da die Ultraschalluntersuchung oder die Kernspintomographie wesentlich weniger provokant für die betroffenen Strukturen sind.

Beurteilung der talaren Kippung

Bei der a.-p.-Aufnahme wird der Unterschenkel zur besseren Einsicht in die Malleolengabel in leichter Innenrotation gelagert. Die Ferse und damit weiterlaufend der Talus werden in Supinationsstellung fixiert und dann der distale Unterschenkel nach lateral verschoben. Es ist eine Kippung zwischen Talus und Unterschenkel zu beobachten.
Norm: 5° Kippwinkel; bei Hypermobilität mehr, deshalb ist der Seitenvergleich wichtig.

Pathologie Die Größe des Kippwinkels kann Auskunft darüber geben, ob nur das Lig. talofibulare anterius gerissen ist, da dann mit einem Winkel von ca. 10° zu rechnen ist. Liegt der Kippwinkel bei 15° und mehr, sind auch das Lig. calcaneofibulare und möglicherweise das Lig. talofibulare posterius ebenso verletzt. Die Kippung des Talus wird auch an der Zunahme der fibulotalaren Distanz deutlich.

Beurteilung der anterioren Stabilität

Bei der lateralen Aufnahme wird die Ferse auf einer kleinen Fußbank abgestützt und von ventral Druck auf die Tibia ausgeübt, sodass sie sich nach dorsal verschiebt. Auf dem Röntgenbild wird der Vorschub des Talus im Verhältnis zur Tibia im Seitenvergleich beurteilt, wobei der Abstand der dorsalen Tibiakante zur Trochlea gemessen wird.
Norm: seitengleiche Verschiebbarkeit von *2–4 mm.* Auch hier ist die Distanz bei einer Bindegewebsschwäche deutlicher.

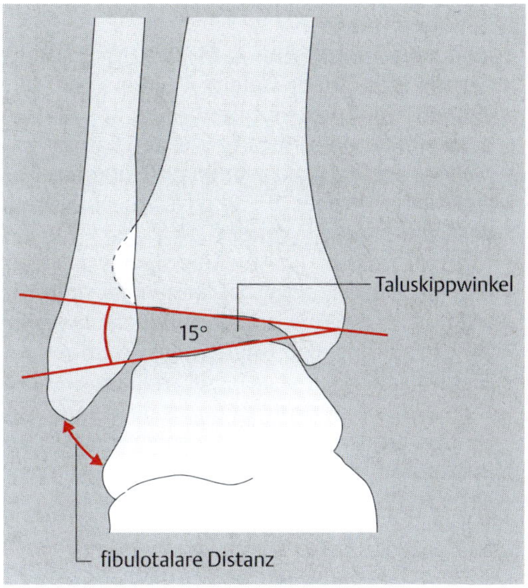

Abb. 4.**43** Röntgenbild: Gehaltene Aufnahme im a.-p.-Strahlengang.

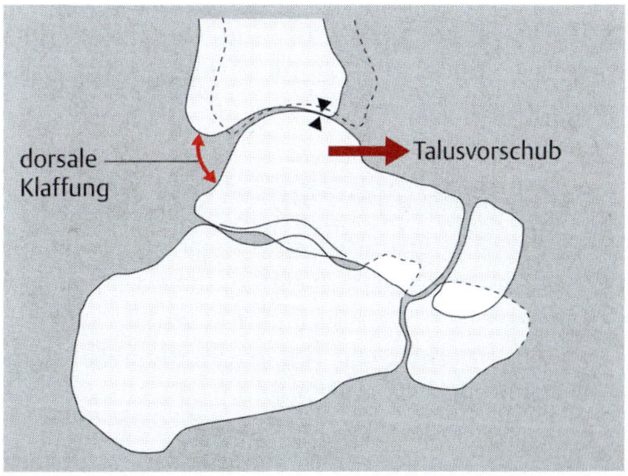

Abb. 4.**44** Röntgenbild: Gehaltene Aufnahme im lateralen Strahlengang.

Pathologie 1. Ein Talusvorschub von über 7 mm bei einer Haltekraft von 150 N über 30 Sekunden spricht für eine Bandruptur.
2. *Syndesmosensprengung* mit möglicher Luxation des Talus nach medial ist am medialen Teil des Gelenkspalts sichtbar, denn dieser wird wesentlich größer als 3 mm.

3. Frakturen

- *Kalkaneusfraktur* (Abb. 4.**45**): Dadurch Veränderung des Tuber-Gelenk-Winkels, da der Winkel durch Zusammenbruch des Kalkaneus kleiner oder negativ werden kann;
- *Weber-Fraktur:* Frakturlinie auf Höhe des Gelenkspalts (Weber B), Frakturlinie oberhalb der Syndesmose (Weber C);
- *Talushalsfraktur:* Frakturlinie durch das Collum tali. Diese Fraktur hat wegen der schlechten Blutversorgung und dadurch erschwerter Frakturheilung eine ungünstige Prognose;
- Metatarsalfraktur als Marschfraktur;
- Ausriss der Basis von Metatarsale V kann unter Umständen bei einem schweren Distorsionstrauma auftreten;
- Zehenfrakturen.

4. Chronische Polyarthritis

Radiologische Zeichen sind Gelenkspaltverschmälerung, marginale kortikale Erosionen und subchondrale Zysten, später auch Formabweichungen nach fibular und Hallux valgus. Betroffen sind vor allem die Metatarsalköpfchen, Metatarsophalangealgelenk V und Interphalangealgelenk I.

5. Hallux valgus (Abb. 4.**46**)

Die Großzehengrundvalgität beträgt mehr als 20°. Der Intermetatarsalwinkel liegt als Zeichen der Divergenz der Metatarsalen I und II über 10°. Das Caput metatarsale I ist gegen die Sesambeine nach medial verschoben. ■

Akzessorische Fußwurzelknochen

Dabei handelt es sich um noch teilweise vorhandene Knochenkerne. Sie sind inkonstant und müssen gegen Frakturen abgegrenzt werden. Beispiele:

- Os tibialis externum: an der medialen Seite des Os naviculare;
- Os trigonum: am Proc. posterior tali;
- Os peronaeum an der dorsal-lateralen Kante des Os cuboideum.

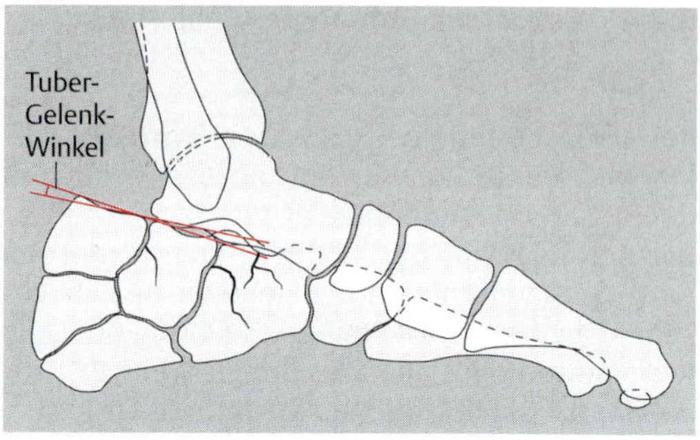

Abb. 4.**45** Röntgenbild: Veränderung des Tuber-Gelenk-Winkels bei Kalkaneusfraktur.

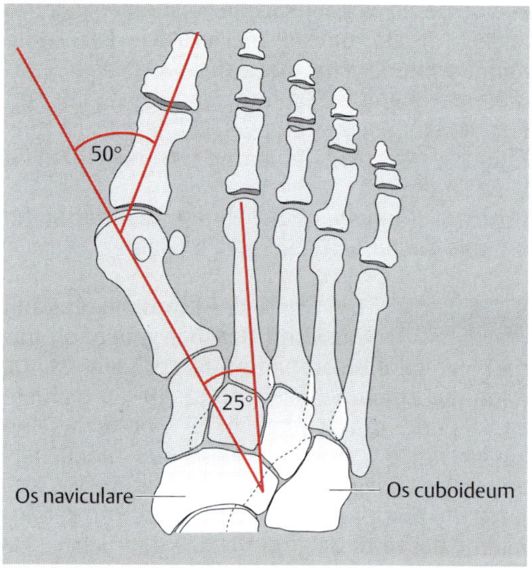

Abb. 4.**46** Röntgenbild: Veränderungen beim Hallux valgus.

4.2.5 **Kernspintomographie** (Abb. 4.**47a** u. **b**)

Die Kernspintomographie als modernes bildgebendes Verfahren spielt neben der Beurteilung ligamentärer Läsionen auch bei der Erkennung von osteochondralen Läsionen *(flake fractures)* eine große Rolle, da sich diese durch ein konventionelles Röntgenverfahren nicht darstellen lassen.
Bandverletzungen zeigen sich als Kontinuitätsunterbrechung und Verdickung, möglicherweise fehlt die Darstellbarkeit.

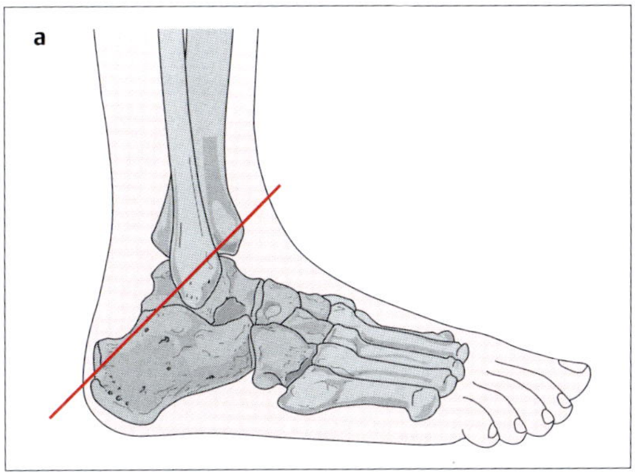

Abb. 4.**47a** u. **b** Kernspintomographie.
a Gekippte axiale Schnittführung.

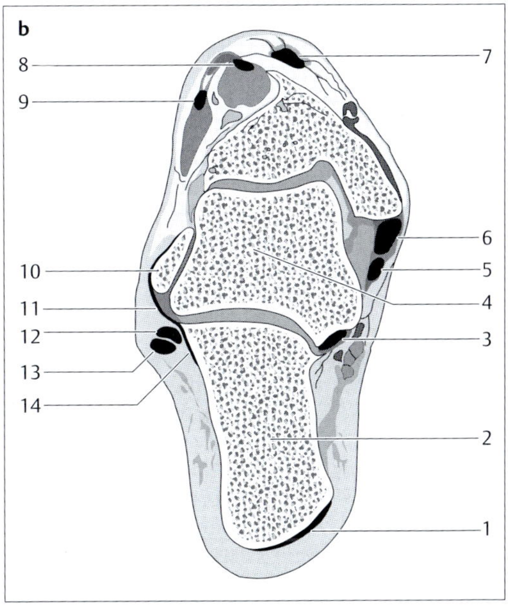

b Aufnahme in Höhe des Lig. calcaneofibulare.

1 Tendo calcaneus
2 Kalkaneus
3 Sehne des M. flexor hallucis longus
4 Talus
5 Sehne des M. flexor digitorum longus
6 Sehne des M. tibialis post.
7 Sehne des M. tibialis ant.
8 Sehne des M. extensor hall. longus
9 Sehne des M. extensor dig. longus
10 Malleolus lateralis
11 Lig. calcaneofibulare (proxim. Teil)
12 Sehne des M. peronaeus brevis
13 Sehne des M. peronaeus longus
14 Lig. calcaneofibulare (distaler Teil)

4.3 Articulatio talocruralis

4.3.1 Knöcherne Strukturen und Gelenkflächen

Talus (Abb. 4.**48**–4.**50**)

Corpus tali

- *Trochlea tali* befindet sich kranial auf dem Corpus tali; ist ventral um ca. 0,5 cm breiter als dorsal; besitzt 3 Gelenkflächen:
  - *Facies superior trochlea tali* artikuliert mit der Tibia; ist konvex; weist in der Mitte eine Rinne auf, die leicht schräg von dorsal-medial nach ventral-lateral zieht; der laterale Rand verläuft bogenförmig nach medial und ist länger als der mediale Rand;
  - *Facies malleolaris medialis* ist fast plan; artikuliert mit der malleolaren Gelenkfläche der Tibia; steht in einer um 30° nach kranial-lateral geneigten Gelenkebene zur Sagittalen;
  - *Facies malleolaris lateralis* artikuliert mit der Fibula; ist konkav; hat dreieckige Form mit der Spitze nach plantar; Ausrichtung der Gelenkfläche: im oberen Abschnitt in der Sagittalebene, der kaudale Abschnitt steht fast horizontal und liegt auf dem *Proc. lateralis*;
  - An der dorsalen Kante der Facies malleolaris lateralis ist eine kleine Kante und dadurch Aufteilung in eine weitere Facette zu sehen. Dabei handelt es sich um die *Fawcett-Facette*, die durch das Lig. tibiofibulare posterius entsteht (Kap. 4.4).
- *Proc. posterior tali:* dorsales Ende des Corpus tali; durch den Sulcus tendinis m. flexor hallucis longi wird er in ein Tuberculum mediale und ein Tuberculum laterale geteilt.

Collum tali

- Achse durch den Talushals ist nach ventral-medial gerichtet, bildet mit der Trochlearinne einen medialen Winkel von 150°;
- Neigung gegenüber einer Horizontalen durch den Corpus um 30° nach kaudal *(Inklinationswinkel);*
- besitzt auf der plantaren Seite den Sulcus tali, der zusammen mit dem Sulcus calcanei den Canalis tarsi bildet (Abb. 4.78).

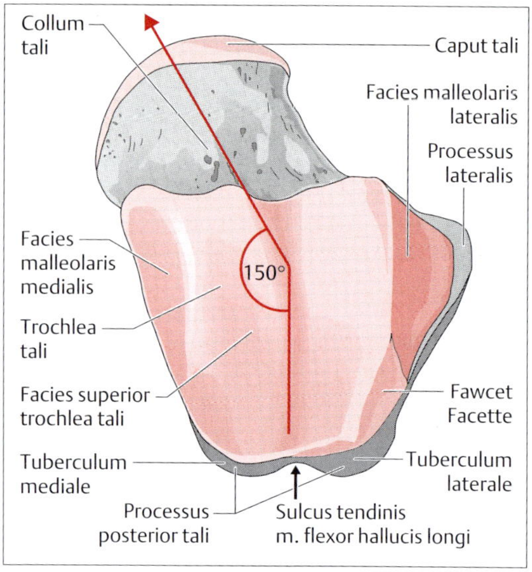

Abb. 4.**48** Talus, Talushalsachse (Ansicht von kranial).

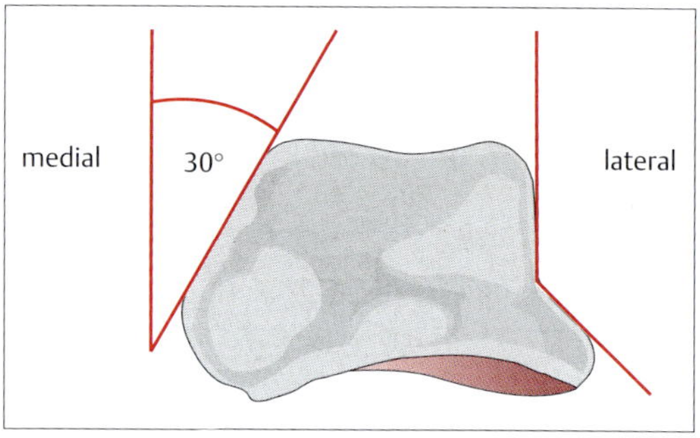

Abb. 4.**49** Gelenkflächenstellung der Facies malleolares am rechten Talus (Ansicht von dorsal).

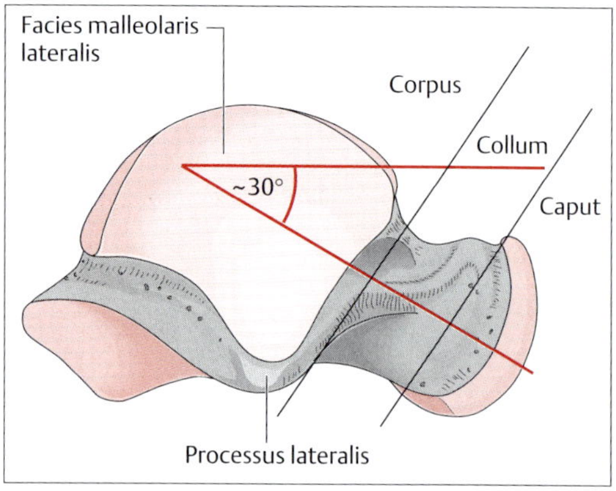

Abb. 4.**50** Inklinationswinkel des Talus (Ansicht von lateral).

Caput tali

Ist insgesamt überknorpelt und bildet die Gelenkflächen zum Os naviculare und Kalkaneus (Kap. 4.5).

Pathologie

Osteochondrosis dissecans (Abb. 4.**51**)

Die häufigste Lokalisation am Talus liegt randständig an der medialen Taluskante. Die Symptome sind Schwellung, schmerzhafte Blockierungen und Schnappen im Gelenk bei Bewegungen. Bei leichteren Fällen wird konservativ mit Ruhigstellung und Belastungsreduktion therapiert. Bei schweren Läsionsgraden, wie z. B. Dissakatbildung, wird operativ das geschädigte Areal exzisiert und eine anschließende Kürettage des subchondralen Knochens durchgeführt.

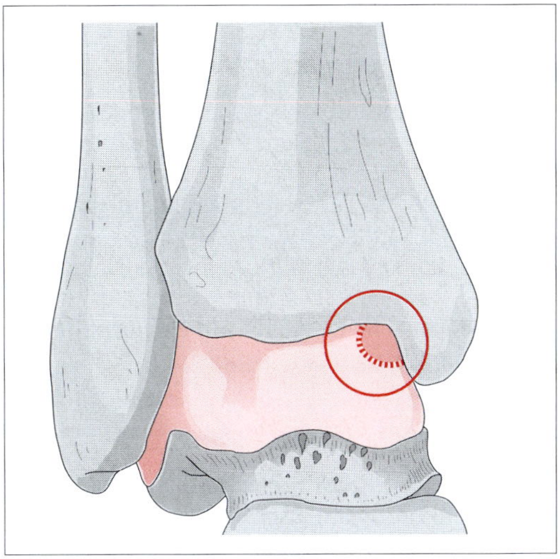

Abb. 4.**51** Osteochondrosis dissecans am Talus.

Tibia (Abb. 4.**52** u. 4.**53**)

Facies articularis malleoli medialis

- an der Innenseite des Malleolus medialis;
- artikuliert mit der Facies malleolaris medialis am Talus;
- entsprechend der Gelenkfläche am Talus um 30° nach kaudal-medial geneigt;
- leicht konkav bis plan geformte Gelenkfläche;
- geht kranial in die nächste überknorpelte Fläche der Tibia zum Talus über.

Facies articularis inferior tibiae

- artikuliert mit der Facies superior der Trochlea tali und ist um etwa 1/3 kleiner als diese;
- hat viereckige Form und ist konkav;
- besitzt in der Mitte einen First für die Rinne der Trochlea.

Sulcus malleolaris

- längs verlaufende Rinne auf der dorsalen Seite;
- bildet den Boden für einen osteofibrösen Kanal, in dem die Sehnen der Mm. tibialis posterior, flexor digitorum longus und flexor hallucis longus verlaufen.

Fibula (Abb. 4.**52** u. 4.**53**)

Facies articularis malleoli lateralis

- an der Innenseite des Malleolus lateralis;
- artikuliert mit dem Talus;
- dreieckige Form; erst sagittal ausgerichtet, kaudal fast in der Horizontalen.

Fovea lateralis fibula

- Vertiefung dorsal der Facies artic. mall. lateralis
- Ursprungsareal des Lig. talofibulare post. u. der Kapsel.

Sulcus tendinorum musculorum peronaeorum

- an der Außenfläche des Malleolus lateralis, für die Sehnen der Mm. peronaei;
- besitzt an der Umbiegestelle der Sehnen eine überknorpelte Fläche.

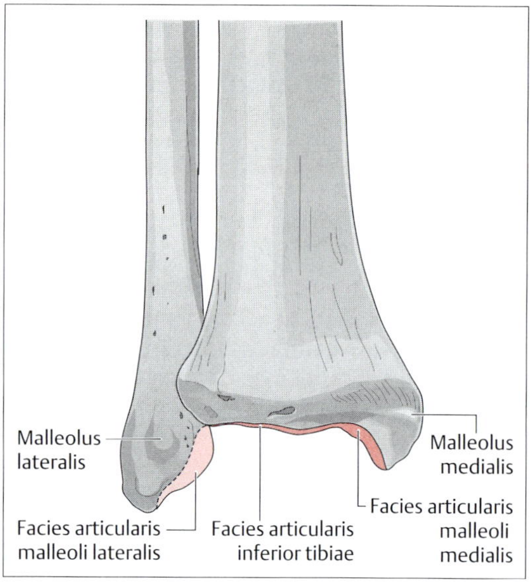

Abb. 4.**52** Distales Tibia- und Fibulaende (Ansicht von ventral).

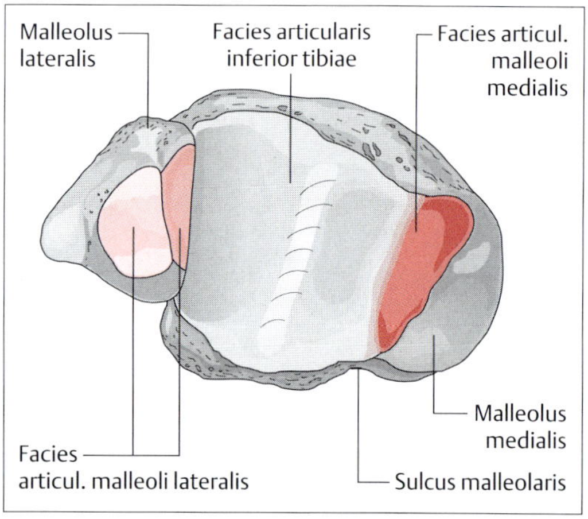

Abb. 4.**53** Gelenkflächen am distalen Tibia- und Fibulaende (Ansicht von kaudal).

4.3.2 Spongiosaarchitektur (Abb. 4.54)

Dorsale *Tibiatrabekel* ziehen in einem leicht konkaven Bogen nach ventral und setzen sich durch Corpus, Collum und Caput tali sowie Os naviculare, Os cuneiforme und Os metatarsale I–III fort.
Die ventralen tibialen Trabekel finden ihre Fortsetzung in einem leichten konkaven Bogen in Richtung dorsaler Taluskörper und Tuber calcanei.
Im *Kalkaneus* finden sich Drucktrabekel, die vom Sinus tarsi schräg nach kaudal-ventral in Richtung Os cuboideum ziehen.
Durch die Achillessehne entstehen Zugtrabekel am dorsal-kaudalen Tuber calcanei.
Außerdem gibt es durch die Zugwirkung des Lig. plantare longum entstandene schräg nach dorsal-kranial ziehende Trajektorien und von plantar nach ventral und etwas nach kranial ziehende Trabekel, die eine longitudinale Fortsetzung nach distal in das Os cuboideum und die Metatarsale IV und V finden.
Eine kleine Zone im mittleren Kalkaneusbereich bleibt trabekelfrei.

Im *Mittelfußbereich* ziehen Bündel vom Os naviculare und Os cuneiforme I quer nach lateral und kreuzen die longitudinal verlaufenden Züge.
Die *Os metatarsale* haben 3 Trabekelzüge:
- longitudinale;
- schräg von medial-proximal nach lateral-distal und von medial-distal nach lateral-proximal ziehende Bündel, die sich überkreuzen und sowohl an der Basis als auch am Caput metatarsalis zu finden sind;
- im Basisbereich verlaufen außerdem einige transversale Züge.

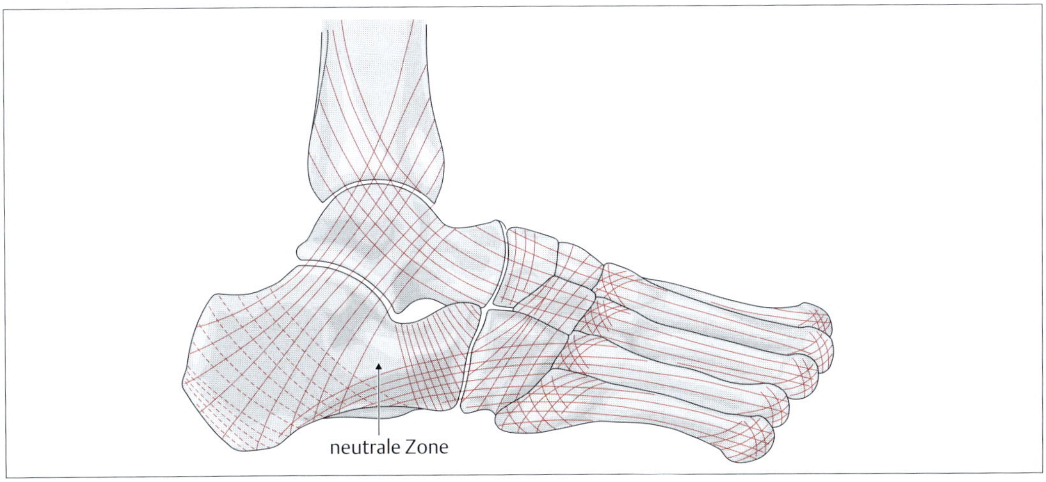

Abb. 4.54 Trabekelverlauf (durchgezogene Linien: Drucktrabekel; gestrichelte Linien: Zugtrabekel).

4.3.3 Gelenkkapsel (Abb. 4.55 u. 4.56)

Die Gelenkkapsel inseriert sowohl mit der Membrana synovialis als auch der Membrana fibrosa im Bereich der Knochen-Knorpel-Grenze. Eine Ausnahme stellt die Insertion am Collum tali dar, denn hier befindet sich die Insertion beider Kapselanteile etwas weiter distal.

Die Synovialmembran bildet im ventralen, dorsalen, dorsal-medialen und dorsal-lateralen Abschnitt Falten, die in die Gelenkhöhle hineinragen, die *Plicae synoviales.*

Die Kapsel zeigt vor allem im ventralen Bereich einen Rezessus, der zum größten Teil von den Sehnenscheiden der Extensoren sowie vom Retinaculum mm. extensorum inferius bedeckt ist. Dorsal ist die Membrana fibrosa dicker als ventral.

In die seitlichen Kapselanteile ziehen die Kollateralbänder.

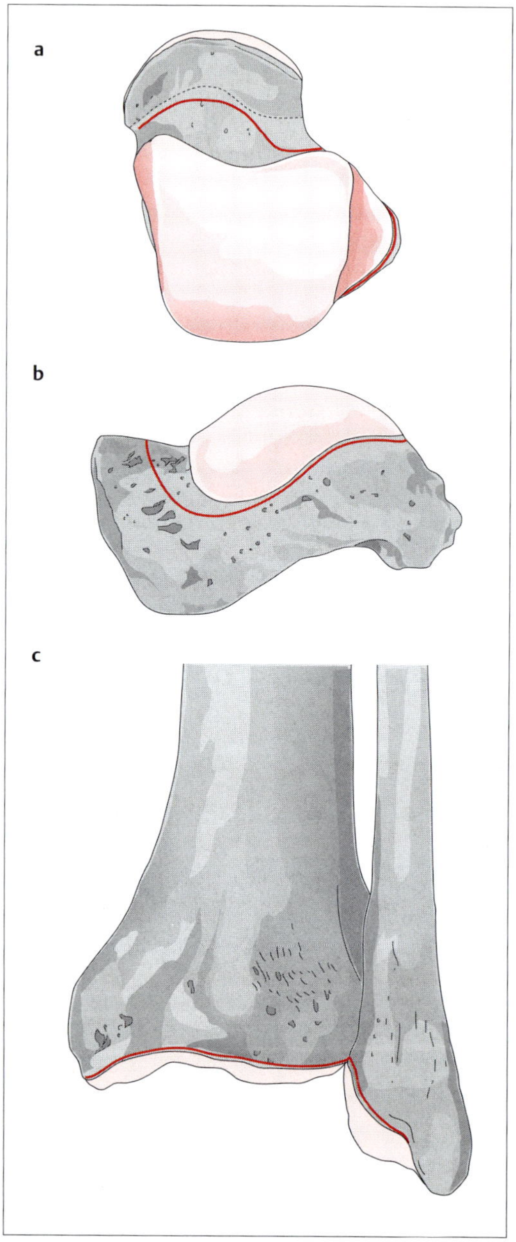

Abb. 4.55a–c Insertionen der Gelenkkapsel.
a Talus: Ansicht von kranial.
b Talus: Ansicht von medial.
c Distales Tibia- und Fibulaende: Ansicht von dorsal.

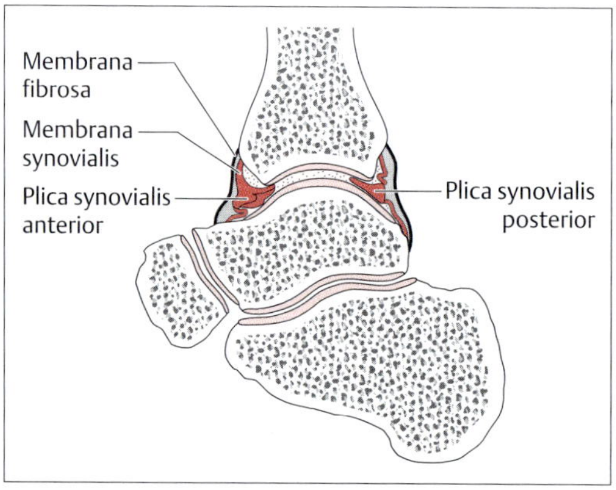

Abb. 4.56 Plicae synoviales im oberen Sprunggelenk.

Pathologie

Erguss (Abb. 4.**57**)

Ein Gelenkerguss des oberen Sprunggelenks ist an der deutlichen Vorwölbung im ventralen Bereich neben den Sehnen der Extensoren zu erkennen. Die Konturen der Malleoli sind nicht mehr scharfkantig, sondern verstrichen zu sehen.

Praxistipp Ein Erguss füllt den gesamten Gelenkbinnenraum aus und dehnt die Kapsel. Dadurch kann bei Verletzungen eines Bandes ein stabiles Gelenk vorgetäuscht werden. Aus diesem Grund sowie wegen der großen Schmerzhaftigkeit sind in dieser Phase die Stabilitätstests nicht durchführbar. Deshalb sollten abschwellende Maßnahmen, wie z.B. das Pumpen durch kleine Bewegungen, Bein hochlagern, den Erguss zurückbilden, sodass die Untersuchung 48 Stunden später erfolgen kann.

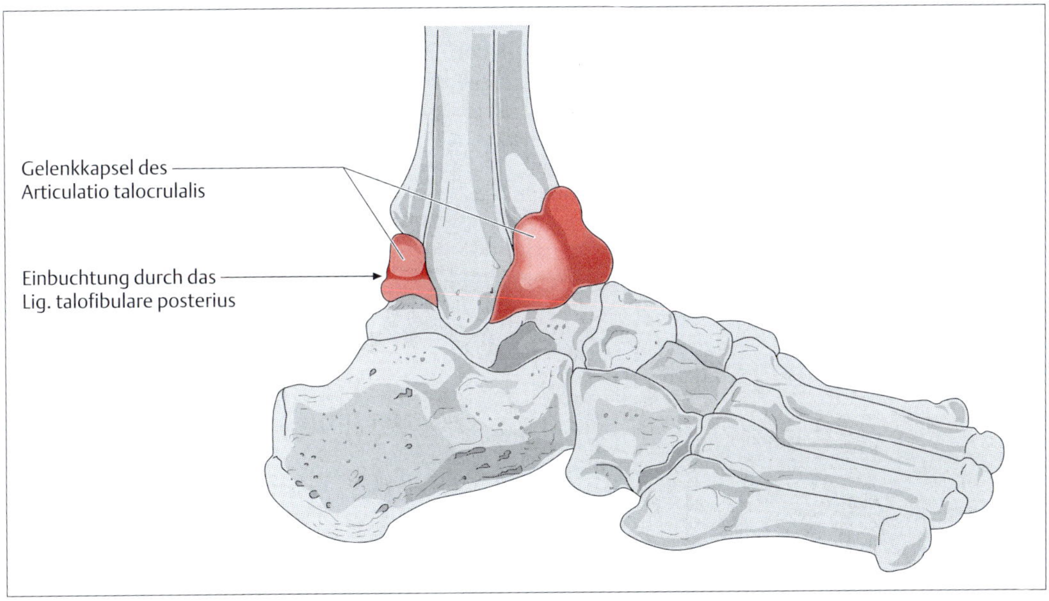

Abb. 4.**57** Vorwölbungen der Gelenkkapsel bei Erguss im oberen Sprunggelenk.

4.3.4 Bänder

Lig. collaterale mediale (Abb. 4.**58** u. 4.**59**)

Dieses Band wird aufgrund seiner Form *Lig. deltoideum* genannt. Es besteht aus 4 Faserzügen, die sich teilweise überlagern. Die Bandverbindungen zum Kalkaneus und Os naviculare gehen sowohl über das obere als auch das untere Sprunggelenk. Die tibiotalaren Verbindungen stabilisieren ausschließlich das obere Sprunggelenk.

Lig. tibiocalcaneare

Das Band zieht von der medialen Malleolenspitze zum Sustentaculum tali und verbindet sich mit dem Lig. calcaneonaviculare plantare. Es hat einen vertikalen Verlauf, ist der kräftigste Anteil der oberflächlichen Bänder, wird nach kaudal hin breiter (am Malleolus 1 cm, an der Insertion 1,5 cm Breite) und ist ca. 2–3 cm lang und 3 mm dick.

Lig. tibionaviculare

Es zieht vom ventralen Rand des medialen Malleolus zur dorsalen und medialen Fläche des Os naviculare. Außerdem ziehen Fasern in das Lig. calcaneonaviculare plantare. Die ventralen Faseranteile überdecken fast vollständig das tiefer gelegene Lig. tibiotalare anterius.

Lig. tibiotalare anterius

Tiefe Faseranteile liegen der Kapsel direkt auf und sind mit ihr verwachsen. Sie ziehen vom ventralen Teil des Malleolus fast horizontal zum dorsalen Talushals, direkt neben der Insertionslinie der Kapsel.
Oberflächliche Fasern ziehen dagegen steiler nach kaudal zum medialen Talushals.

Lig. tibiotalare posterius

Die tiefen Faseranteile ziehen von der dorsalen Fläche des medialen Malleolus nach kaudal-dor-

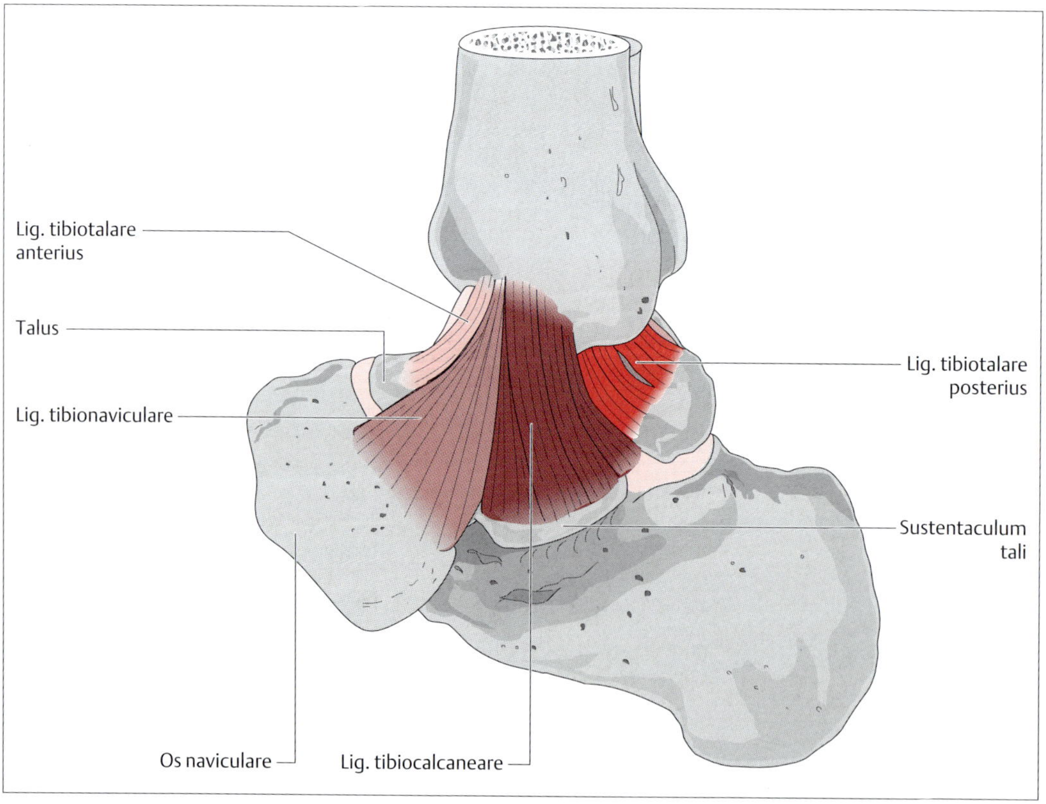

Abb. 4.**58** Lig. collaterale mediale.

sal und inserieren neben der Kapsel am Tuberculum mediale des Proc. posterior tali. Sie liegen unmittelbar der Kapsel auf, sind ca. 1,5 cm lang und breit. Mit 1 cm Dicke ist es das dickste Band und der kräftigste Teil des gesamten medialen Bandkomplexes.
Die oberflächlichen Bandzüge sind im Gegensatz nicht so dick, dafür aber länger, denn sie ziehen bis zum dorsalen Ende des Tuberculum mediale.

Funktionen der Bänder

Sie stabilisieren die mediale Seite und verhindern einen lateralen Shift des Talus. Die anterioren und posterioren Bandanteile begrenzen die Verschiebungen des Talus nach ventral und dorsal.
Tiefe Anteile der Ligg. tibiotalare posterius und tibiocalcaneare limitieren die Dorsalextension. Oberflächliche Anteile der Ligg. tibiotalare anterius und tibionavicularis begrenzen die Plantarflexion und das Lig. tibiocalcaneare die Eversion des Kalkaneus.

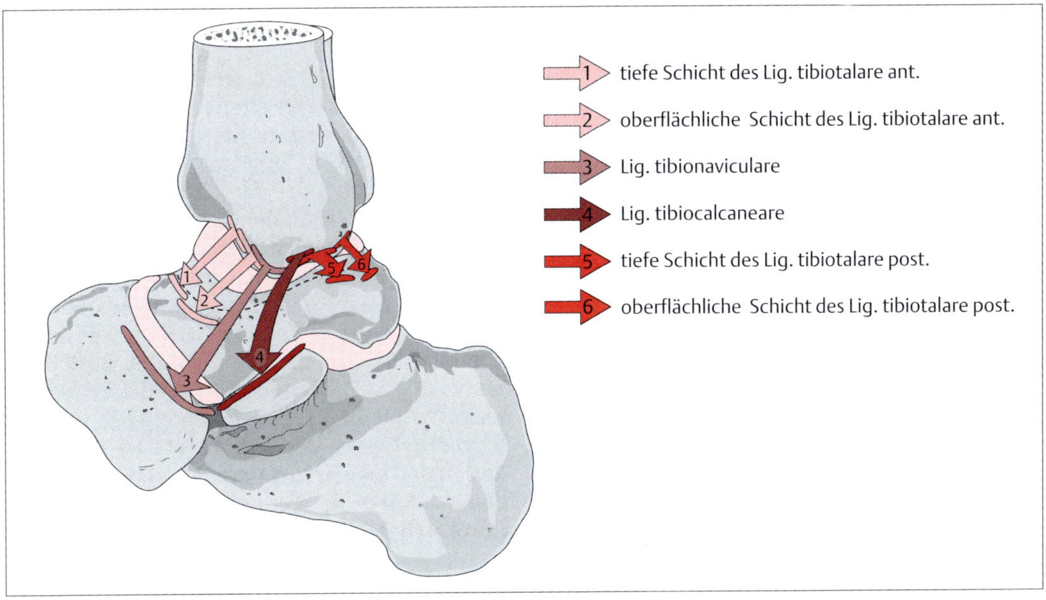

Abb. 4.**59** Insertionen des Lig. collaterale mediale.

Lig. collaterale laterale (Abb. 4.**60**–4.**63**)

Der laterale Bandapparat ist von großem klinischen Interesse, da er besonders häufig von Verletzungen betroffen ist.

Lig. talofibulare anterius (Abb. 4.**60**)

Das Band ist ca. 1,5–2 cm lang. Der obere Faserzug ist größer und kräftiger als der untere. Kleine Gefäßäste ziehen durch den Spalt zwischen beiden Anteilen.
Das Band entspringt ventral-kaudal der Facies articularis malleolaris lateralis. Der kraniale Anteil hat eine Verbindung zum Lig. tibiofibulare anterius, der kaudale Anteil zum Lig. calcaneofibulare.
Sein Ansatz liegt am Corpus tali, in unmittelbarer Nähe der Kapselinsertion, und ist mit dieser verwachsen.
Es hat einen fast horizontalen Verlauf in Neutral-Null-Stellung. Durch Plantarflexion wird es gespannt und erhält eine schräge Ausrichtung von kranial-lateral-dorsal nach kaudal-medial-ventral.

Lig. calcaneofibulare (Abb. 4.**61**)

Das Band ist ca. 3 cm lang und 3 mm dick. Es entspringt von der kaudalen Kante der Facies articularis malleolaris lateralis und zieht nach dorsal-kaudal an eine Rauigkeit an der Außenseite des Kalkaneus *(Tuberositas ligamentum calcaneofibularis)*. Diese liegt deutlich dorsal und etwas kranial der Trochlea peronaealis.
Die Sehnen der Mm. peronaei überkreuzen das Band, zwischen beiden befindet sich eine Gleitschicht. Einige Fasern umschlingen die Sehnenscheide, weshalb es bei Anspannung der Mm. peronaei zu einer Spannungszunahme in diesem Band kommt.
Das Lig. calcaneofibulare überkreuzt die Art. talotarsalis und wird durch das darüber ziehende Lig. talocalcaneum laterale von diesem getrennt. Zwischen beiden Bändern befindet sich Fettgewebe.
Der Verlauf des Bandes wird durch eine Valgusstellung der Ferse und durch Dorsalextension gespannt.

Lig. talofibulare posterius (Abb. 4.**62**)

Hierbei handelt es sich um ein sehr kräftiges Band, das sich von der Fibula zu den Insertionen am Talus verbreitert. Es hat einen horizontalen Verlauf, ist ca. 3 cm lang und 5–8 mm dick. Der Ursprungsbereich an der Fibula befindet sich kaudal und dorsal an der Fovea lateralis fibulae.
Es gibt unterschiedliche Faserzüge. Kurze Fasern inserieren in einer kleinen Rinne, die sich dorsal neben der Facies malleolaris lateralis des Talus befindet. Lange Fasern inserieren am Tuberculum lateralis des Proc. posterior tali. Davon ziehen kranial verlaufende oberflächliche Fasern in Richtung mediale Fußseite, verbinden sich mit längeren Fasern des Lig. tibiotalare posterius und bilden eine Art Schlinge. Kaudale Fasern bilden den Boden des Tunnels für die Sehne des M. flexor hallucis longus.

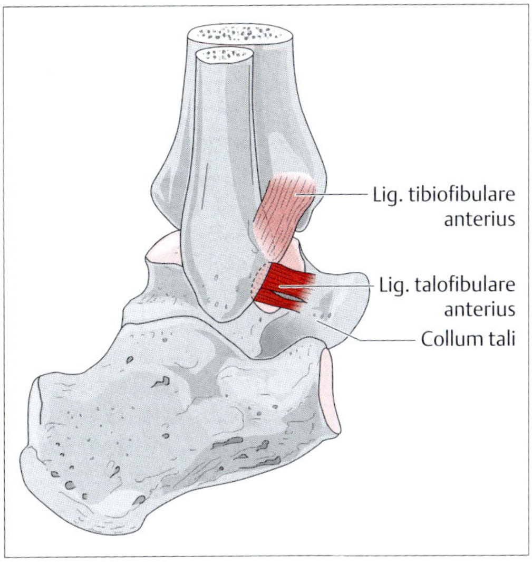

Abb. 4.**60** Lig. talofibulare anterius.

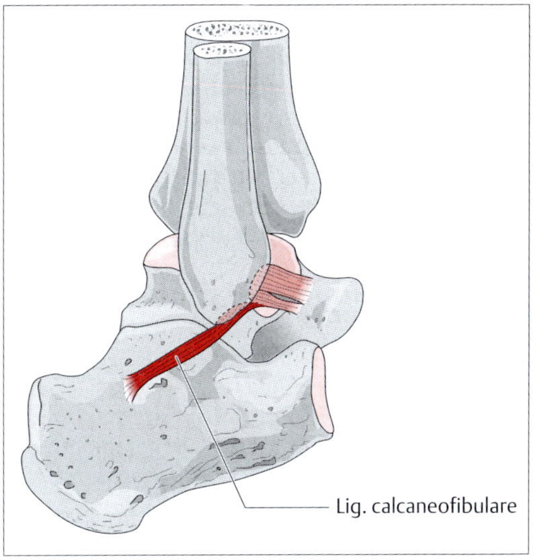

Abb. 4.**61** Lig. calcaneofibulare.

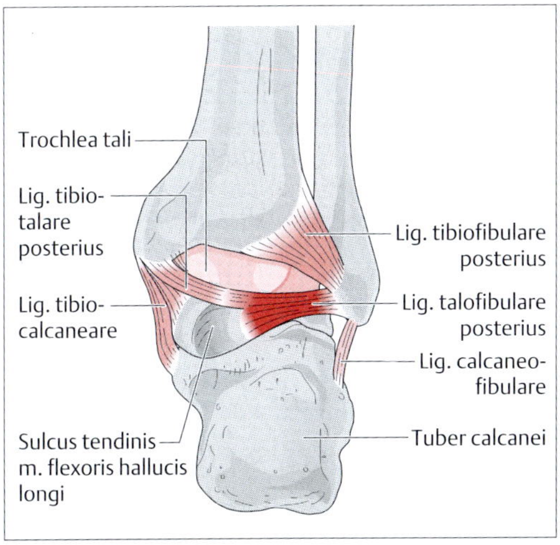

Abb. 4.**62** Lig. talofibulare posterius.

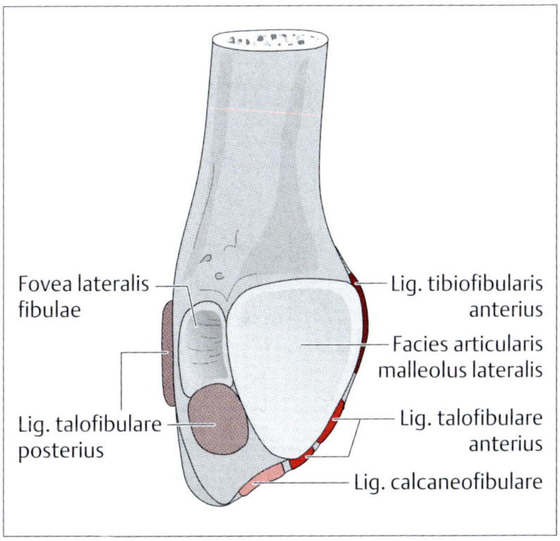

Abb. 4.**63** Insertionen der Bänder an der Innenseite der distalen Fibula.

Funktionen der Bänder

Das *Lig. talofibulare anterius* ist in Plantarflexion gespannt. Es stabilisiert vor allem im Zehenstand, d.h. es verhindert sowohl die Kippung des Talus nach medial als auch seine extreme ventrale Verschiebung. Bei Punctum fixum im distalen Bereich verhindert es die posteriore Verschiebung und Drehung der Fibula nach außen.
Das *Lig. talofibulare posterius* wird in Dorsalextension gespannt und bremst die Verschiebung des Talus nach dorsal bzw. die ventrale Verschiebung des Unterschenkels. Außerdem begrenzt es die Drehung der Fibula nach innen.
Das *Lig. calcaneofibulare* stabilisiert sowohl das obere als auch das untere Sprunggelenk auf der lateralen Seite. Es wird in Dorsalextension straff, bei Plantarflexion und in Varusstellung ist es entspannt. In Valgusstellung des Kalkaneus werden sowohl dieses Band als auch die mediale Verbindung zwischen Tibia und Kalkaneus gestrafft, da sich durch die Valguskippung die Insertionsstelle des Lig. calcaneofibulare am Kalkaneus nach medial und die Insertionsstelle des Lig. tibiocalcaneare am Sustentaculum tali nach kaudal verlagern (Abb. 4.**64**).

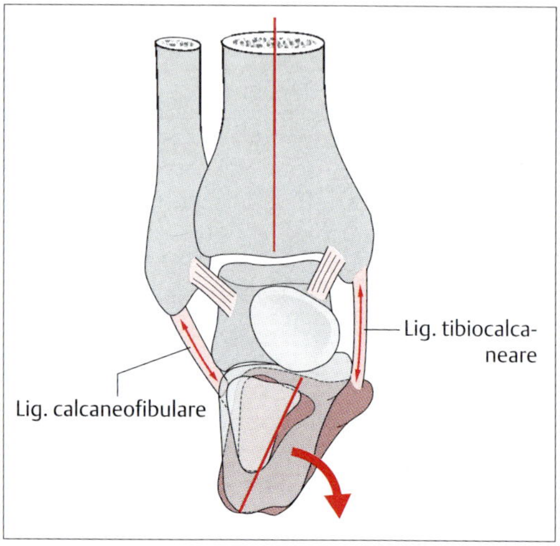

Abb. 4.**64** Straffung der Bänder bei Valgusstellung des Kalkaneus (Ansicht des rechten Fußes von ventral).

Pathologie

Supinationstrauma (Abb. 4.**65**)

Bei Distorsionstraumen, die fast immer in Richtung Supination stattfinden, ist zuerst das Lig. talofibulare anterius gerissen. Bei starker Überdehnung wird auch das Lig. calcaneofibulare erfasst, häufig kombiniert mit Einrissen der Sehnenscheiden der Peronäussehnen. Es kommt zu einer Kippung des Talus nach medial, und der Kalkaneus entfernt sich deutlich von der Fibulaspitze nach kaudal-medial. Außerdem entsteht zwischen Sustentaculum tali und Talus eine Kompression, und das Lig. tibiocalcaneare wird durch Annäherung entspannt.
Die Therapie erfolgt konservativ durch Aircast-Schiene oder Achimed-Spezialschuh, die die supinatorische Aufklappbarkeit verhindern. Operativ werden die Bänder durch eine Naht rekonstruiert oder – wenn dies nicht mehr möglich ist – durch Tenodese mithilfe der Sehne des M. peronaeus brevis. Dabei wird versucht, den natürlichen Verlauf der zu ersetzenden Bänder nachzuahmen (Kap. 4.6). ■

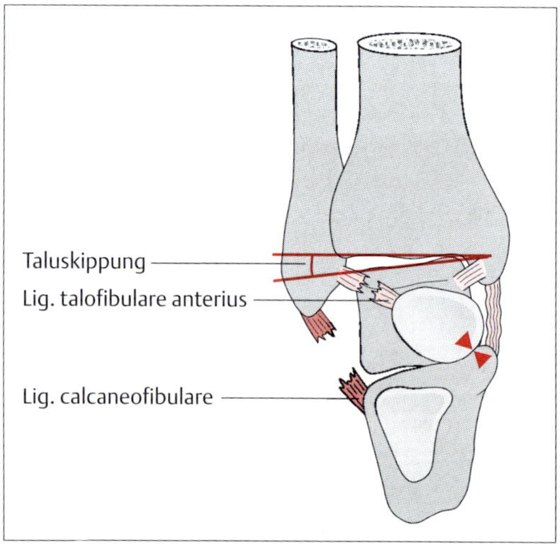

Abb. 4.**65** Taluskippung bei Ruptur der lateralen Bänder mit Kompression im medialen Bereich.

Praxistipp

1. Untersuchung der Bänder

Bei einer Ruptur der Bänder wird die Aufklappbarkeit des Talus getestet, indem die Malleolengabel fixiert und der Talus nach medial gekippt werden. Bei diesem Test ist der Seitenvergleich wichtig, da sich der Talus bei bandstraffen und -laxen Menschen grundsätzlich unterschiedlich weit kippen lässt.

Ein weiterer Test gibt Auskunft über die Verschieblichkeit des Talus nach ventral bzw. des Unterschenkels nach dorsal. Bei einer Ruptur des Lig. talofibulare anterius lässt sich der Unterschenkel deutlich – unbedingt im Seitenvergleich – nach dorsal verschieben (Abb. 4.**66**).

2. Behandlung des Supinationstraumas

Bei der Behandlung steht die Kräftigung der Mm. peronaei im Vordergrund, da diese Muskulatur die Supination verhindern kann. Dabei liegt der Schwerpunkt im Koordinationstraining, beispielsweise mit labiler Unterstützungsfläche (z.B. Sportkreisel; Kap. 4.6 u. 4.15).

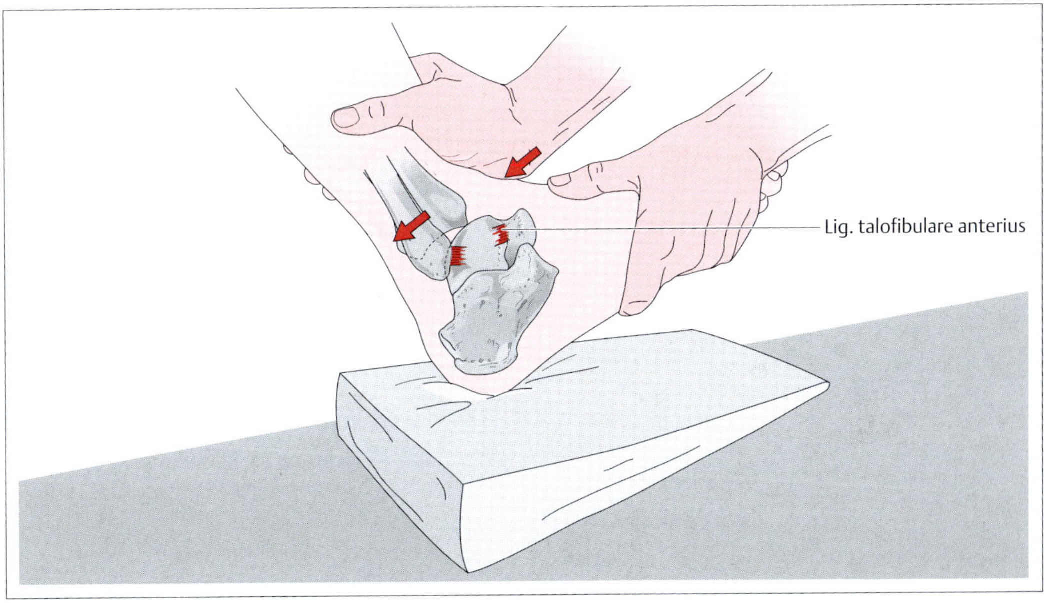

Abb. 4.**66** Stabilitätstest für das Lig. talofibulare anterius.

4.3.5 Bewegungsachse und Bewegungen

Achse

Die Bewegung kann durch eine Reihe von Momentanachsen beschrieben werden. Je nach Fußtyp bestehen außerdem individuelle Unterschiede.

Die Kompromissachse (Abb. 4.**67**), die für den klinischen Zweck ausreichend ist, liegt im Talus, ungefähr 5 mm kaudal der medialen Malleolenspitze und 3 mm kaudal sowie 8 mm ventral der lateralen Malleolenspitze.

Sie verläuft von ventral-medial-proximal nach dorsal-lateral-distal und hat damit eine schräge Ausrichtung. In der Frontalebene bildet sie mit der Tibiaschaftachse einen Winkel von 80–82° (Abb. 4.**68**).

In der transversalen Sicht bildet sie mit der Frontalebene einen medial offenen Winkel von 20°.

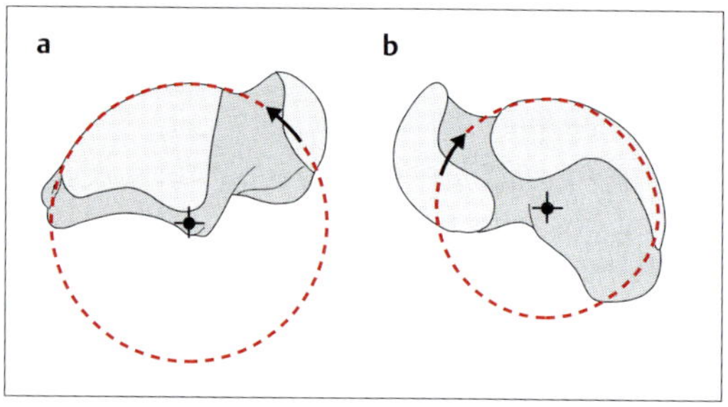

Abb. 4.**67a** u. **b** Bewegungsachse des Art. talocruralis in der Sagittalebene bei Dorsalextension.
a Ansicht von lateral.
b Ansicht von medial.

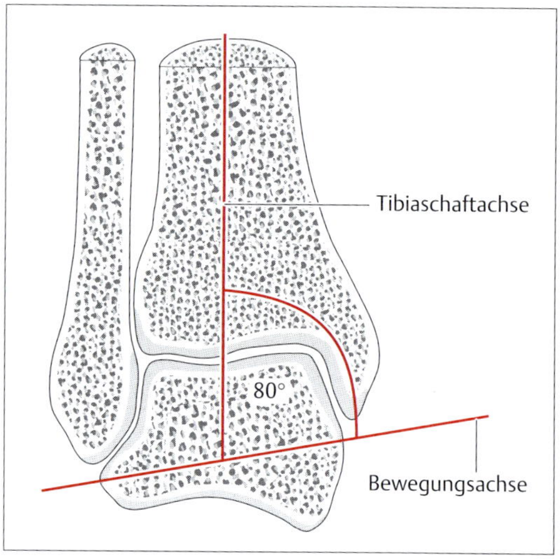

Abb. 4.**68** Ausrichtung der Bewegungsachse des Art. talocruralis in der Frontalebene.

Bewegungen

Dorsalextension/Plantarflexion (Abb. 4.**69**)

Aktiv: 20–0–40
Bei der Dorsalextension gleitet der Talus bogenförmig nach posterior, bei Plantarflexion nach anterior.
Wird der Fuß insgesamt bei Dorsalextension und Plantarflexion betrachtet, erscheinen die Bewegungen größer. Die hier vorgestellten Werte betreffen nur die Bewegungen zwischen Talus und Unterschenkel und sind deshalb wesentlich geringer als die Gesamtbewegungen des Fußes.
Passiv: 30–0–50 (Abb. 4.**70a** u. **b**)
Beim Punctum fixum des Fußes am Boden vergrößert sich die Beweglichkeit um mindestens 10° in jede Richtung.
Die Elastizität am Ende beider Bewegungsrichtungen ist fest, da Bänder die Bewegungen begrenzen.

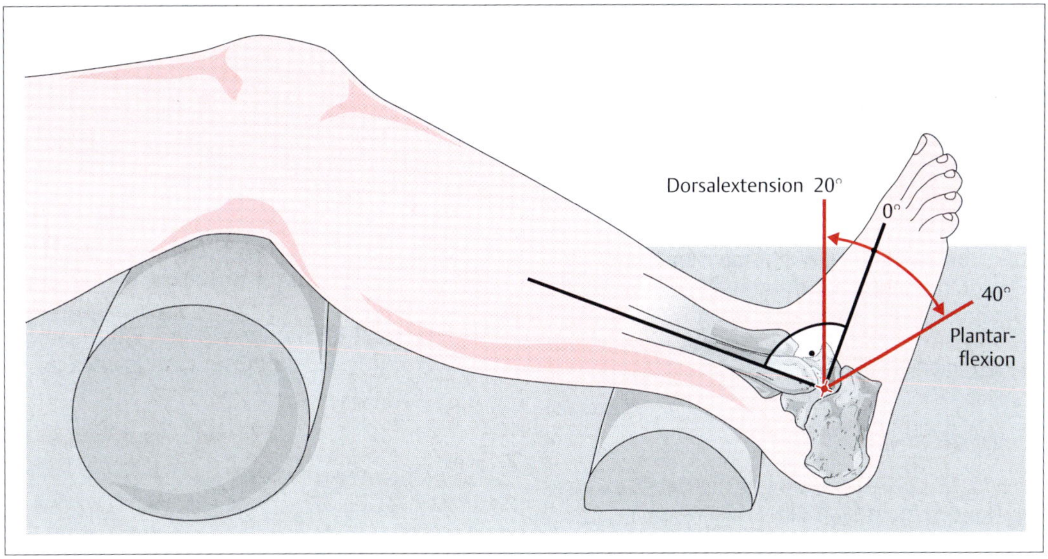

Abb. 4.**69** Bewegungen im oberen Sprunggelenk: Dorsalextension, Plantarflexion.

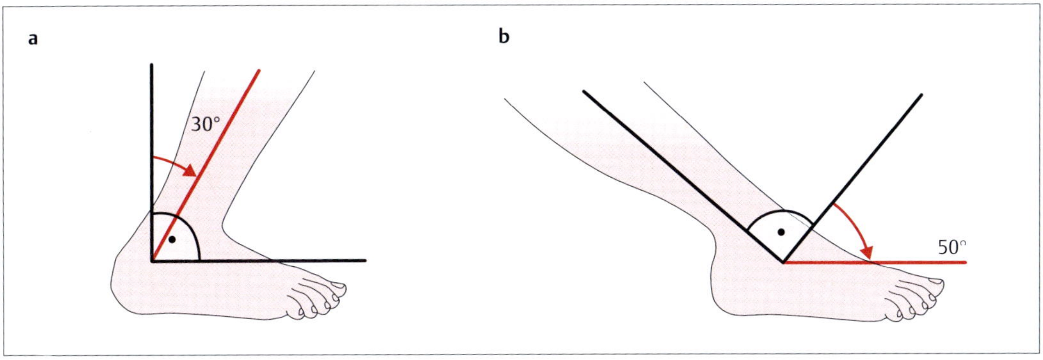

Abb. 4.**70a** u. **b** Passive Bewegungen im oberen Sprunggelenk bei distalem Punctum fixum.
a Dorsalextension.
b Plantarflexion.

Praxistipp

Messung der Dorsalextension

Bei Messungen der Dorsalextension ist die Begrenzung der Beweglichkeit durch die Dehnung des M. gastrocnemius zu bedenken. Deshalb muss die Gelenkmessung mit gebeugtem Knie durchgeführt werden, da er dadurch von proximal her angenähert ist.

Kombinierte Bewegungen

Der Krümmungsradius der lateralen Rollenkante entspricht einem Kreis, während die mediale Kante ventral einen kleineren Krümmungsradius zeigt als dorsal. Die Trochlea tali bildet also einen Kegel, dessen Spitze nach medial zeigt (Abb. 4.**71**). Durch ihre anatomische Beschaffenheit sind Bewegungen der lateralen Talusrolle größer als die der medialen.
Außerdem sind die Bewegungen mit einer kleinen rotatorischen Komponente gekoppelt. Bei Dorsalextension dreht sich der Talus um ca. 5° im Verhältnis zum Unterschenkel nach außen, bei Plantarflexion nach innen. ■

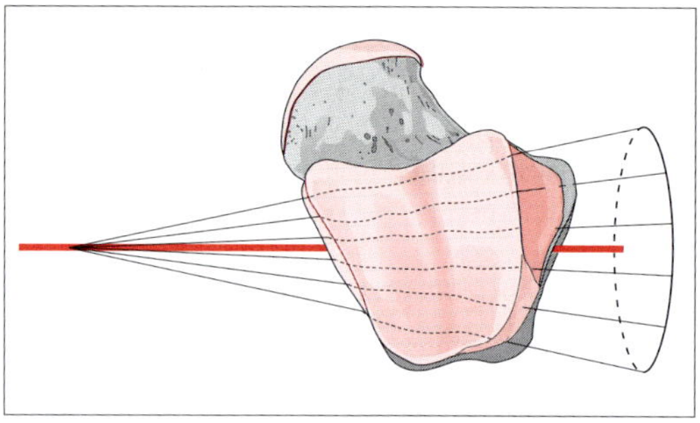

Abb. 4.**71** Darstellung der Talusrolle in Form eines Kegels.

Verriegelte Stellung

Die *Closed-packed-position* ist die Dorsalextension. Dann schiebt sich der breite ventrale Anteil der Trochlea tali zwischen die Malleolengabel. Dadurch zwingt sie die Malleoli auseinander, und die Bandverbindungen zum Talus und im Syndesmosenbereich geraten unter Spannung.

Ruhestellung

Die entspannteste Stellung für das obere Sprunggelenk und seine umgebenden Strukturen liegt bei ungefähr 10° Plantarflexion.

4.4 Articulatio tibiofibularis

4.4.1 Knöcherne Strukturen und Gelenkflächen der Syndesmosis tibiofibularis

- ist die distale tibiofibulare Verbindung;
- die *Incisura fibularis* stellt die syndesmotische Verbindung zur Fibula her, ist nicht überknorpelt und leicht konkav gekrümmt;
- zwischen beiden Knochen liegt eine Synovialfalte des oberen Sprunggelenks;
- die Fibula hat keine entsprechende Fläche, sodass die Incisura fibularis mit einem kleinen Abschnitt im Diaphysenbereich Kontakt hat.

4.4.2 Bänder der Syndesmosis tibiofibularis (Abb. 4.**72**)

Lig. tibiofibulare anterius

Ein rechteckiges Band, das schräg von medial-kranial nach lateral-kaudal verläuft. Es zieht über die ventrale Kante der Trochlea tali, eventuell bildet sich dort eine kleine Gelenkfacette aus.

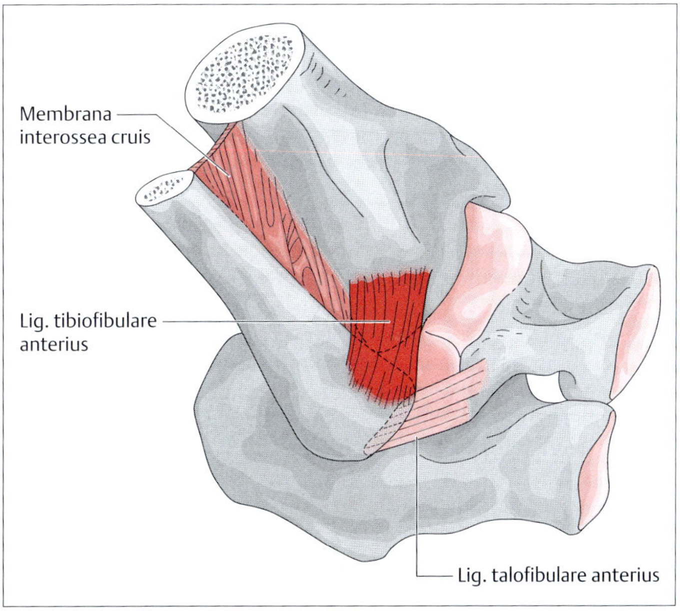

Abb. 4.**72** Lig. tibiofibulare anterius (Ansicht von kranial-lateral).

Lig. tibiofibulare posterius (Abb. 4.**73**)

Es werden tiefe von oberflächlichen Fasern unterschieden. Die tiefen Fasern verlaufen zum Teil horizontal, andere Teile verlaufen schräg von medial-kranial nach lateral-kaudal, genauer vom dorsal-kaudalen Rand der Incisura fibularis zum dorsal-kaudalen Abschnitt der Fovea lateralis fibulae. Die tiefsten Anteile haben Kontakt zu einer dorsal-lateralen Kante der Trochlea tali. Hier entsteht eine kleine dreieckige Facette, die *Fawcett-Facette*.
Oberflächliche Fasern verlaufen leicht schräg vom dorsal-kranialen Rand der Incisura fibularis zur dorsalen Kante des Malleolus lateralis. Diese Fasern verbinden sich im distalen Bereich mit der Kapsel des oberen Sprunggelenks und dem oberen Anteil des Lig. talofibulare posterius.

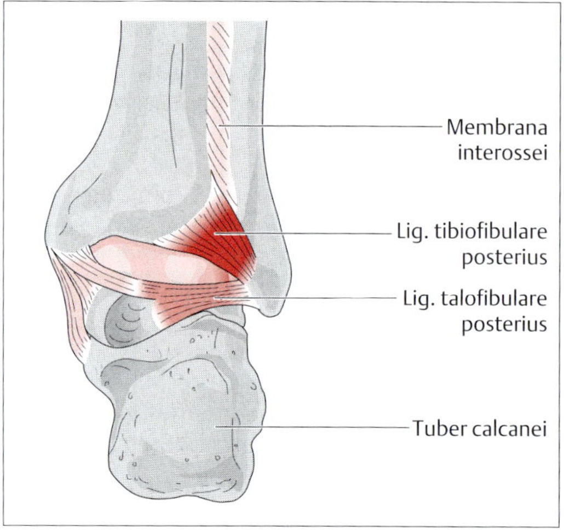

Abb. 4.**73** Lig. tibiofibulare posterius, oberflächliche Fasern (Ansicht von dorsal).

4.4.3 Membrana interossea cruris (Abb. 4.**74**)

Die Membran besteht aus straffen Bindegewebszügen, die zum größten Teil von der Margo interosseus der Tibia schräg nach distal zur entsprechenden Margo der Fibula ziehen, andere verlaufen gegenläufig.
Im kranialen Bereich befindet sich eine große Lücke für die Vasa tibialia anteriora, die hier von dorsal nach ventral ziehen. Eine schmale Lücke im distalen Bereich lässt Äste aus den dorsal verlaufenden Vasa peronaea durchtreten.
Die Membran hat eine wichtige stabilisierende Funktion, denn sie hält die beiden Unterschenkelknochen zusammen und ist außerdem Ursprungsbereich für viele Fußmuskeln.

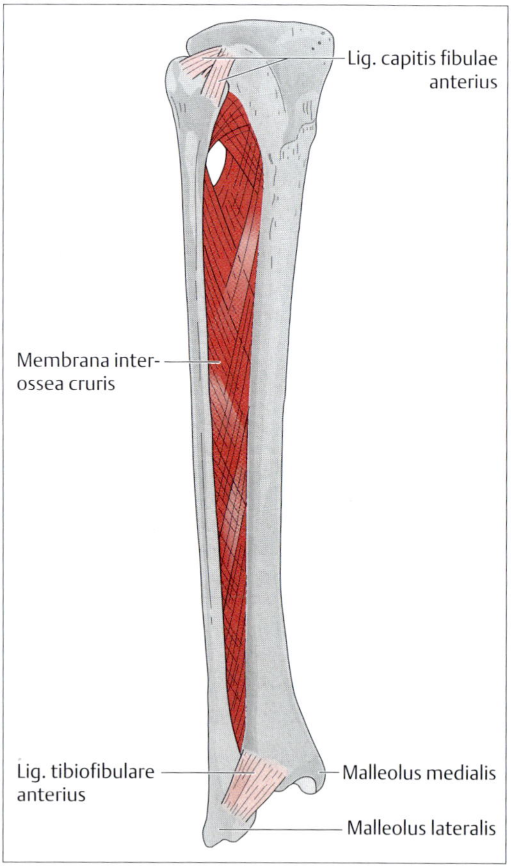

Abb. 4.**74** Membrana interossea cruris (Ansicht von ventral-lateral).

4.4.4 Knöcherne Strukturen und Gelenkflächen der Art. tibiofibularis (Abb. 4.**75**)

Proximale Tibia

- *Facies articularis fibularis tibiae* leicht konvex;
- Gelenkfläche zeigt nach dorsal-lateral-kaudal;
- liegt unter dem lateralen Tibiaplateau.

Proximale Fibula

- *Facies articularis capitis fibulae* ist leicht konkav;
- Gelenkfläche zeigt nach kranial-medial-ventral, sodass die Gelenkebene für die Gleitbewegungen in einem nach dorsal offenem Winkel von 60° zur Sagittalebene steht.

4.4.5 Gelenkkapsel der Art. tibiofibularis proximalis

Sie ist straff und ohne Recessus. Die Kapsel kommuniziert mit dem Rec. popliteus, wodurch eine Verbindung zum Kniegelenk besteht (Kap. 3.3).

4.4.6 Bänder der Art. tibiofibularis proximalis (Abb. 4.**76**)

Lig. capitis fibulae anterius

Das Band ist zweigeteilt. Die proximalen Fasern sind kurz und mit der Kniegelenkkapsel verwachsen. Sie verlaufen von der Fibulaspitze annähernd horizontal in Richtung Tibia. Der M. popliteus zieht mit einigen Fasern in den proximalen Bandanteil.
Längere Fasern ziehen von der Tibia schräg nach kaudal-lateral und setzen am kaudal-ventralen Caput fibulae an.

Lig. capitis fibulae posterius

Das Band ist dünn und zieht vom dorsalen Caput fibulae schräg nach proximal-medial zum lateralen Tibiakondylus.

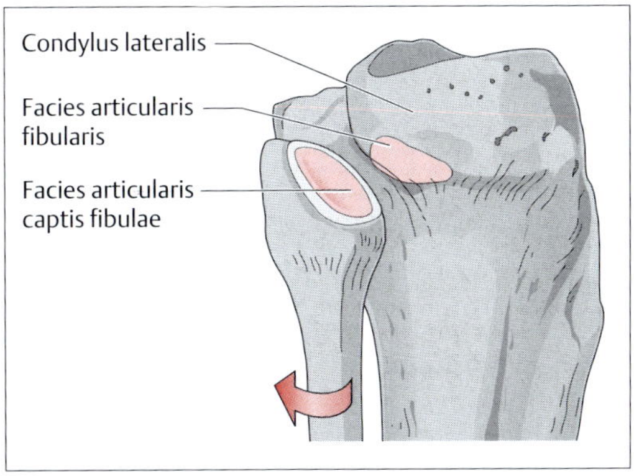

Abb. 4.**75** Art. tibiofibularis proximalis (Ansicht von dorsal-lateral, Fibula nach außen gedreht).

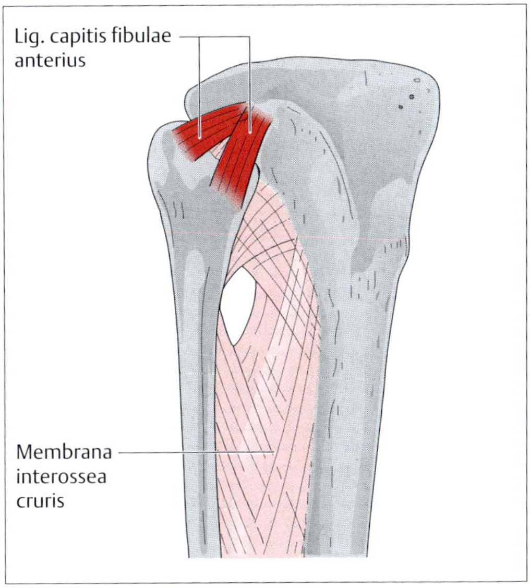

Abb. 4.**76** Lig. capitis fibulae anterius.

4.4.7 Gelenkachse der Art. tibiofibularis proximalis

Eine Bewegungsachse kann nicht festgelegt werden. In diesem Gelenk finden Gleitbewegungen nach dorsal-medial, ventral-lateral, kranial-dorsal und kaudal statt.

4.4.8 Mechanik der tibiofibularen Verbindungen

Die tibiofibularen Verbindungen müssen als Gelenkkomplex betrachtet werden, da eine Verschiebung in der Syndesmose nur geschehen kann, wenn auch eine Bewegung in der proximalen Verbindung erfolgt. Bei den Fußbewegungen findet eine zwanghafte dreidimensionale Bewegungskombination statt.
Bei *Dorsalextension* können folgende Komponenten in der distalen tibiofibularen Verbindung beobachtet werden (Abb. 4.**77**):

- *Fibulatranslation nach lateral*, da die Malleolengabel durch die Form des Talus weit gestellt wird;
- *Fibulatranslation nach kranial.* Ebenfalls bedingt durch die breite ventrale Talusrolle wird die Fibula nach proximal verschoben. Bei der reinen proximalen Verschiebung würde es zu einer Kompression im proximalen Gelenk kommen, da die Tibia die Fibula dachförmig überragt. Deshalb findet die proximale Verschiebung immer in Kombination mit Dorsaltranslation statt.
- *Fibulatranslation nach dorsal* in Form einer Drehung der Fibula nach innen. Durch die Insertion des Lig. tibiofibulare anterius an der Außenseite und den tiefen kräftigen Anteilen des Lig. tibiofibulare posterius an der Innenseite der Fibula wird diese durch die Bandstraffung nach innen gedreht.

Das Ausmaß der Fibulatranslationen ist minimal, es handelt sich um 1–2 mm. Beispielsweise wird die Weitenveränderung der Malleolengabel mit 1,4 mm angegeben (Seiler 1999).
Bei der *Plantarflexion* finden umgekehrte Verlagerungen statt.

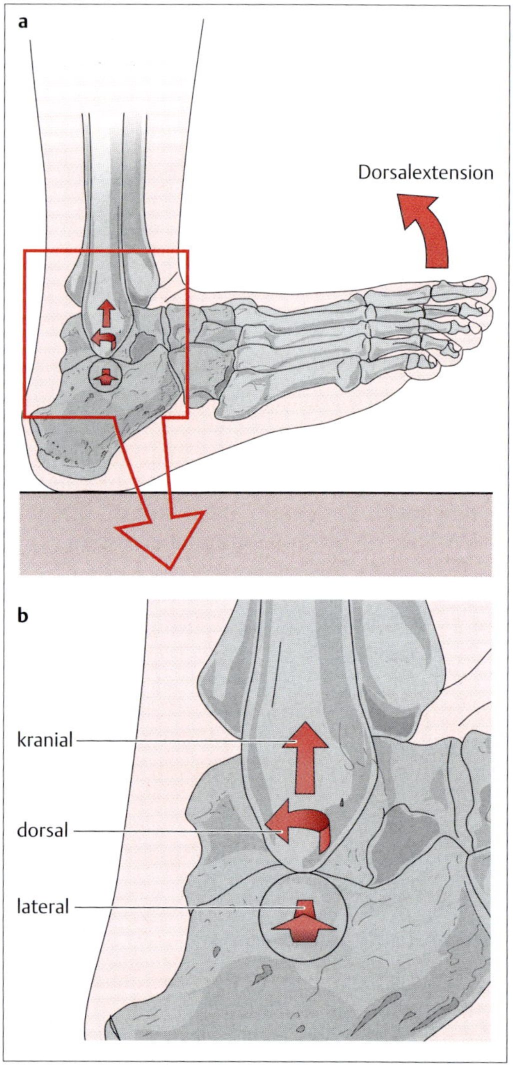

Abb. 4.**77** Fibulatranslationen bei Dorsalextension.

4.5 Articulatio talotarsalis

Anatomisch besteht das untere Sprunggelenk aus 2 getrennten Gelenken, die als *hintere* und *vordere Kammer* bezeichnet werden. Die Gelenkkapsel sowie der Sinus und Canalis tarsi trennen die beiden Kammern vollständig voneinander. Sie bilden jedoch eine funktionelle Einheit.

4.5.1 Knöcherne Strukturen und Gelenkflächen der Art. subtalaris

Das Subtalargelenk bildet die hintere Kammer des unteren Sprunggelenks.

Talus (Abb. 4.**78**)

- *Facies articularis calcanea posterior* befindet sich am kaudalen Corpus tali;
- in anterior-posteriorer Ausrichtung ist die Gelenkfläche deutlich konkav, in medial-lateraler Ausrichtung ist sie plan, weshalb sie leicht sattelförmig erscheint;
- die Achse durch die Länge der Gelenkfläche zeigt nach ventral-lateral und bildet mit der vorderen Trochleagrenze einen Winkel von 30°–40°;
- die ventrale Gelenkflächenkante stellt die dorsale Begrenzung des *Sulcus tali* dar.

Kalkaneus (Abb. 4.**79**)

- *Facies articularis talaris posterior* artikuliert mit der Fläche am Talus;
- die Gelenkfläche zeigt eine leichte Sattelform, wobei die Konvexität in der anterior-posterioren Ausrichtung sehr ausgeprägt ist;
- die Längsachse durch die Gelenkfläche verläuft ebenso wie die am Talus von dorsal-medial nach ventral-lateral;
- die posteriore Gelenkfläche hat gegenüber der kranialen Kalkaneusoberfläche eine Inklination von 65°–75° (Abb. 4.**81**);
- unmittelbar ventral der Gelenkfläche liegt der *Sulcus calcanei*, der schräg von dorsal-medial nach ventral-lateral verläuft und den Boden des Canalis tarsi bildet, der lateral als *Sinus tarsi* endet.

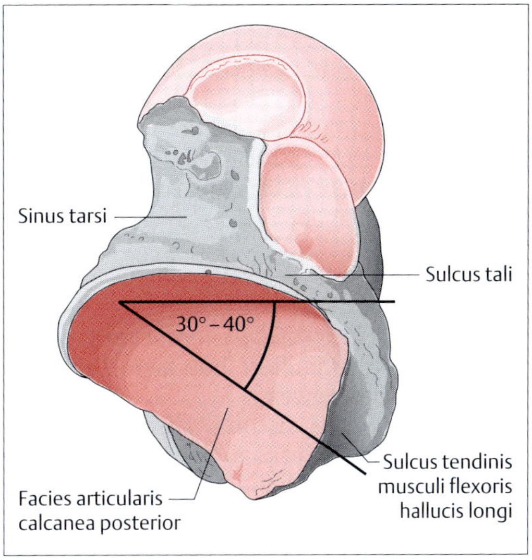

Abb. 4.**78** Art. subtalaris: Gelenkflächen am Talus (Ansicht des rechten Talus von kaudal).

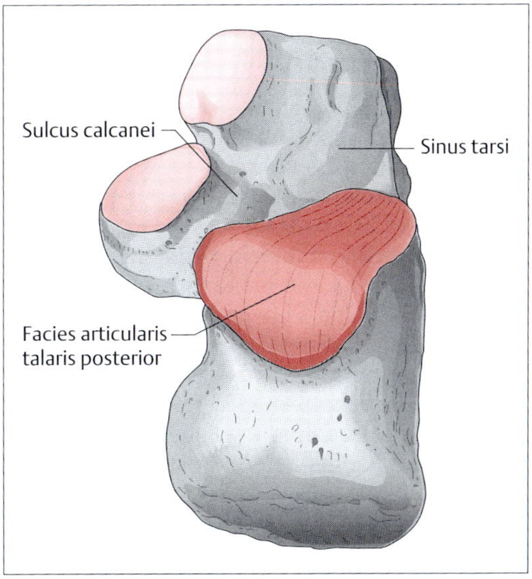

Abb. 4.**79** Art. subtalaris: Gelenkflächen am Kalkaneus (Ansicht des rechten Kalkaneus von kranial).

4.5.2 Knöcherne Strukturen und Gelenkflächen der Art. talocalcaneonavicularis

Dieses Gelenk bildet die vordere Kammer des unteren Sprunggelenks. Hier artikulieren Talus, Kalkaneus und Os naviculare sowie das Pfannenband miteinander.

Talus (Abb. 4.**80**)

- *Facies articularis calcanea media* am kaudalen Collum tali artikuliert mit dem Kalkaneus und ist leicht konvex;
- *Facies articularis calcanea anterior* am ventral-kaudalen Taluskopf artikuliert mit dem Kalkaneus und ist bikonvex, allerdings weniger ausgeprägt als die Gelenkfläche zum Os naviculare;
- *Facies articularis navicularis* liegt ventral am Caput tali, artikuliert mit dem Os naviculare und ein kaudaler Teil mit dem Pfannenband; diese Fläche ist bikonvex geformt.

Kalkaneus (Abb. 4.**81**)

- größter Tarsalknochen;
- seine Längsachse ist nach anterior, leicht kranial und lateral gerichtet;
- *Facies articularis talaris anterior* liegt ventral-kranial und ist konkav;
- *Facies articularis talaris media* auf dem *Sustentaculum tali*, ein balkonartiger Vorsprung an der medialen Seite des Kalkaneus:
  - ist konkav geformt;
  - dorsal-lateraler Rand der Gelenkfläche bildet die ventral-mediale Begrenzung des Sulcus calcanei;
- am Übergang der beiden Gelenkflächen wird die überknorpelte Fläche schmaler, häufig fehlt sie ganz, sodass sich die Überknorpelung in der kranialen Ansicht wie eine Schuhsohle darstellt.

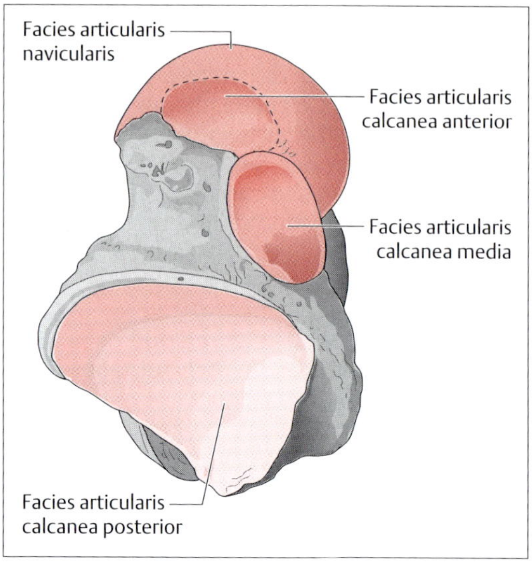

Abb. 4.**80** Gelenkflächen am rechten Talus (Ansicht von kaudal).

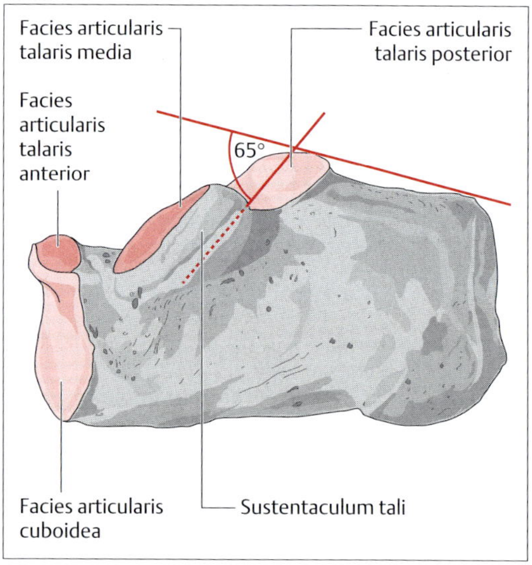

Abb. 4.**81** Gelenkflächen am rechten Kalkaneus und Inklinationswinkel (Ansicht von medial).

Os naviculare (Abb. 4.**82**)

- *Tuberositas ossis navicularis* ist ein Vorsprung am medialen Rand, der nach plantar ragt; dient dem M. tibialis posterior als Insertionsstelle;
- *Facies articularis talaris* ist eine ovale, ausgeprägt bikonkav geformte Gelenkfläche, die schmaler als die entsprechende Gelenkfläche am Talus ist.

Lig. calcaneonaviculare plantare (Pfannenband; Abb. 4.**82**)

Das Band zieht vom ventralen Rand des Sustentaculum tali zur plantaren Fläche des Os naviculare und ist trapezförmig ausgebildet. Es wird auch als *Pfannenband* bezeichnet, da es mit einer dicken Knorpelschicht überzogen ist und eine Gelenkfläche für den kaudalen Teil des Caput tali bildet. Ein mit Synovialmembran überzogener Fettkörper (Corpus adiposum) liegt dem anterior-lateralen Bandteil auf.

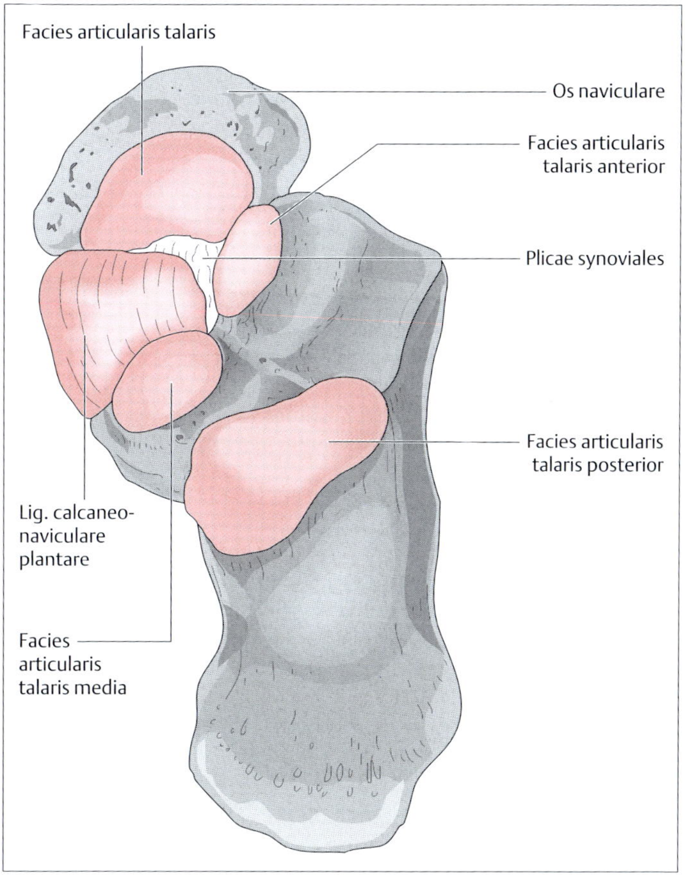

Abb. 4.**82** Gelenkflächen des rechten unteren Sprunggelenks (Talus entfernt, Ansicht von kranial).

4.5.3 Gelenkkapsel

Die beiden Gelenkkammern des unteren Sprunggelenks sind voneinander getrennt.

Insertionen (Abb. 4.**83a** u. **b**)

Die Insertionen am Talus und am Os naviculare liegen jeweils nahe der Knochen-Knorpel-Grenze.
Am Kalkaneus liegen die Insertionen etwas entfernt von der überknorpelten Gelenkfläche, jedoch nicht mehr als 0,5 cm.
In die Gelenkkapsel der vorderen Kammer ist der überknorpelte Teil des Pfannenbands eingelagert.
Die laterale Gelenkkapsel der hinteren Kammer kommuniziert mit der des oberen Sprunggelenks und zeigt vor allem hier und dorsal Ausstülpungen.

Pathologie

Erguss (Abb. 4.**84**)

Bei einem Erguss im Subtalargelenk erscheint der Bereich dorsal-kaudal des Malleolus lateralis aufgequollen.
Bei Betroffenheit der vorderen Kammer tritt eine streifenförmige quere Verdickung proximal des Os naviculare auf.

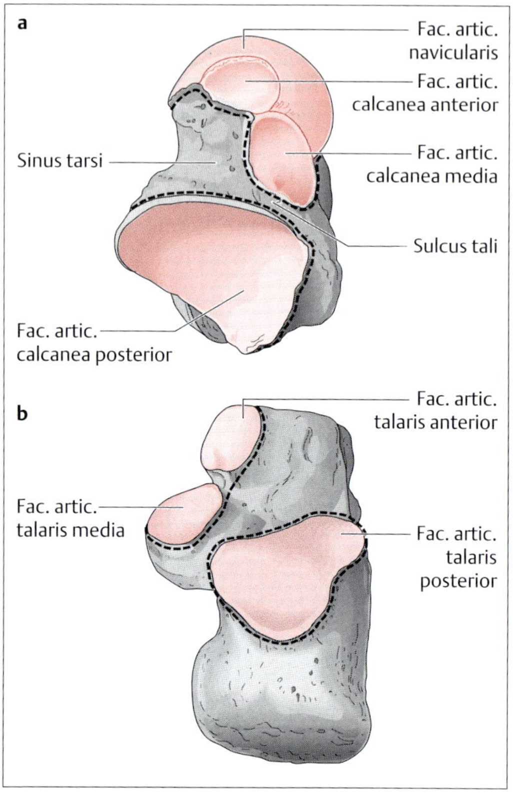

Abb. 4.**83a** u. **b** Kapselinsertionen.
a Am rechten Talus (Ansicht von kaudal).
b Am rechten Kalkaneus (Ansicht von kranial).

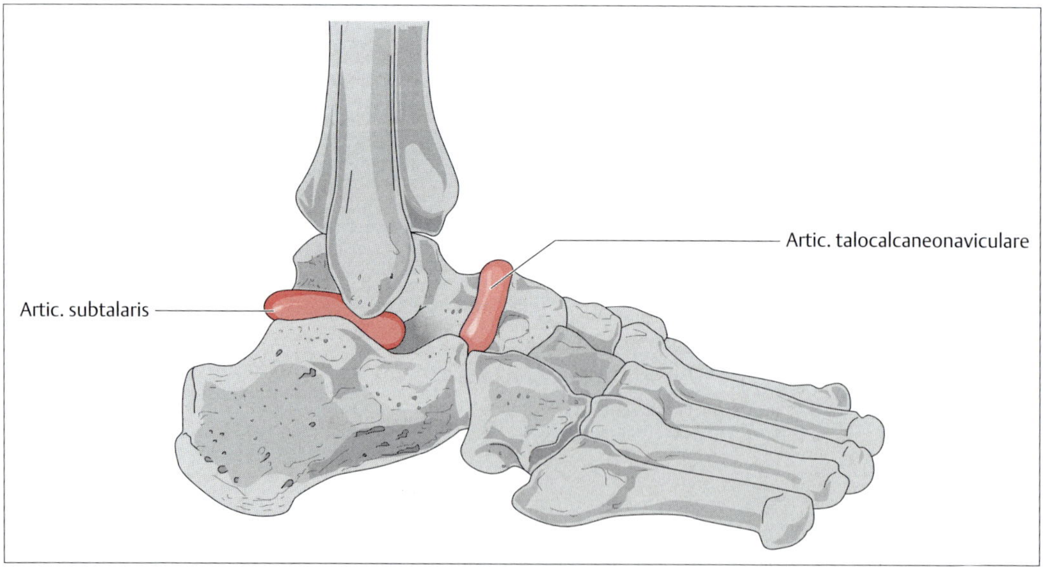

Abb. 4.**84** Vorwölbung der Gelenkkapsel bei Erguss im unteren Sprunggelenk.

4.5.4 Bänder

Lig. talocalcaneum interosseum (Abb. 4.**85** u. 4.**86**)

Dieses Band besteht aus 2 Anteilen und ist das kräftigste des unteren Sprunggelenks. Die beiden Anteile werden als die Kreuzbänder des Fußes bezeichnet, da sie durch ihren Verlauf eine große Rolle bei der Stabilisierung des unteren Sprunggelenks spielen.

Lig. canalis tarsi

Es handelt sich um ein flaches Band. Seine Insertion am Kalkaneus liegt im Sulcus calcanei unmittelbar ventral der Kapselinsertion der hinteren Kammer. Das Band zieht schräg nach kranial-medial zum medialen Teil des Talus im Sulcus tali.
Es ist 1,5 cm lang, 5–6 mm breit und 2 mm dick
Eine Längslinie, die dem Verlauf des Bandes entspricht, bildet zur Horizontalen einen Winkel von 40°–45°.

Lig. colli

Es ist ein sehr kräftiges Band mit einer Länge von 2 cm, einer Breite von 1 cm und einer Dicke von 3 mm. Seine Insertion am Kalkaneus befindet sich im anterior-medialen Sinus tarsi an einem kleinen Tuberculum am Kalkaneushals unmittelbar medial der Insertionsstelle des M. extensor digitorum brevis. Das Band zieht nach kranial, ventral und medial zum Tuberculum cervicis tali am lateral-ventralen Teil des Talushalses.
Das Lig. colli und das Lig. calcaneofibulare haben annähernd die gleiche Verlaufsrichtung.
In Neutral-Null-Stellung bildet bei der Ansicht von lateral eine Längsachse durch das Band mit einer longitudinalen Achse des Kalkaneus einen Winkel von ca. 50°.
Bei Dorsalextension ist sein Verlauf steiler und fast vertikal, in Plantarflexion eher horizontal.

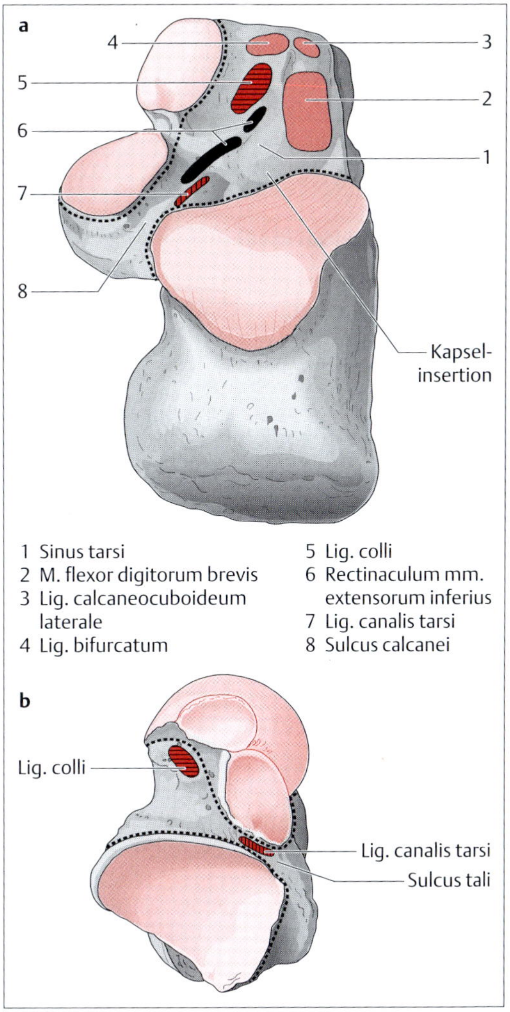

Abb. 4.**85a** u. **b** Insertionen des Lig. talocalcaneum interosseum.
a Am rechten Kalkaneus, **b** Am rechten Talus.

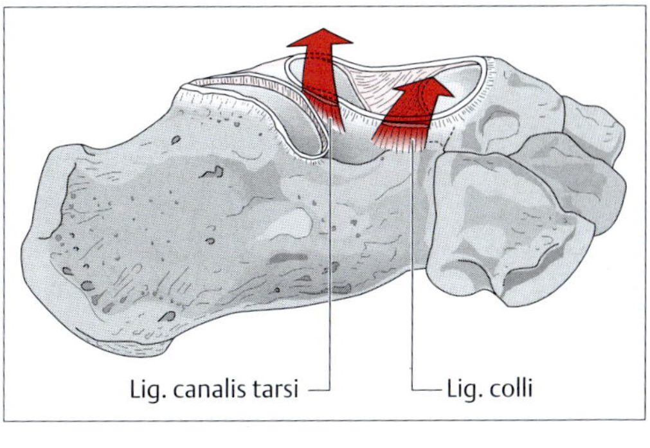

Abb. 4.**86** Verlaufsrichtung der Bänder.

Lig. talocalcaneum laterale (Abb. 4.**87**)

Das Band ist kurz und flach. Es zieht vom Proc. lateralis tali schräg nach dorsal-kaudal an die Außenseite des Kalkaneus, unmittelbar neben der Kapselinsertion und verläuft annähernd parallel zum Lig. calcaneofibulare.

Lig. talocalcaneum mediale (Abb. 4.**88**)

Es handelt sich um ein kurzes, kräftiges Band, das vom Tuberculum mediale des Proc. posterior tali nach ventral kaudal an die dorsale Kante des Sustentaculum tali zieht.

Lig. talocalcaneum posterius (Abb. 4.**88**)

Das kurze flache Band zieht vom Tuberculum mediale des Proc. posterior tali zur medialen kranialen Fläche des Tuber calcanei.
Tiefere Fasern gehen eine Verbindung mit dem fibrösen Dach des Flexor-hallucis-longus-Tunnels ein. An der talaren Insertion verbinden sich die Fasern mit dem Lig. talofibulare posterius.

Funktionen der Bänder

- *Lig. talocalcaneum interosseum:* Beide Anteile spannen sich sowohl in Inversions- als auch in Eversionsbewegung. Das Lig. canalis tarsi limitiert dabei mehr die Eversion, das Lig. colli mehr die Inversion.
- *Lig. talocalcaneum laterale:* verhindert zusammen mit dem Lig. calcaneofibulare das laterale Aufklappen des Kalkaneus.
- *Lig. talocalcaneum mediale:* blockiert das mediale Aufklappen des Tarsalkanals.
- *Lig. talocalcaneum posterius:* stabilisiert den dorsalen Gelenkkomplex und wird durch Dorsalextension gespannt.

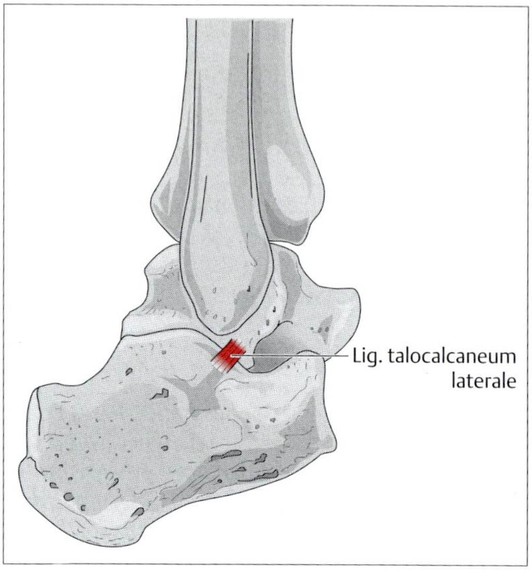

Abb. 4.**87** Lig. talocalcaneum laterale.

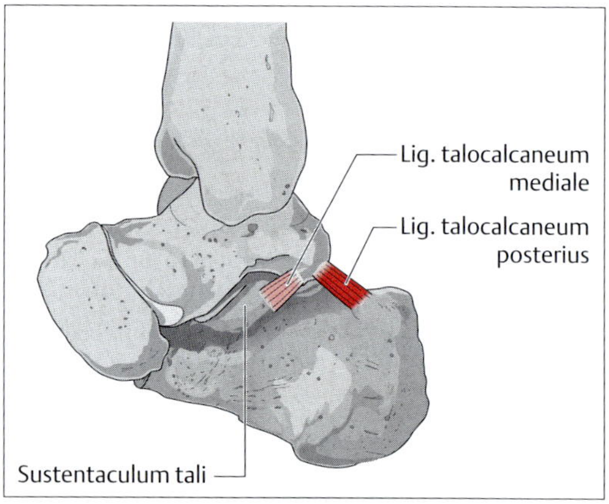

Abb. 4.**88** Ligg. talocalcaneum mediale et posterius.

4.5.5 Achsen und Bewegungen

Achsen

Der Verlauf der Bewegungsachse im unteren Sprunggelenk entsteht durch die Gelenkkonturen der artikulierenden Gelenkflächen, ihre Ausrichtung und die stabilisierenden Bänder. Die Festlegung einer Achse ist bei diesem komplexen Gelenkaufbau sehr problematisch. Bei genauerer Analyse der obigen Bedingungen können deshalb 3 sekundäre Achsen festgestellt werden.

Longitudinale Achse (Abb. 4.**89** u. 4.**90**)

Diese Achse geht längs durch den Kalkaneus. Um sie sind Supinations- und Pronationsbewegungen möglich.

Vertikale Achse (Abb. 4.**89** u. 4.**90**)

Sie läuft senkrecht auf die Gelenkfläche zu. Um sie finden Abduktions- und Adduktionsbewegungen statt.

Frontale Achse (Abb. 4.**89** u. 4.**90**)

Sie zieht von medial nach lateral durch den Kalkaneus. Um sie erfolgen Extensions- und Flexionsbewegungen.

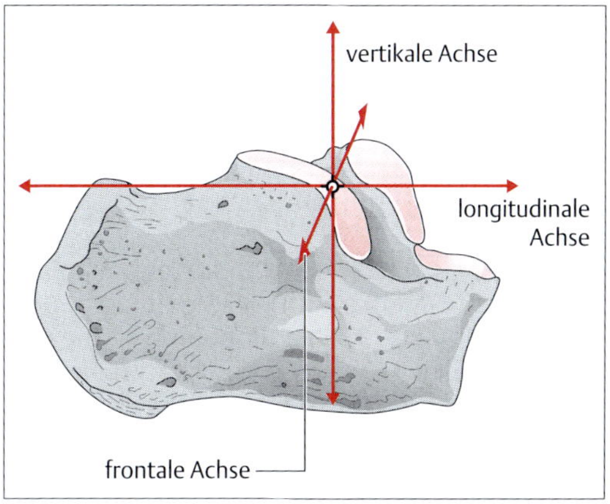

Abb. 4.**89** Achsen des Art. subtalaris in der Ansicht von lateral.

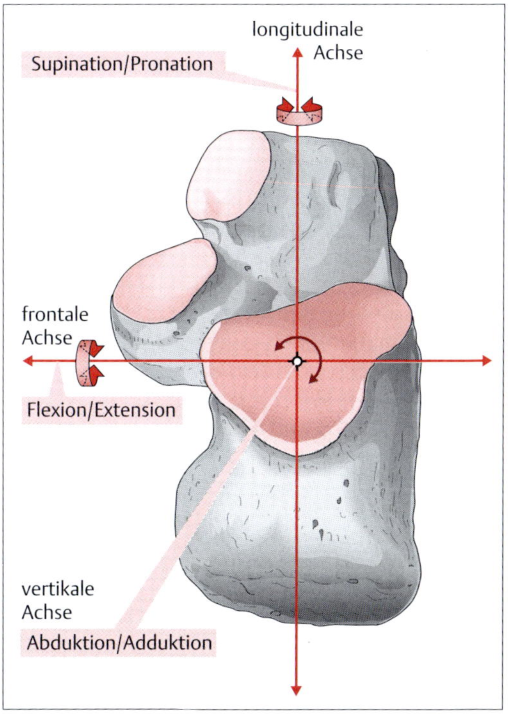

Abb. 4.**90** Achsen des Art. subtalaris in der Ansicht von kranial.

Inversions- und Eversionsachse (Abb. 4.**91** u. 4.**92**)

Die primäre Achse setzt sich aus den 3 zuvor genannten Achsen zusammen. Sie zieht durch die posterior-laterale Ecke des Kalkaneus, kreuzt den Canalis tarsi im medialen Bereich und durchbohrt das Collum tali im kranial-medialen Bereich.

Der Verlauf ist also von dorsal-lateral-kaudal nach ventral-medial-kranial. Sie bildet einen Winkel von 40° ± 10° zur Horizontalebene und einen Winkel von 23° ± 10° zur Sagittalebene.

Bewegungen um diese Achse werden als *Eversion* und *Inversion* bezeichnet. Das Os naviculare und der Kalkaneus werden um die Achse gegenüber dem Talus gedreht bzw. umgekehrt.

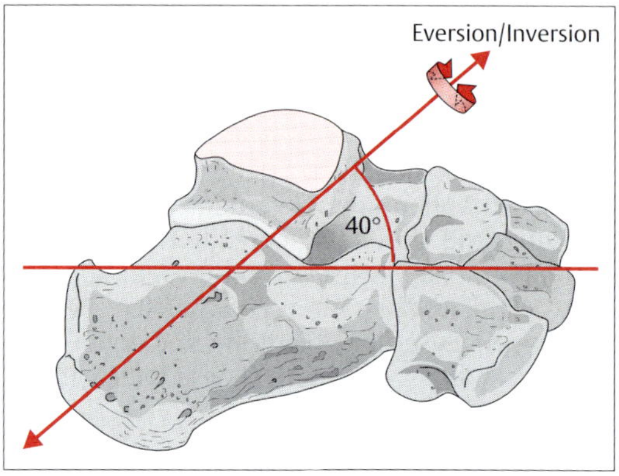

Abb. 4.**91** Primäre Achse des Art. subtalaris (Ansicht von lateral).

Bewegungen

Die vordere und hintere Kammer des unteren Sprunggelenks bilden eine funktionelle Einheit. Jede Bewegung ist eine Kombination aus 3 drei Komponenten in folgender Zusammenstellung:

- *Flexion/Adduktion/Supination = Inversion:* Diese Kombinationsbewegung des Kalkaneus gegenüber dem Talus gleicht einer rechtsdrehenden schraubenförmigen Bewegung. Sie entspricht der Varusstellung der Ferse.
- *Extension/Pronation/Abduktion = Eversion:* Diese Bewegungskombination entspricht der Valgusstellung der Ferse.

Die Kombinationsbewegungen sind für die Anpassung des Fußes bei der Fortbewegung auf unebenem Boden erforderlich. An den Verwringungen des Fußes sind alle Fußgelenke beteiligt.

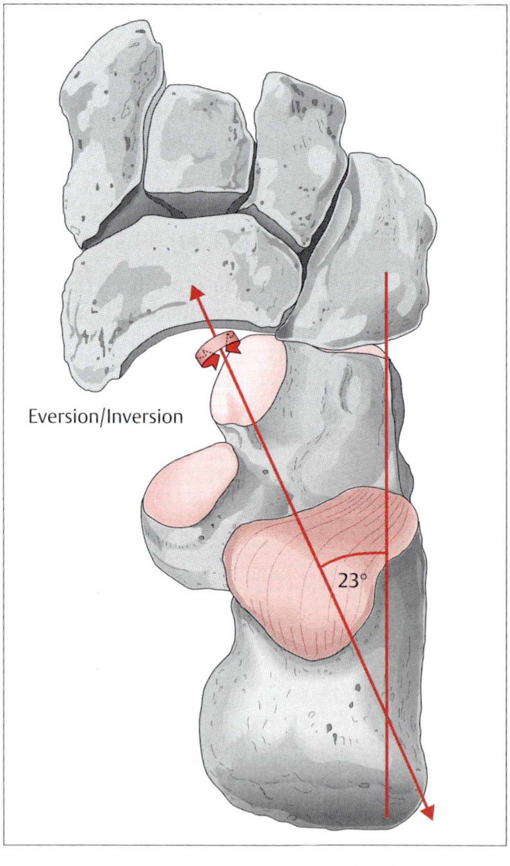

Abb. 4.**92** Primäre Achse des Art. subtalaris (Ansicht von kranial).

Inversion (Abb. 4.**93** u. 4.**94**)

Bewegungsausmaß: *20°–30°*
Im Einzelnen finden folgende Bewegungskomponenten statt:

- Der Kalkaneus gleitet nach ventral-kaudal, was einer Flexionsbewegung entspricht.
- Der Kalkaneus dreht nach medial, was einer Adduktionsbewegung entspricht.
- Der Kalkaneus dreht nach kranial-medial, was einer Supinationsbewegung entspricht.
- Das Os naviculare verlagert sich in gleicher Weise, sodass eine bogenförmige Bewegung nach kaudal-medial entsteht.

Limitierung der Inversionsbewegung

Die Inversionsbewegung wird von den lateral der Achse liegenden Strukturen begrenzt, z.B. Lig. calcaneofibulare und lateralem Anteil des Lig. talocalcaneum interosseum.

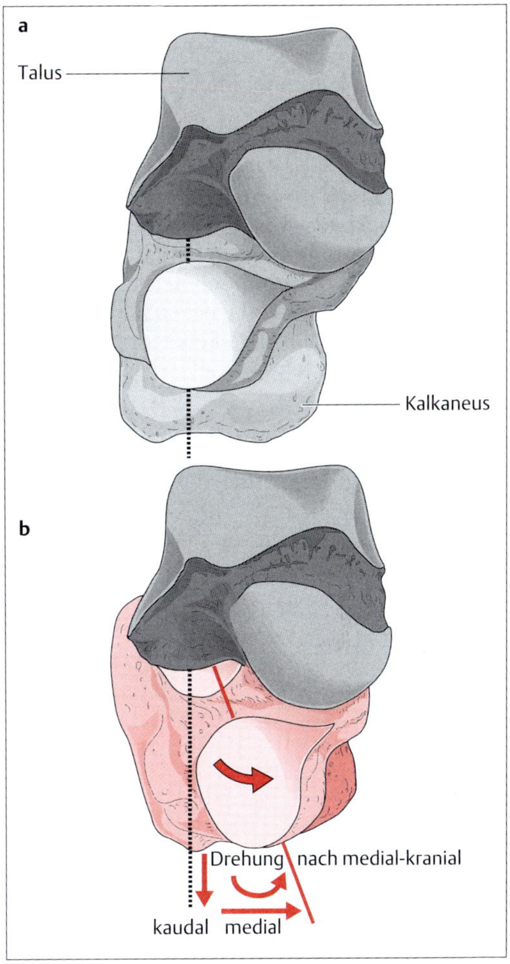

Abb. 4.**93** Stellung des Kalkaneus gegenüber dem Talus.
a in Neutral-0-Postion, **b** in Inversion

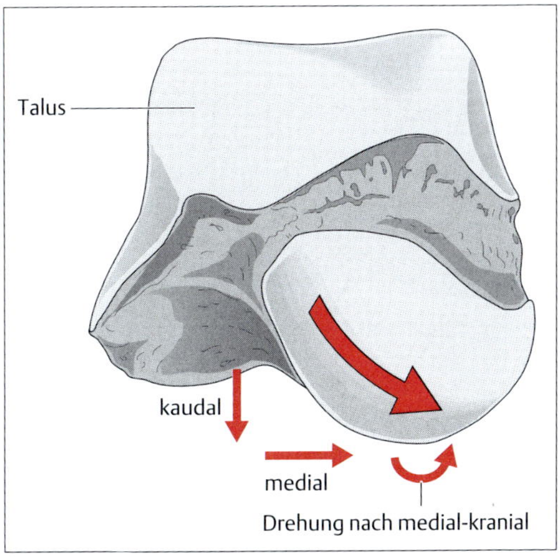

Abb. 4.**94** Gleitbewegungen des Os naviculare gegenüber dem Talus bei Inversion.

Eversion (Abb. 4.**95** u. 4.**96**)

Bewegungsausmaß: *10°–20°*
Im Einzelnen kommen folgende Bewegungskomponenten vor:

- Der Kalkaneus gleitet nach dorsal-kranial, was einer Extensionsbewegung entspricht.
- Der Kalkaneus dreht nach lateral, was einer Abduktionsbewegung entspricht.
- Der Kalkaneus dreht nach lateral-kranial; das ist die Pronationskomponente.
- Das Os naviculare verlagert sich ähnlich, sodass eine bogenförmige Bewegung nach kranial-lateral entsteht.

Limitierung der Eversionsbewegung

Die Hemmung erfolgt durch die medial der Achse liegenden Strukturen, z.B. Lig. canalis tarsi, Lig. tibionavicularis und Lig. tibiocalcaneare.

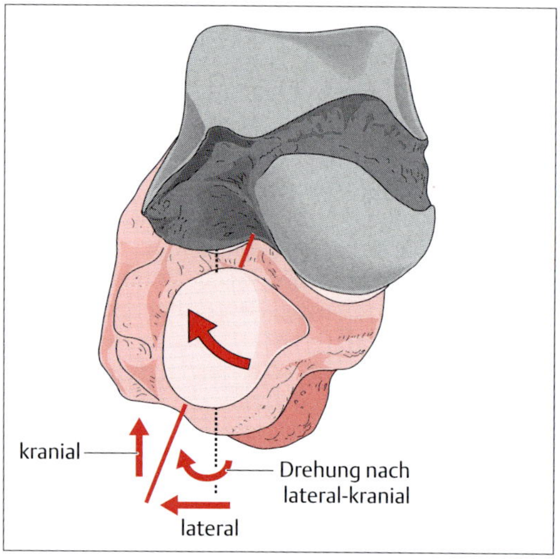

Abb. 4.**95** Eversion des Kalkaneus gegenüber dem Talus.

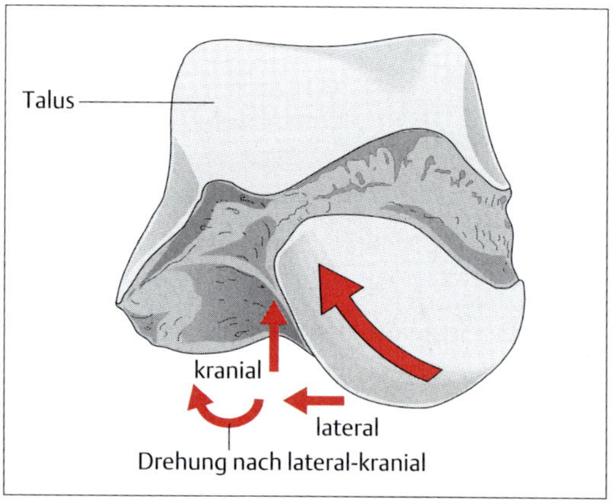

Abb. 4.**96** Gleitbewegungen des Os naviculare gegenüber dem Talus bei Eversion.

4.6 Stabilisation der Sprunggelenke

Die beiden Sprunggelenke werden durch passive und dynamische Faktoren stabilisiert.

4.6.1 Passive Stabilisation

Seitliche Stabilität (Abb. 4.**97**)

Die seitliche Stabilität wird durch die knöcherne umfassende Konstruktion der Malleolengabel in Verbindung mit den tibiofibularen Bändern gewährleistet.
Unterstützend wirken die Kollateralbänder, wobei das obere Sprunggelenk von Anteilen stabilisiert wird, die die Malleoli und den Talus verbinden. Die Bandverbindungen zwischen Tibia und Kalkaneus und Fibula und Kalkaneus sowie das Lig. tibionaviculare halten beide Sprunggelenke. Die Bänder, die sich zwischen Talus und Kalkaneus ausspannen, stabilisieren nur das untere Sprunggelenk. Dabei spielt das kräftige Lig. talocalcaneum interosseum die größte Rolle.

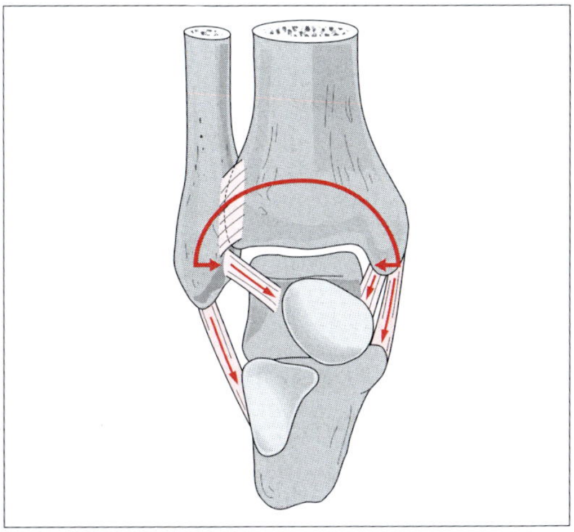

Abb. 4.**97** Passive seitliche Stabilität der Sprunggelenke.

Anterior-posteriore Stabilität (Abb. 4.**98a** u. **b**)

Der labilste Bereich für anteriore und posteriore Verschiebungen ist das obere Sprunggelenk. Da keine knöcherne Struktur die Stabilisierung unterstützt, übernehmen die Bänder diese Rolle. Die Ligg. talofibulare anterius et posterius und Ligg. tibiotalare anterius et posterius sind als Stabilisatoren gefragt. Die anterioren Verbindungen der Malleoli zum Talus verhindern, dass er nach ventral bzw. der distale Unterschenkel nach dorsal verschoben werden.
Die posterioren Verbindungen vermeiden, dass sich der Talus nach dorsal bzw. der Unterschenkel nach ventral verschieben.

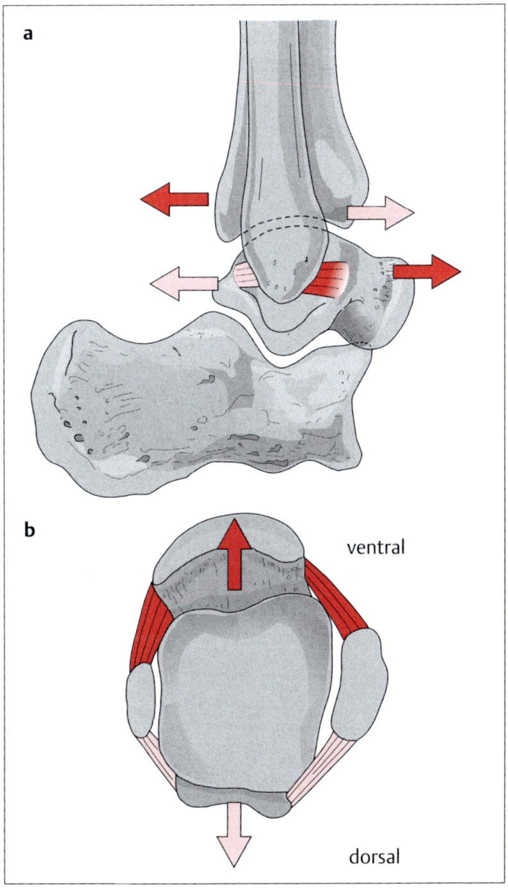

Abb. 4.**98a** u. **b** Stabilität des oberen Sprunggelenks in anterior-posteriorer Richtung.
a Ansicht von lateral.
b Ansicht von kranial.

4.6.2 Dynamische Stabilisation

Die dynamische Stabilisation des oberen Sprunggelenks ist durch die Belastung (z.B. Gewichtsübernahme beim Gehen) und durch verschiedene muskuläre Aktivitäten gewährleistet. Die Koordination der muskulären Aktivität kann allerdings nur funktionieren, wenn der Reflexmechanismus in der Gelenkkapsel und den Bändern intakt ist.

Posteromediale Stabilisation

M. tibialis posterior (Abb. 4.**99a** u. **b**)

- verläuft dorsal in der Tiefe auf der Membrana interossea nach distal;
- unterkreuzt oberhalb des Malleolus medialis den M. flexor digitorum longus *(Chiasma crurale);*
- seine Sehne verläuft auf dem dorsalen Teil des Malleolus und biegt dann nach kaudalventral um;
- zieht über die Ligg. tibiotalare posterius et tibiocalcaneare und etwas weiter distal über den Ansatz des Lig. calcaneonaviculare plantare hinweg;
- verläuft oberhalb des Sustentaculum tali; hier zieht das Retinaculum mm. flexorum breitflächig über die Sehne;
- kurz vor dem Os naviculare teilt er sich in seine 3 Insertionen:
  - die *ventralen Fasern* sind die kräftigsten in direkter Fortsetzung des bisherigen Sehnenverlaufs; sie setzen an der Tuberositas ossis navicularis und plantar am Os cuneiforme I an; außerdem ziehen Fasern in die Kapsel des Art. cuneonavicularis;
  - die *mittleren Fasern* verlaufen in der Tiefe der Fußsohle, inserieren am Os cuneiforme II und III und ziehen mit wenigen Anteilen bis zum Os cuboideum und evtl. zu den Basen der Os metatarsale IV und V;
  - die *dorsalen Fasern* inserieren am ventralen Rand des Sustentaculum tali.

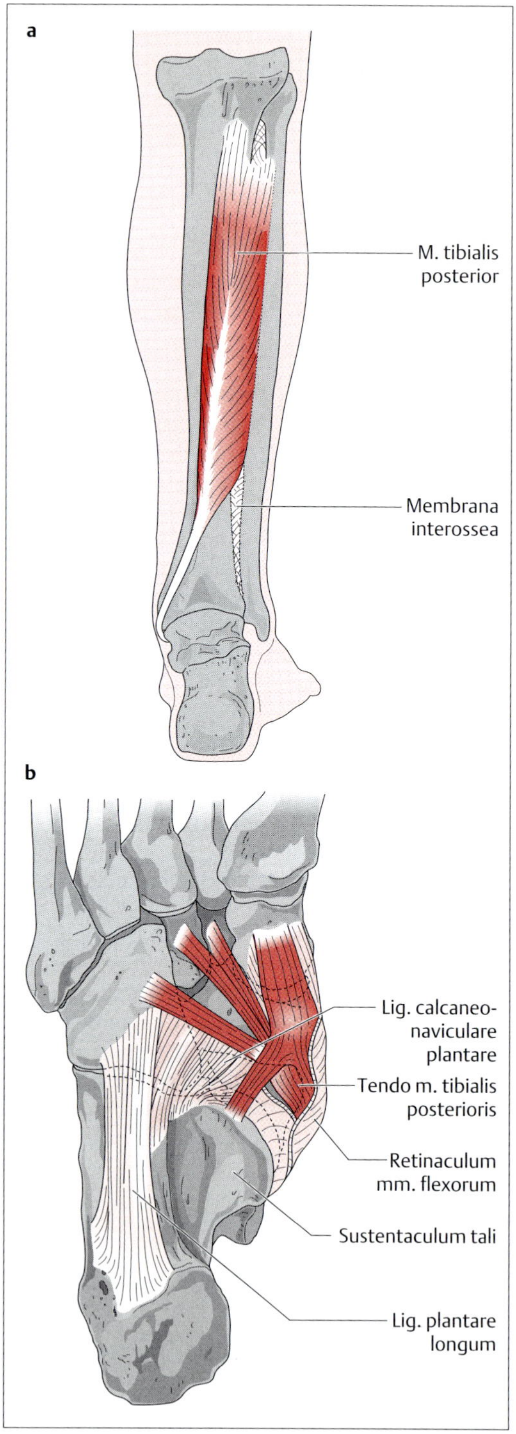

Abb. 4.**99a** u. **b** Verlauf des M. tibialis posterior.
a Im Unterschenkelbereich.
b Im Fußsohlenbereich.

M. flexor digitorum longus (Abb. 4.**100a** u. **b**)

- seine Sehne überkreuzt die Sehne des M. tibialis posterior *(Chiasma crurale),* oberhalb des Malleolus medialis;
- zieht weiter über den dorsalen Talusbereich und über die Art. subtalaris;
- verläuft auf dem Sustentaculum tali, das hier einen Sulkus besitzt, und biegt danach nach plantar-lateral in Richtung Fußsohle ab;
- an der medialen Fußkante überkreuzt sie die Sehne des M. flexor hallucis longus *(Chiasma plantare);*
- kurz danach teilt sie sich in die 4 auseinander laufenden Endsehnen;
- in diesem Aufteilungsbereich geht die Sehne eine Verbindung mit dem M. flexor hallucis longus ein *(Junctura tendineum),* wodurch die Bewegungen der beiden Flexoren miteinander gekoppelt sind;
- im Fußsohlenbereich dient der lateralste Sehnenanteil dem M. quadratus plantae als Insertion;
- weiter distal fungieren die 4 Sehnenteile für die Mm. lumbricales als Ursprung;
- an der Fußsohle verlaufen die Sehnen gemeinsam mit dem M. flexor digitorum brevis, der sich oberflächlich erstreckt;
- in Höhe der Grundphalanx durchbrechen die Sehnen des M. flexor digitorum longus die Sehnen des M. flexor digitorum brevis *(M. perforans)* und inserieren an den Basen der Endphalangen.

M. flexor hallucis longus (Abb. 4.**100**)

- Sehne kreuzt das Subtalargelenk dorsal und verläuft unter dem Sustentaculum tali;
- unterkreuzt bald danach die Sehne des M. flexor digitorum als *Chiasma plantare;*
- er bleibt mit seinem weiteren Verlauf im medialen Fußsohlenbereich und erreicht das mediale Sesambein in Höhe des Caput metatarsale I;
- Sehne endet an der Basis der distalen Phalanx.

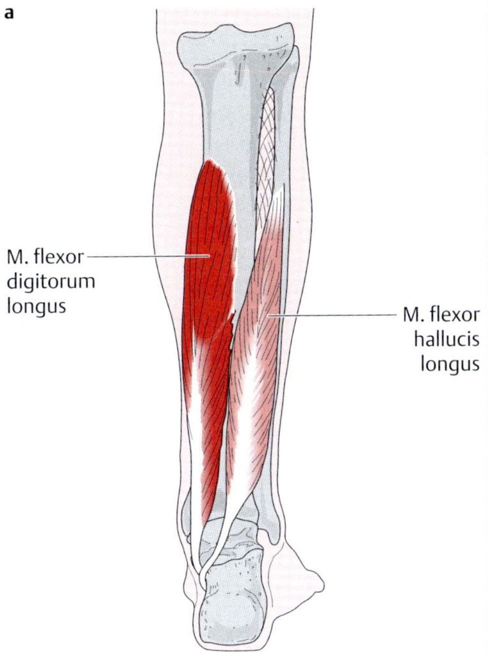

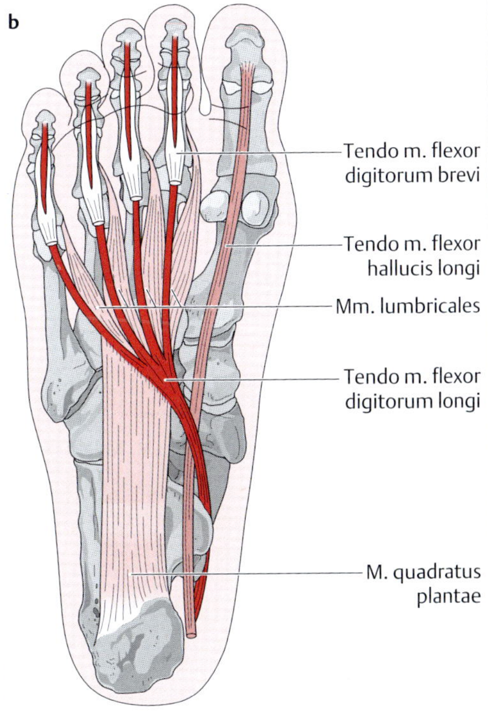

Abb. 4.**100a** u. **b** Verlauf der Mm. flexores digitorum et hallucis longus.
a Im Unterschenkelbereich.
b Im Fußsohlenbereich.

Verlauf der Sehnen im Knöchelbereich (Abb. 4.**101**)

Der Canalis malleolaris wird durch bindegewebige Septen in mehrere Fächer unterteilt. In jedem Fach verläuft eine Sehne. Die Reihenfolge von ventral nach dorsal ist die Folgende: M. tibialis posterior, M. flexor digitorum longus und M. flexor hallucis longus.

Die Sehne des M. tibialis posterior führt am dichtesten am Malleolus vorbei, die Sehne des M. flexor hallucis beschreibt den größten nach dorsal führenden Bogen um den Malleolus herum. Am dorsalen Talus befindet sich der Sulcus tendinis m. flexoris hallucis longi. Dort biegt die Sehne scharf nach ventral um.

Alle 3 Sehnen werden von Sehnenscheiden *(Vaginae tendines)* ummantelt. Die Vagina synovialis tendinis m. tibialis posterioris beginnt weit oberhalb des Malleolus und endet kurz vor der Insertion an der Tuberositas ossis navicularis. Die Vagina des M. flexor digitorum longus beginnt ebenso wie die des M. flexor hallucis longus kurz oberhalb des Malleolus und reicht bis zum Chiasma plantare.

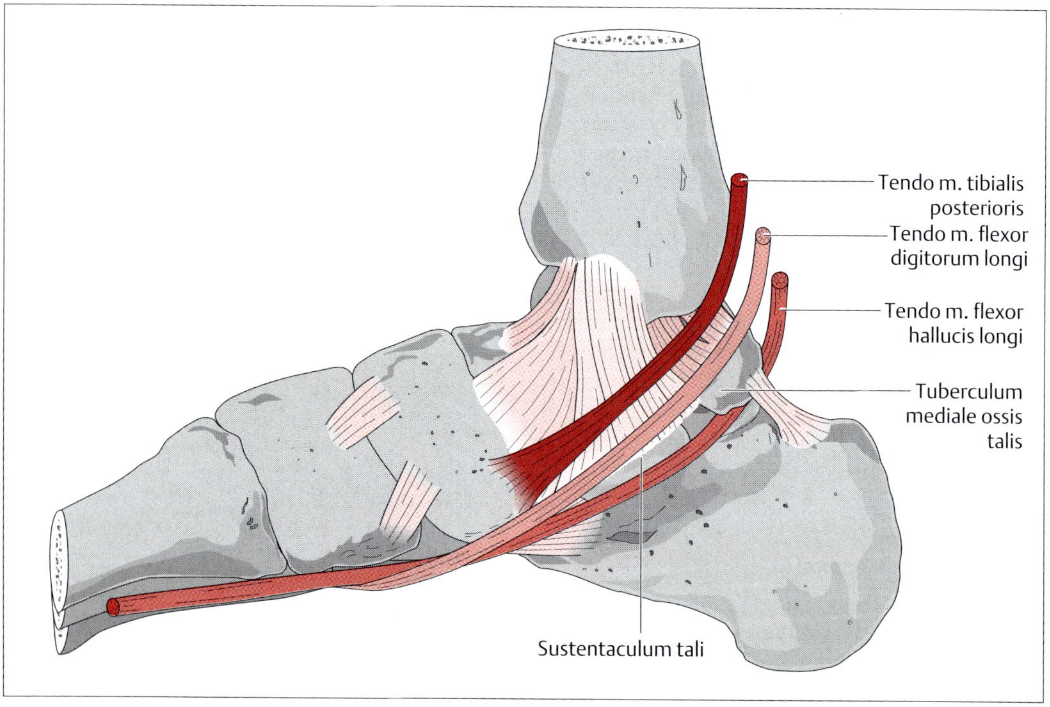

Abb. 4.**101** Verlauf der Sehnen von M. tibialis posterior, M. flexor digitorum longus und M. flexor hallucis longus im medialen Knöchelbereich.

Retinaculum mm. flexorum (Abb. 4.**102**)

Es handelt sich um eine Führungseinrichtung für die Flexorensehnen, den M. tibialis posterior und die Leitungsbahnen. Das Retinakulum ist Bestandteil der Fascia cruris, ihre Lamina superficialis wird verstärkt und spannt sich fächerförmig zwischen der medialen Tibiafläche in Richtung Achillessehne und Tuber calcanei aus.

Die Lamina profundus ist kürzer. Sie zieht vom Malleolus medialis zur medialen Talusfläche und umschließt die Sehnen des M. tibialis posterior und M. flexor digitorum longus. Weitere Faseranteile ziehen von der Talusinnenfläche zum medialen Kalkaneus und umschließen die Sehne des M. flexor hallucis longus.

Beide Schichten bilden den Canalis malleolaris, in dem die genannten Sehnen und ein Gefäß-Nerven-Strang nach distal ziehen.

Funktionen der Muskeln

- Stabilisation des dorsal-medialen Fußbereichs;
- Stabilisation des Fußgewölbes (Kap. 4.13);
- Plantarflexion;
- Adduktion und Supination des Fußes;
- Zehenflexion bis in die Endgelenke durch die Mm. flexores.

Innervation der posteromedialen Stabilisatoren: N. tibialis.

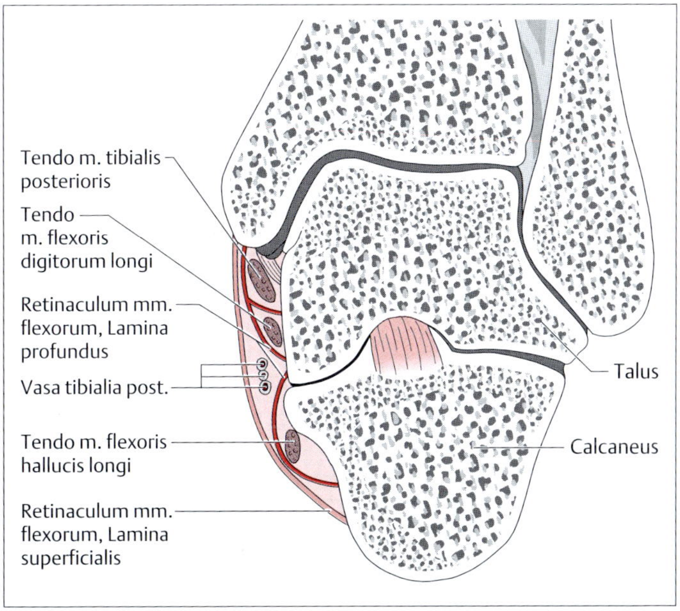

Abb. 4.**102** Die Retinacula und Sehnenverläufe im Canalis malleolaris medialis.

Posterolaterale Stabilisation

M. peronaeus longus (Abb. 4.**103a** u. **b**)

- verläuft im lateralen Unterschenkelbereich;
- am Übergang zum kaudalen Drittel geht er in seine lange Endsehne über und liegt hier auf dem M. peronaeus brevis;
- sein erster Engpass befindet sich retromalleolär, da durch das *Retinaculum peronaeorum superius* eine Art Tunnel geformt wird, in dem die beiden Sehnen der Mm. peronaei verlaufen; der Malleolus lateralis bildet hier eine Rinne und damit den Boden des Tunnels;
- kurz nach dem Retinakulum ändert die Sehne erstmals ihre Richtung und biegt fast rechtwinklig nach ventral um;
- kurz danach verläuft sie in einem 2. Tunnel, der vom *Retinaculum peronaeorum inferius* gebildet wird;
- dieses Retinakulum ist an der *Trochlea peronaealis,* einem knöcherner Vorsprung am lateralen Kalkaneus fixiert. Die Trochlea trennt die beiden Mm. peronaei voneinander, sodass die Sehne des M. peronaeus longus kaudal davon verläuft;
- in Höhe des Os cuboideum ändert die Sehne zum 2. Mal ihre Richtung; sie biegt in Richtung Fußsohle nach medial ab und verläuft hier in einer Rinne *(Sulcus tendinis m. peronaei longi),* die sich plantarwärts nach ventral-medial fortsetzt; hier wird sie durch darüber ziehende Bandstrukturen, wie das Lig. plantare longum, zu einem osteofibrösen Kanal;
- proximal des Sulkus dient die *Tuberositas ossis cuboidea* der Sehne als Widerlager; sie ist mit einer Knorpelschicht überzogen;
- an der Umbiegestelle kann unter Umständen ein Sesambein in die Sehne eingelassen sein, das eine Fixation durch kleine Bänder zum Os cuboideum und zur Basis ossis metatarsalis V findet; dort verbindet es sich mit dem M. flexor digiti minimi;
- Insertionen liegen sehr weit medial, am Os cuneiforme I und an den Basen der Os metatarsale I und II; außerdem verbindet sich der medialste Sehnenanteil mit dem M. interosseus dorsalis I.

M. peronaeus brevis (Abb. 4.**104**)

- liegt unter dem M. peronaeus longus und bildet eine Rinne für dessen Sehne;
- seine Endsehne beginnt kurz vor dem Retinaculum peronaeorum superius;
- biegt zusammen mit dem M. peronaeus longus um den Malleolus lateralis herum nach ventral, wo beide Sehnen das Lig. calcaneofibulare kreuzen;
- seine Sehne verläuft kranial der Trochlea peronaealis und endet an der Basis ossis metatarsalis V.

Funktionen der Muskeln

- Stabilisation des posterioren und lateralen Fußbereichs;
- dynamischer Schutz gegen Inversion;
- Plantarflexion, Abduktion und Pronation;
- Verspannung des Längs- und Quergewölbes durch die Sehne des M. peronaeus longus (Kap. 4.13).

Innervation: N. peronaeus superficialis.

Pathologie

1. Inversionstrauma

Durch ein Inversionstrauma werden die Rezeptoren geschädigt, und es entsteht ein propriozeptives Defizit. Die Folge ist ein funktionell instabiles Gelenk. Normalerweise bieten die Peronäussehnen einen dynamischen Schutz gegen plötzliche Inversion. Durch die abrupte Überdehnung beim Trauma sind Mikrotraumatisierungen in der Sehne und in der umgebenden Sehnenscheide entstanden. Sie sind nicht mehr voll funktionsfähig, z.B. verlängert sich ihre Reaktionszeit, sodass sie bei einem wiederholten Trauma nicht stabilisieren können.

2. Peronäussehnenluxation

Sie entsteht aufgrund einer zu flach angelegten Malleolusrinne, in der die Sehnen im dorsalen Bereich verlaufen. Sie können sich innerhalb des sie fixierenden Retinakulums ruckhaft nach ventral verlagern. Das geschieht vor allem bei Dorsalextension und Pronation. ■

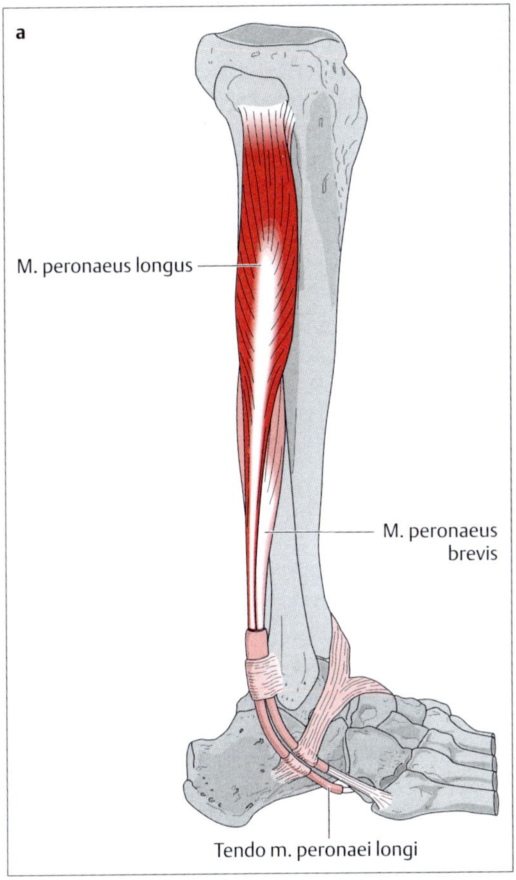

Abb. 4.**103a** u. **b** Verlauf des M. peronaeus longus.
a Am Unterschenkel.

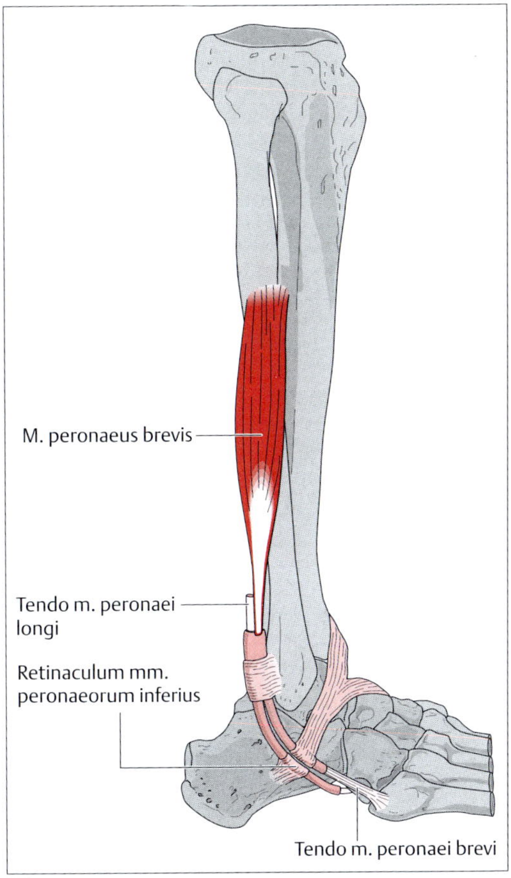

Abb. 4.**104** M. peronaeus brevis.

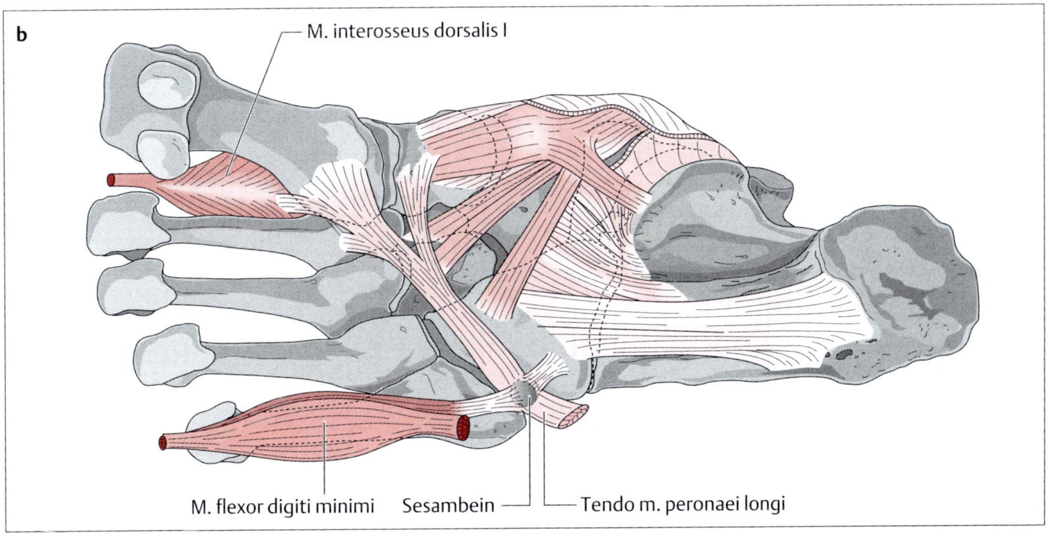

b An der Fußsohle.

Sehnenscheiden (Abb. 4.**105**)

Die beiden Peronäussehnen werden im malleolären Bereich von Sehnenscheiden umgeben. Sie umschließen proximal des Malleolus beide Sehnen gemeinsam, trennen sich jedoch unterhalb des Malleolus in 2 eigenständige Vaginae synoviales, die bis zum Os cuboideum gehen.

Retinaculum mm. peronaeorum superius et inferius (Abb. 4.**105**)

Sie bilden Führungskanäle für die Sehnen. Proximal des Malleolus lateralis ist es ein gemeinsames Fach für die beiden Sehnen. Das *Retinaculum peronaeorum superius* ist ein fester aponeurotischer Ring, der an der dorsal-lateralen Fläche der Fibula befestigt ist. Eventuell verbindet es sich dorsal mit dem von der medialen Seite kommenden Retinaculum mm. flexorum.

Distal des Malleolus bilden sich 2 getrennte Sehnenkanäle aus, das *Retinaculum peronaeorum inferius*. Es ist kaudal am Kalkaneus fixiert, setzt zwischen beiden Peronäalsehnen an der Trochlea peronaealis und dann am äußersten Rand des Sinus tarsi an. Dort stellt es eine Verbindung zum über den Fußrücken ziehenden Retinaculum mm. extensorum inferius her.

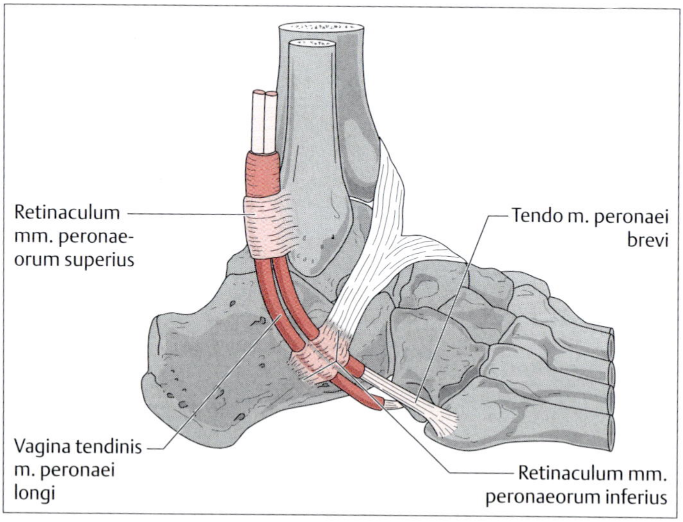

Abb. 4.**105** Sehnenscheiden und Retinacula der Mm. peronaei.

Posteriore Stabilisation

M. gastrocnemius (Abb. 4.**106**)

* siehe Kap. 3.3.

M. soleus (Abb. 4.**107**)

- liegt unter dem M. gastrocnemius;
- breiter Ursprungsbereich;
- bildet durch seine Ursprungszipfel vom Caput fibulae und dem medialen Rand der Tibia einen fibrösen Bogen *(Arcus tendineus solei)*, durch den die A. tibialis posterior und der N. tibialis in die tiefe Flexorenloge ziehen;
- seitlich ist der Übergang in die Achillessehne wesentlich weiter distal als im mittleren Muskelbereich, nämlich etwa eine Handbreit oberhalb der Insertion;

M. plantaris (Abb. 4.**107)**

- Verlauf der Sehne unter dem M. gastrocnemius und im kaudalen Unterschenkeldrittel medial der Achillessehne;
- setzt mit ihr gemeinsam am medialen Tuber calcanei an;

* siehe Kap. 3.3.

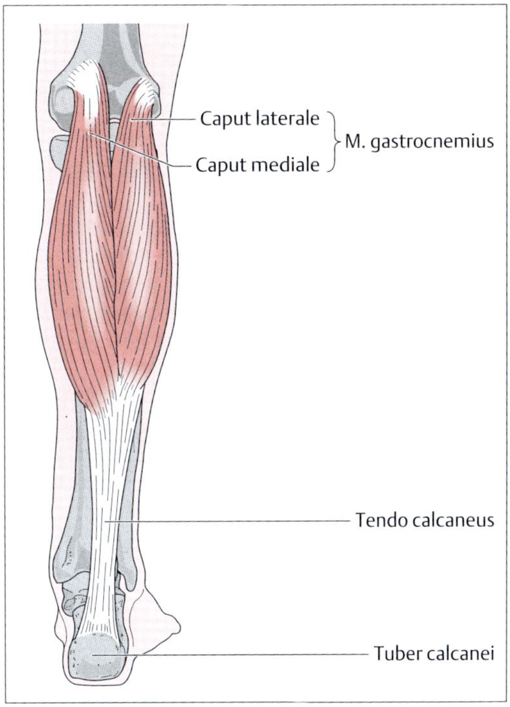

Abb. 4.**106** M. gastrocnemius.

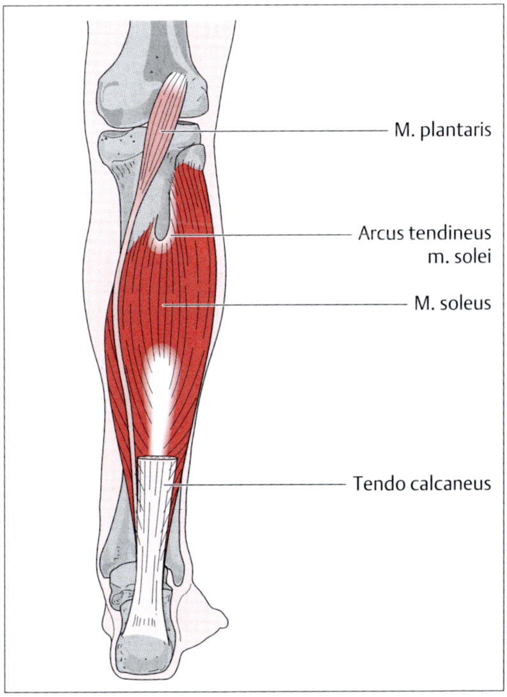

Abb. 4.**107** M. soleus, M. plantaris.

Tendo calcaneus

- gemeinsame Endsehne des M. triceps surae;
- wird in Höhe der Malleoli deutlich schmaler, zur Insertion hin wieder breiter;
- am Insertionsbereich ca. 2 cm breit;
- Fasern des M. gastrocnemius verlaufen posterior, die des M. soleus anterior;
- 12–15 cm oberhalb der Insertion verdrehen sie sich, sodass medial verlaufende Fasern lateral am Tuber calcanei inserieren und einige laterale Fasern nach medial ziehen; außerdem wechseln dadurch Fasern von posterior nach anterior und umgekehrt;
- zwischen Sehneninnenseite und oberem Tuberrand liegt die *Bursa tendinis calcanei*; eine weitere, die *Bursa subcutanea calcanea*, befindet sich im Insertionsbereich zwischen Sehne und Haut (Abb. 4.**108**).

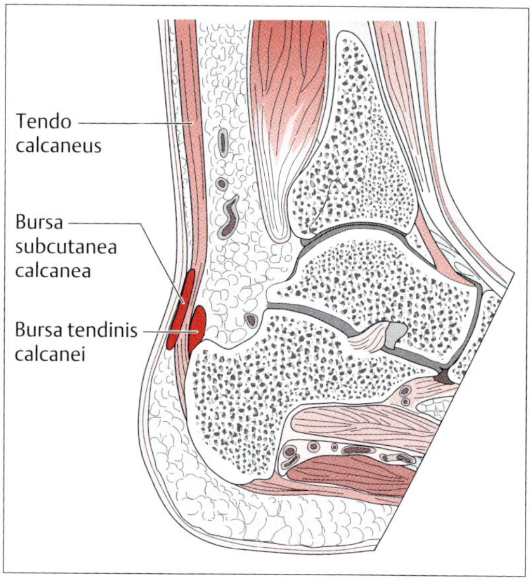

Abb. 4.**108** Bursae calcanea.

Funktionen des M. triceps surae

- verhindert mit seinen 3 kräftigen Anteilen, dass der Körper über das obere Sprunggelenk nach ventral kippt;
- Plantarflexion, hebt z.B. das ganze Körpergewicht beim Zehenstand;
- Inversion, da seine Insertion zum größten Teil medial-dorsal der Achse liegt (Kap. 3.3).

Innervation des M. triceps surae: N. tibialis.

Pathologie

Achillessehnenriss (Abb. 4.**109**)

Die Prädilektionsstelle für Risse liegt etwa 2–6 cm oberhalb der Insertion. Hinsichtlich der Durchblutungssituation handelt es sich um einen kritischen Bereich, da es der Grenzbereich zwischen aufsteigenden und absteigenden Gefäßsystemen ist. Dieses Gebiet erfährt auch beim Laufen die hauptsächliche Dehnungsbelastung. Wiederholte Mikrotraumatisierungen sorgen für eine Gewebezerstörung, und bei einer plötzlichen Dorsalextension oder beim Abdruck des Fußes reißt dann die Sehne endgültig. ■

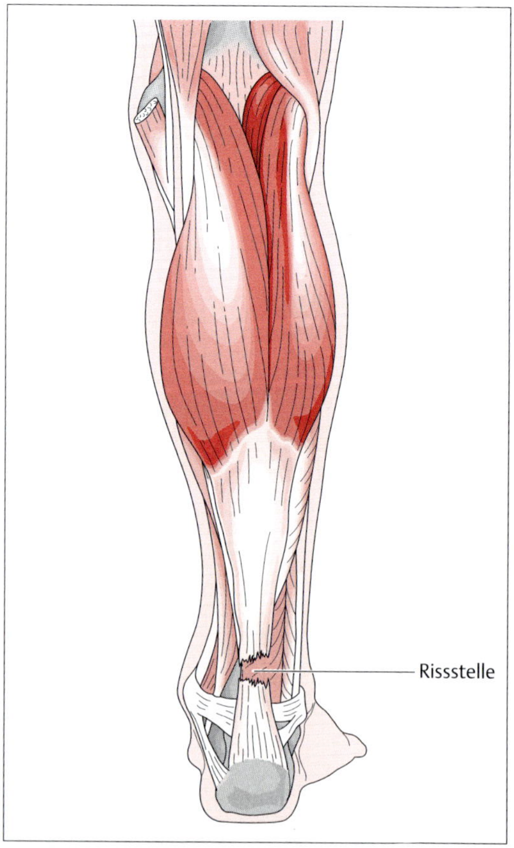

Abb. 4.**109** Achillessehnenruptur.

Anteriore Stabilisation

M. tibialis anterior (Abb. 4.**110**)

- verläuft unter dem Retinaculum mm. extensorum superius im medialen Bereich, weiter distal unter dem Retinaculum mm. extensorum inferius;
- zieht nach distal in Richtung mediale Fußkante;
- teilt sich 1–2 cm vor dem Tarsometatarsalgelenk I in 2 Sehnenzipfel, von denen einer zur medialen und plantaren Fläche der Basis ossis metatarsalis und der andere zur medialen Fläche des Os cuneiforme I zieht;
- in Höhe des Gelenks biegen die Sehnenanteile fast vertikal nach medial-kaudal um; hier verbinden sie sich mit der Kapsel;

M. extensor hallucis longus (Abb. 4.**111**)

- in Höhe der Malleoli verläuft seine Sehne tief unter dem Retinaculum mm. extensorum superius und lateral vom M. tibialis anterior;
- die Sehne besitzt ein separates Fach unter dem Retinaculum mm. extensorum inferius;
- danach zieht er oberflächlich auf dem Fußrücken nach distal und medial in Richtung Großzehenendphalanx;
- häufig findet sich eine kleine mediale Abspaltung zur Basis der proximalen Phalanx.

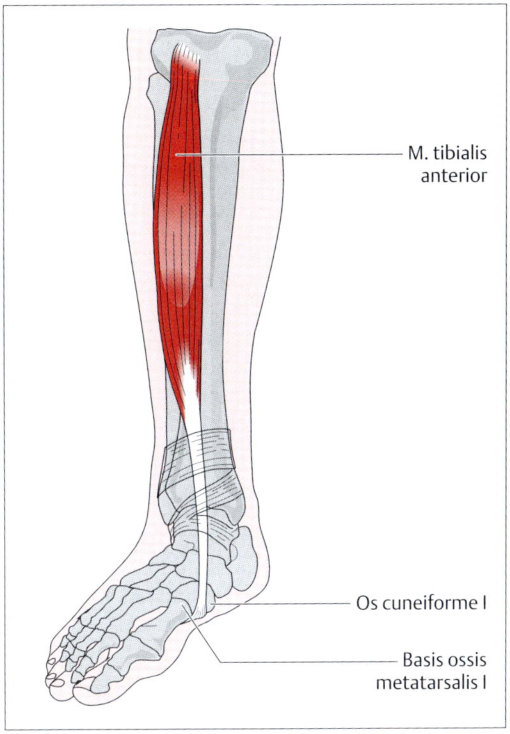

Abb. 4.**110** M. tibialis anterior.

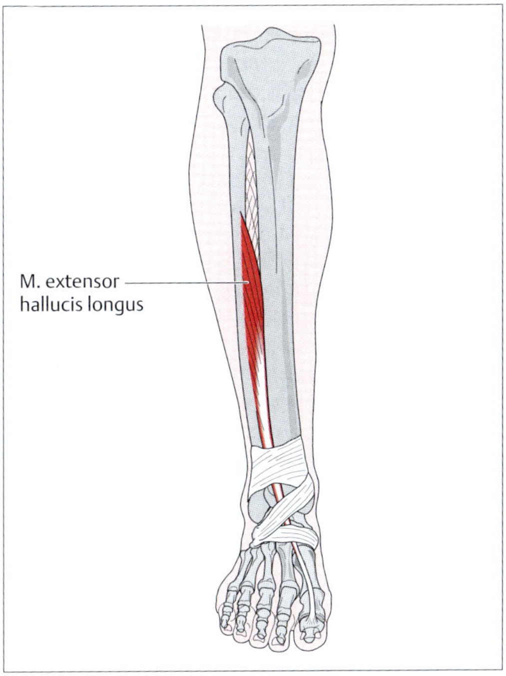

Abb. 4.**111** M. extensor hallucis longus.

M. extensor digitorum longus (Abb. 4.**112**)

- verläuft unter dem Retinaculum mm. extensorum superius et inferius;
- unter dem superioren Retinakulum teilt sich die Sehne in 2 Anteile und diese sich unter dem inferioren Retinakulum wiederum in 2 Anteile auf, sodass dort die 4 Endsehnen zu identifizieren sind;
- in Höhe der Grundphalanx ziehen von lateral die Sehnen des M. extensor digitorum brevis in diese Sehnen;
- endet mit der *Dorsalaponeurose* (Abb. 4.**113**), die die Grundphalanx bedeckt; davon ziehen ein mittlerer Sehnenanteil zur Mittelphalanx und 2 seitliche Sehnenzipfel zur dorsalen Basis der Endphalanx, wo sie sich zu einer Insertion vereinen;
- durch die Dorsalaponeurose besteht eine Verbindung mit den Mm. interossei;
- eine Abspaltung kann als 5. Endsehne zur Basis ossis metatarsalis V ziehen = *M. peronaeus tertius;*

Funktionen der Extensorengruppe

- unterstützen die Bänder bei der *anterioren Stabilisation* des oberen Sprunggelenks;
- *Dorsalextension:* In der Spielbeinphase beispielsweise befindet sich das Punctum fixum proximal, und der Fuß wird in Dorsalextension bewegt. In der Standbeinphase dagegen ist des Punctum fixum der Fuß, und der Unterschenkel wird in Dorsalextension verschoben;
- M. tibialis anterior: *Supination*, da sein Ansatz medial der longitudinalen Achse liegt; er wird durch den M. extensor hallucis longus unterstützt;
- Die meisten Anteile des M. extensor digitorum longus unterstützen dagegen die Pronation;
- Die Zehenextensoren machen eine *Extension* in allen Zehengelenken. Außerdem haben sie einen stabilisierenden Effekt auf das Fußlängsgewölbe, da sie durch die Extension der Zehen Zug auf die Plantaraponeurose ausüben (Kap. 4.13).

Innervation der Extensoren: N. peronaeus profundus.

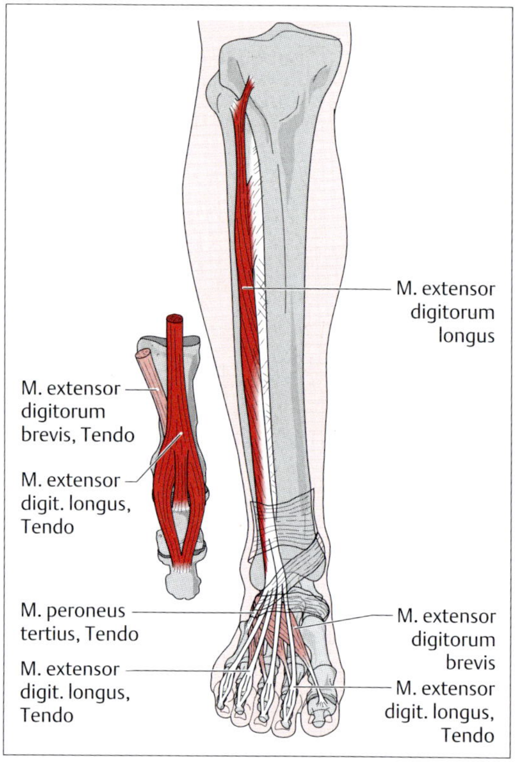

Abb. 4.**112** M. extensor digitorum longus.

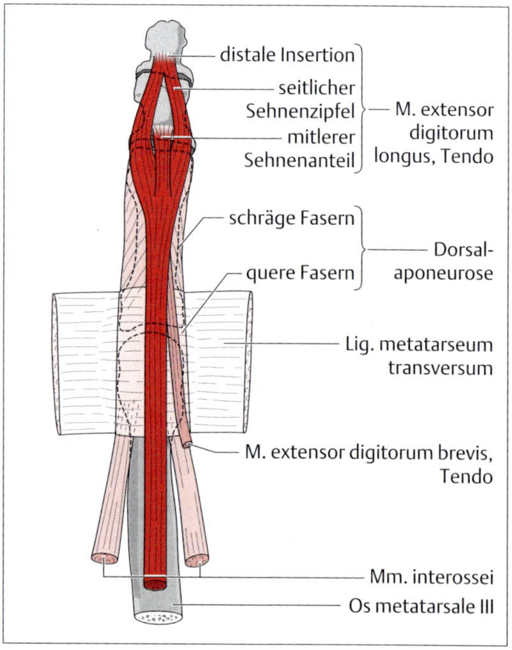

Abb. 4.**113** Endsehne des M. extensor digitorum longus.

Retinaculum mm. extensorum superius et inferius (Abb. 4.**114**)

Das *Retinaculum mm. extensorum superius* beginnt etwa eine Handbreit proximal der Malleoli und ist etwa 3 Querfinger breit. Es zieht von der medialen Tibiaseite zur Fibulavorderfläche und hält die langen Flexoren sowie den M. tibialis anterior am Unterschenkel.
Das *Retinaculum mm. extensorum inferius* ist kreuzförmig angelegt und besteht aus 2 Hauptteilen. Der proximale Anteil kommt vom Malleolus medialis und zieht schräg nach distal-lateral zum Sinus tarsi und mit einer kleinen Abspaltung zum Malleolus lateralis. Der distale Teil verbindet die Tuberositas ossis navicularis mit dem Sinus tarsi. Ein weiterer kleiner Anteil verläuft vom Os cuneiforme I zum Metatarsale II. Sie alle dienen als Haltebänder der Sehnen.

Sehnenscheiden

Unter den Retinacula verlaufen die Sehnen in einem tibialen, mittleren und fibularen Fach und sind von Sehnenscheiden umgeben. Diese sind unterschiedlich lang. Beispielsweise beginnt die des M. tibialis anterior proximal des superioren Retinakulums und endet distal des oberen Anteils des Retinaculum mm. extensorum inferius. Die Sehnenscheide des M. extensor hallucis longus ist dagegen sehr lang und geht bis in Höhe der Basis der Metatarsalen I. In der Regel sind die äußeren Blätter der Sehnenscheide mit dem Retinakulum verwachsen.

Pathologie

Tibialis-anterior-bzw. vorderes Tarsaltunnelsyndrom

Es handelt sich um ein Kompressionssyndrom des vorderen Kompartiments, in dem die Sehne des M. tibialis anterior verläuft. Die Loge ist durch Knochen und das Retinaculum mm. extensorum umgrenzt, sodass eine Ausdehnung der darin enthaltenen Sehne nicht möglich ist. Kommt es z.B. durch Überbeanspruchung zu einer Entzündung mit Ödembildung, können die versorgenden Kapillaren komprimiert werden, und es entsteht eine ischämische Nekrose des Muskels in der tibialen Loge.
Die Patienten klagen über intensive Schmerzen in der Prätibialregion und eine motorische Schwäche in Richtung Dorsalextension.

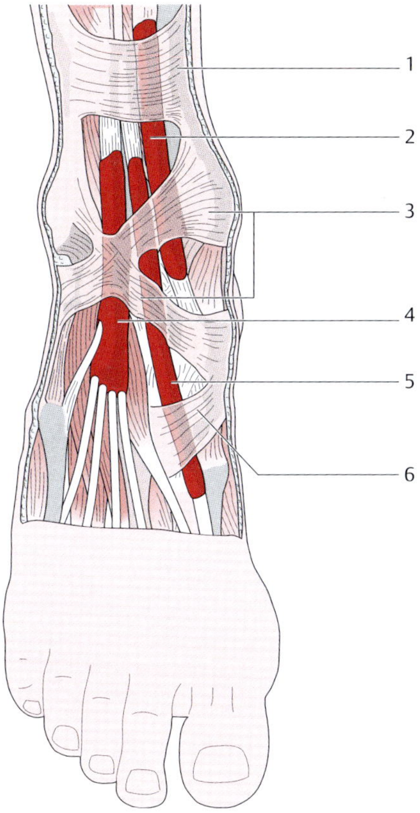

1 Retinaculum musculorum extensorum superius
2 Vagina tendinis m. tibialis anterioris
3 Retinaculum musculorum extensorum inferius
4 Vagina tendinum m. extensoris digitorum longi
5 Vagina tendinis m. extensoris hallucis longi
6 Abspaltung des Retinaculum m. extens. inferius

Abb. 4.**114** Retinacula und Sehnenscheiden des Fußrückens.

4.7 Sprunggelenke beim Gehen

4.7.1 Elektromyographische Muskelaktivitäten beim Gehen

Mechanorezeptoren in den Kapseln und Bändern koordinieren die Tätigkeit der Unterschenkel- und Fußmuskulatur, um z.B. den Fuß auf unebenem Boden zu stabilisieren.
Die Abb.4.**115** gibt einen Überblick über die muskulären Aktivitäten, die erforderlich sind, um problemlos gehen zu können (Sarrafian 1993).

4.7.2 Bewegungsausmaß

Das beim Gehen eingesetzte Bewegungsausmaß erreicht nicht die Maximalbewegungen der Gelenke, in der Regel werden nur 50% davon benutzt.

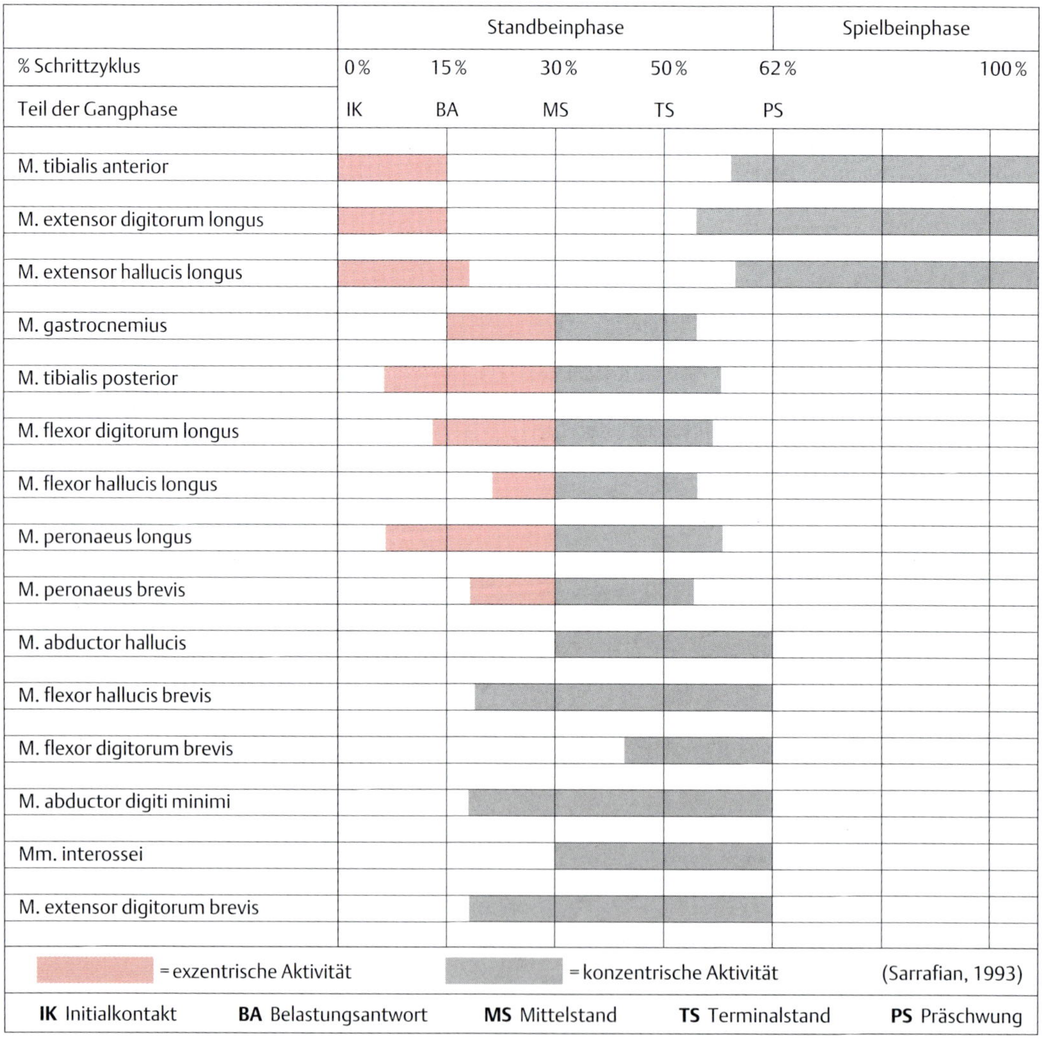

Abb. 4.**115** Aktivität der Unterschenkelmuskulatur beim Gehen.

Praxistipp

Ganganalyse

Bei den Gelenkstellungen sollte berücksichtigt werden, dass ein Patient, der seine deutliche Bewegungseinschränkung durch intensive Therapie verbessert hat, beim Gehen nicht sofort das gebesserte Bewegungsausmaß einsetzen kann.

Beispiel: Plantarflexion von 10°, beim Initialkontakt benötigt der Patient nur 7–10°. Trotzdem kann er diese Phase nicht optimal durchgehen und kompensiert mit einem Vorschub des Knies. Die Gründe sind sicher vielseitig, Tatsache ist aber, dass Patienten eine gewisse Bewegungstoleranz – hier vielleicht +7° – benötigen, um das erforderliche Bewegungsausmaß beim Gehen einzusetzen.

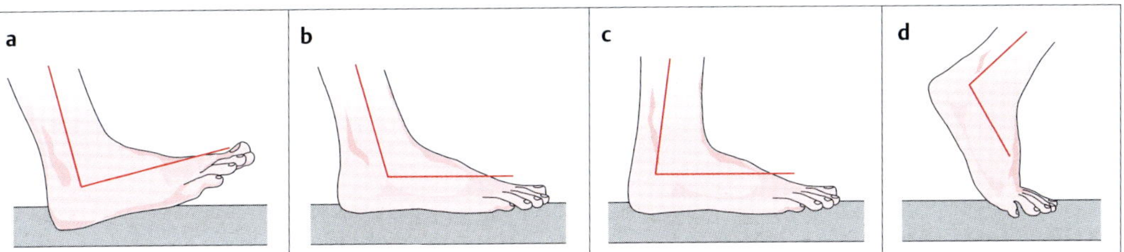

a	b	c	d
Initialkontakt	**Belastungsantwort**	**Mittelstand**	**Präschwung**
oberes Sprunggelenk			
Dorsalextension 0 – 3°	Plantarflexion 7 – 10° (kontrolliert durch die exzentrisch arbeitenden Dorsalextensoren)	zunehmende Dorsalextension (Unterschenkel schiebt sich über den Talus nach ventral)	Plantarflexion 10 – 15° (konzentrisches Arbeiten der Wadenmuskulatur)
unteres Sprunggelenk			
Inversion 3 – 4°	Eversion bis 7°	geht in Inversion 2 – 3°	Inversion 4°

Abb. 4.**116a–g** Bewegungsausmaß in den Sprunggelenken.
a–d In der Standbeinphase.
e–g In der Spielbeinphase.

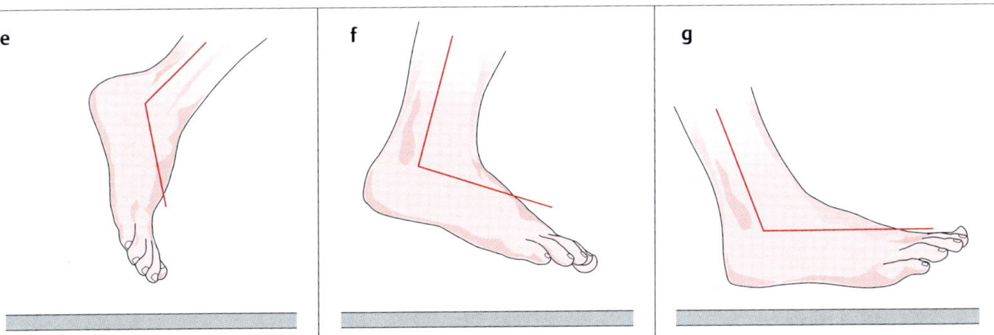

e	f	g
Initialschwung	**Mittelschwung**	**Terminalschwung**
oberes Sprunggelenk		
Plantarflexion 10 – 15°	0° (aktiv stabilisiert durch Dorsalextensoren)	Plantarflexion 0 – 10° (kontrolliert durch Dorsalextensoren)

4.8 Articulatio calcaneocuboidea

4.8.1 Knöcherne Strukturen und Gelenkflächen

Kalkaneus (Abb. 4.**117**)

- der Knochen ist nach ventral leicht trichterförmig geformt, dabei ragt der kraniale Anteil dachförmig nach distal vor, etwas weiter medial liegt auf diesem Dach die Facies articularis talaris anterior;
- an der ventralen Fläche befindet sich die *Facies articularis cuboidea;*
- Gelenkfläche leicht sattelförmig, konvex in medial-lateraler, konkav in vertikaler Ausrichtung.

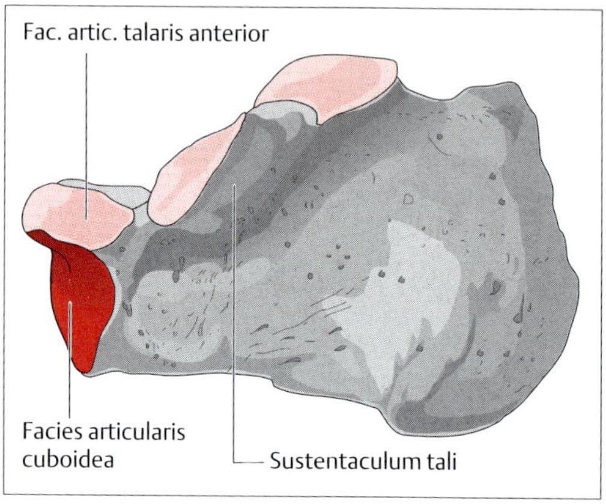

Abb. 4.**117** Rechter Kalkaneus in der Ansicht von medial.

Os cuboideum (Abb. 4.**118a** u. **b**)

- befindet sich auf der lateralen Fußseite, distal des Kalkaneus;
- besitzt eine dreieckige Form mit einem breiteren medialen und kürzeren lateralen Anteil;
- *Facies articularis calcanea* am proximalen Os cuboideum artikuliert mit dem Kalkaneus;
- weist passend zur Gelenkfläche des Kalkaneus eine leichte Sattelform auf.

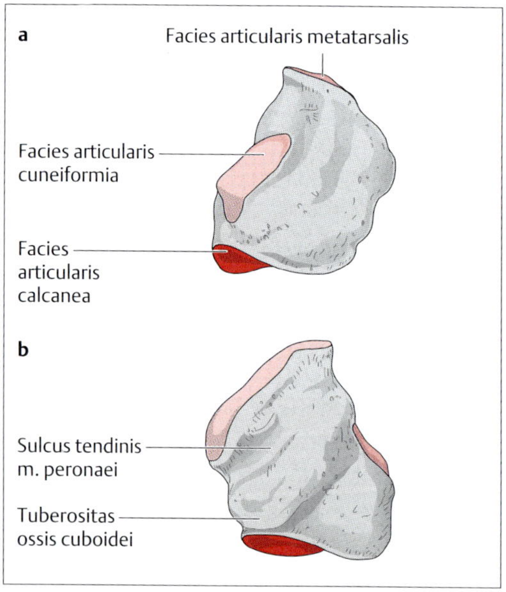

Abb. 4.**118a** u. **b** Rechtes Os cuboideum.
a In der Ansicht von kranial.
b In der Ansicht von kaudal.

4.8.2 Gelenkkapsel

Die Insertionen liegen unmittelbar an den Knochen-Knorpel-Grenzen. Sie ist mit allen Bändern verwachsen, die unmittelbar über der Kapsel verlaufen.

4.8.3 Bänder

Lig. bifurcatum (Abb. 4.**119**)

Es vereinigt Os naviculare, Os cuboideum und Kalkaneus zur funktionellen Einheit und wird deshalb als das Schlüsselband des Chopart-Gelenks bezeichnet.
Das Band besteht aus folgenden 2 Anteilen, die v-förmig auseinander weichen:

Lig. calcaneonaviculare laterale

Das Band entspringt an der anteromedialen Ecke des Sinus tarsi, unmittelbar lateral der Facies articularis talaris anterior. Die Insertion ist ca. 1 cm breit. Es zieht nach kranial, ventral und medial und inseriert am dorsalen Navikulare.
Das Ligament ist 2–2,5 cm lang, wobei die tiefer gelegenen Fasern kürzer, die oberflächlichen länger sind. Seine Breite beträgt 1 cm.

Lig. calcaneocuboideum

Es bildet den lateralen Schenkel des *V* und ist 1 cm lang und 0,5 cm breit. Das Band inseriert unmittelbar lateral der Insertionen des Lig. calcaneonaviculare und zieht nach ventral und fast horizontal zum lateralen Os cuboideum.

Lig. calcaneocuboideum laterale (Abb. 4.**120**)

Dieses Band ist meist zweigeteilt, sodass eine Pars superior und eine Pars inferior zu unterscheiden sind. Der superiore Anteil ist schmal, der inferiore sehr breit und reicht bis zur Plantarseite. Das Band verstärkt die Kapsel auf der lateralen Seite des Gelenks.

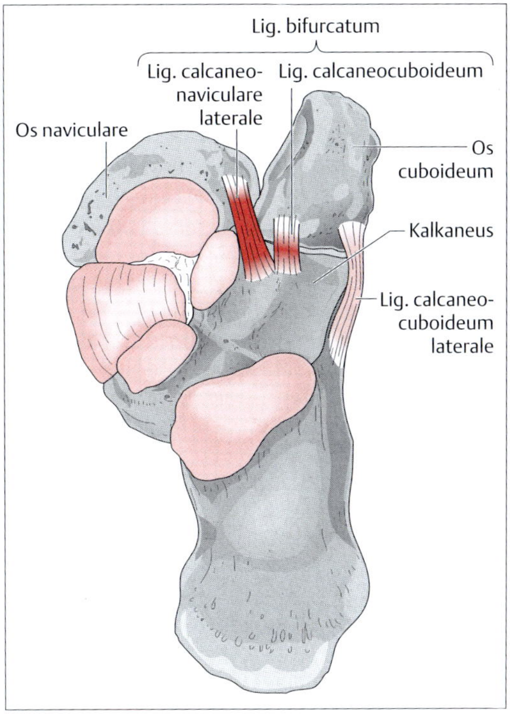

Abb. 4.**119** Lig. bifurcatum.

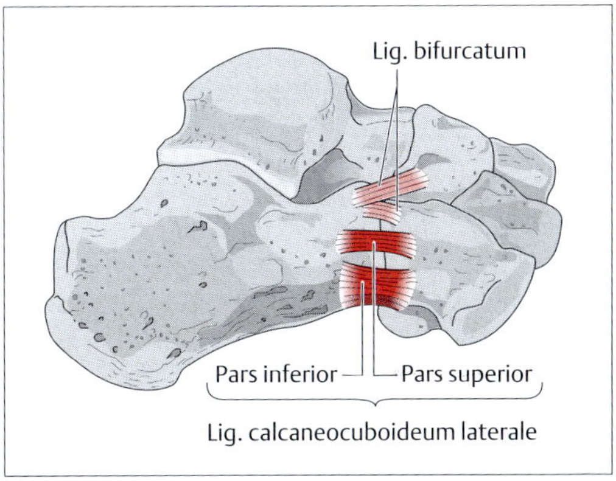

Abb. 4.**120** Lig. calcaneocuboideum laterale.

Lig. calcaneocuboideum plantare
(Abb. 4.**121a** u. **b**)

Oberflächliche, lange Fasern spannen sich zwischen den Procc. medialis et lateralis des Tuber calcanei und dem Os cuneiforme sowie den Basen der Metatarsalen aus. Dort ziehen sie in den Kapsel-Band-Apparat der Tarsometatarsalgelenke II–V. Sie verlaufen gerade von posterior nach anterior und überkreuzen distal die Sehne des M. peronaeus longus. Diese Fasern werden als *Lig. plantare longum* bezeichnet.
Kurze Fasern des Bandes liegen unter dem Lig. plantare longum. Sie verbinden sich mit der Kapsel und verlaufen direkt über den Gelenkspalt. Dieser Teil breitet sich fächerförmig von proximal nach distal aus. Er stellt die Fortsetzung des Lig. calcaneonaviculare plantare nach lateral dar.

Funktionen der Bänder

Bei Pronationsbewegungen wird das *Lig. bifurcatum* gespannt.
Das *Lig. calcaneocuboideum* verhindert ein laterales Klaffen im Gelenk, wie es beispielsweise bei der Adduktion stattfindet.
Das *Lig. calcaneocuboideum plantare* wird bei Supinationsbewegungen des Os cuboideum gespannt oder umgekehrt bei Pronation des Kalkaneus. Außerdem spielt es eine große Rolle bei der Stabilisierung des Fußgewölbes.

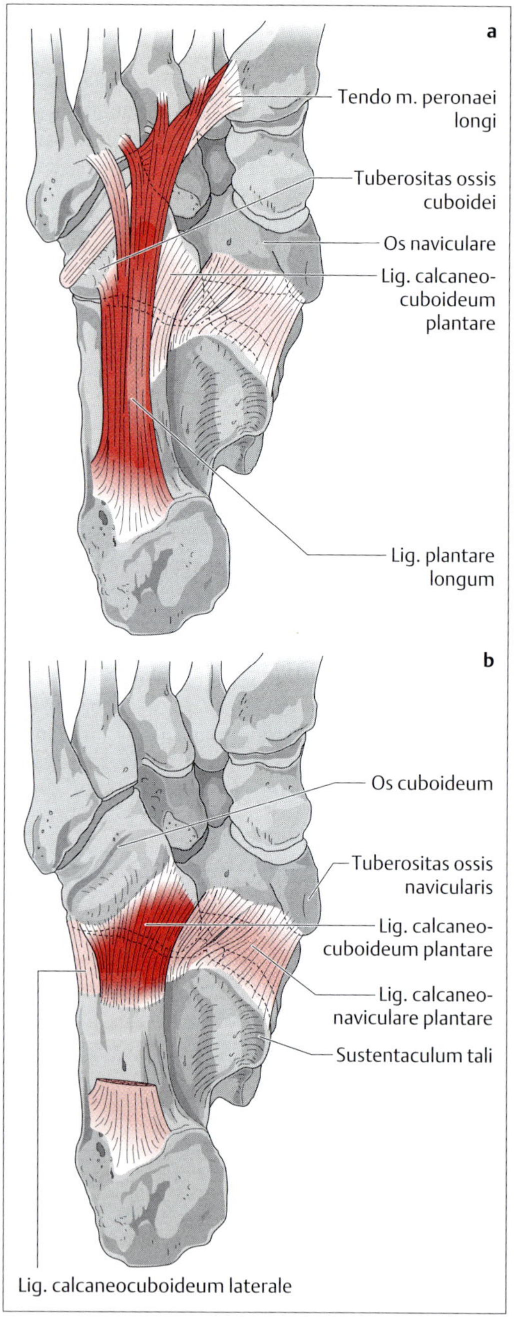

Abb. 4.**121a** u. **b** Lig. calcaneocuboideum plantare.
a Lig. plantare longum, oberflächliche Fasern.
b Tiefe Fasern.

4.8.4 Achsen und Bewegungen

Longitudinale Achse (Abb. 4.**122**)

Sie zieht schräg durch den Kalkaneus und die Nase des Os cuboideum, einem plantar-medial gelegenen vorspringenden Teil. Die Ausrichtung dieser Achse ist von dorsal-kaudal-lateral nach ventral-kranial-medial mit einer Neigung von 15° zur Horizontalen und 9° zur Sagittalen. Um sie finden Pro- und Supinationsbewegungen statt. Das Ausmaß kann erheblich sein, da sich hier der Vorfuß gegen den Rückfuß verwringt (Abb. 4.142).

Schräge Achse (Abb. 4.**122**)

Sie verläuft steil und schräg von kranial-medial nach kaudal-lateral und zieht durch das Os naviculare und die Nase des Os cuboideum. Mit der Horizontalen bildet sie einen Winkel von ca. 50°. Um sie sind Kombinationsbewegungen in Richtung Extension/Abduktion und Flexion/Adduktion möglich.

Bewegungen

Um beide Achsen finden eine Art spiralförmige Bewegungskombinationen, wie z.B. bei einer Schraube, nur entgegengesetzt zum Subtalargelenk statt – hier also beim rechten Fuß links drehend. Die Zusammensetzung der Bewegungen sind wie bei den Sprunggelenken Extension/Abduktion/Pronation und Flexion/Adduktion/Supination.
Das Kalkaneokuboidalgelenk bildet lateral und das Talonavikulargelenk medial von kranial betrachtet ein leicht s-förmiges Gelenk, das *Chopart-Gelenk*. Zusammen ergeben sie eine funktionelle Einheit.

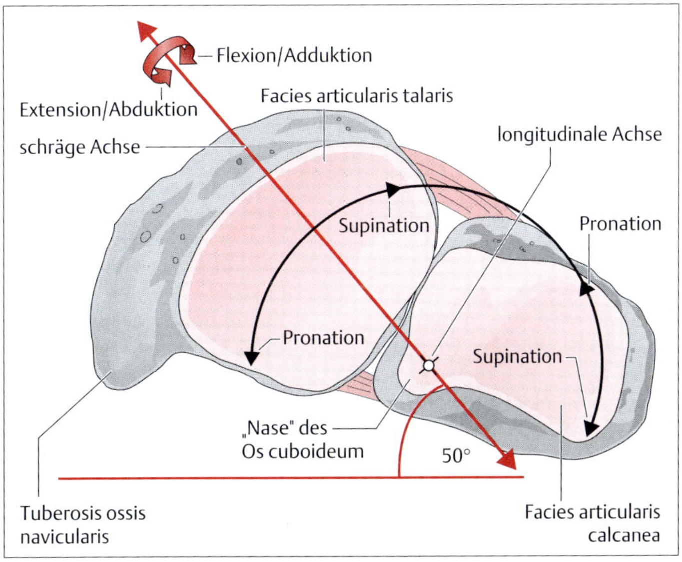

Abb. 4.**122** Bewegungsachsen und Bewegungen des Chopart-Gelenks.

4.9 Articulationes tarsae

4.9.1 Knöcherne Strukturen und Gelenkflächen der Artt. cuneonavicularis et cubonavicularis

Os cuneiforme mediale (Abb. 4.**123a**)

- Synonym: *Os cuneiforme I*;
- das größte der 3 Ossa cuneiformia;
- nur leicht keilförmig mit einer breiteren plantaren Basis;
- an der proximalen Fläche befindet sich die konkave Gelenkfacette zum Os naviculare.

Os cuneiforme intermedium (Abb. 4.**123b**)

- Synonym: *Os cuneiforme II;*
- das kleinste der 3 Keilbeine;
- weist die deutliche Keilform mit der Basis am Fußrücken und der Spitze nach plantar auf;
- zeigt entsprechend der Keilform eine dreieckige Gelenkfacette am proximalen Ende, die plan ist.

Os cuneiforme laterale (Abb. 4.**123c**)

- Synonym: *Os cuneiforme III*;
- weist ebenfalls eine Keilform auf;
- an der proximalen Fläche befindet sich eine ovale, konkave Gelenkfacette zum Os naviculare.

Os naviculare (Abb. 4.**124**)

- zeigt nach distal 3 Gelenkfacetten, die durch vertikal verlaufende Leisten getrennt sind;
- mediale Facette stellt den größten Anteil der Gelenkfläche dar, ist fast viereckig und konvex;
- mittlere Facette ist dreieckig mit der Spitze nach plantar weisend, zeigt die wenigste Konvexität;
- ovale Facette liegt an der lateralen Kante und ist ebenfalls konvex;
- kleine Facette an der lateralen Fläche für das Os cuboideum.

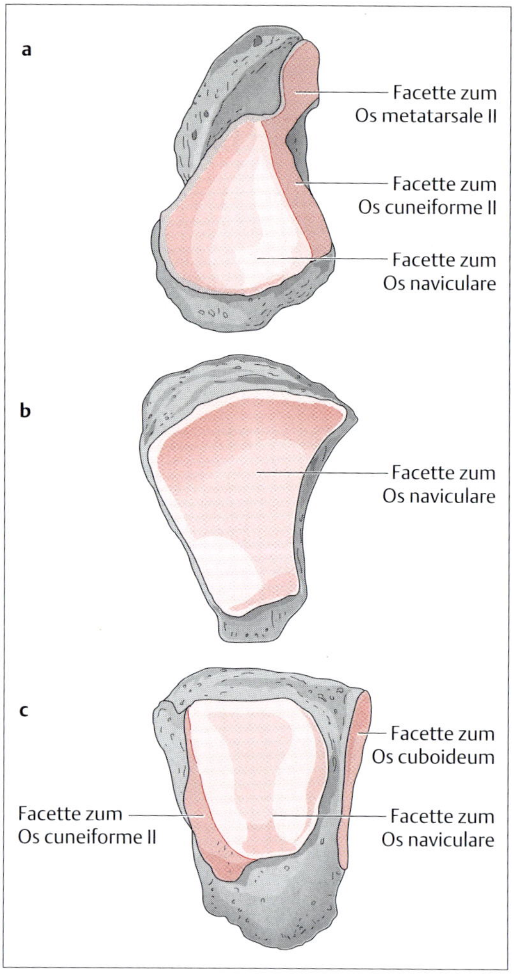

Abb. 4.**123a–c** Proximale Gelenkfacetten.
a Os cuneiforme I.
b Os cuneiforme II.
c Os cuneiforme III.

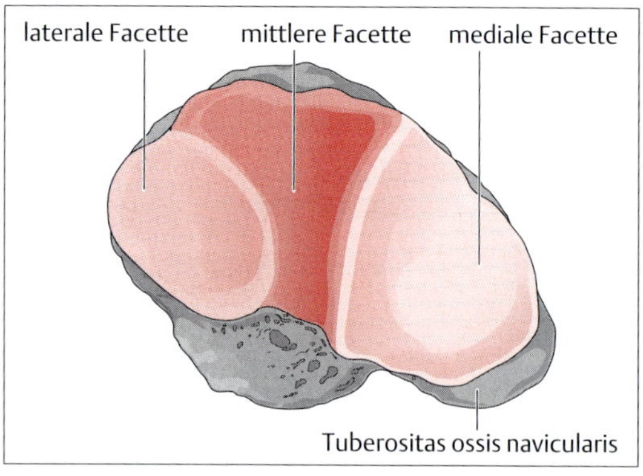

Abb. 4.**124** Distale Gelenkfläche am Os naviculare.

Os cuboideum (Abb. 4.**125**)

- besitzt eine kleine Facette an der medialen-proximalen Seite für das Os naviculare;
- die Facette für das Os cuneiforme III liegt distal davon.

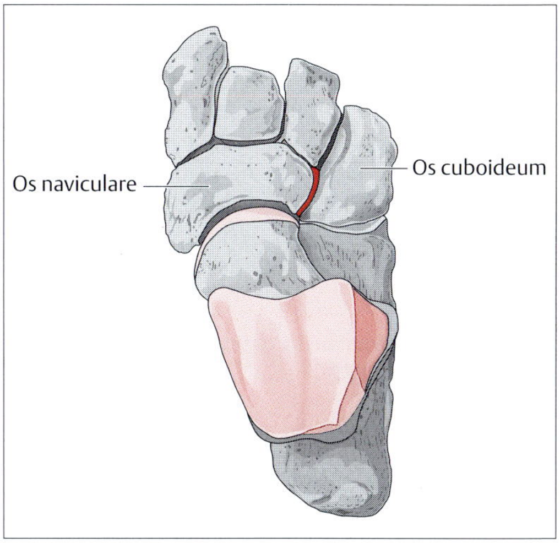

Abb. 4.**125** Art. cubonaviculare.

4.9.2 Gelenkkapsel und Bänder der Artt. cuneonavicularis et cubonavicularis

Die Insertionen der Kapsel befinden sich an den Knochen-Knorpel-Grenzen der jeweiligen Gelenkflächen. Sie ist sehr eng mit den umgebenden Bändern verbunden. Häufig kommuniziert die Gelenkhöhle der Art. cuneonavicularis mit denen der Art. intercuneiformia.

Ligg. cuneonavicularia dorsalia et plantaria
(Abb. 4.**126** u. 4.**127**)

Jedes Os cuneiforme ist mit dem Os naviculare durch ein dorsales und plantares Band verbunden. Sie sind mit der Gelenkkapsel verwachsen. Die dorsalen Bänder sind sehr dünn, wobei von allen dreien das mediale das Kräftigste ist.
Das mediale plantare Band besitzt sehr kurze Fasern und ist ebenfalls das Kräftigste. Das laterale Band hat einen schrägen Verlauf und die längsten Fasern. Einige der Fasern verbinden sich mit der Sehne des M. tibialis posterior.

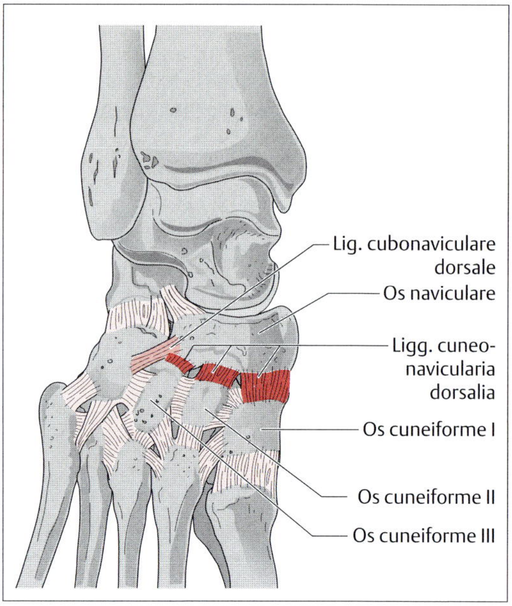

Abb. 4.**126** Ligg. cuneonavicularia dorsalia, Lig. cubonaviculare dorsale.

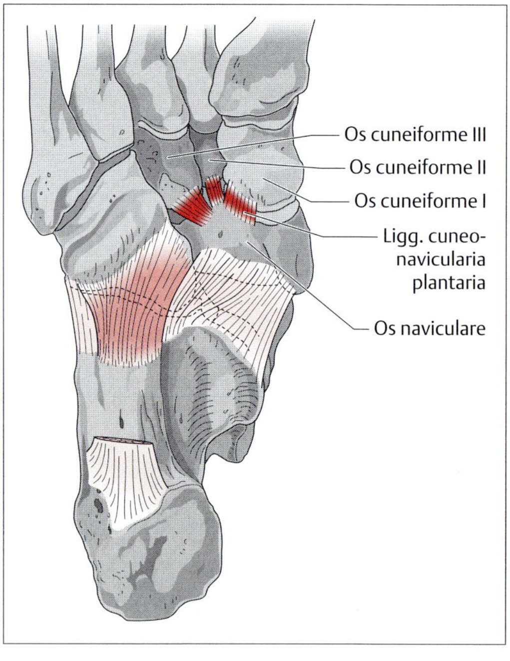

Abb. 4.**127** Ligg. cuneonavicularia plantaria.

Ligg. cubonaviculare dorsale et plantare (Abb. 4.**126** u. 4.**128**)

Die dorsale Bandverbindung ist sehr schmal; es verläuft ventral vor dem Lig. bifurcatum.
Die plantaren Bandzüge haben eine leicht fächerförmige Ausbreitung mit breiter Basis am Os naviculare und zum Os cuboideum hin schmaler werdend.

Funktionen der Bänder

Sie bilden aus der Vielzahl an Gelenken ein stabiles Gerüst, wobei vor allem die plantaren Bänder dabei die Gewölbekonstruktion des Fußes unterstützen.

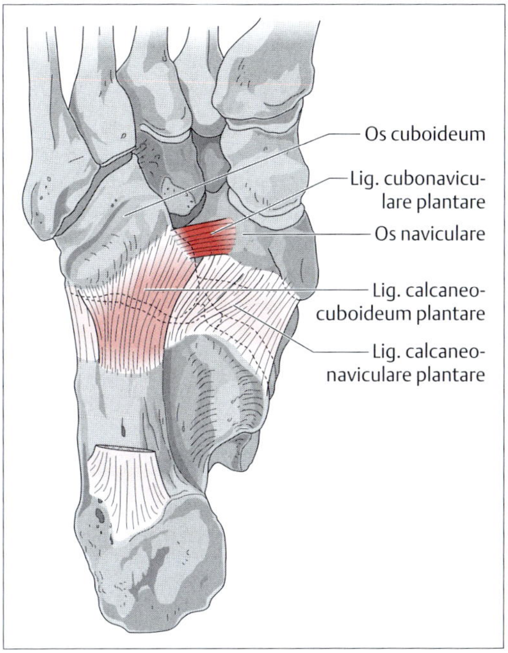

Abb. 4.**128** Lig. cubonaviculare plantare.

4.9.3 Achsen und Bewegungen der Artt. cuneonavicularis et cubonavicularis

* siehe Kap. 4.10.

4.9.4 Knöcherne Strukturen und Gelenkflächen der Artt. cuneocuboidea et intercuneiformia

Os cuneiforme laterale (Abb. 4.**129a** u. 4.**130**)

- zeigt eine größere laterale Gelenkfläche, wovon drei Viertel mit dem Os cuboideum und ein Viertel mit der Basis ossis metatarsalis IV artikulieren;
- durch den queren Bogen, den die Tarsalknochen bilden, liegt das Os cuneiforme auf dem Os cuboideum, weshalb der Verlauf der Gelenklinie schräg von dorsal-lateral nach plantar-medial ist.

Os cuboideum (Abb. 4.**129b**)

An der medialen Seite befindet sich die Gelenkfacette für das Os cuneiforme III.

Ossa cuneiformia (Abb. 4.**130**)

- besitzen auf den zueinander weisenden Flächen überknorpelte Gelenkfacetten;
- Gelenkflächenverlauf zwischen den beiden ersten Ossa cuneiformia ist dorsal-/plantarwärts, zwischen Ossa cuneiformia II und III wird die Richtung durch die Fußwölbung schräger.

Praxistipp

Gleitmobilisation

Bei einer Mobilisation des Os cuboideum gegen das Os naviculare und das Os cuneiforme III muss die Richtung dem Gelenkflächenverlauf entsprechen. So sollte z.B. Gleiten nach plantar genauer nach plantar-medial sein. ■

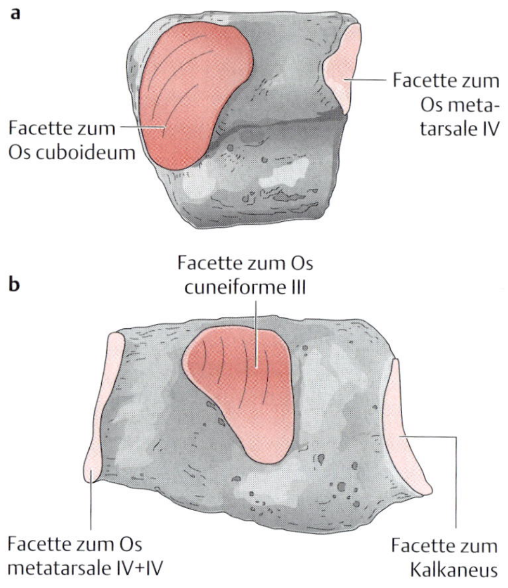

Abb. 4.**129a** u. **b** Gelenkflächen des Art. cuneocuboidea.
a Am Os cuneiforme III.
b Am Os cuboideum.

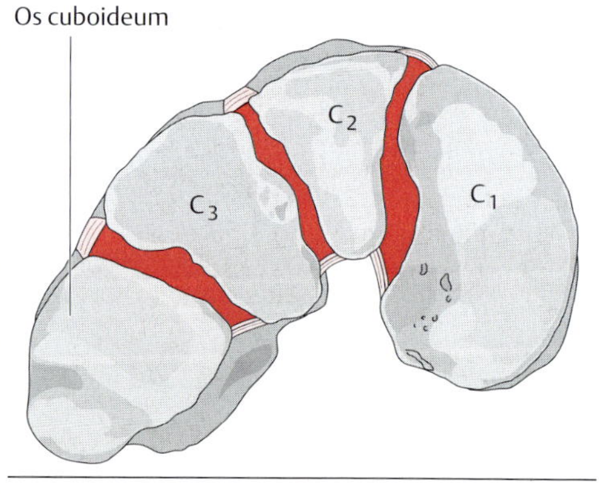

Abb. 4.**130** Artt. cuneocuboidea et intercuneiformia.

4.9.5 Gelenkkapseln und Bänder der Artt. cuneocuboidea et intercuneiformia

Vor allem die Gelenkkapseln der Artt. intercuneiformia sind sehr straff und lassen zusammen mit den Bändern kaum Bewegungen zu. Deshalb wird diese Gelenkeinheit als *Amphiearthrose* bezeichnet.

Ligg. cuneocuboideum dorsale et plantare (Abb. 4.**131** u. 4.**137**)

Die dorsale Verbindung ist fächerförmig vom Os cuneiforme in Richtung Os cuboideum ausgebreitet.
Das plantare Band verstärkt die Kapsel und ist kurz.

Lig. cuneocuboideum interosseum

Sein Ursprung liegt distal der Gelenkfacette zum Os cuboideum und inseriert an der medialen aufgerauten Seite des Os cuboideum.

Ligg. intercuneiformia dorsalia et plantaria (Abb. 4.**131** u. 4.**137**)

Die Bänder verbinden die Ossa cuneiformia auf der dorsalen und plantaren Fußseite.

Ligg. intercuneiformia interossea

Diese Bänder stellen eine quere Verbindung der Ossa cuneiformia untereinander dar. Sie inserieren unmittelbar distal bzw. proximal der zueinander zeigenden Gelenkfacetten.

4.9.6 Achsen und Bewegungen der Artt. cuneocuboidea et intercuneiformia

* siehe Kap. 4.10.

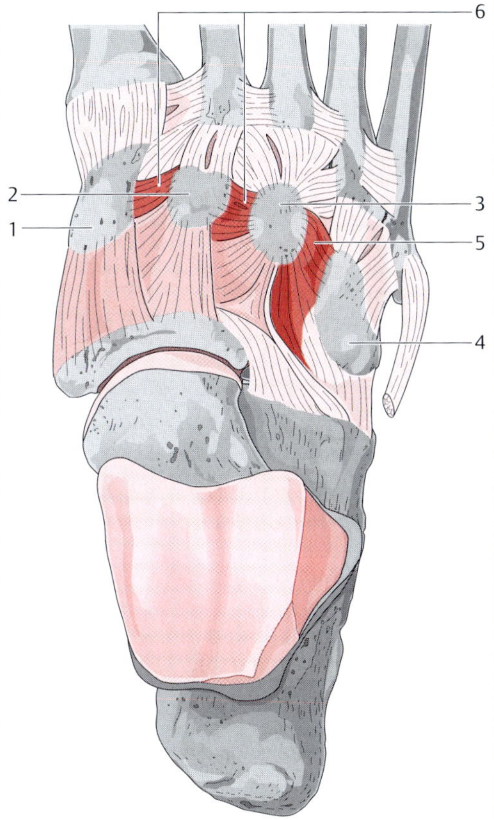

1 Os cuneiforme I
2 Os cuneiforme II
3 Os cuneiforme III
4 Os cuboideum
5 Lig. cuneocuboideum dorsale
6 Ligg. intercuneiformia dorsalia

Abb. 4.**131** Ligg. cuneocuboideum et intercuneiformia dorsalia.

4.10 Articulationes tarsometatarseae et intermetatarseae

4.10.1 Knöcherne Strukturen und Gelenkflächen

Os cuboideum (Abb. 4.**132**)

- besitzt distal 2 Gelenkfacetten;
- laterale Facette hat dreieckige Form und ist größer als die mediale; sie artikuliert mit der Basis ossis metatarsalis V;
- mediale Facette artikuliert mit dem Os metatarsale IV;
- leicht konvex geformt.

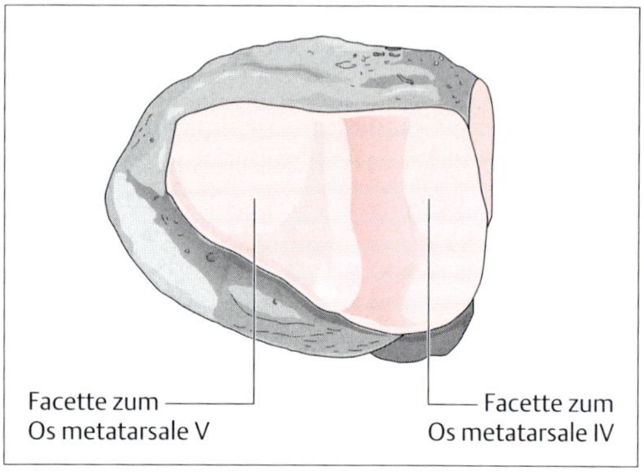

Abb. 4.**132** Distale Gelenkfacetten am Os cuboideum.

Ossa cuneiformia (Abb. 4.**133a–c**)

- Os cuneiforme I mit distaler Facette zum Os metatarsale I und mit kleiner lateraler Facette zum Os metatarsale II;
- Os cuneiforme II artikuliert mit der Basis ossis metatarsalis II;
- Os cuneiforme III besitzt eine distale Facette zur Basis ossis metatarsalis III, eine kleine laterale zum Metatarsale II und eine mediale für das Os cuneiforme I.

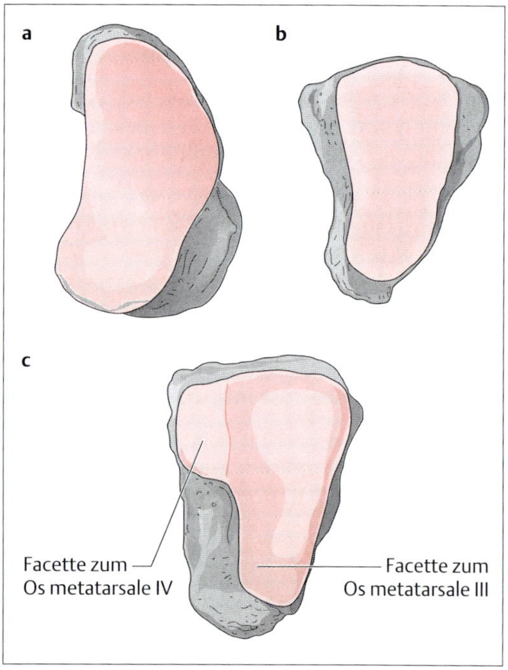

Abb. 4.**133a–c** Distale Gelenkfacetten.
a Am Os cuneiforme I.
b Am Os cuneiforme II.
c Am Os cuneiforme III.

Ossa metatarsalia (Abb. 4.**134** u. **4.135a** u. **b**)

- Metatarsale I ist kürzer als Metatarsale II;
- Basen der Metatarsale II, III und IV sind keilförmig;
- Metatarsale I–III bilden proximale Gelenkflächen zu den Ossa cuneiformia;
- Metatarsale IV und V artikulieren mit dem Os cuboideum;
- Basis der Os metatarsale II wird regelrecht eingekeilt, da es jeweils seitliche Verbindungen zu Os cuneiforme I und III und eine proximale zum Os cuneiforme II gibt;
- durch diese Verzahnung ist die Os metatarsale II der stabilste Mittelfußknochen;
- die Gelenklinien in der Sicht von kranial zeigen zwischen Metatarsale V und Os cuboideum einen schrägen Verlauf von lateral-proximal nach medial-distal;
- wird eine Linie entlang des ersten Metatarsalgelenks gezogen und mit einer Linie verbunden, die dem Verlauf des 5. Gelenks entspricht, liegt der Kreuzungspunkt zwischen den Os metatarsalen II und III;
- seitlich besitzen die Basen der Metatarsale Gelenkflächen für die Intermetatarsalgelenke, außer zwischen Os metatarsale I und II;
- die Basis der 1. Metatarsale besitzt an der kaudal-medialen Kante ein Tuberkulum für die Insertion des M. tibialis anterior.

Praxistipp Eine Traktion in den Metatarsalgelenken muss den schrägen Gelenkverlauf berücksichtigen, d.h. eine Traktion im Tarsometatarsalgelenk I sollte durch Zug an der Basis ossis metatarsalis I nach distal-medial erfolgen.

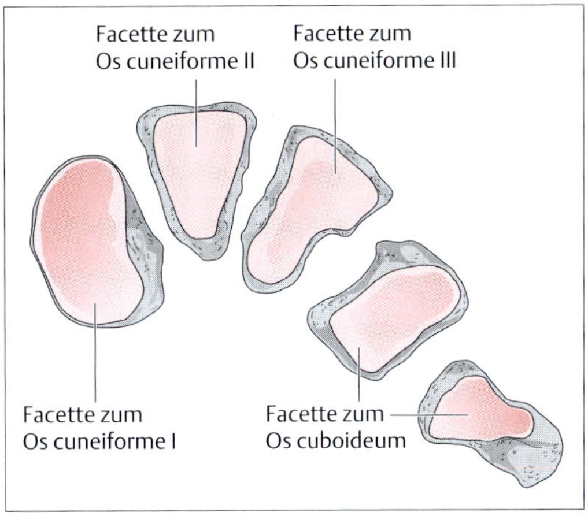

Abb. 4.**134** Gelenkflächen an den Basen der Metatarsale I bis V.

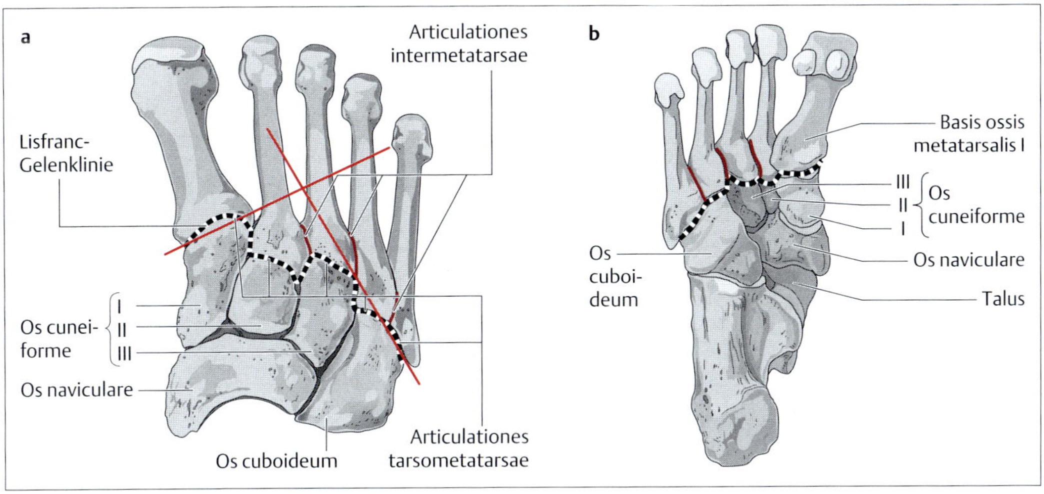

Abb. 4.**135a** u. **b** Metatarsalverbindungen.
a Ansicht von dorsal.
b Ansicht von plantar.

4.10.2 Gelenkkapsel und Bänder

Die Artt. tarsometatarsae bilden 3 eigenständige Gelenke, die jeweils von einer Kapsel umschlossen sind. Dabei bilden die Artt. tarsometatarsae II – III und IV – V jeweils eine Gelenkhöhle. Die Intermetatarsalgelenke I, III und IV sind mit den entsprechenden Tarsometatarsalgelenken verbunden. Die umgebende Kapsel ist straff, da keine ausgeprägten Bewegungen möglich sind.

Ligg. tarsometatarsea dorsalia et plantaria (Abb. 4.**136** u. 4.**137**)

Diese Bandverbindungen verstärken die Kapseln sowohl auf der dorsalen als auch auf der plantaren Seite.
Die medial dorsale Bandverbindung ist die kräftigste und die vom 2. Metatarsale die breitgefächertste, da Fasern zu den Os cuneiformia I, II und III ziehen. Vom 4. Metatarsale verlaufen Bandanteile sowohl zum Os cuneiforme III als auch zum Os cuboideum.
Plantar verbinden sich Sehnenanteile des M. tibialis posterior und Fasern des Lig. plantare longum mit den Bändern.

Ligg. metatarsea dorsalia et plantaria (Abb. 4.**136** u. 4.**137**)

Die gelenkigen Verbindungen zwischen den Basen der Metatarsalen sind durch plantare und dorsale Bandstrukturen stabilisiert. Die plantaren Bänder sind kräftiger ausgebildet als die dorsalen.

Lig. cuneometatarseum interosseum (Abb. 4.**138**)

Es wird auch *Lig. Lisfranc* genannt. Das erste Band verläuft plantar zwischen dem 1. Os cuneiforme und der Metatarsale II. Die Insertionen liegen an der lateralen Fläche des Os cuneiforme und an der plantaren medialen Fläche des Os metatarsale II.
Weitere interossäre Bänder verlaufen zwischen Os cuneiforme II und III und den Metatarsalen II und III.

Ligg. intermetatarsea interossea (Abb. 4.**138**)

Dabei handelt es sich um 3 sehr kurze Bänder, die die Ossa metatarsale in unmittelbarer Nähe der Gelenkflächen untereinander verbinden. Sie sind wichtig für die Stabilität der Gelenke.

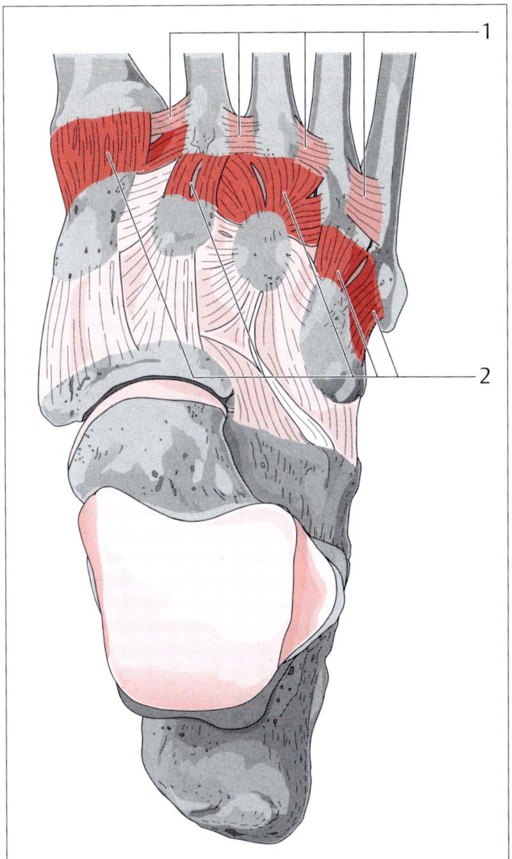

1 Lig. metatarsea dorsalia
2 Lig. tarsometatarsea dorsalia

Abb. 4.**136** Ligg. tarsometatarsea et metatarsea dorsalia.

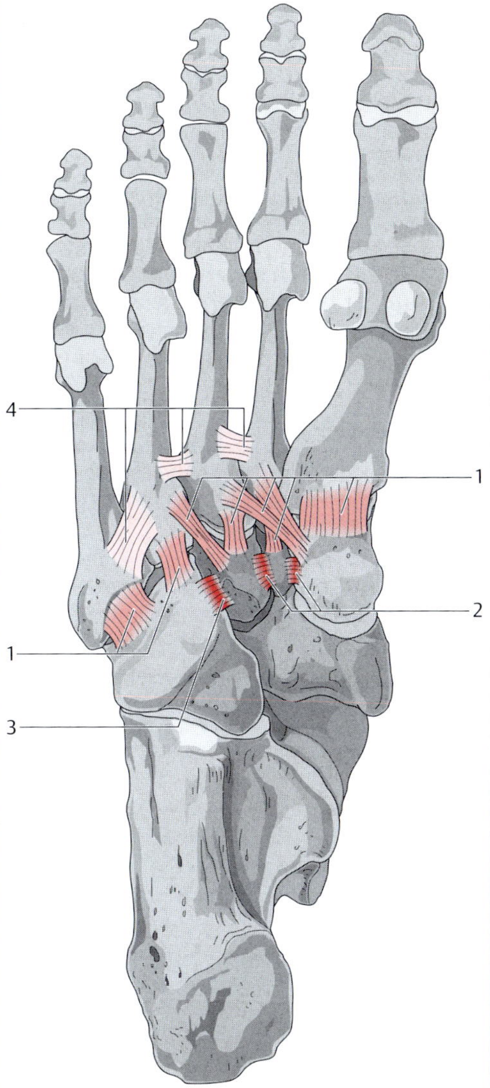

1 Ligg. tarsometatarsea plantaria
2 Ligg. intercuneiformia plantaria
3 Lig. cuneocuboideum plantare
4 Ligg. metatarsea plantaria

Abb. 4.**137** Plantare Bandverbindungen im Tarsometatarsalbereich.

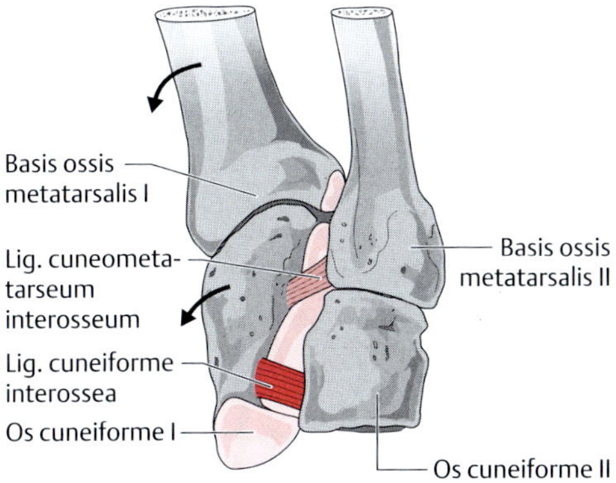

Abb. 4.**138** Ligg. cuneometatarseum interosseum et cuneiforme interossea. (Metatarsale und Os cuneiforme I nach außen gekippt, Ansicht von plantar.)

4.10.3 Achsen und Bewegungen der Art. tarseae et tarsometatarseae

Auch in diesem Gelenkkomplex lassen sich die Achsen nicht genau festlegen. Hier kann es nur Kompromissachsen geben.

Longitudinale Achse (Abb. 4.**139**)

Die Achse entspricht annähernd der Mittellinie des Fußes, die zwischen der 2. und 3. Metatarsale verläuft. Sie trifft bei Verlängerung nach posterior die Mitte der Ferse. Um sie finden Pronations- und Supinationsbewegungen statt.

Sagittale Achsen

Für die einzelnen Gelenke gibt es jeweils eine Achse, um die Flexions- und Extensionsbewegungen stattfinden.
Trotz geringer Beweglichkeit – es handelt sich um Amphiarthrosen – trägt die Summe der Bewegungen zur Verformung des Fußes in Richtung Supination/Adduktion/Flexion und Pronation/Abduktion/Extension und damit zur Anpassung an den Boden beim Gehen bei.

Supination/Pronation (Abb. 4.**140a** u. **b**)

Bewegungsausmaß

- aktiv: 40–0-25
- passiv: +10°

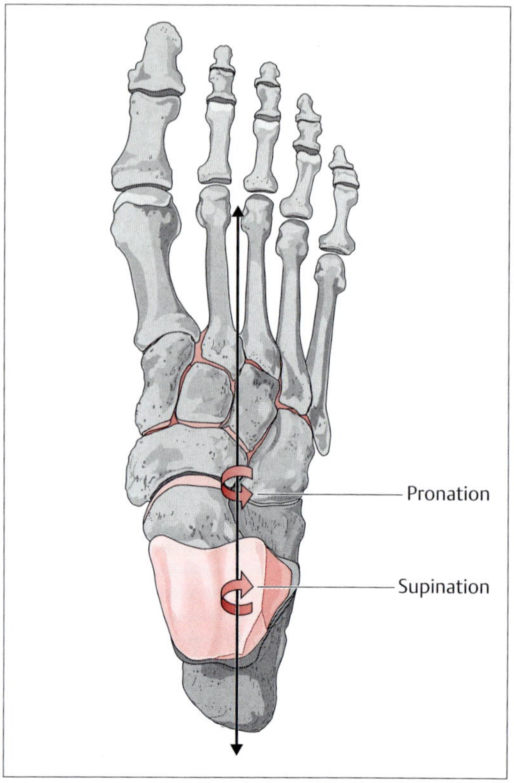

Abb. 4.**139** Pro- und Supinationsachse.

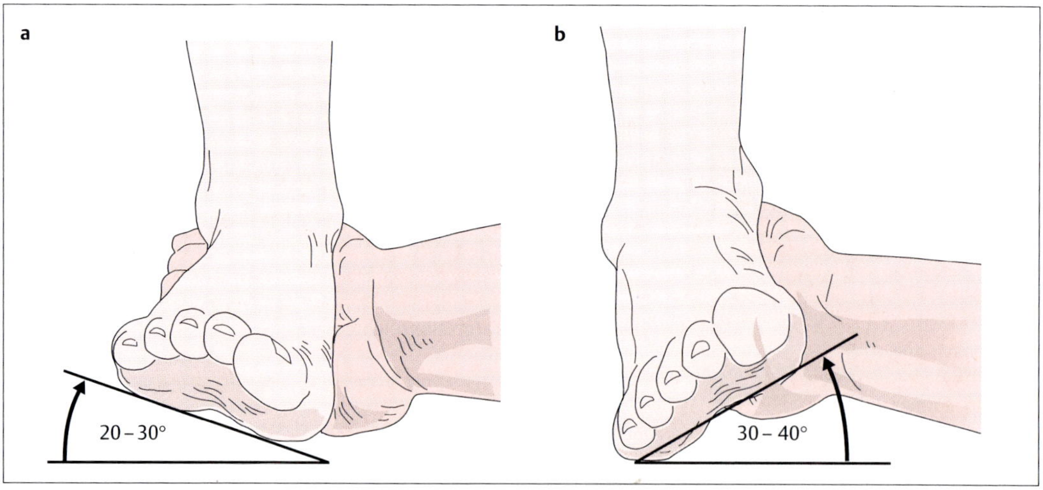

Abb. 4.**140a** u. **b** Bewegungen in den Tarsalgelenken.
a Aktive Pronation bei fixiertem Kalkaneus. **b** Aktive Supination bei fixiertem Kalkaneus.

Um eine exakte Aussage über die Verwringung des Vorfußes gegenüber dem Rückfuß zu erhalten, muss der Kalkaneus fixiert werden. Dann wird der Fußaußenrand für die Pronationsbewegung und der Fußinnenrand für die Supinationsbewegung hochgezogen (Abb. 4.140a u. b). Die Verdrehung des Fußes ist besonders beim Zehenstand zu beobachten. Hier ist das Fixum der Vorfuß und die ganze Fußplatte verdreht sich dagegen, sehr gut sichtbar am Kalkaneus (Abb. 4.**141a** u. **b**).

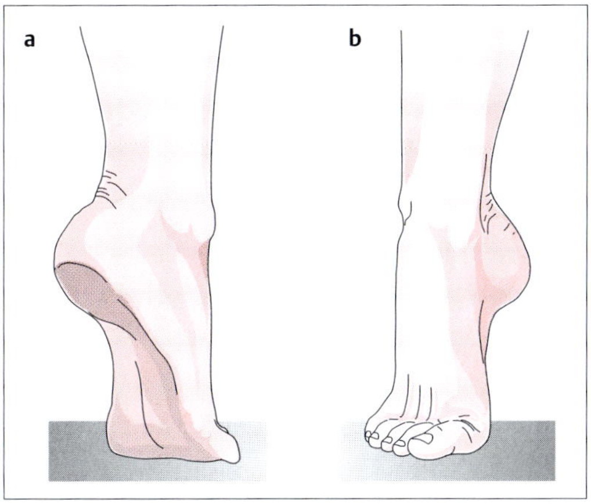

Abb. 4.**141a** u. **b** Verwringung des Rückfußes gegenüber dem Vorfuß beim Zehenstand.

Flexion/Extension

Die Bewegungen des oberen Sprunggelenks setzen sich nach distal fort und summieren sich zu einer Plantarflexion von 80° und Dorsalextension von 30–40°.

Bewegungsausmaß (Abb. 4.**142**)

Das Bewegungsausmaß in den einzelnen Gelenkabschnitten ist nicht messbar. Die in Abb. 4.142 angegebenen Daten stammen aus einer Untersuchung von Ouzounian u. Shereff (1989). Die Werte sind Mittelwerte, die statistisch errechnet wurden.

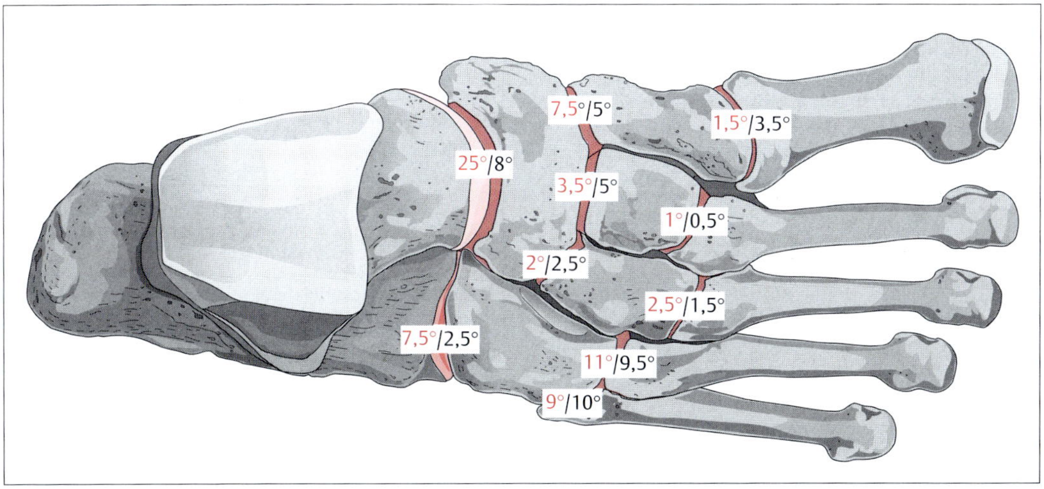

Abb. 4.**142** Bewegungsausmaß in den Tarsalgelenken (rot: Pro- und Supinationsbewegungen; schwarz: Flexions- und Extensionsbewegungen).

4.11 Articulationes phalangeae

4.11.1 Knöcherne Strukturen und Gelenkflächen der Artt. metatarsophalangeae et Interphalangeae

Ossa metatarsalia (Abb. 4.**143**)

- Caput ossis metatarsalis mit konvexer walzenförmiger Gelenkfläche, die plantar ausgedehnter ist;
- Caput ossis metatarsalis I besitzt plantar 2 Rinnen, in denen die beiden Sesambeine gleiten können;
- zwischen den Zehengrundgelenken befinden sich kleine Bursae, am medialen Fußrand liegt eine Bursa über dem Metatarsalkopf I.

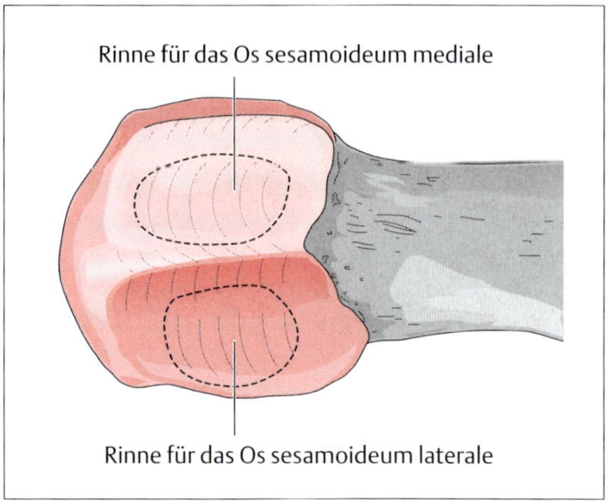

Abb. 4.**143** Caput ossis metatarsalis I (Ansicht von plantar).

Ossa sesamoidea (Abb. 4.**144**)

- sind seitlich an der Gelenkkapsel und den Kollateralbändern des Art. metatarsophalangea I befestigt;
- *Os sesamoideum mediale* ist in die Sehne des M. abductor hallucis und das Caput mediale des M. flexor hallucis brevis eingelagert;
- das mediale Sesambein ist zur longitudinalen Achse des Os metatarsale I verschoben;
- zum *Os sesamoideum laterale* ziehen das Caput laterale des M. flexor hallucis brevis und der M. adductor hallucis;
- zwischen beiden Sesambeinen verläuft die Sehne des M. flexor hallucis longus;
- sie legen einen Weg von fast 50° zwischen Flexions- und Extensionsbewegung zurück, das entspricht einer Strecke von 1–1,5 cm; in Flexion stehen die Sesambeine nahe dem Collum-Caput-Übergang, in Extension verschieben sie sich nach distal.

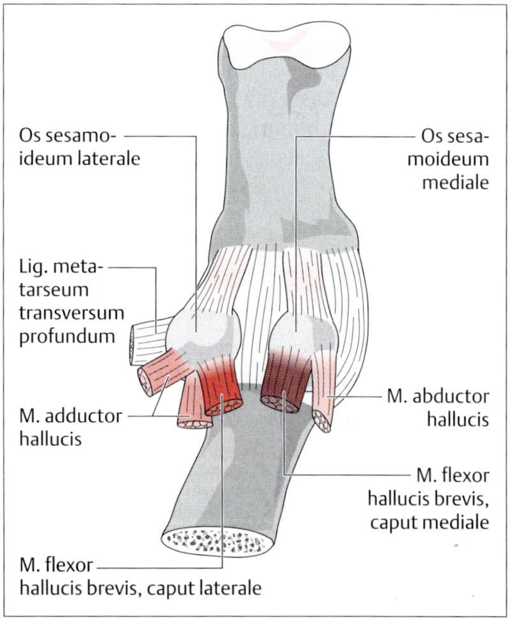

Abb. 4.**144** Verbindungen der Ossa sesamoidea.

Ossa digitorum pedis (Abb. 4.**145**)

- Basen der proximalen Phalangen zeigen Gelenkfacetten zu den Metatarsalköpfen;
- Gelenkflächen sind leicht konkav geformt;
- ovale Gelenkpfannen der Grundphalanxbasen werden plantar durch faserknorpelige Platten erweitert (Abb. 4.**149);**
- rollenförmige Gelenkfläche am jeweiligen Caput der Phalanx, konvex geformt;
- leichte Rinne an der plantaren Fläche in der Mitte des Kopfes, die bei Flexion Kontakt mit der Basis der nächsten Phalanx hat;
- an den Basen gibt es eine entsprechend keilförmig vorspringende Gelenkfläche, die in die Rinne passt und konkav geformt ist;
- Caput der distalen Phalangen zeigen pilzförmige Verbreiterung;
- Großzehe hat nur ein Interphalangealgelenk.

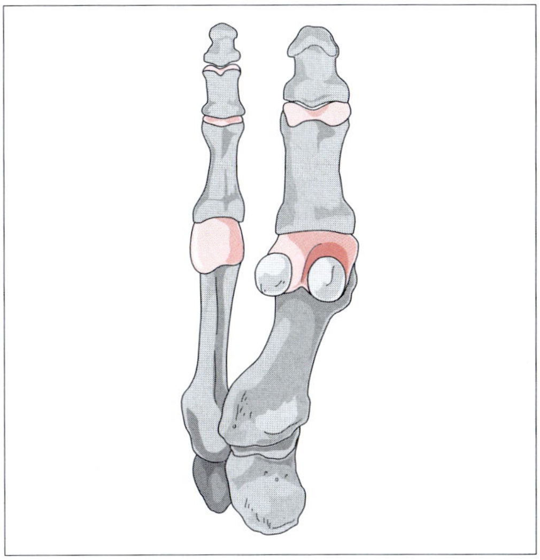

Abb. 4.**145** Gelenkflächen der Artt. phalangeae (Ansicht von plantar).

Inklinationswinkel (Abb. 4.**146**)

Die Längsachse der 1. Metatarsalen bilden im Verhältnis zum Boden einen Winkel von 18°–25°. Diese Inklination nimmt zum 5. Os metatarsale hin ab, sodass dort nur noch ein Winkel von 5° zu messen ist.

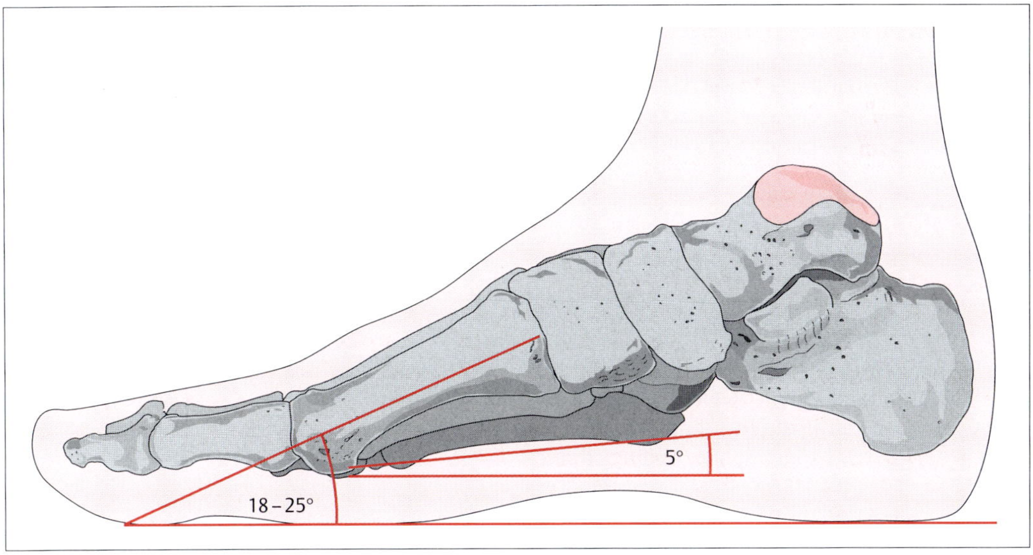

Abb. 4.**146** Inklinationswinkel der Ossa metatarsalia.

Intermetatarsalwinkel (Abb. 4.**147**)

Die neutrale Stellung des 1. Metatarsale mit dem Großzeh ist in der transversalen Ausrichtung von entscheidender Bedeutung, da hier die häufigste Veränderung des Vorfußes vorkommt, der *Spreizfuß*. Die Längsachsen durch Metatarsale I und II bilden miteinander einen Winkel, der unter 8° liegen sollte.

Großzehengrundvalgität (Abb. 4.**147**)

Sie wird mithilfe eines Winkels zwischen der Metatarsallängsachse und der Längsachse durch die Grundphalanx ermittelt. Er sollte nicht über 10°–20° liegen.

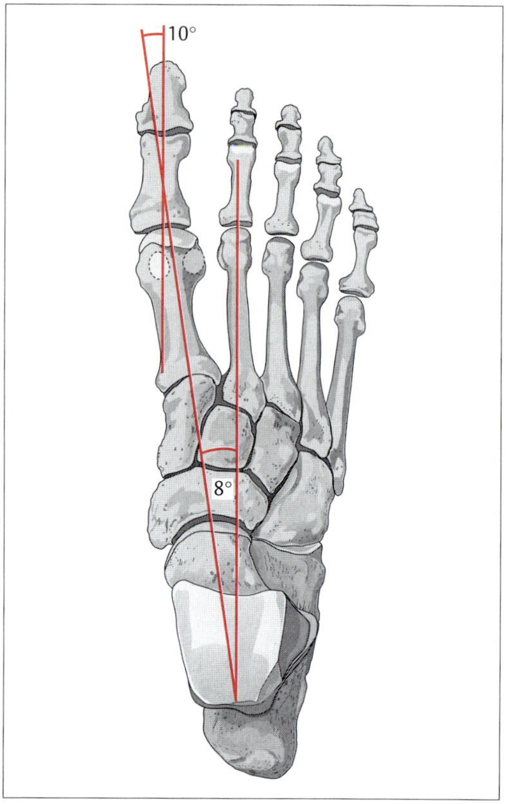

Abb. 4.**147** Intermetatarsalwinkel und Großzehengrundvalgität.

Pathologie

1. Hallux valgus (Abb. 4.**148**)

Es handelt sich um eine Achsenabweichung der Großzehe nach lateral in Form einer Subluxation im Metatarsophalangealgelenk I. Dies wird bei der Messung der Großzehengrundvalgität deutlich, da sie mehr als 20° beträgt (Kap. 4.13).

2. Spreizfuß

Die Vergrößerung des Intermetatarsalwinkels ist dagegen Ausdruck des Spreizfußes, der sehr häufig einem Hallux valgus vorangeht.
Durch das Auseinanderspreizen der Os metatarsale wölbt sich das Caput metatarsale I auf der Medialseite sehr stark hervor und ist durch das Schuhwerk ständig Druck ausgesetzt. Die Folge ist eine wiederholte Reizung der Bursa subcutanea capitis ossis metatarsalis I, die anschwillt und sehr schmerzhaft sein kann (Kap. 4.13).

3. Marsch- bzw. Ermüdungsfraktur

Hierbei handelt es sich um einen schleichenden Bruch im Metatarsalschaftbereich, der den Knochen quer oder schräg durchtrennt. Betroffen ist vor allem das 2. Os metatarsale, bedingt durch die große Biegebeanspruchung. Diese Fraktur wird nach längeren Fußmärschen beobachtet. ■

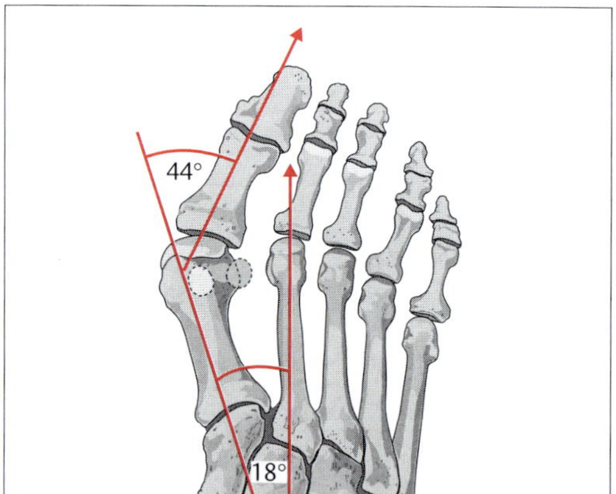

Abb. 4.**148** Veränderung des Intermetatarsalwinkels und der Großzehengrundvalgität beim Hallux valgus.

4.11.2 Gelenkkapsel und Bänder der Artt. metatarsophalangeae et interphalangeae

Die Gelenkkapseln sind relativ weit und lassen größere Bewegungen zu. Plantar sind sie durch die Faserknorpelplatte, dorsal und seitlich durch die Dorsalaponeurose und die Kollateralbänder verstärkt.

Ligg. collaterale laterale et mediale (Abb. 4.**149**)

Der Verlauf dieser Bänder ist jeweils schräg von proximal-dorsal nach distal-plantar. Deshalb geraten sie bei Flexion unter Spannung, bei Extension sind sie entspannt.

Lig. plantare (Abb. 4.**149** u. 4.**150**)

Das Band liegt plantar auf der Faserknorpelplatte. Es ist jeweils an den Basen der Phalangen fixiert und mit der Gelenkkapsel verwachsen. Außerdem besteht eine Verbindung zu den Flexorensehnen.

Lig. metatarseum transversum profundum (Abb. 4.**150**)

Dieses kräftige Band verläuft zwischen den Metatarsalköpfen und ist jeweils an den Ligg. plantaria fixiert. An ihm entspringt teilweise das Caput transversum des M. adductor hallucis.

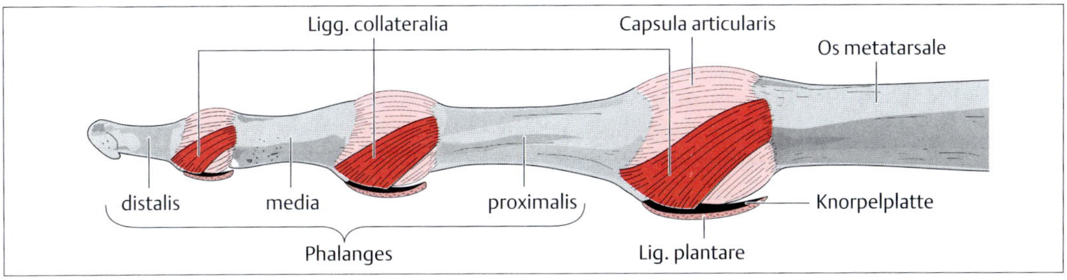

Abb. 4.**149** Ligg. collateralia et plantaria (Ansicht des 2. Zehs von medial).

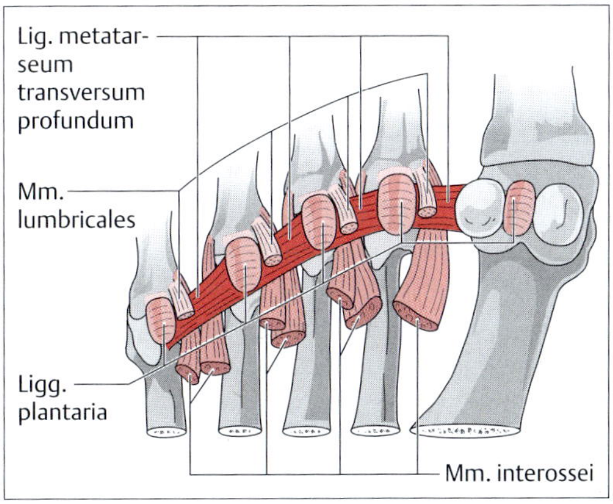

Abb. 4.**150** Lig. metatarseum transversum profundum, Ligg. plantaria (Ansicht von plantar).

4.11.3 Achsen und Bewegungen

Die Bewegungsachsen liegen jeweils in den proximalen Gelenkpartnern und verlaufen frontal für die Flexions-Extensions-Bewegungen sowie vertikal für die Abduktions- und Adduktionsbewegungen.

In den *Metatarsophalangealgelenken* (MTP) sind sowohl Flexions- und Extensions- als auch seitliche Bewegungen möglich.

Bei den *Interphalangealgelenken* (IP/PIP/DIP) handelt es sich um Scharniergelenke, in denen nur Flexions- und Extensionsbewegungen ausführbar sind.

- *MTP* der Großzehe (Abb. 4.**151**):
  - Flex/Ext 45–0–70, aktiv;
  - Abd/Add 10–0–5, aktiv;

IP: Flex/Ext 60–0–5, aktiv.

- *MTP* der übrigen Zehen (Abb. 4.**152**):
  - Flex/Ext 40–0–70, aktiv;
  - Abd/Add gerringgradig;

PIP: Flex/Ext 35–0–0, aktiv;
DIP: Flex/Ext 60–0–30, aktiv.

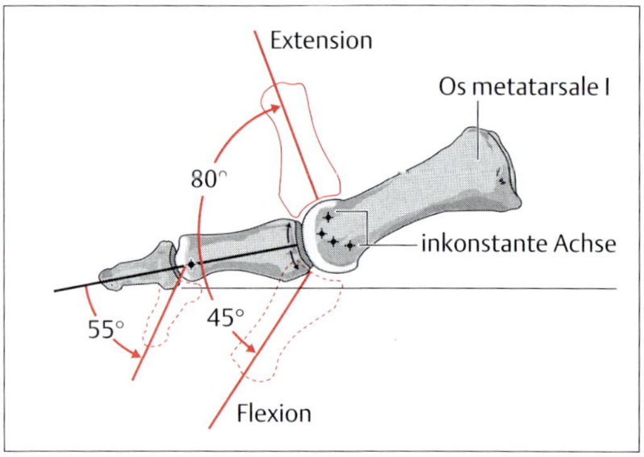

Abb. 4.**151** Ausmaß der Flexions- und Extensionsbewegungen der Großzehe.

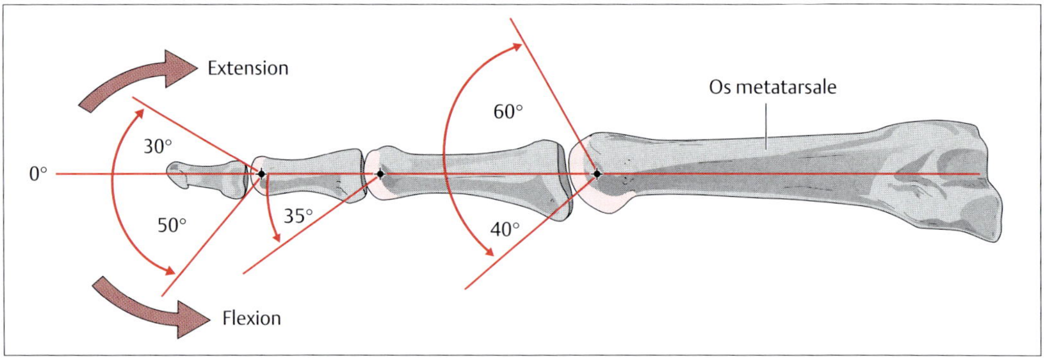

Abb. 4.**152** Ausmaß der Flexions- und Extensionsbewegungen der Zehen.

Bewegungen der Zehen beim Gehen

In der Phase zwischen Fersenablösung und Zehenabstoß werden die Zehen von proximal her in maximale Extension gedrückt. Dabei erreicht die Großzehe mit 90° das größte Bewegungsausmaß.

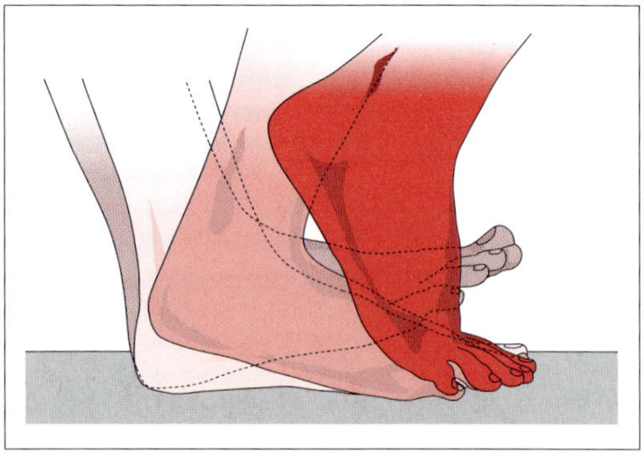

Abb. 4.**153** Bewegungen der Zehen beim Gehen.

4.12 Muskulatur

4.12.1 Dorsalextensoren (Abb. 4.**154**)

- M. tibialis anterior;
- M. extensor digitorum longus;
- M. extensor hallucis longus;
- (M. peronaeus tertius);

Beschreibung in Kap. 4.6.

4.12.2 Plantarflexoren (Abb. 4.**155**)

- M. triceps surae;
- M. tibialis posterior;
- M. flexor digitorum longus;
- M. flexor hallucis longus;
- M. peronaeus longus;
- M. peronaeus brevis;

Beschreibung in Kap. 4.6.

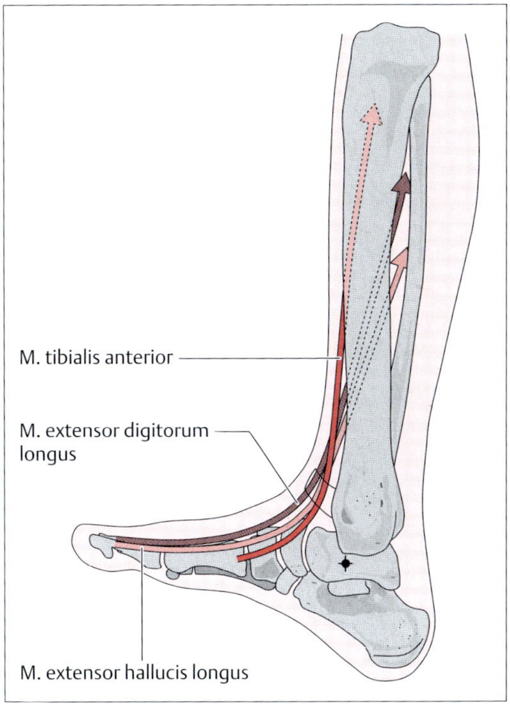

Abb. 4.**154** Dorsalextensoren.

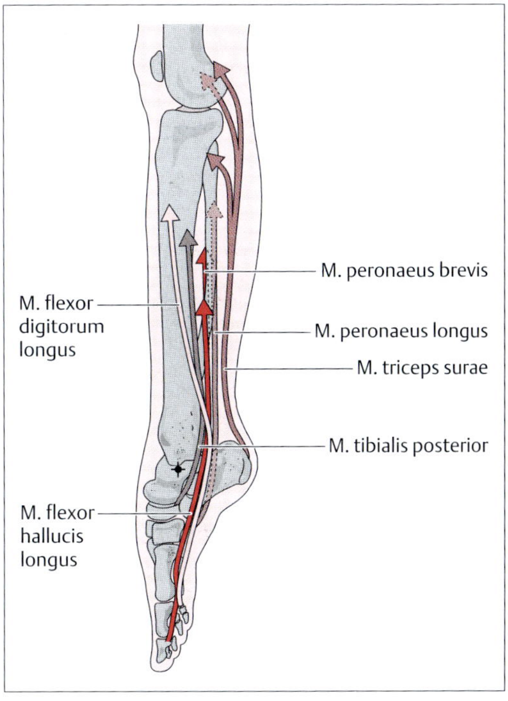

Abb. 4.**155** Plantarflexoren.

4.12.3 Pronatoren/Abduktoren (Abb. 4.156)

M. peronaeus brevis

Der M. peronaeus brevis bewirkt eine Abduktion des Vorfußes mit gleichzeitiger Hebung der Metatarsalen V und damit des Fußaußenrandes. Das Os metatarsale V nimmt das Os cuboideum mit, Letzteres das Os naviculare und den Kalkaneus. Der Kalkaneus wird nach dorsal verschoben, wobei sich der Sinus tarsi verengt.

M. peronaeus longus

Der M. peronaeus longus führt den Vorfuß ebenfalls nach lateral und senkt den medialen Fußrand über seine Verbindung zum Os cuneiforme I und Metatarsale I.

M. extensor digitorum longus

Beide Muskeln werden von den meisten Anteilen des M. extensor digitorum longus unterstützt.

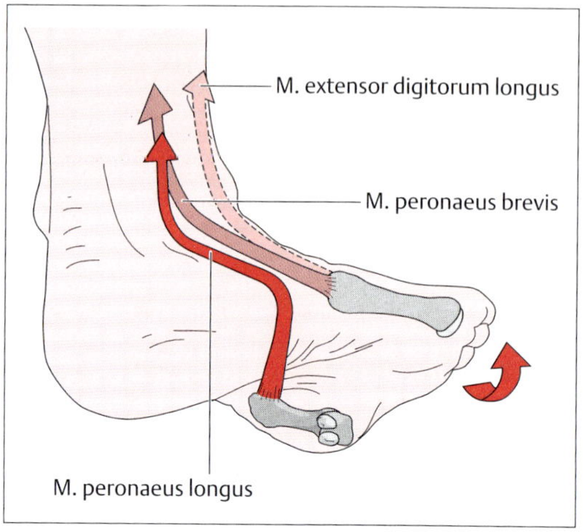

Abb. 4.**156** Pronatoren/Abduktoren des Fußes.

4.12.4 Supinatoren/Adduktoren (Abb. 4.157)

M. tibialis anterior

Der M. tibialis anterior zieht den Fuß in Adduktion und hebt den Fußinnenrand durch seine Verbindung zum Os cuneiforme I und Os metatarsale I. Der Vorfuß folgt dieser Bewegung.

M. tibialis posterior

Vor allem der M. tibialis posterior unterstützt die adduktorische Komponente, indem er das Os naviculare nach medial zieht. Das Os naviculare nimmt das Os cuboideum mit, Letzteres wiederum den Kalkaneus. Er verlagert sich nach medial, wodurch sich der Sinus tarsi weitet.

M. triceps surae

Er unterstützt die Supination vom Rückfuß her. Durch die leichte Valgisierung der Ferse verlaufen die meisten Anteile medial der Supinations-Pronations-Achse.

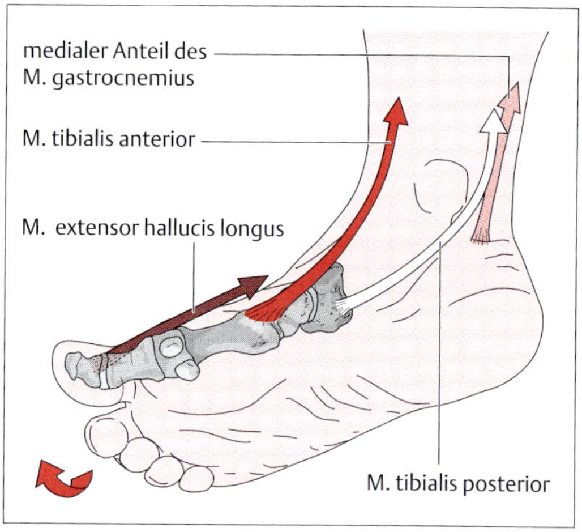

Abb. 4.**157** Supinatoren/Adduktoren des Fußes.

M. flexor digitorum longus und M. flexor hallucis longus

Diese Muskeln unterstützen die Adduktions- und Supinationsbewegung vom Vorfuß her.

4.12.5 Muskeln des Dorsum pedis

M. extensor digitorum brevis (Abb. 4.**158**)

- Ursprungsbereich im Sinus tarsi in enger Nachbarschaft zu denen der Bänder und dem Retinaculum mm. extensorum inferius;
- wird zu kräftigen Muskelbäuchen, machen die Weichteilwölbung am lateralen Fußrücken aus;
- Übergang in die 3 Endsehnen im mittleren Metatarsalbereich;
- die 3 Sehnen strahlen von lateral in die Sehnen des M. extensor digitorum longus ein.

M. extensor hallucis brevis (Abb. 4.**158**)

- Teil des M. extensor digitorum brevis;
- am Ursprung Verbindung zum Lig. talocalcaneum interosseum;
- zieht in die Sehne des M. extensor hallucis longus, Verbindung zur Dorsalaponeurose;

- *Funktion:* Extension aller Zehengelenke;
- *Innervation:* N. peronaeus profundus.

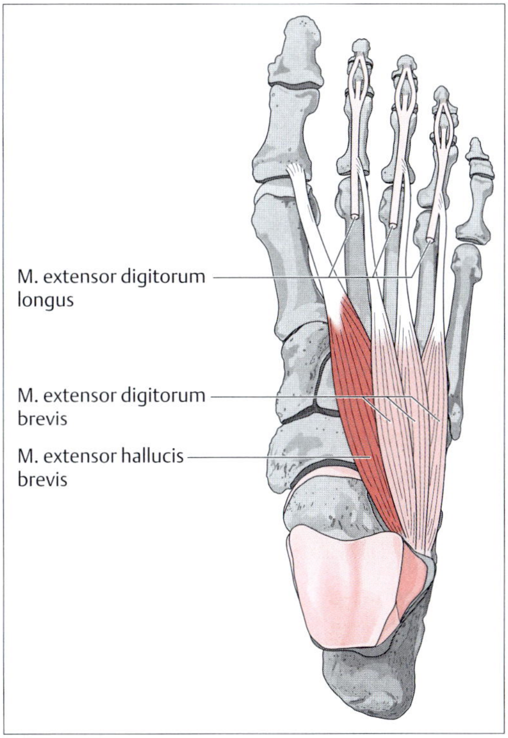

Abb. 4.**158** M. extensor digitorum brevis, M. extensor hallucis brevis.

4.12.6 Muskeln der Planta pedis

M. flexor digitorum brevis (Abb. 4.**159**)

- liegt direkt unter der Plantaraponeurose;
- Verlauf in der mittleren Muskelloge;
- verbindet den Tuber calcanei mit den Mittelphalangen;
- bildet 4 dicke Muskelbäuche, die in Höhe der Metatarsalbasen in die Endsehnen übergehen;
- erzeugt in Höhe der Grundphalanx jeweils einen Sehnenschlitz (M. perforans), durch den die jeweilige Sehne des langen Flexors zur Endphalanx läuft, während er selbst an die Mittelphalanx zieht (Abb. 4.100b);
- *Funktionen:* Flexion der Zehen in den Grund- und Endphalangen; Verspannung des Längsgewölbes;
- *Innervation:* N. plantaris medialis.

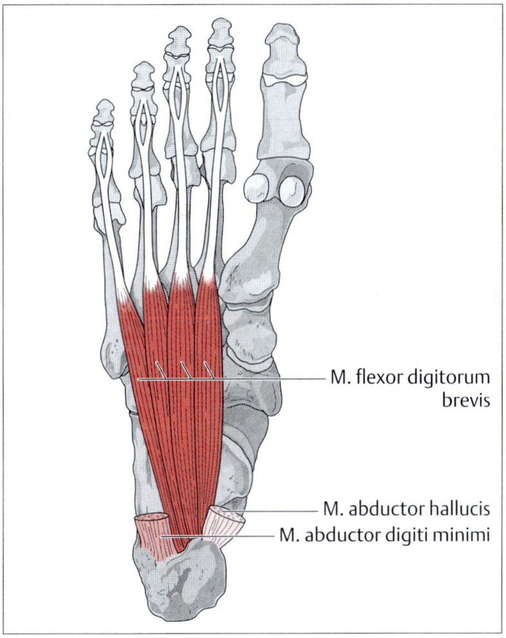

Abb. 4.**159** M. flexor digitorum brevis.

M. quadratus plantae (Abb. 4.**160**)

- liegt unter dem M. flexor digitorum brevis;
- breiter Ursprung am Kalkaneus und teilweise vom Lig. plantare longum;
- hat keinen knöchernen Ansatz, setzt an der lateralen Sehne des M. flexor digitorum longus an;
- *Funktion:* unterstützt den M. flexor digitorum longus bei der Zehenflexion, da er die schräg verlaufenden Sehnenanteile in longitudinale Richtung zieht und dadurch dessen Wirkung verbessert;
- *Innervation:* N. plantaris lateralis.

Mm. lumbricales (Abb. 4.**160)**

- 4 Muskeln entspringen an den medialen Seiten der 4 Endsehnen des M. flexor digitorum longus;
- in Höhe des Lig. metatarseum transversum profundum liegen Bursae zwischen Band und Muskeln;
- Verbindung zu den Gelenkkapseln der Zehengrundgelenke, weiterer Verlauf bis in die Dorsalaponeurosen;
- *Funktionen:* Flexion der Zehengrundgelenke, schwache Extension in den anderen Zehengelenken;
- *Innervation:* Mm. lumbricales I und II vom N. plantaris medialis, Mm. lumbricales III und IV vom N. plantaris lateralis.

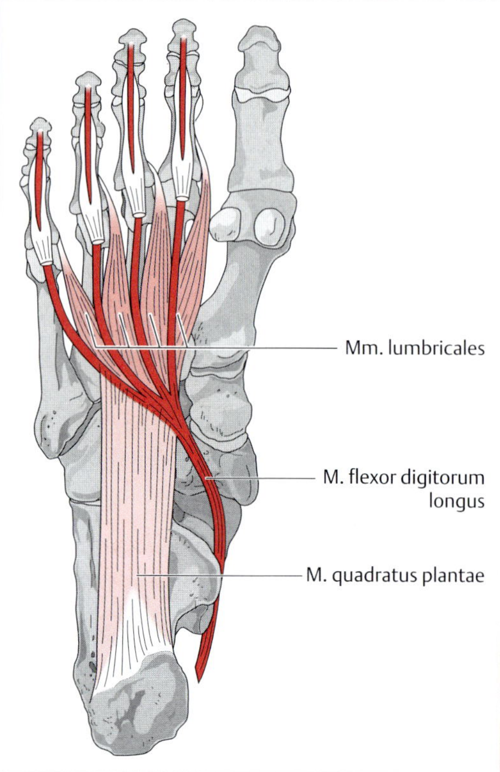

Abb. 4.**160** M. quadratus plantae, Mm. lumbricales.

Mm. interossei dorsales et plantares (Abb. 4.**161a** u. **b**)

- gehören zur tiefsten Schicht und liegen in den Spatia interossea;
- kommen von den seitlichen Rändern der Os metatarsale und den Ligg. plantaria und ziehen in die Dorsalaponeurosen und an die seitlichen Ränder der Grundphalanx;
- 3 plantare und 4 dorsale Muskelköpfe;
- *Funktionen:* Flexion der Zehengrundgelenke; plantare Muskeln führen die Zehen zum 2. Zeh hin (Adduktion); dorsale Muskeln spreizen die Zehen;
- *Innervation:* N. plantaris lateralis.

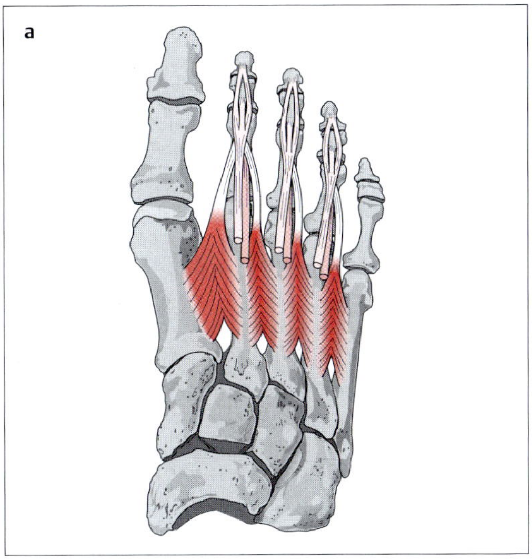

Abb. 4.**161a** u. **b** **a** Mm. interossei dorsales.

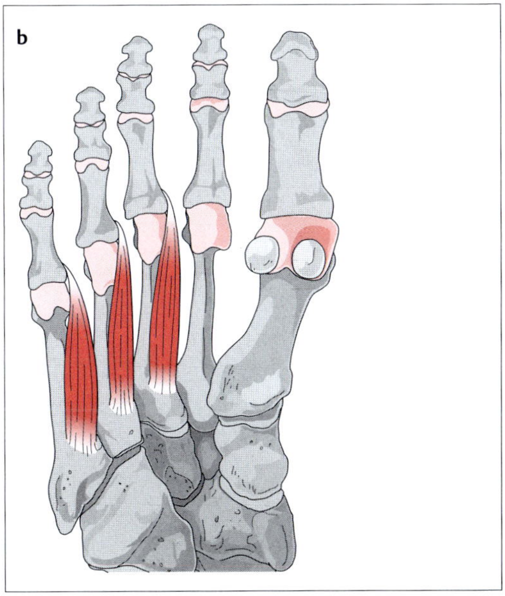

b Mm. interossei plantares.

4.12.7 Muskeln der Großzehe

M. abductor hallucis (Abb. 4.**162**)

- gehört zur oberflächlichen Schicht;
- verläuft am medialen Fußrand und bildet hier den Rand der Plantaraponeurose;
- Os sesamoideum mediale ist in seine Ansatzsehne eingelagert;
- Verbindung zum Kapsel-Band-Apparat des Großzehengrundgelenks, setzt an der Grundphalanx an;
- *Funktionen:* Abduktion der großen Zehe; Flexion im Großzehengrundgelenk; Verspannung des Längsgewölbes;
- *Innervation:* N. plantaris medialis.

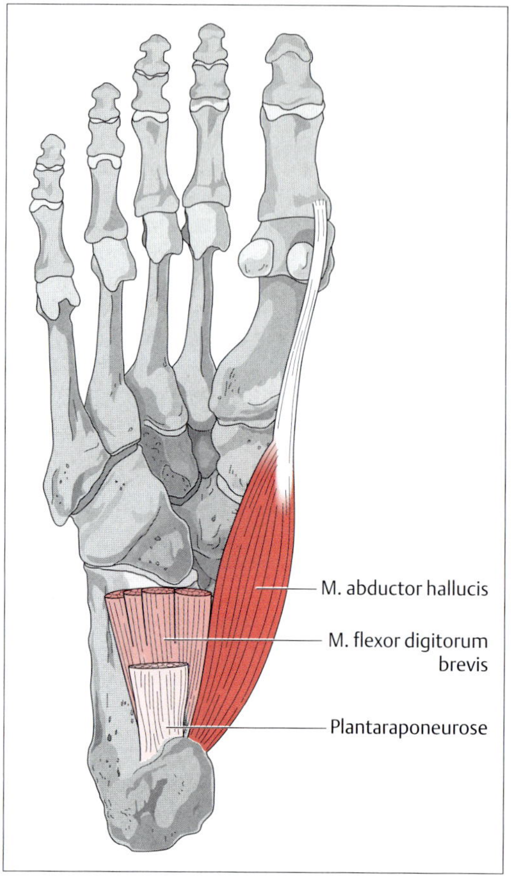

Abb. 4.**162** M. abductor hallucis.

M. flexor hallucis brevis (Abb. 4.**163**)

- gehört zur 3. Schicht der Fußmuskulatur;
- teilweise von den Mm. adductor et abductor hallucis überdeckt;
- teilt sich in 2 Köpfe: *Caput mediale* zieht zum medialen, *Caput laterale* zum lateralen Sesambein;
- setzt an der Grundphalanx an und verbindet sich mit der Gelenkkapsel des Großzehengrundgelenks;
- zwischen beiden Ansatzsehnen zieht die Endsehne des M. flexor hallucis longus nach distal;
- *Funktionen:* Flexion im Großzehengrundgelenk; Verspannung des Längsgewölbes;
- *Innervation:* Caput mediale vom N. plantaris medialis; Caput laterale vom N. plantaris lateralis;

M. adductor hallucis (Abb. 4.**163**)

- liegt unter den Mm. flexor digitorum longus et brevis;
- teilt sich in 2 Köpfe: *Caput obliquum* kommt vom Os cuboideum und verläuft longitudinal, *Caput transversum* stellt eine quere Verbindung zwischen den Metatarsalköpfen III, IV und V zur Großzehengrundphalanx her;
- Verbindung beider Köpfe zum Os sesamoideum laterale und dem Kapsel-Band-Apparat vom Großzehengrundgelenk;
- *Funktionen:* Adduktion der Großzehe; Caput obliquum hilft bei der Flexion im Grundgelenk; Caput transversum spielt eine große Rolle bei der Verspannung des Quergewölbes;
- *Innervation:* N. plantaris lateralis.

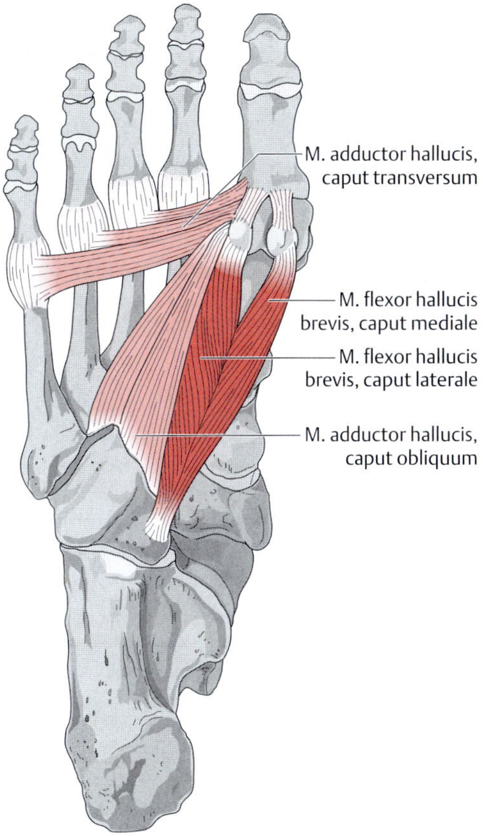

Abb. 4.**163** M. flexor hallucis brevis, M. adductor hallucis.

4.12.8 Muskeln der Kleinzehe

M. abductor digiti minimi (Abb. 4.**164**)

- verläuft oberflächlich am lateralen Fußrand und verbindet sich dort mit der Plantaraponeurose;
- zieht vom Kalkaneus bis zur Basis der Grundphalanx V;
- *Funktionen:* Abduktion der Kleinzehe; Flexion im Kleinzehengrundgelenk; Verspannung des Längsgewölbes;
- *Innervation:* N. plantaris lateralis.

M. flexor digiti minimi (Abb. 4.**165**)

- stellt eine Verbindung zwischen der Metatarsalbasis und der Basis der 5. Grundphalanx her;
- Verbindung zum Lig. plantare longum;
- *Funktion:* Flexion im Grundgelenk der 5. Zehe;
- *Innervation:* N. plantaris lateralis.

M. opponens digiti minimi (Abb. 4.**165**)

- verbindet die 5. Metatarsalbasis mit der Grundphalanx;
- verläuft lateral des M. flexor digiti minimi und ist mit ihm verwachsen;
- *Funktion:* zieht das Os metatarsale V nach plantar-medial;
- *Innervation:* N. plantaris lateralis.

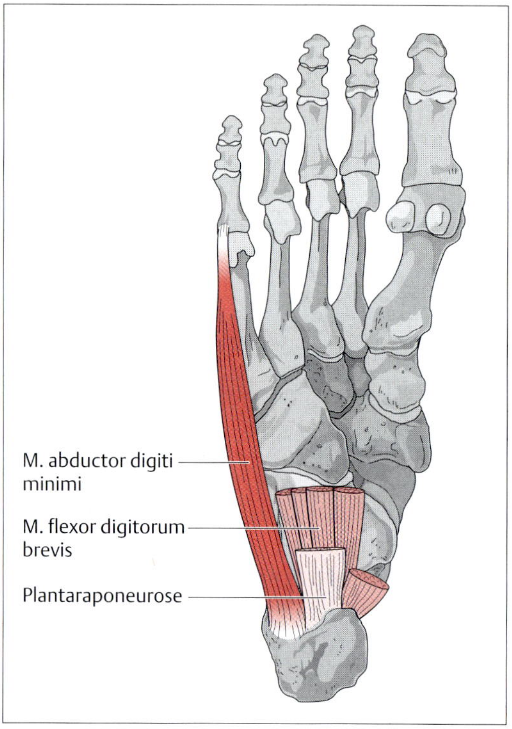

Abb. 4.**164** M. abductor digiti minimi.

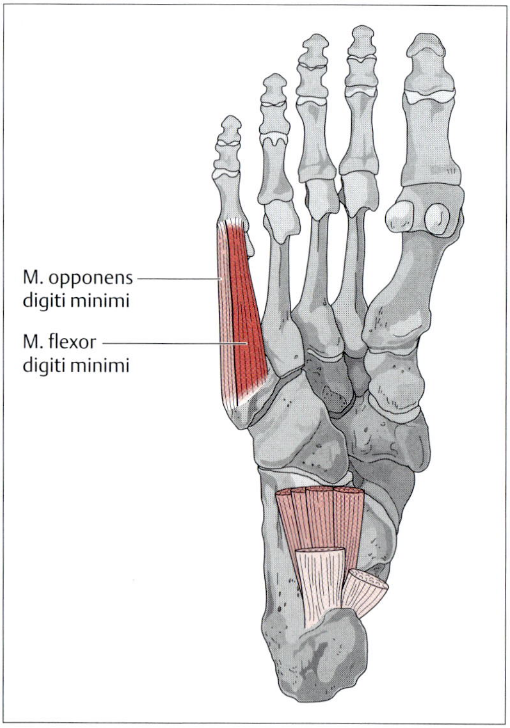

Abb. 4.**165** M. flexor digiti minimi, M. opponens digiti minimi.

4.13 Biomechanik

4.13.1 Fußgewölbe

Längsgewölbe (Abb. 4.**166**)

Im medialen Bereich haben Caput ossis metatarsalis I und Proc. medialis des Kalkaneus Bodenkontakt. Das Os naviculare hat mit 1,5–2 cm den größten Abstand zum Boden.
Die Kontaktpunkte des äußeren Fußrandes sind dorsal der Proc. lateralis des Kalkaneus und ventral das Caput metatarsale IV und V. Das Os cuboideum hat mit ca. 5 mm den größten Abstand zum Boden. Dieser Raum ist jedoch von Weichteilen ausgefüllt, auf denen es sich abstützt.
Das auf dem Fuß lastende Körpergewicht hat die Tendenz, die Auflagefläche der Fußwölbung auseinander zu drücken. Eine minimale Abflachung ist dabei physiologisch. Eine weitere Abflachung wird vor allem von Strukturen verhindert, die unter der Wölbung (Plantarseite) verlaufen.

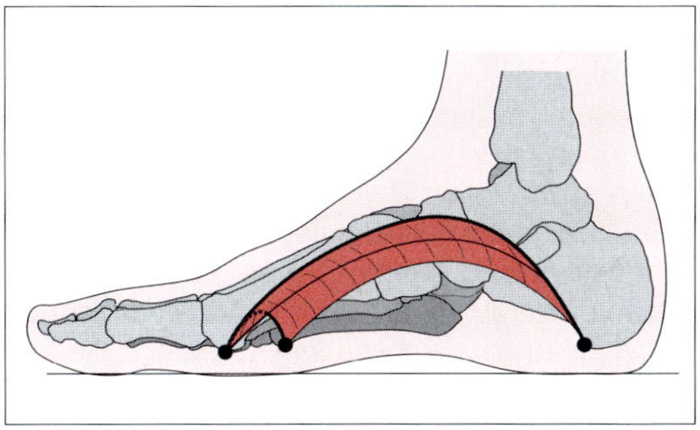

Abb. 4.**166** Längsgewölbe des Fußes.

Verspannung des Längsgewölbes

Plantare Bänder (Abb. 4.**167**)

Den Bändern kommt die größte Bedeutung bei der Stabilisation des Gewölbes zu, da nur der Bandapparat in der Lage ist, Dauerbelastungen standzuhalten.
Alle plantar verlaufenden Bänder, die die Tarsalknochen untereinander verbinden, verspannen das Längsgewölbe. Besondere Bedeutung haben dabei das Lig. calcaneonaviculare plantare und das Lig. calcaneocuboideum plantare, dessen längere Fasern (Lig. plantare longum) den Bogen über eine längere Strecke verspannen.

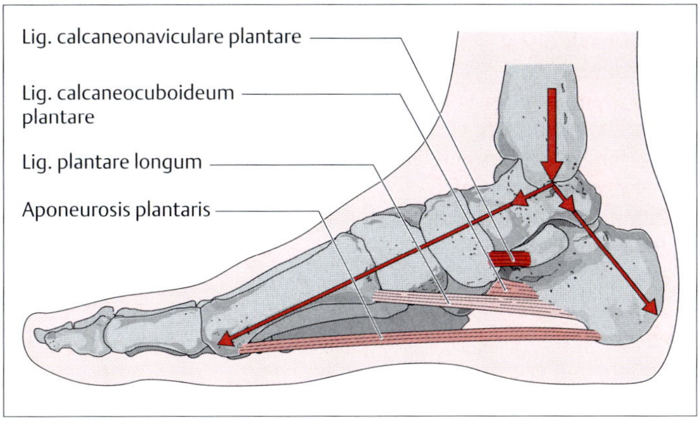

Abb. 4.**167** Verspannung des Längsgewölbes.

Plantaraponeurose (Abb. 4.**168**)

Es handelt sich um eine straffe Faszienplatte mit Aufteilung in einen zentralen, einen medialen und einen lateralen Teil.

Der *zentrale Anteil* ist der dickste und festeste. Seine proximale Fixation liegt am Proc. medialis tuberis calcanei. Nach distal hin breitet sich die Aponeurose aus und in Höhe der Metatarsalen endet sie in den *Fasciculi longitudinales,* die in 4 Teile divergieren und in das Lig. metatarseum transversum superficiale ziehen. In Höhe der Metatarsalmitte verbinden quer verlaufende *Fasciculi transversi* die longitudinalen Fasern. Sie bilden mit einigen tiefer gelegenen Anteilen ein Ringband für die Sehnen des M. flexor digitorum longus.

Von den Rändern des zentralen Teils ziehen intermuskuläre Septen in die Tiefe und bilden Logen, in denen Muskeln nach distal verlaufen. In der zentralen Loge sind das die Mm. flexor digitorum brevis, quadratus plantae et adductor hallucis sowie die Sehnen des M. flexor digitorum longus.

Der *laterale Anteil* ist im proximalen Bereich dick und wird nach distal hin dünner. Er entspringt lateral am Proc. medialis tuberis calcanei, zieht in Richtung Os cuboideum und breitet sich nach distal bis zur Basis ossis metatarsalis V aus. Dieser Teil bildet die laterale Loge für die Mm. flexor, opponens et abductor digiti minimi.

Der *mediale Teil* ist proximal dünn und wird nach distal dicker. Er bildet die überdeckende Faszie für den M. abductor hallucis und die mediale Loge, in der er und der M. flexor hallucis brevis verlaufen.

Zwischen den 3 Anteilen befinden sich Rinnen, die *Sulci plantaris lateralis et medialis.* Der laterale Sulkus ist größer und wird von einigen oberflächlichen Fasern des zentralen Teils überzogen. In dieser Rinne verlaufen neurovaskuläre Bündel nach distal.

Funktionen

- Verspannung des Fußgewölbes;
- Stabilisierung der verkammerten Fettpolster im Fußsohlenbereich, indem sie die umgebenden Septen strafft;
- Schutzfunktion für die in den Logen verlaufenden Muskeln.

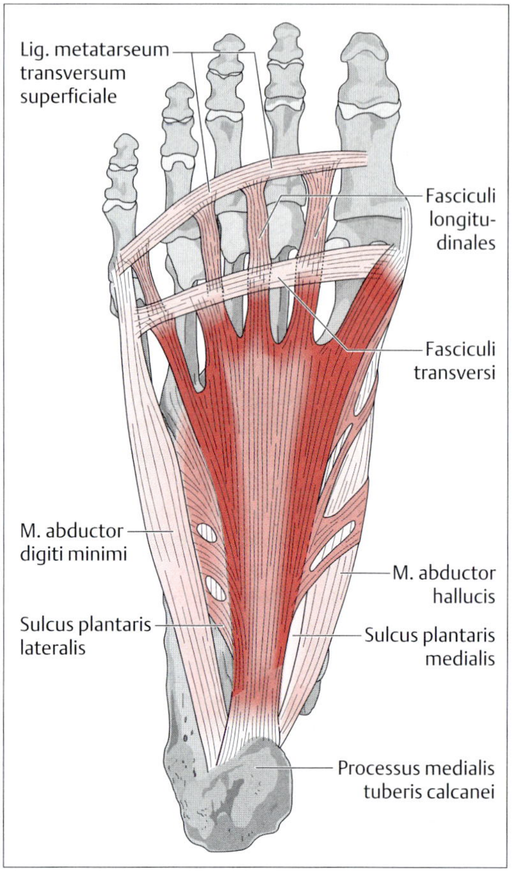

Abb. 4.**168** Aponeurosis plantaris.

Plantar verlaufende Muskeln

Bei der Verspannung des Längsgewölbes helfen die plantaren kurzen Fußmuskeln: *Mm. flexor digitorum et hallucis brevis, abductor hallucis et abductor digiti minimi. Außerdem unterstützen der M. tibialis posterior, die Mm. flexores hallucis et digitorum longi und die Mm. peronaei brevis et longus* die Verspannung des Bogens.

M. tibialis posterior (Abb. 4.**169**)

Er setzt plantarwärts am Os naviculare und damit an dem Tarsalknochen an, der den größten Abstand zum Boden hat. Er hebt also den *Schlussstein* des Bogens an.
Wird der weitere Verlauf der Endsehne im Fußsohlenbereich betrachtet, ist nach Tillmann (1977) die Endstrecke in eine Längs- und Querkomponente zu zerlegen. Dabei ergibt sich eine größere Längs- als Querkomponente.

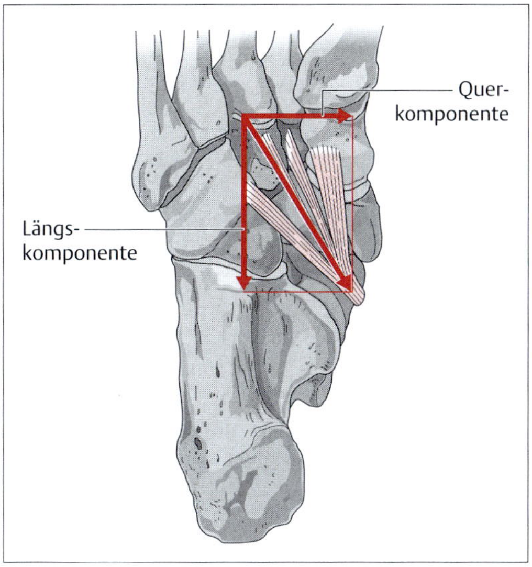

Abb. 4.**169** Zerlegung der Kräfte an der Endsehne des M. tibialis posterior hinsichtlich seiner stabilisierenden Komponenten.

Zehenextensoren (Abb. 4.**170**)

Die Mm. extensores digitorum et hallucis longi et brevi haben eine indirekte Auswirkung auf die Stabilität des Längsgewölbes. Beispielsweise erzeugen die Extensoren der Großzehe einen Umlenkeffekt, da durch das Hochziehen der Großzehe Zug auf den metatarsophalangealen Ansatz der Plantaraponeurose gelangt. Der Bogen wird gespannt, und das Gewölbe hebt sich. Durch diesen Effekt wird z.B. das Längsgewölbe in den Gangphasen *Terminalstand* und *Präschwung* stabilisiert.

Abb. 4.**170** Wirkung der Zehenextensoren auf das Längsgewölbe.

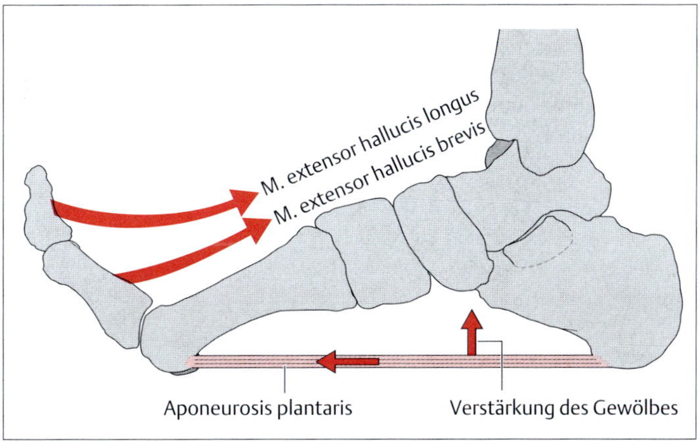

Praxistipp

Absinken des Längsgewölbes (Abb. 4.**171**)

Beim Absinken des Längsgewölbes ist Folgendes zu beobachten:

- Der Inklinationswinkel der Os metatarsale nimmt deutlich ab: statt 25° beträgt er im medialen Fußbereich unter 20° (Abb. 4.146).
- Das Os naviculare verlagert sich deutlich nach plantar: statt 2 Querfinger passt z.B. nur noch einer zwischen Boden und Knochen. Durch dieses Absinken schieben sich Kalkaneus und Metatarsale I auseinander. Das Pfannenband, die Plantaraponeurose und das Lig. plantare longum werden gespannt. Sie sind bei der Palpation sehr empfindlich.
- Der Talus verschiebt sich nach plantar und medial. Dadurch gerät der Rückfuß in eine Kippstellung. Das Lot des Beines trifft den Boden medial statt in der Mitte des Kalkaneus. Der Rückfuß steht in Knickfußstellung (Abb. 4.**172**).
- Infolge der Verschiebung des Talus nach medial weicht der Vorfuß in Abduktion ab. Normalerweise findet die Talushalsachse eine Fortsetzung in longitudinaler Richtung im Os metatarsale I. Beim *Pes abductus* entsteht ein Winkel zwischen beiden Linien (Abb. 4.**173**).
- Die Folge der Talusabweichung nach proximal ist eine Innenrotationsstellung der Malleolengabel. ■

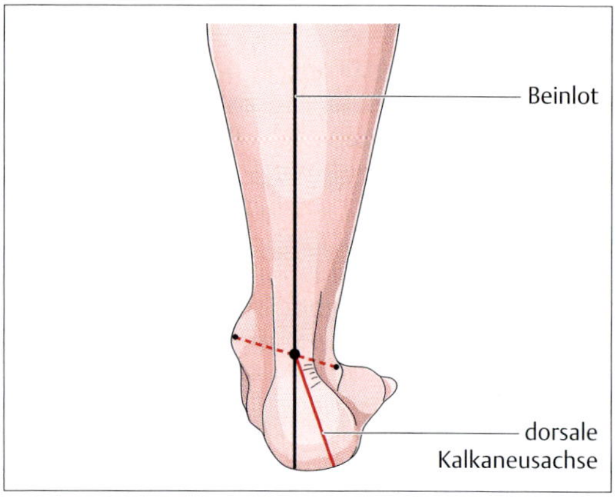

Abb. 4.**172** Kippstellung des Rückfußes beim Knick-Senk-Fuß (rechter Fuß von dorsal).

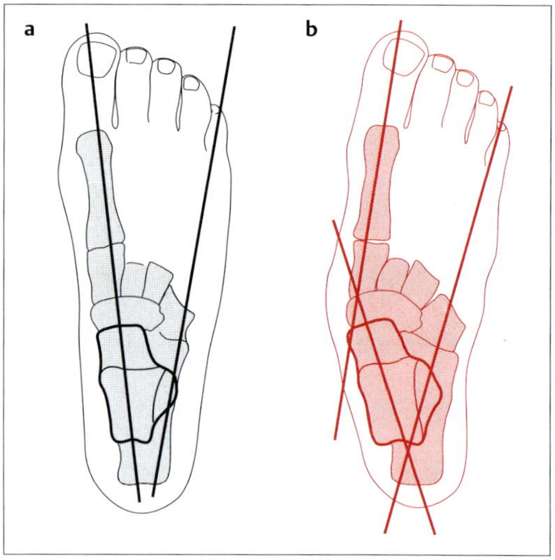

Abb. 4.**173** Vorfußstellung.
a Normale Achsenverhältnisse
b Abduktionsabweichung beim Knick-Senk-Fuß.

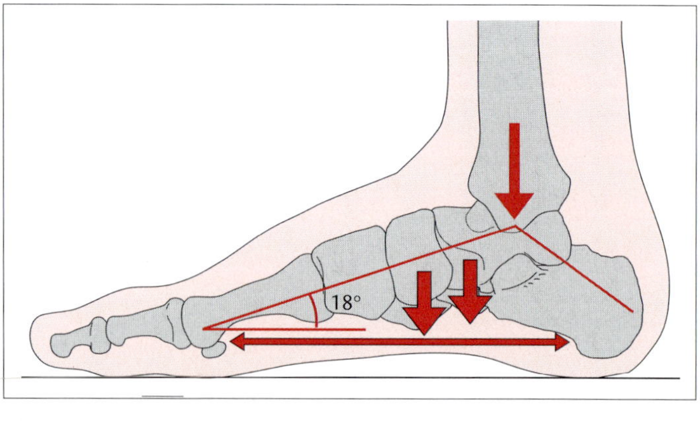

Abb. 4.**171** Absinken des Längsgewölbes.

Quergewölbe

Die knöchernen Strukturen bilden Bögen in Form einer segmentierten Balkenkonstruktion. Sie werden durch Bänder gesichert, die plantar und quer verlaufen.

Mittelfußbogen (Abb. 4.**174**)

Die Gewölbekonstruktion ist sehr deutlich im Mittelfußbereich in Höhe der Ossa cuneiformia zu sehen, da diese keilförmig gestaltet sind und damit einen echten Bogen erzeugen. Der Schlussstein ist hier das 2. Os cuneiforme. Allerdings hat dieser Bogen nur lateral über das Os cuboideum und die darunter liegenden Weichteile Bodenkontakt.

Etwas weiter proximal bildet statt der Ossa cuneiformia das Os naviculare den medialen Teil des Gewölbes.

Die plantaren Bänder (z.B. Lig. cuneocuboideum, Lig. cubonaviculare und Ligg. intercuneiformia) verspannen den Bogen. Eine besonders stabilisierende Wirkung haben die plantar liegenden Ligg. interossea, da sie die Tarsalknochen in unmittelbarer Nähe der Gelenkflächen – teilweise im Gelenk – verbinden.

Der *M. peronaeus longus* ist für diesen Bereich der wichtigste stabilisierende Muskel. Durch seinen plantaren Endsehnenverlauf besitzt er eine Längs- und eine Querkomponente. Bei der Zerlegung der Kräfte stellt sich die Querkomponente etwas größer dar als die Längskomponente (Abb. 4.**175**).

Der M. tibialis posterior unterstützt ihn von medial kommend vor allem in Höhe des Os naviculare, jedoch ist seine Wirkung für die quere Verspannung geringer als für die Längsverspannung.

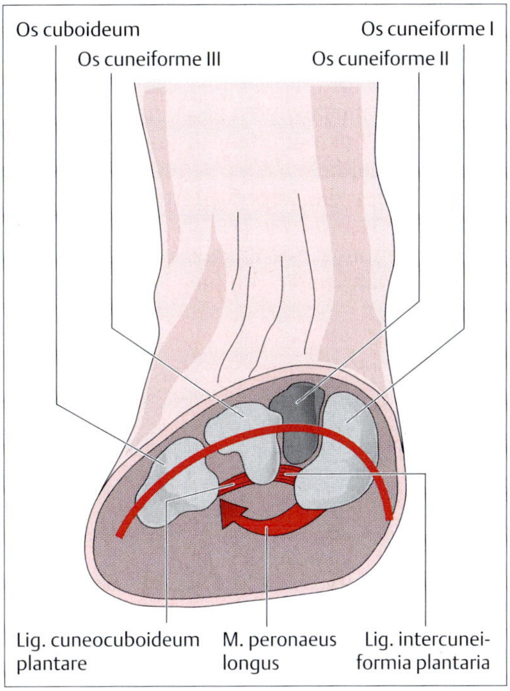

Abb. 4.**174** Quergewölbe des Fußes: Mittelfußbogen.

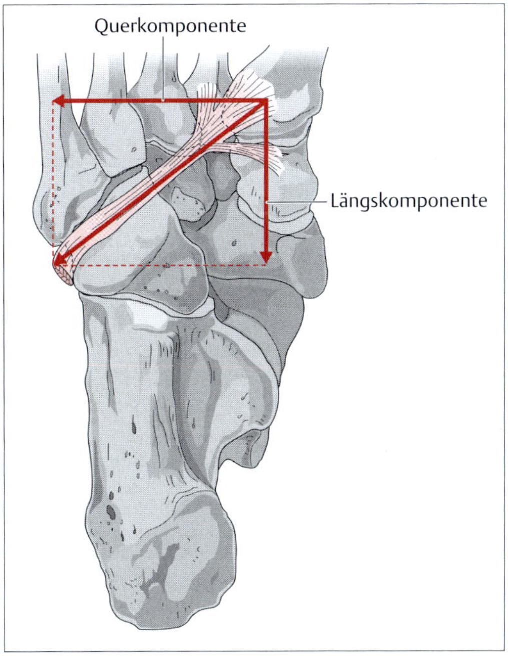

Abb. 4.**175** Zerlegung der Kräfte an der Endsehne des M. peronaeus longus hinsichtlich seiner stabilisierenden Komponenten.

Vorfußbogen (Abb. 4.**176**)

Im Vorfußbereich ist der Bogen nicht mehr so hoch wie am Mittelfuß. Eine Beobachtung kurz vor den Metatarsalköpfen zeigt, dass das Caput metatarsale II den größten Abstand zum Boden besitzt. Die seitlichen Abstützungen des Bogens erfolgen über die abgepolsterten Metatarsalköpfe I und V.

Die Verspannung des Bogens ist wieder über Bänder gewährleistet, die hier allerdings nicht so kräftig wie am Mittelfuß sind. Das Lig. metatarseum transversum profundum wird dabei von den Fasciculi transversi der Plantaraponeurose unterstützt.

Der wichtigste muskuläre Stabilisator des Quergewölbes ist das Caput transversum des M. adductor hallucis. Vor allem die Fasern, die vom Os metatarsale V nach medial ziehen, verspannen es am deutlichsten.

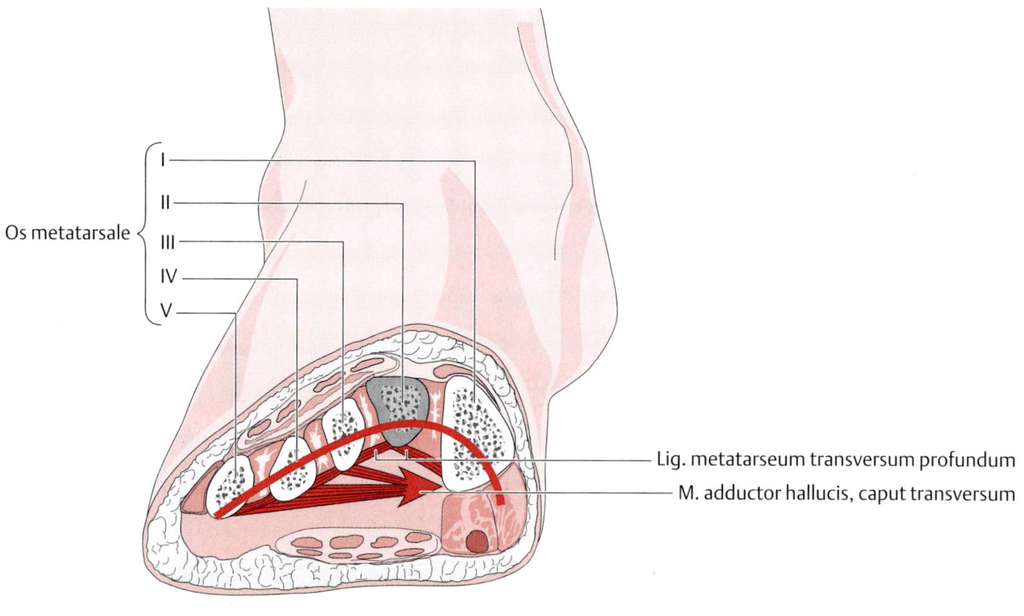

Abb. 4.**176** Quergewölbe des Fußes: Vorfußbogen.

Pathologie

1. Spreizfuß (Abb. 4.**177**)

Beim Spreizfuß handelt es sich um eine statische Deformität infolge einer anlagebedingten Bindegewebsschwäche, die sich im Zusammenhang mit Übergewicht und unzweckmäßigem Schuhwerk ergibt.

Das Fußquergewölbe sinkt im mittleren Bogenbereich ab. Die Metatarsalen spreizen auseinander, besonders ausgeprägt die 1. und 5. Metatarsale. Dadurch verbreitert sich der Vorfuß, und die seitlichen Metatarsalköpfchen werden im Schuhwerk auf Druck beansprucht. An diesen Stellen und plantar unter den Köpfchen der Metatarsalen II und III tritt vermehrte Schwielenbildung auf.

Durch die Kompression der Grundgelenke werden diese gereizt und entzünden sich *(Metatarsalgie)*. Der Belastungsdruck ist vor allem beim Abrollvorgang sehr schmerzhaft.

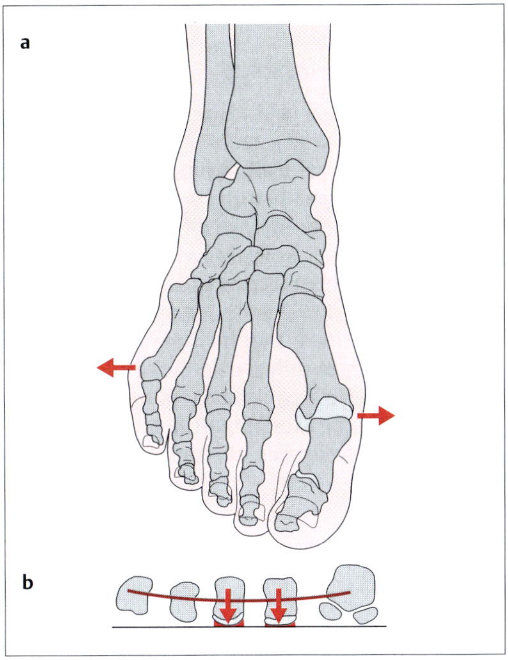

Abb. 4.**177** Spreizfuß.
a Verbreiterung des Vorfußes
b Druckbeanspruchung der Metatarsalköpfchen II und III.

2. Hallux valgus (Abb. 4.**178**)

Dies ist die laterale Subluxation der Großzehe im Grundgelenk, meist in Verbindung mit einem Spreizfuß.

Bedingt durch die Achsenabweichung der Metatarsale I im Sinne der Adduktion kommt es zu Störungen des muskulären Gleichgewichts, da sich die Zugrichtung der an den Zehen inserierenden Sehnen verändert. Der M. abductor verlagert sich im Verhältnis zur Abduktionsachse nach lateral und wird dadurch zum Adduktor. Die Flexoren- und Extensorensehnen verlegen sich ebenfalls deutlich nach lateral und unterstützen damit die laterale Abweichung im Grundgelenk. ■

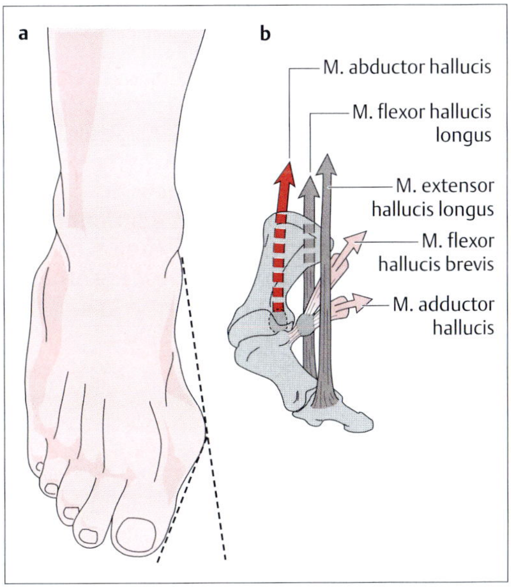

Abb. 4.**178** Hallux valgus.
a Abweichung der rechten Großzehe nach lateral
b Veränderte Zugrichtungen der Muskulatur eines linken Großzehen.

4.13.2 Statik des Fußes

Druckverteilung im Stand

Das Körpergewicht wird über die beiden Artt. talocrurales sowie den rechten und linken Talus jeweils nach dorsal in Richtung Tuber calcanei und nach ventral in Richtung Vorfuß verteilt. Die Ferse nimmt dabei 60%, der Mittelfuß 8% und der Vorfuß 32% des Körpergewichts auf.
Eine genauere Messung der Fußsohlenbelastung ist durch eine mit Sensoren ausgestattete Fußkraft-Messplattform möglich. Sie wird mithilfe des Computers in unterschiedlichen Farbschattierungen oder messtischkartenähnlichen Linien dargestellt. Die Messungen bestätigen die hohen Druckwerte im Fersen- und Vorfußbereich (Abb. 4.**179**).

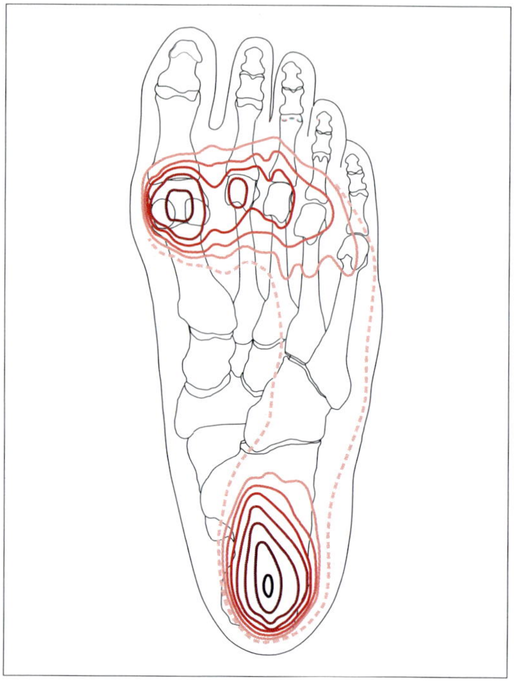

Abb. 4.**179** Belastungsdiagramm eines normalen rechten Fußes.

Belastungsfläche (Abb. 4.**180a–d**)

Eine Aussage über die Ausdehnung der Belastungsfläche ist mittels *Podogramm* möglich. Dabei handelt es sich um eine grafische Darstellung der Belastung. Beispielsweise wird eine an der Unterseite mit Stempelfarbe bestrichene Gummimatte auf ein Papier gelegt, auf das sich der Proband mit seinem ganzen Fuß stellen muss. Durch die Übernahme des Gewichts färbt sich das Papier an den Auflageflächen, wobei stark belastete Punkte stärker als weniger belastete eingefärbt werden.
Beurteilt wird die Relation zwischen Breite des Fersenstempels (*Isthmusbreite* = schmalste Belastungsstelle des Fußes) und der Vorfußbreite. Mithilfe des Podogramms können pathologische Fußformen diagnostiziert werden. So hat z.B. der Senkfuß einen verbreiterten, der Hohlfuß einen sehr schmalen oder keinen Isthmus, und der Spreizfuß zeigt eine Verbreiterung des Vorfußes.

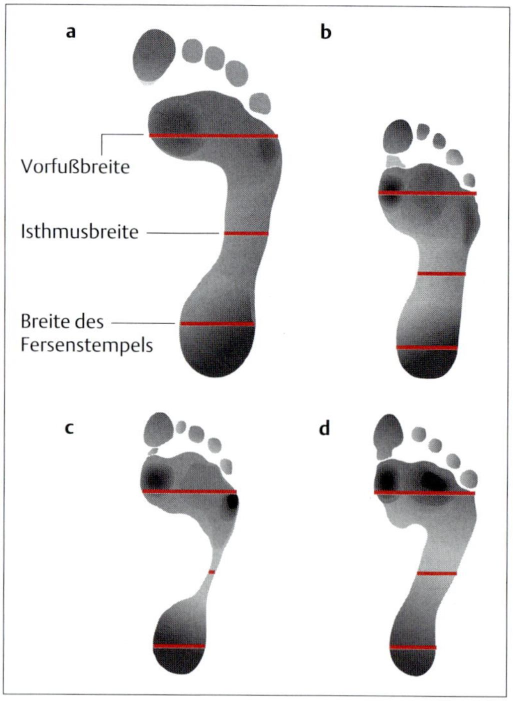

Abb. 4.**180a–d** Podogramme.

Körperschwerpunkt (KSP; Abb. 4.**181**)

Die vertikale Projektion des Körperschwerpunkts liegt im Stand etwa 1–2 cm vor dem Os naviculare zwischen beiden Füßen. Er unterliegt Schwankungen, die sich in einem Bereich von 4 mm um diesen Punkt herum in alle Richtungen bewegen. Diese Schwankungen sind zu Beginn des ruhigen Stehens deutlich, später werden sie geringer und in der Richtung konstanter.
Stellungsänderungen des Schwerpunkts werden durch das visuelle, vestibuläre und propriozeptive System erfasst und vom Zentrum aus reguliert. Sie sind dabei aufeinander angewiesen. Beispielsweise ist die Schwankungsbreite mit geschlossenen Augen größer als mit offenen.
Die Stabilität nimmt von der Kindheit an zu und im höheren Alter wieder ab. Auch bei Patienten mit Paresen werden die Schwankungsausschläge größer.

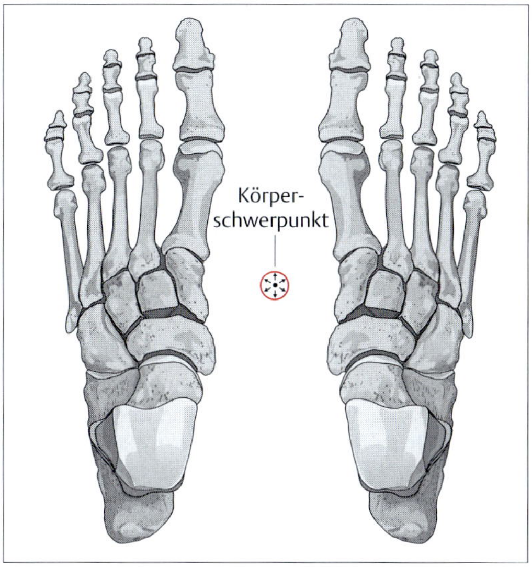

Abb. 4.**181** Projektion des Körperschwerpunkts.

Gleichgewicht und Muskelaktivitäten

Für das Herstellen der Gleichgewichtssituation sind Muskelaktionen erforderlich. Bei medial-lateralen Verschiebungen findet die erste Reaktion im Hüftbereich durch die Adduktoren und Abduktoren statt, im Fußbereich spielen dagegen die Mm. peronaei – vor allem der M. peronaeus brevis – eine Rolle.
Okada (1983) fand mittels EMG-Messungen heraus, dass eine Abhängigkeit der Muskelaktivitäten im Verhältnis zur Projektion des Körperschwerpunkts besteht. Ist der KSP nach dorsal verlagert, kommt es zur Aktivierung des M. tibialis anterior. Wird der KSP nach ventral verschoben, entsteht eine zunehmende Aktivität in den Mm. gastrocnemius, soleus und abductor hallucis.

Druckverteilung beim Gehen

Ultraschalldarstellungen (Hennig 1985) zeigen, dass sich das Längsgewölbe des Fußes unter Belastung nur wenig verändert. Durch die Belastung dreht sich der Talus einwärts, was eine Eversion zur Folge hat und dadurch das Gewölbe eher abzunehmen scheint.
Beim Gehen sind anhand der grafischen Darstellung die einzelnen Belastungsspitzen zu erkennen. Die höchsten Werte werden in der Gangphase beim Initialkontakt im Fersenbereich und beim Terminalstand im Vorfußbereich gemessen (Abb. 4.**182a–c**). In der letzten Phase des Gehens wird dagegen die Großzehe belastet. Hier wurden Druckbelastungen bis zu 48% des Körpergewichts gemessen.

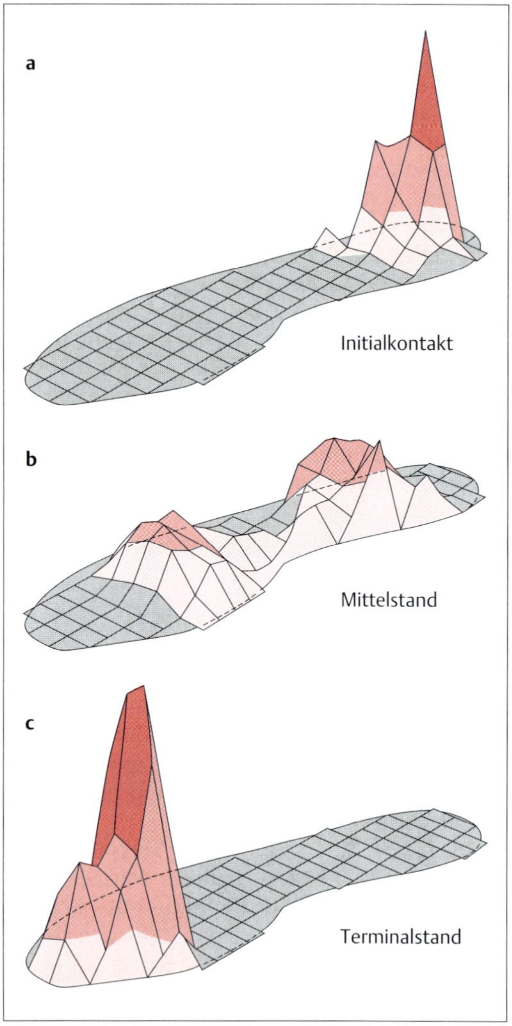

Abb. 4.**182a–c** Grafische Darstellung der Fußbelastung beim Abrollvorgang.
a Beim Initialkontakt
b Im Mittelstand
c Beim Terminalstand.

Fußsohlenbelastung

Konstruktion der Fußsohle (Abb. 4.**183**)

Die subkutane Schicht ist etwa 1,8–2 cm dick. Die äußere Schicht ist fibrös mit vielen kollagenen Fasern und einem dichten Netzwerk an Gefäßen. Kräftige Bindegewebssepten durchziehen die Subkutanschicht und bilden Kammern, die das Fettgewebe zusammenhalten. Diese Septen sind zum Teil u-förmig oder spiralförmig angelegt. Sie verbinden Faszien und Skelettpunkte des Fußes mit der Kutis. Nach innen hin wird die Kammerung größer und die Fasern immer elastischer.

Bei Belastung wird die Fußsohle um die Hälfte ihrer eigentlichen Dicke zusammengedrückt, d.h. auf 0,9–1 cm. Sie besitzt eine spezielle Dämpfungseigenschaft, da durch die Belastung das Gewebe zunehmend fester wird.

Funktionen

- Durch die spezielle Konstruktion der Fußsohle werden Kräfte, die auf die belasteten Skelettpunkte einwirken, auf eine ausgedehnte Kontaktfläche verteilt.
- Aufgrund der Verformung und das elastische Nachgeben der Kammern und die Verlagerung der abgeschlossenen Fettmassen trägt sie zur Stoßdämpfung bei.
- Als Folge der festen Kammerung erhält die Ferse eine hohe mechanische Stabilität.

Das Sohlenfettpolster ist beim Säugling besonders ausgeprägt und verschwindet im Kleinkindalter.

Barfuß gehende Afrikaner haben mit 2,5–3 cm ein ausgesprochen dickes Polster im medialen Fußbereich. Deshalb scheinen sie einen Plattfuß zu haben, im Röntgenbild ist jedoch die Gewölbekonstruktion ganz normal.

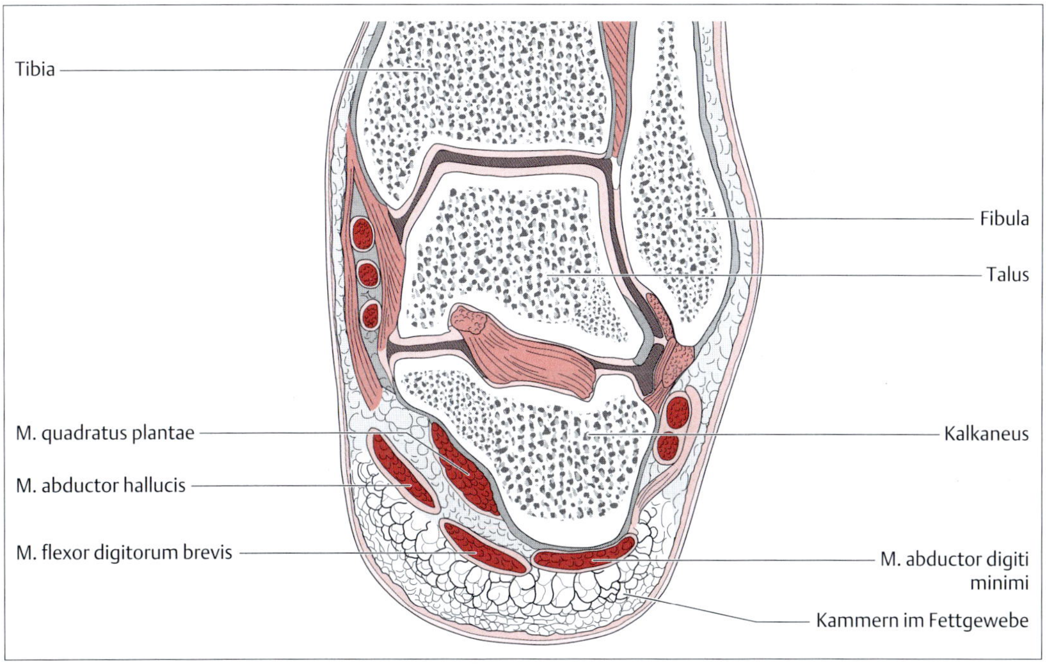

Abb. 4.**183** Fußsohlenpolster im Fersenbereich (Frontalschnitt durch den rechten Rückfuß, Ansicht von dorsal).

4.14 Gefäßversorgung

Kaudal der Fossa poplitea teilt sich die A. poplitea in die A. tibialis posterior und die A. tibialis anterior.

A. tibialis posterior (Abb. 4.**184a** u. **b**)

- verläuft am dorsalen Unterschenkel;
- zieht durch den Arcus tendineus musculi solei in die tiefe Flexorenloge;
- verläuft zwischen M. tibialis posterior und M. flexor digitorum longus auf der Tibiarückseite;
- in Höhe des Malleolus medialis gibt sie *Rami malleolaris mediales* ab;
- läuft kaudal des Malleolus medialis in Richtung Fußsohle;
- bildet dort durch die im Sulcus plantaris lateralis verlaufende *A. plantaris lateralis* und die im Sulcus plantaris medialis ziehende *A. plantaris medialis* den *Arcus plantaris profundus;*
- endet in den *Aa. digitales plantares* für die Zehen;
- versorgt den M. gastrocnemius und alle Muskeln der Fußsohle sowie den plantaren Teil des unteren Sprunggelenks und der anderen Gelenke des Fußes.

A. peronaea (Abb. 4.**184**)

- entspringt aus der A. tibialis posterior etwa eine Handbreit kaudal der Fossa poplitea;
- verläuft auf der dorsalen Fibula zwischen dem M. tibialis posterior und dem M. flexor hallucis longus;
- endet mit den *Rr. malleolaris laterales*, die den lateralen Malleolus und laterale Gelenkanteile des oberen und unteren Sprunggelenks versorgen;
- versorgt außerdem die tiefen Flexoren und die Mm. peronaei.

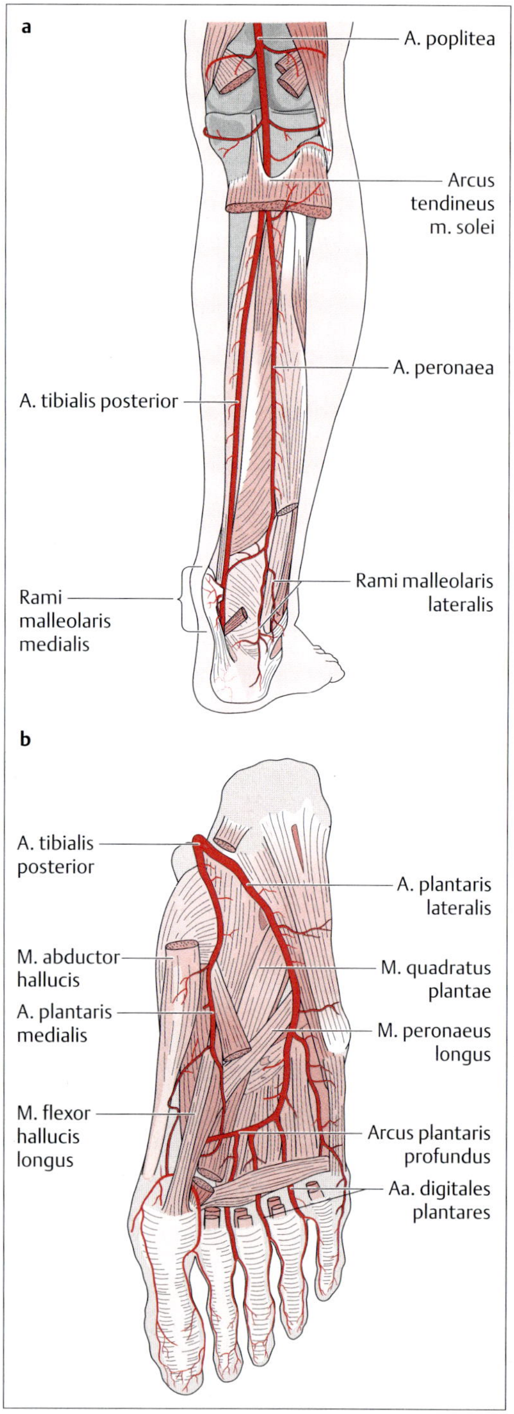

Abb. 4.**184a** u. **b** Aa. tibialis posterior et peronaea.
a Verlauf am dorsalen Unterschenkel.
b Verlauf im Fußsohlenbereich.

A. tibialis anterior (Abb. 4.**185a** u. **b**)

- zieht durch die proximale Lücke der Membrana interossea;
- läuft in der Extensorenloge weiter nach distal;
- zwischen den Retinacula mm. extensorum superius et inferius gibt sie *Rami malleolares* zu beiden Malleoli ab;
- nach den Retinacula teilt sie sich in die *A. tarsalis lateralis* und die *A. dorsalis pedis,* die oberflächlich zwischen dem M. extensor hallucis longus und dem M. tibialis anterior auf dem Fußrücken nach distal verläuft;
- bildet auf dem Fußrücken in Höhe der Metatarsalbasen die bogenförmig verlaufende *A. arcuata,* die sich mit der A. tarsalis lateralis verbindet;
- endet als *Aa. digitales dorsales* an den Zehen;
- versorgt die Extensoren des Unterschenkels und gibt Äste an alle Fußgelenke auf der dorsalen Seite ab.

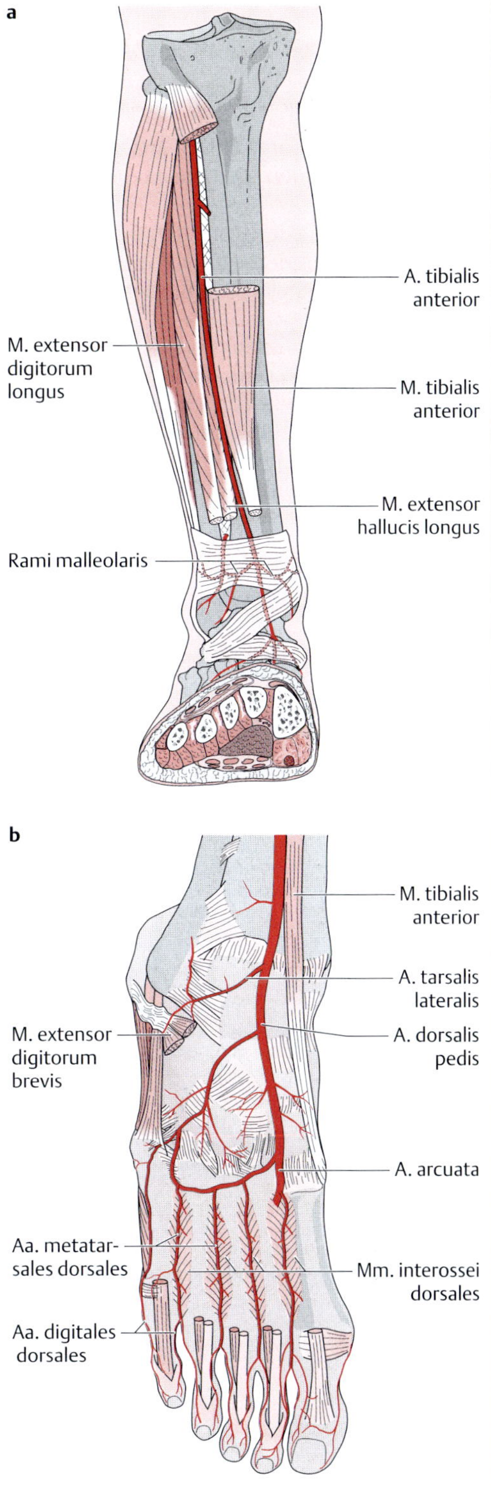

Abb. 4.**185a** u. **b** Verlauf der A. tibialis anterior.
a Im Unterschenkelbereich.
b Auf dem Fußrücken.

4.15 Neurale Strukturen der Fußregion

4.15.1 Innervation der Fußgelenke

Art. talocruralis et talotarsalis (Abb. 4.**186a** u. **b**)

- *N. saphenus* versorgt mit Rr. articulares einen Teil der medialen Gelenkseite des oberen Sprunggelenks;
- *N. suralis* zieht mit Ästen zu den dorsalen Gelenkanteilen und nach lateral-kaudal zum unteren Sprunggelenk; außerdem versorgt er den Sinus tarsi;
- *N. peronaeus profundus* verzweigt sich in Höhe der Malleoli in seine Rr. articulares zu den dorsalen und lateralen Gelenkanteilen sowie nach ventral bis zum Os naviculare;
- *N. tibialis* teilt sich in die Rr. articulares nach ventral und medial;

Die weiteren Gelenkanteile mit Kapsel und Bändern im Fußbereich werden plantarwärts von Ästen der Nn. plantares medialis et lateralis und am Fußrücken von den Ästen der Nn. peronaei superficialis et profundus versorgt.

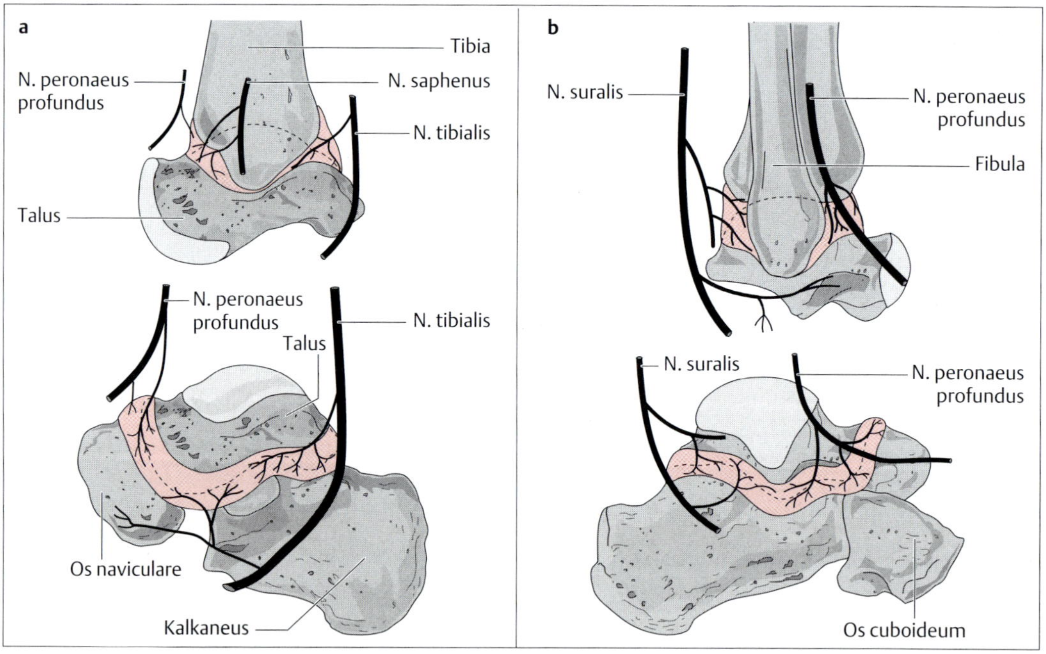

Abb. 4.**186a** u. **b** Innervation.
a Oberes und unteres Sprunggelenk in der Ansicht von medial.
b Oberes und unteres Sprunggelenk in der Ansicht von lateral.

4.15.2 Nervenverläufe im Fußbereich

N. peronaeus profundus (Abb. 4.**187** u. 4.**188**)

- durchbohrt das Septum intermusculare anterius;
- verläuft zwischen dem M. tibialis anterior und dem M. extensor hallucis longus auf der Membrana interossea nach distal;
- im weiteren Verlauf zieht er parallel zur A. tibialis anterior nach kaudal, unter dem Retinaculum musculorum extensorum in Richtung medialer Fußrücken;
- endet mit Hautästen zur sensiblen Versorgung des Spatium zwischen Großzehe und 2. Zehe;
- innerviert die Extensorengruppe des Unterschenkels, ebenso den M. extensor hallucis brevis und den M. extensor digitorum brevis.

N. peronaeus superficialis (Abb. 4.**187** u. 4.**188**)

- liegt unter dem M. peronaeus longus;
- weiter distal verläuft er auf dem ventralen Rand des M. peronaeus brevis;
- gibt Rr. musculares an die Mm. peronaei und Hautäste an den Unterschenkel ab;
- teilt sich oberhalb des Malleolus lateralis in 2 Äste auf:
  - *N. cutaneus dorsalis medialis* zieht über das Retinaculum musculorum extensorum in Richtung medialer Fußrücken und versorgt diesen und die mediale Fläche der großen Zehe sowie mit einem weiteren Ast das Spatium zwischen der 2. und 3. Zehe;
  - *N. cutaneus dorsalis intermedius* zieht über das Retinaculum musculorum extensorum zum lateralen Fußrücken und innerviert hier die Hautareale und die laterale Hälfte der 3. Zehe, die gesamte 4. Zehe und die mediale Hälfte des 5. Zehe.

N. suralis

Dieser zieht gemeinsam mit der V. saphena parva lateral von der Achillessehne in den retromalleolaren Sulkus, von wo er Hautäste an die laterale Fläche der Ferse, an den seitlichen Fußrand und an die Außenfläche der kleinen Zehe abgibt (Kap. 3.4).

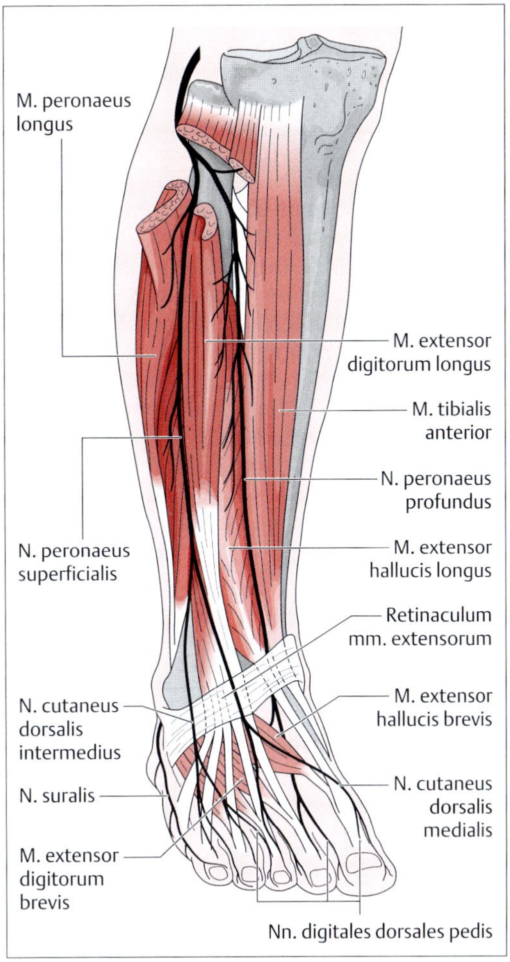

Abb. 4.**187** Nn. peronaeus profundus et superficialis.

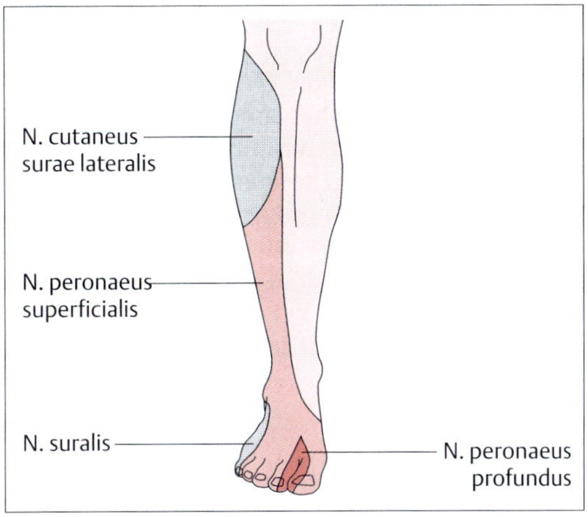

Abb. 4.**188** Hautinnervation der Nn. peronaei.

Praxistipp

Supinationstrauma

Durch das Umknicken des lateralen Fußrandes nach medial, wie es beim Supinationstrauma passiert, wird der N. peronaeus superficialis kurzfristig überdehnt und damit traumatisiert. Die Folge ist eine Verlangsamung der Nervenleitgeschwindigkeit. Dies muss bei den propriozeptiven Übungen unter Belastung bedacht werden. Unter Umständen kann es zum wiederholten Umknicken kommen, da die Reaktionsfähigkeit bei geforderter Stabilisation stark beeinträchtigt ist. Das Training ist also unbedingt den Gegebenheiten anzupassen.

Pathologie

Vorderes Tarsaltunnelsyndrom

Dieses Syndrom entsteht durch einen Engpass unter dem Retinaculum musculorum extensorum. Hier zieht der N. peronaeus profundus auf dem Fußrücken nach distal.
Die Patienten klagen über Schmerzen und einen Sensibilitätsausfall über dem 1. Spatium interosseum; eventuell entwickelt sich eine Parese des M. extensor digitorum brevis.

N. tibialis (L4–S3; Abb. 4.**189** u. 4.**190**)

- verläuft unter dem M. gastrocnemius zwischen dem M. flexor digitorum longus und dem M. flexor hallucis longus und innerviert diese Muskeln auf dem Weg nach distal;
- zieht weiter mit diesen Sehnen in Richtung medialer Malleolus;
- oberhalb des Malleolus zweigt der *R. calcaneus medialis* ab, der die Ferse und dorsale Anteile der Fußsohle sensibel sowie den M. flexor digitorum brevis motorisch innerviert;
- verläuft unter dem Retinaculum musculorum flexorum und biegt um den medialen Malleolus in Richtung Fußsohle;
- zieht dorsal unter dem M. abductor hallucis in einem osteofibrösen Kanal zusammen mit den langen Zehenflexoren, wo er sich in 2 große Äste aufteilt:

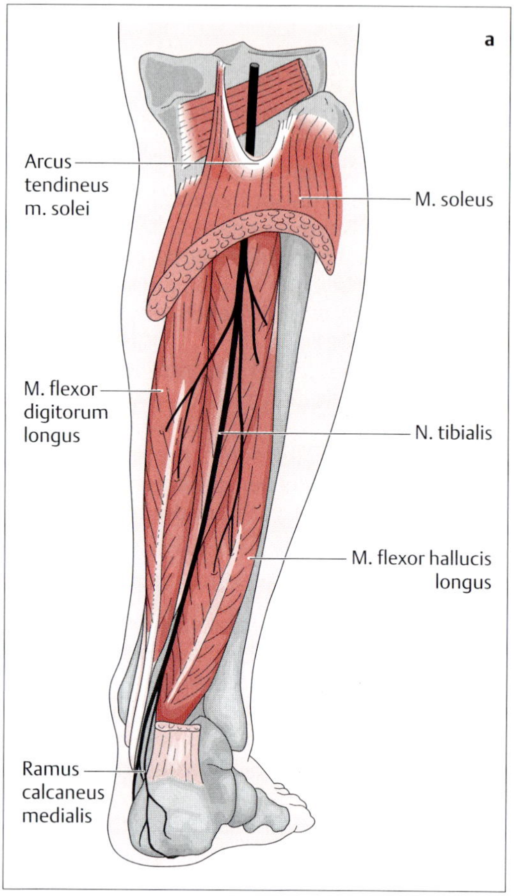

Abb. 4.**189** Verlauf des N. tibialis im Unterschenkelbereich.

N. plantaris lateralis

- zieht zwischen dem M. flexor digitorum brevis und dem M. quadratus plantae in Richtung lateraler Fußrand;
- versorgt mit seinem *R. profundus* die Mm. lumbricales III und IV und den M. quadratus plantae;
- mit seinem *R. superficialis* innerviert er die Mm. interossei, den M. adductor hallucis und die kurzen Kleinzehenmuskeln;
- außerdem versorgt er sensibel den lateralen Fußsohlenbereich sowie die plantaren Flächen der halben 4. und ganzen 5. Zehe.

N. plantaris medialis

- zieht zwischen dem M. abductor hallucis und den Sehnen des M. flexor digitorum longus nach distal;
- verzweigt sich in 4 Äste, die sich zu der 1.–4. Zehe weiter aufteilen;
- versorgt motorisch die Mm. lumbricales I und II und die kleinen Muskeln der Großzehen bis auf den Adduktor und sensibel das mittlere und das mediale Fußsohlenareal sowie die plantaren Flächen der 1.–4. Zehe.

Kompartements

In der tiefen Flexorenloge zieht zusammen mit den Sehnen ein Gefäß-Nerven-Strang, bestehend aus A. und V. tibialis posterior und dem N. tibialis, nach distal. Im Bereich des Unterschenkels liegen diese Leitungsbahnen zwischen dem M. flexor hallucis longus und dem M. flexor digitorum longus, im retromalleolären Bereich verlaufen sie oberflächlich.

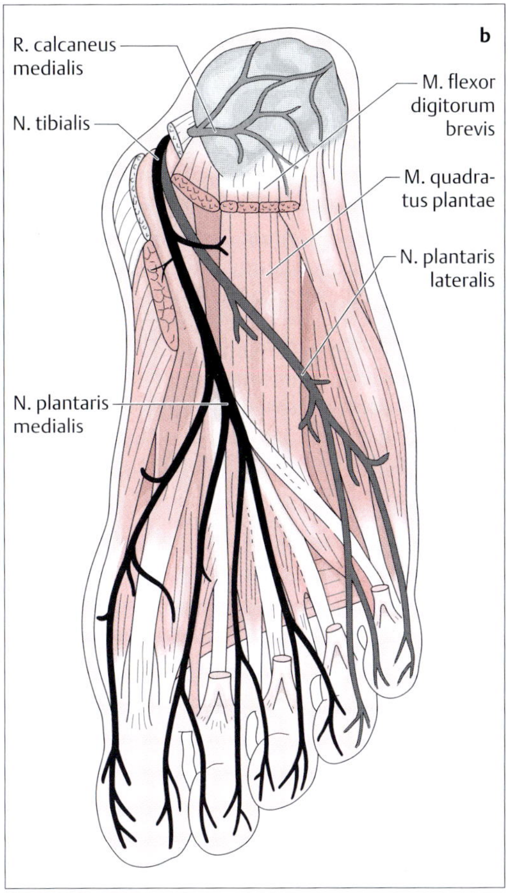

Abb. 4.**190** Verlauf des N. tibialis im Fußsohlenbereich.

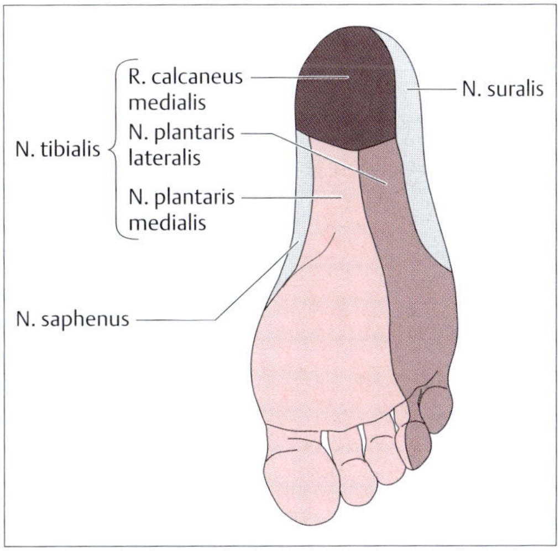

Abb. 4.**191** Hautinnervationen im Fußsohlenbereich.

Pathologie

1. Hinteres Tarsaltunnelsyndrom

Dieses Syndrom entsteht durch eine Kompression des N. tibialis retromalleolär unter dem Retinaculum musculorum flexorum. Die Ursache kann eine traumatische Läsion der Knöchelgegend sein, z.B. bei einer Distorsion. Auch eine vermehrte Gewebebildung unter dem Retinaculum in Form eines Pseudoneuroms ist denkbar.
Die Patienten klagen über schmerzhafte Missempfindungen der Fußsohle und Sensibilitätsstörungen im Ausbreitungsgebiet der Nn. plantares. Bei der Untersuchung fällt eine Druckempfindlichkeit im Verlauf des N. tibialis auf. Unter Umständen lassen sich die Beschwerden durch passive Extension der Zehen oder forcierte Pronation des Fußes provozieren. Eventuell besteht eine Parese der kurzen Fußsohlenmuskeln bei intakten langen Zehenflexoren, wodurch eine Krallenstellung der Zehen auftritt. Elektrophysiologisch ist distal die sensible Leitgeschwindigkeit verzögert, und es besteht eine verlängerte distale Latenz.
Als Behandlung wird die Spaltung des Retinakulums dorsal des medialen Malleolus durchgeführt.

2. Morton-Metatarsalgie

Hierbei handelt es sich um die isolierte Schädigung eines interdigitalen sensiblen Endastes des N. tibialis. Als häufigste Ursache wird der Spreizfuß genannt.
Die Patienten klagen über brennende Schmerzen im mittleren Fußsohlenabschnitt in Höhe der Metatarsalen mit Ausstrahlungen in die 3. u. 4. Zehe, zuerst nur bei Belastung, später als Dauerschmerz. Bei der Untersuchung sind diese Schmerzen durch Zusammendrücken der Metatarsalen reproduzierbar. Im Versorgungsgebiet der Digitalnerven II und IV ist die Sensibilität gestört.
Als Therapie wird der Spreizfuß mittels einer Schuheinlage mit retrokapitaler Abstützung versorgt, eventuell muss vorübergehend entlastet werden. Lassen sich die Beschwerden auf diese Weise nicht vermindern, muss das Neurom exzidiert werden (Kap. 4.1). ■

Literatur

Andersson G, McNeill T. Lumbar Spine Syndroms. Heidelberg–Berlin: Springer; 1989.

Bergmann, G., et al. In-Vivo-Messungen der Hüftgelenksbelastung. Z. Orthopädie. 1989; 127

Bruns J. Osteochondrosis dissecans. Bücherei des Orthopäden. Stuttgart: Enke; 1996.

Caillet R. Foot and Ankle Pain. Philadelphia: F.A. Davis; 1983.

Caillet R. Low Back Pain Syndrome. Philadelphia: F.A. Davis; 1988.

Debrunner HU. Biomechanik des Fußes. Bücherei des Orthopäden. Stuttgart: Enke; 1985.

Debrunner HU, Hepp WR. Orthopädisches Diagnostikum. Stuttgart: Thieme; 1994.

Deigentesch N, Bender G. Der Fuß in der Orthopädie. Stuttgart. Schattauer; 1987.

Dvorak J. Manuelle Medizin – Diagnostik. Stuttgart: Thieme; 1997.

Földi M, Kubik S. Lehrbuch der Lymphologie. Stuttgart: G. Fischer; 1993.

Gray H. Gray's Anatomy. London: Barnes & Noble; 1995.

Jäger M, Wirth CJ. Praxis der Orthopädie. Stuttgart: Thieme; 1992.

Jayson M. The Lumbar Spine and Back Pain. Edinburgh: Churchill Livingstone; 1992.

Kapandji IA. Funktionelle Anatomie der Gelenke. Bd. 3: Rumpf und Wirbelsäule. Bücherei des Orthopäden. Stuttgart: Enke; 1985.

Kapandji IA. Funktionelle Anatomie der Gelenke. Bd. 47: Untere Extremität. Bücherei des Orthopäden. Stuttgart: Enke; 1985.

Kendall F. Kendall-McCreary E. Muskeln – Funktionen und Test. Stuttgart: G. Fischer; 1988.

Kissling R, Michel BA. Das Sacroiliacalgelenk. Bücherei des Orthopäden. Stuttgart: Enke; 1997.

Kremer K, et al. Chirurgische Operationslehre. Untere Extremität. Stuttgart: Thieme; 1997.

Kummer B. Einführung in die Biomechanik des Hüftgelenks. Heidelberg–Berlin: Springer; 1985.

Lang J, Wachsmuth W. Praktische Anatomie. Bein und Statik. Heidelberg–Berlin: Springer; 1972.

Möller T. Röntgennormalbefunde. Stuttgart. Thieme; 1987.

Mummenthaler M, Schliack H. Läsion peripherer Nerven. Stuttgart: Thieme; 1998.

Netter F. Farbatlanten der Medizin. Band 1. Bewegungsapparat. Stuttgart: Thieme; 1992.

Platzer W. Taschenatlas der Anatomie. Bd. 1: Bewegungsapparat. Stuttgart: Thieme; 1999.

Rabl C, Nyga W. Orthopädie des Fußes. Stuttgart: Enke; 1994.

Renström P. Sportverletzungen und Überlastungsschäden. Köln: Deutscher Ärzte Verlag; 1997.

Rauber A, Kopsch F. Anatomie des Menschen. Bd. 1: Bewegungsapparat. Stuttgart: Thieme; 1987.

Rohen J, Yokochi Ch. Anatomie des Menschen. Photographischer Atlas. Stuttgart: Schattauer; 1993.

Sobotta-Becher, J. Atlas der Anatomie des Menschen. Bd. 1. München: Urban & Schwarzenberg; 1988.

Sarrafian SK. Anatomy of the Foot and Ankle. Philadelphia: Lippincott; 1993.

Strobel M, Stedtfeld HW, Eichhorn HJ. Diagnostik des Kniegelenks. Heidelberg–Berlin: Springer; 1995.

Travell J, Simons D. Myofascial Pain and Dysfunction. Vol. 2: The Lower Extremities. Baltimore: Williams & Wilkins; 1983.

Tschauner Ch. Die Hüfte. Stuttgart: Enke; 1997.

Uhlmann K. Lehrbuch der Anatomie des Bewegungsapparats. Heidelberg: Quelle & Meyer; 1996.

Wagner M, Schabus R: Funktionelle Anatomie des Kniegelenks. Heidelberg–Berlin: Springer; 1982.

Winkel D, et al. Nichtoperative Orthopädie der Weichteile des Bewegungsapparats. Teil 1: Anatomie in vivo. Stuttgart: G. Fischer; 1992.
Teil 4/1: Das Sakroiliakalgelenk. Stuttgart: G. Fischer; 1992.

Wülker N. Hallux valgus – Hallux rigidus. Bücherei des Orthopäden. Stuttgart: Enke; 1997.

White A, Panjabi M. Clinical Biomechanics of the Spine. Philadelphia: Lippincott-Raven Publishers; 1990.

Sachverzeichnis

A

B

C

D

E

F

G

H

I

J

K

N

O

P

Q

R

S

T

U

V

W

Z